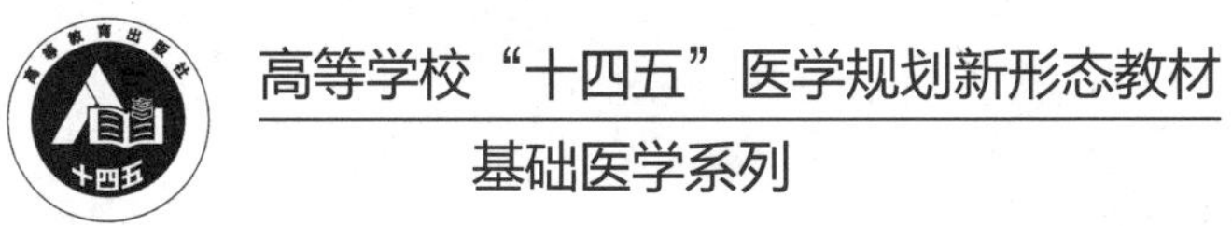

（供临床、基础、预防、护理、检验、口腔、药学等专业用）

# 医学细胞生物学

Yixue Xibao Shengwuxue

## （第3版）


主　审　陈誉华

主　编　周天华　刘　佳

副主编　费　瑞　许国雄

编　委（按姓氏拼音排序）

费　瑞（吉林大学）
何志旭（遵义医科大学）
刘　佳（大连医科大学）
刘晓颖（安徽医科大学）
罗　阳（中国医科大学）
毛建文（广东药科大学）
孙　媛（大连医科大学）
田　明（昆明医科大学）
王　韵（陆军军医大学）
吴茉莉（大连医科大学）
谢珊珊（浙江大学）
许国雄（复旦大学）
杨慈清（新乡医学院）
杨宏新（内蒙古医科大学）
张文清（华南理工大学）
郑晓东（哈尔滨医科大学）
周天华（浙江大学）
卓　巍（浙江大学）



中国教育出版传媒集团

高等教育出版社·北京

内容提要

本教材共16章，内容包括细胞生物学的研究方法、细胞的基本类型与分子基础、细胞膜与物质的跨膜运输、核糖体、细胞的内膜系统、线粒体、细胞骨架与细胞运动、细胞核、细胞外基质、细胞连接与细胞黏附、细胞信号转导、细胞周期与细胞分裂、细胞分化、细胞衰老与死亡、干细胞等，编写简明扼要、重点突出。本书纸质内容与数字化资源一体化设计，数字课程涵盖了动画、图集、研究进展、临床聚焦、深入学习、自测题、教学PPT等资源，便于教与学。

本书适用于高等学校临床、基础、预防、护理、检验、口腔、药学等专业学生，也是学生参加执业医师考试的必备书，还可供临床医务工作者和医学研究人员参考使用。

图书在版编目（CIP）数据

医学细胞生物学 / 周天华，刘佳主编 . --3 版 . --北京：高等教育出版社，2024.5

供临床、基础、预防、护理、检验、口腔、药学等专业用

ISBN 978-7-04-061770-2

Ⅰ. ①医… Ⅱ. ①周… ②刘… Ⅲ. ①医学－细胞生物学－高等学校－教材 Ⅳ. ① R329.2

中国国家版本馆 CIP 数据核字（2024）第 044226 号

项目策划 林金安 吴雪梅 杨 兵

策划编辑 瞿德竑 责任编辑 瞿德竑 封面设计 张 楠 责任校对 胡美萍
责任印制 刁 毅

出版发行 高等教育出版社
社　　址 北京市西城区德外大街4号
邮政编码 100120
印　　刷 三河市华润印刷有限公司
开　　本 889mm×1194mm 1/16
印　　张 22.75
字　　数 590千字
购书热线 010-58581118
咨询电话 400-810-0598

网　　址 http://www.hep.edu.cn
　　　　 http://www.hep.com.cn
网上订购 http://www.hepmall.com.cn
　　　　 http://www.hepmall.com
　　　　 http://www.hepmall.cn
版　　次 2014年8月第1版
　　　　 2024年5月第3版
印　　次 2024年5月第1次印刷
定　　价 79.80元

本书如有缺页、倒页、脱页等质量问题，请到所购图书销售部门联系调换

物 料 号 61770-00

新形态教材 · 数字课程（基础版）

# 医学细胞生物学

（第 3 版）

主编　周天华　刘佳

**登录方法：**

1. 电脑访问 http://abooks.hep.com.cn/61770，或微信扫描下方二维码，打开新形态教材小程序。
2. 注册并登录，进入“个人中心”。
3. 刮开封底数字课程账号涂层，手动输入 20 位密码或通过小程序扫描二维码，完成防伪码绑定。
4. 绑定成功后，即可开始本数字课程的学习。

绑定后一年为数字课程使用有效期。如有使用问题，请点击页面下方的“答疑”按钮。

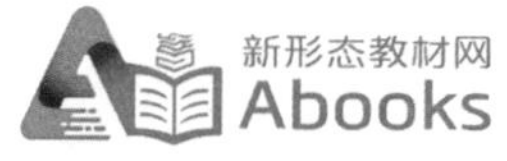


关于我们 | 联系我们　登录/注册

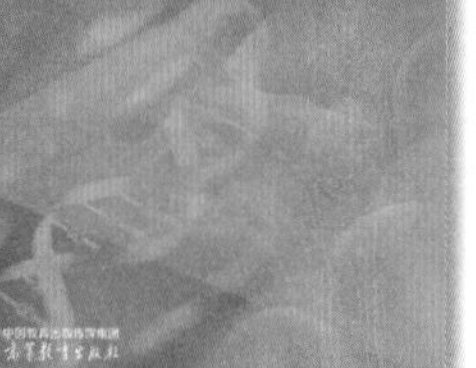

医学细胞生物学（第 3 版）

周天华　刘佳

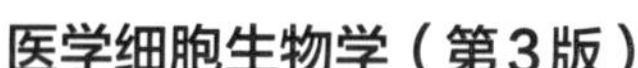

开始学习　收藏

医学细胞生物学（第 3 版）数字课程与纸质教材一体化设计，紧密配合。数字课程包括动画、拓展图片、拓展学习、研究进展、临床聚焦、人文视角、本章小结、教学PPT、自测题等板块，丰富了知识的呈现形式，拓展了教材内容，在提升课程教学效果的同时，为学生学习提供思维与探索的空间。

http://abooks.hep.com.cn/61770

# “医学细胞生物学”数字课程编委会

（按姓氏拼音排序）

# 前言

细胞是生物体形态结构和生命活动的基本单位，从单细胞生物到多细胞生物，细胞无处不在，无时无刻不在活动着。细胞通过分裂、分化、运动、变异、衰老、死亡等基本生命活动，来构建高度有序和复杂的组织器官结构，进而形成能体现生、老、病、死的生物有机体。细胞生物学是研究细胞基本生命活动规律的科学，主要是在显微、亚显微及分子层面，来研究细胞起源与进化，细胞分裂、分化、运动、衰老与死亡，细胞信号转导、基因表达与调控，细胞遗传与变异等现象。了解细胞的结构、功能及其内在的分子机制，不仅有助于我们更好地理解人体的生理与病理规律，还能帮助我们更好地提高人类健康水平，精准防治各种疾病。

细胞生物学在医学发展中扮演着极为重要的角色。作为医学工作者，我们深知奠定坚实的细胞生物学基础对于高等学校医学及相关专业学生未来发展的重要性。经过第 1 版和第 2 版的广泛应用与积极反馈，我们推出了第 3 版的《医学细胞生物学》教材，旨在继续为广大学生提供系统、全面且深入的细胞生物学知识。

在新形态教材的构建过程中，我们根据教育部有关本科教育工作的最新要求，注重将细胞生物学领域的新知识与现代教育技术相融合。第 3 版在继承第 1 版和第 2 版教材的基础上，不仅保留了原有的框架和内容，还根据学科发展的最新进展，增添了新的理论知识和数字资源。我们为读者提供了本章小结、重点名词、研究进展、临床聚焦、动画、图集、教学 PPT、自测题和思考题解答等丰富的数字资源，使读者可以更好地预习、复习和再学习。每个章节的思维导图是本教材一个鲜明的特色，充分结合医学细胞生物学的学科特点，以提纲挈领、条理清晰为原则，助力教师们更便捷地进行教学，让学生们更轻松地学习与记忆。同时，本教材始终紧密结合临床，在各个关键知识点都引入相关临床内容，让学生早日接触临床，激发学生的学习兴趣。

这版教材的诞生凝聚了众多专家、学者的智慧和汗水，中国医科大学陈誉华教授在百忙之中认真审阅了整部教材，正是在他们的共同努力下，我们才得以完成这一使命。在此，特别感谢所有编委、参编作者和高等教育出版社的大力支持。

由于我们的能力和水平所限，本教材在内容安排和撰写上难免会有一些疏漏、不足之处，在此恳请同行专家、老师和学生们批评指正。

周天华　刘　佳

2023年10月

# 目录

第一章

# 绪论

关键词

细胞　　细胞生物学　　细胞学说　　生命科学　　医学细胞生物学

生物界绚丽多彩、复杂多样，除了病毒，几乎所有生物结构和功能的基本单位都是细胞。细胞生物学是从显微、超微和分子三个水平对细胞的各种生命活动展开研究的学科。细胞生物学是生命科学的重要基础，与医学有着密切的联系。细胞生物学的发展不断深化人类对疾病发生发展机制的认识，推进医学的创新发展。21 世纪，细胞生物学已成为揭示生命奥秘不可缺少的“主角”，继续推动生命科学和医学的整体发展。

思维导图

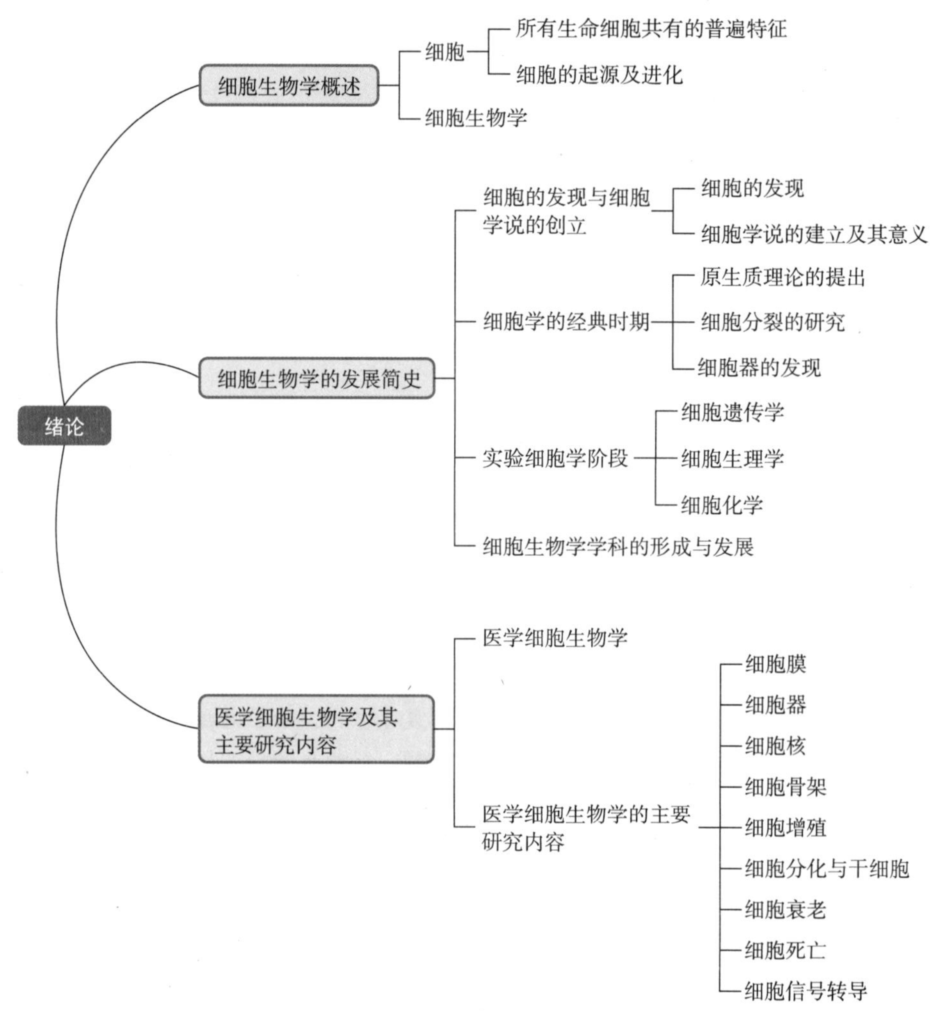

绪论
细胞生物学概述
细胞
所有生命细胞共有的普遍特征
细胞的起源及进化
细胞生物学
细胞生物学的发展简史
细胞的发现与细胞学说的创立
细胞的发现
细胞学说的建立及其意义
细胞学的经典时期
原生质理论的提出
细胞分裂的研究
细胞器的发现
实验细胞学阶段
细胞遗传学
细胞生理学
细胞化学
细胞生物学学科的形成与发展
医学细胞生物学及其主要研究内容
医学细胞生物学
医学细胞生物学的主要研究内容
细胞膜
细胞器
细胞核
细胞骨架
细胞增殖
细胞分化与干细胞
细胞衰老
细胞死亡
细胞信号转导

## 第一节 细胞生物学概述

### 一、细胞

地球表面存在着各种各样的生物，它们构成了一个极其复杂的生命网络。这些生物从周围环境中吸收营养物质，并利用这些物质进行繁殖。生物的多样性令人惊叹，从细菌、蓝藻等低等生物，到鸟类、哺乳类动物等高等生物，展现了丰富的形态。尽管我们的祖先对于细胞的存在一无所知，但他们发现这些生物有一些共同的特征，称这些共同特征为“生命”。据估计，目前地球上的生物物种数量为 1 000 万到 1 亿。每个物种都是独特的，通过忠实地复制自身来产生属于同一物种的后代。这种遗传现象是定义生命的核心，将生命与其他过程区分开来，如水晶的生长、蜡烛的燃烧等。

现在我们知道，绝大多数生物都是由细胞组成的。细胞是由膜包围的微小单位，内部充满了浓缩的水溶液和化学物质。由于细胞是生命的基本单位，我们必须从细胞的研究中去寻找有关生命是什么及它如何运作等基本问题的答案，包括对细胞的结构、功能和行为等方面的研究。通过对细胞及其进化的深入探索，我们可以了解地球上生命的历史问题，例如生命的神秘起源、惊人的多样性等。

#### （一）所有生命细胞的共有特征

著名细胞生物学家 Edmund B. Wilson 曾经强调：“每个生物问题的关键最终必须在细胞中寻找，因为每个生物体都是或者曾经是一个细胞。”尽管生物在外观上看起来差异很大，但它们的细胞在基本结构上是相似的。有些生命体是单细胞生物，有些是多细胞生物，如人类是由一大群细胞通过复杂的网络连接在一起形成的。即使对于构成人体的超过 $10^{13}$ 个细胞而言，其也是由单个细胞（受精卵）分裂产生的。因此，在这个意义上，单个细胞是定义每个物种的所有遗传信息的承载者。

所有生命细胞具有一些普遍的共有特征：每个细胞都以相同的化学形式存储其遗传信息，即双链 DNA。细胞通过将 DNA 双链分离并使用每条单链作为模板，以聚合的方式复制自身的遗传信息，从而产生新的 DNA 双链，具有互补核苷酸序列。DNA 可以被转录成 RNA 分子，这些 RNA 分子通过翻译机制在核糖体上合成蛋白质。蛋白质是细胞内几乎所有化学反应的主要催化剂。每种蛋白质的特定功能取决于其氨基酸序列，而氨基酸序列则由相应 DNA 片段的核苷酸序列所确定，即编码该蛋白质的基因。细胞运用这些蛋白质驱动复杂的化学过程，维持各种生命活动。

#### （二）细胞的起源及进化

普遍认为，所有生物的细胞都源自一个共同的祖先细胞，细胞起源的过程实际上就是原始生命的发生过程。目前主流观点认为，生命的进化是通过一系列化学合成而实现的。在生命出现之前，地球经历了元素和简单化合物的形成。随后，出现了氨基酸、核苷酸、糖类和脂肪酸等有机物。原始细胞由这些有机分子自发聚集形成，经历了自我复制的 RNA 多聚体产生、RNA 引导下蛋白质合成、形成能够包围 RNA 和蛋白质的膜的过程，逐渐演变成原始细胞。

原始细胞结构简单，没有细胞核或其他细胞器，其遗传物质可能是 RNA 而非现代生物中的 DNA。原始细胞是最早具有自我复制和新陈代谢能力的生物，是生命起源的基石。在演化过程中，原始细胞通过自我复制和遗传变异逐渐演化为原核细胞。原核细胞没有细胞核，细胞质中也缺乏细胞器。

原核生物包括两个早期分化的不同群体，分别被称为细菌（或真细菌）和古菌（或古细菌）。常见的原核生物包括细菌、蓝藻和支原体。原核细胞随后进化为真核细胞，真核细胞能够将其 DNA 存放在由膜包裹的细胞核中，细胞质中出现了各种各样的细胞器，成为现代复杂多细胞生物的基础。常见的真核生物包括植物、真菌和动物等。

由于绝大多数生物的遗传信息都是由 DNA 序列（基因组序列）决定的，我们可以通过测定任何给定生物的 DNA 序列，并根据这些序列对任何一组生物进行表征、分类和比较。通过这样的比较，我们可以推测每个生物在物种家族树（也被称为“生命树”）中的位置。目前的进化理论认为，生命树主要包含三个分支：细菌、古菌和真核生物（图 1–1）。

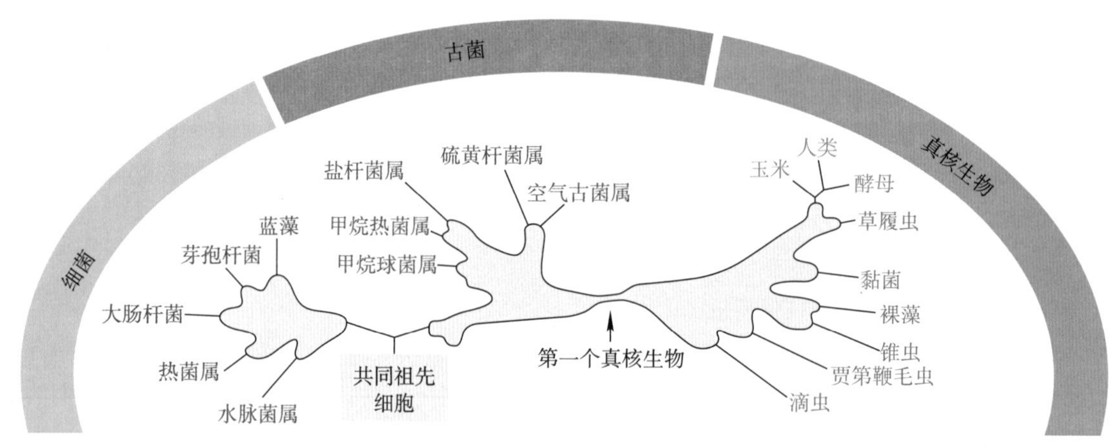


图 1–1 生命树的三个基本分支

## 二、细胞生物学

细胞是构成生物体结构与功能的基本单位，全面深入了解细胞是认识各种生命活动的出发点。细胞生物学（cell biology）致力于研究细胞，其研究内容主要包括细胞结构、功能及细胞的重要生命活动。细胞生物学研究的核心问题主要包括以下几方面：

1. 细胞内遗传信息的时空有序表达　这是细胞作为生物体结构与功能基本单位的关键方面。细胞中的基因表达程序经过严格的调节与控制，其复杂性是目前任何超级计算机都难以模拟的。

2. 基因表达产物如何组装成生物功能的基本结构体系　基因表达产物组装过程的调控程序与机制是一个具有挑战性的研究领域，涉及结构生物学和纳米生物学，也是解决许多生命活动根本问题的关键。

3. 基因及其表达产物如何调节细胞的生命活动过程　包括各种信号分子与转录因子等基因产物对细胞的增殖、分化、衰老及凋亡的调节问题。这些问题是细胞生物学的核心，与人类的生命健康密切相关。

细胞生物学是生命科学领域的重要学科，是支撑生命科学发展的基础学科。通过解答上述基本命题，细胞生物学为生命科学、医学、农业等领域带来新的发展动力，在深入了解生物体的运作机制、疾病发生与治疗等方面发挥着至关重要的作用。

## 第二节 细胞生物学的发展简史

人类对细胞的研究已经有300多年的历史。随着科学技术的进步，人们对细胞的认识经历了由浅入深、由表及里的过程，进而形成了细胞生物学这门学科。根据其发展过程可分为4个时期。

### 一、细胞的发现与细胞学说的创立

#### （一）细胞的发现

细胞学的历史可以追溯到17世纪，随着显微镜的发明，人们第一次观察到微小的细胞结构。1665年，英国物理学家Robert Hooke用自制的显微镜观察软木（栎树皮）的薄片（图1-2），发现其中有许多状如蜂窝的小室，称为"cell"，并在其著作《显微图谱》(*Micrographia*)中予以描述。这是人类第一次发现细胞，只不过Hooke发现的是死的细胞壁。然而，Hooke的发现对细胞学的建立和发展具有开创性的意义。

1668年，荷兰博物学家Jan Swammerdam用显微镜观察到虱子和青蛙的红细胞。1674年，荷兰科学家Anton van Leeuwenhoek用自制的高倍放大镜先后观察了池塘水中的原生动物、蛙肠内的原生动物、人类和哺乳动物的精子，并在鲑鱼的血液中观察到红细胞；1683年，他又在牙垢中看到了细菌。1831年，英国学者Robert Brown在植物的叶片表皮细胞中发现了细胞核。1835年，法国学者Félix Dujardin在低等动物根足虫和多孔虫的细胞内首次发现了透明胶状物质的内含物，称为"肉样质"(sarcode)。1836年，德国生理学家Gabriel G. Valentin在动物神经细胞中发现了细胞核和核仁。

在19世纪以前，细胞的研究主要局限于显微结构的观察，对细胞的认识仅限于形态描述。由于缺乏科学的概括和理论，没有形成普遍指导意义上的学说。然而，细胞的发现不仅奠定了细胞生物学的基础，也为后续的研究和发展创造了条件。

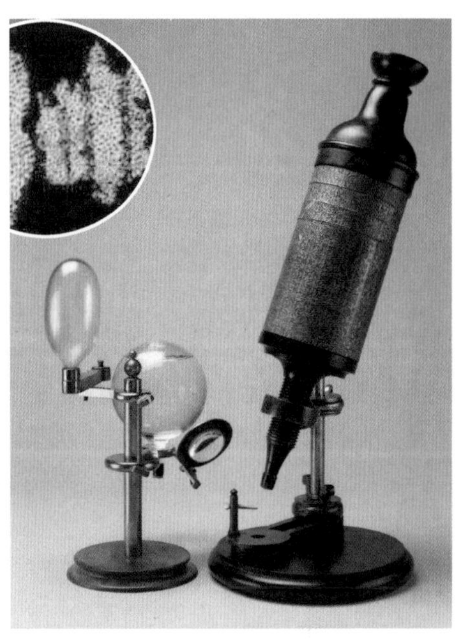
图1-2 Robert Hooke自制的显微镜及所观察到的"细胞"

#### （二）细胞学说的建立及其意义

1838—1839年，德国植物学家Matthias J. Schleiden和德国动物学家Theodor Schwann首次提出了著名的"细胞学说"，认为"一切生物都是由细胞组成的，细胞是生物形态结构和功能活动的基本单位"。直到1858年，德国生理学家Rudolf L. K. Virchow提出细胞通过分裂产生新细胞的观点，进一步完善了细胞学说。细胞学说的完整表述包括三个要点：所有生物都是由细胞构成的，所有细胞的结构和组成都是类似的，所有细胞都来源于已有细胞的分裂。细胞学说的建立极大地推进了人类对生命的认识，证实了生物界的统一性和生命共同起源的理论，对现代生物学的发展具有里程碑意义。细胞学说与能量守恒定律和达尔文进化论并列为 19 世纪自然科学的三大发现，其中，达尔文进化论解释了生物的多样性，而细胞学说则揭示了生物的统一性，它们共同构成了现代生物学的基石。

## 二、细胞学的经典时期

从 19 世纪中期到 20 世纪初，由于技术手段的限制，对细胞的研究主要局限于细胞和部分细胞器的形态结构观察和细胞化学成分分析等方面，研究方法主要是应用显微镜进行形态描述。这一时期被称为细胞学的经典时期。

### （一）原生质理论的提出

在 19 世纪早期，Jan E. Purkinje 于 1840 年及 Hugo von Mohl 于 1846 年，分别将动物和植物细胞内均匀、有弹性的胶状物质称为“原生质”（protoplasm）。1861 年，Max Schultze 提出了原生质理论，认为“有机体的组织单位是一小团原生质，这种物质在一般有机体中是相似的”，并明确定义细胞为“具有细胞核和细胞膜的活物质”。1880 年，Hanstein 提出了“原生质体”（protoplast）概念，将细胞概念定义为由细胞膜包围的一团原生质，分化为细胞核和细胞质。尽管 protoplast 比 cell 更为确切地解释了细胞的本质，但 cell 一词已经广泛使用，因此得以继续沿用。总之，原生质体这一重要的基本概念深化了对细胞的理解，并极大地推动了细胞研究的进程。

### （二）细胞分裂的研究

在 19 世纪末，细胞分裂的研究取得了重大进展。1841 年，Robert Remak 发现了鸡胚血细胞的直接分裂。1875 年，Oscar Hertwig 观察到受精卵中两个亲本核的合并。1877 年，Eduard A. Strasburger 发现了动物的受精现象。1883 年 Walther Flemming 和 1886 年 Eduard A. Strasburger 分别在动物和植物细胞中发现了有丝分裂，并证实了有丝分裂的实质是核内丝状物（染色体）的形成及其向两个子细胞的平均分配。同时，1883 年 Edouard van Beneden 和 1886 年 Eduard A. Strasburger 也分别在动物和植物细胞中发现了减数分裂现象，并观察到通过减数分裂可以保持物种染色体数目的恒定。

### （三）细胞器的发现

随着科学技术的进步，显微镜的分辨率大大提高，石蜡切片方法和各种染色技术的不断发展使各种细胞器相继被发现。例如，1883 年，Edouard van Beneden 和 Theodor H. Boveri 在动、植物细胞中发现了中心体；1888 年，Wilhelm Waldeyer 提出了染色体概念；1894 年，Richard Altmann 发现了线粒体；1898 年，Camillo Golgi 发现了高尔基体。这些重要发现和概念的确立不仅极大地丰富了人们对细胞的认识，而且为经典时期的细胞学发展及研究奠定了坚实基础。

## 三、实验细胞学阶段

实验细胞学是指采用实验手段研究细胞学问题的一门科学。它从最初的观察细胞形态结构逐步深入到研究细胞生理功能、生物化学及遗传发育机制。这一阶段的发展受益于细胞学与其他学科的交叉和渗透，并推动了许多重要分支学科的建立与发展。

#### （一）细胞遗传学

细胞遗传学是遗传学与细胞学的交叉领域，着重从细胞学的角度，尤其是染色体的结构、功能及其与其他细胞器的关系来研究遗传现象，阐明遗传和变异机制。细胞遗传学的研究对象主要是真核生物，即包括人类在内的高等动物和植物细胞，其核心概念是染色体 - 基因学说。随着细胞生物学和分子遗传学的发展，细胞遗传学的研究不仅紧密围绕染色体结构与基因关系展开，还涉及基因定位在染色体上的研究、人工染色体与染色体工程、基因诱变与点突变技术、基因打靶（gene targeting）与显性负效应（dominant negative effect）等新领域，使细胞遗传学的研究不断拓展并达到新的高度。

#### （二）细胞生理学

细胞生理学是生理学与细胞学的结合，研究细胞从周围环境中摄取营养的能力、代谢功能、能量获取、生长发育和繁殖机制，以及细胞受环境影响产生适应性和运动性的活动。例如，1909年，Russ G. Harrison 和 Alexis Carrel 创立了组织培养技术，为研究细胞生理学提供了重要手段；1943 年，Albert Claude 用高速离心机从活细胞内分离出细胞核和各种细胞器，如线粒体、叶绿体，并在体外研究它们的生理活性。这些研究为了解细胞器的功能和化学组成，以及酶在各细胞器中的定位等方面提供了重要依据。随着现代生物学的快速发展，细胞生理学的研究内容不断拓展，涉及物质跨膜运输、信号跨膜转导等领域，成为当前细胞生物学的重要研究方向。

#### （三）细胞化学

细胞化学采用生物化学和物理学技术对各种细胞组分进行定量分析，以研究其动态变化，了解其在细胞代谢过程中的作用。例如，1924 年，Robert Feulgen 等人首先建立了细胞内 DNA 的特异性定性检测方法，即众所周知的福尔根反应（Feulgen reaction）。之后，细胞组分分离技术、放射自显影技术和超微量分析等技术的广泛应用，对细胞内核酸和蛋白质的代谢研究产生了重要推动作用。可见，从显微分光光度法到流式细胞术，从福尔根反应到核酸分子原位杂交技术，再到免疫荧光技术和激光扫描共聚焦显微技术，细胞化学作为一个重要的分支学科一直保持强劲的发展势头，使我们对细胞成分，尤其是核酸和蛋白质的定性、定位、定量和动态变化研究达到了前所未有的精确性和专一性。

总之，实验细胞学阶段涵盖了细胞遗传学、细胞生理学和细胞化学等重要分支学科，这些学科不断拓展和演变，为细胞生物学的发展贡献了重要的知识和技术。

### 四、细胞生物学学科的形成与发展

在 20 世纪 30 年代，电子显微镜的发明和对细胞的超微结构观察为细胞学奠定了基础，使得现代物理学和化学新技术被应用于细胞的结构和功能探索。这一时期从单纯的形态细胞学逐渐发展为细胞生物学阶段。即通过高分辨率电镜，研究者观察了多种细胞及其亚细胞组成部分，收集了大量细胞微细结构的新资料，发现了细胞质中存在的细胞骨架网络。此外，通过超速离心和 X 射线衍射等技术，科学家们成功分离出亚细胞组分和生物大分子，并对其结构和功能进行了分

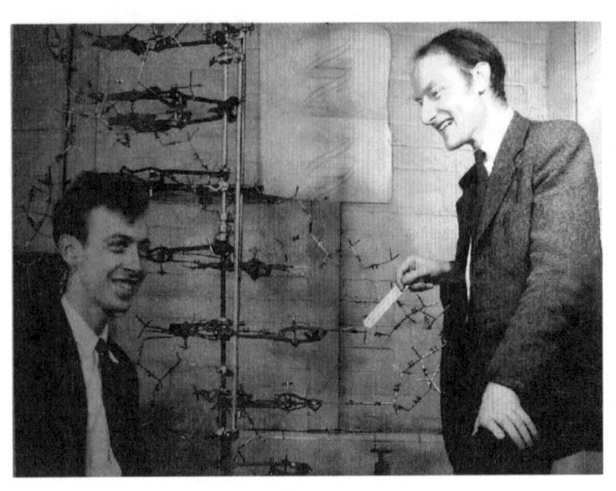

图 1-3 英国科学家 James D. Watson 和 Francis H. C. Crick

析，从而更紧密地将细胞形态结构与相应功能联系起来，使研究逐渐深入到更微观水平。

1953 年，英国科学家 James D. Watson 和 Francis H. C. Crick 发现了 DNA 分子的双螺旋结构，开创了分子生物学时代（图 1-3）。随着分子生物学技术的发展，分子生物学、生物化学和遗传学等学科与细胞学之间相互渗透和融合，使得人们对细胞结构与功能的研究水平达到了新的高度，推动了细胞生物学学科的形成。

之后，许多重要的科学发现进一步推动了细胞生物学发展。例如，Marshall W. Nirenberg 阐明了蛋白质合成过程中的遗传密码作用；Seymour J. Singer 和 Garth L. Nicolson 提出了生物膜的液态镶嵌模型；Ian Wilmut 等通过将乳腺细胞与去除染色质的卵细胞融合，成功克隆了羊；Günter Blobel 创立了细胞内蛋白质运输信号学说，阐明了内质网蛋白质的合成机制。进入 21 世纪以来，细胞生物学的研究取得了更为显著的成就。例如，Elizabeth H. Blackburn、Carol W. Greider 和 Jack W. Szostak 发现了细胞端粒和端粒酶保护染色体的机制；John B. Gurdon 和 Shinya Yamanaka 在诱导多功能干细胞领域做出了重要贡献；James E. Rothman、Randy W. Schekman 和 Thomas C. Südhof 发现了细胞内部囊泡运输的调控机制；Yoshinori Ohsumi 揭示了细胞自噬的分子调控机制；William G. Kaelin、Gregg L. Semenza 和 Peter J. Ratcliffe 阐明了细胞感知和适应氧气供应的机制；David Julius 和 Ardem Patapoutian 发现了温度和触觉感受器。

拓展知识 1-1
1901—2023 年诺贝尔生理学或医学奖

我国细胞生物学在贝时璋、朱洗、童第周等先生带领下，于 20 世纪 30 年代起步，目前已取得了显著的进步。1950 年，中国科学院建立了实验生物研究所，1978 年更名为中国科学院上海细胞生物学研究所。1978 年，庄孝僡、姚鑫、汪德耀、罗士韦和郑国锠等先生开始筹建中国细胞生物学学会，于 1980 年正式成立，现有会员 2 万余人，享有卓著的国际学术声誉，拥有世界一流的细胞生物学期刊。1995 年，国家自然科学基金委员会开始制定我国细胞生物学研究的战略规划。近年来，我国科学家在干细胞、细胞信号转导、细胞自噬、细胞命运调控、超高分辨显微镜技术等前沿领域取得了一系列重要进展。展望未来，在“科教兴国”战略的指引下，我国细胞生物学研究将会取得更大的突破，实现从“跟跑”到“并跑”乃至“领跑”的转变。

## 第三节　医学细胞生物学及其主要研究内容

### 一、医学细胞生物学

细胞生物学是生命科学的基础学科，主要基于细胞的显微、超微和分子结构研究微观世界中生命的各种活动现象。它阐述了细胞增殖、分化、生长发育、基因遗传、细胞识别、信号转导、生理、病理及细胞代谢、免疫、变异与进化等现象的本质，揭示了生物有机体生、老、病、死宏观生命活动规律。医学作为以人体为研究对象的综合性学科，主要探索人类疾病的发生、发展机理，并对疾病进行预防、诊断和治疗。

历史上，古代医学主要依靠经验的积累，发展较为缓慢。19 世纪中期，随着细胞学说的建立和细胞学、细胞遗传学、细胞病理学等学科的形成，医学开始深入到细胞水平，其建立在科学基础之上的理论和方法为现代医学的发展奠定了基础。20 世纪中期，随着细胞生物学和分子生物学的发展，医学研究进入了分子水平，其对疾病发生机制的认识不断深化，有力推动了现代医学的迅猛发展。总之，细胞生物学与医学之间密切相关，两个学科交叉融合产生了医学细胞生物学。

医学细胞生物学从医学角度研究人体细胞形态结构与生命活动的规律，并以此为基础探讨疾病发生和发展的细胞与分子机制，为增进健康，预防、诊疗疾病奠定基础。它是基础医学的重要课程，与基础医学的其他学科（如医学遗传学、医学分子生物学、发育生物学、生理学和病理学等）关系密切。对医学生来说，掌握医学细胞生物学的基本理论、知识和技能，了解研究进展和新成果，不仅有助于其他基础医学课程学习，还能拓宽视野，为日后的医学研究和临床医学实践奠定良好的基础。现已知，临床疾病相关的重要病理现象均与医学细胞生物学有关。例如，细胞膜、细胞骨架的结构与功能，细胞周期调控、分化、自噬和凋亡，细胞信号转导，细胞的衰老与死亡机制，肿瘤发生机制，干细胞的生物学特性和细胞工程等研究均与临床疾病的发生、发展、诊断和治疗密切相关。通过深入研究医学细胞生物学，我们可以更好地理解疾病的机制，并为寻找新的治疗策略和药物靶点提供重要的线索和基础。

## 二、医学细胞生物学的主要研究内容

医学细胞生物学的研究内容十分广泛，各个时期的研究侧重点不同。目前，医学细胞生物学研究的内容主要集中在细胞膜、细胞器、细胞核及细胞相关功能等方面。

### （一）细胞膜

细胞膜是细胞的重要结构，它的出现标志着真正意义上的生命体的产生。细胞膜是由脂双层组成的，大部分细胞器和细胞核都以生物膜为基础构建。生物膜的主要功能是维持细胞基本结构，进行细胞内外物质与信息的交换，并具有识别细胞内外因子的功能。其中，膜蛋白在生物膜中起着关键作用，它参与物质跨膜运输、信号转导、能量转换和细胞识别等许多生命过程。目前，膜蛋白的功能及其结构解析（特别是三维结构）已成为研究的热点，并在此基础上发展成一个崭新的领域——膜生物学，其研究涉及膜蛋白的结构与功能、膜蛋白的组装与运输、膜蛋白与膜脂质的相互作用等方面。例如，生物膜的脂筏模型（lipid raft model）是研究膜蛋白与脂质相互关系取得的重要成果之一。此外，细胞膜的功能不仅局限于细胞内外物质交换，还参与细胞的极性维持、细胞黏附、细胞运动和细胞信号转导等生物学过程。

细胞膜的异常与许多疾病的发生和发展密切相关。例如，细胞膜上的受体和信号分子可调控免疫细胞的活性和功能，当受体或信号通路异常时可导致免疫系统紊乱，从而引发免疫性疾病，如类风湿关节炎、系统性红斑狼疮等。此外，细胞膜也是许多病原体进入宿主细胞的关键入口。例如，病毒可通过与细胞膜上的受体结合进入细胞，继而感染宿主；细菌可通过细胞膜上的胞吞或受体介导的内吞作用进入细胞，引发感染性疾病。可见，细胞膜的异常与疾病之间的关系非常紧密，而深入研究和揭示细胞膜异常与疾病发生的机制不仅可加深对细胞生物学的认识，还有助于寻找新的治疗策略和药物靶点。

（二）细胞器

细胞器是细胞内部具有特定形态、结构和功能的“微器官”，对维持细胞的生命活动至关重要。不同类型的细胞器在细胞内发挥着各自独特的功能，并通过协同作用维持细胞正常运作。例如，线粒体是能量产生的场所，内质网参与蛋白质合成和折叠，高尔基复合体参与分泌和物质运输，溶酶体参与细胞内外的物质降解等。细胞器之间通过膜系统相互连接，形成复杂的细胞内网络，实现物质传递和信息交流。这种协同作用是细胞内生物化学反应和功能的基础，可确保细胞正常运行。

细胞器的结构和功能异常与人类疾病的发生和发展密切相关。例如，线粒体功能障碍与遗传性线粒体疾病和神经退行性疾病等多种疾病有关；内质网应激、蛋白质折叠异常和内质网相关信号通路的功能紊乱与癌症、神经退行性疾病和代谢性疾病等密切相关；高尔基复合体的功能异常可导致细胞内信号转导和代谢异常；溶酶体内负责分解代谢的相关酶发生异常时，会导致物质大量沉积，引发各种疾病，如黏多糖贮积症和神经鞘脂贮积症。总之，通过研究细胞器的功能和调控机制，可更好地了解疾病的发生发展过程，并开发针对细胞器的治疗方法，为疾病的早期诊断、个体化治疗和药物研发提供重要的理论基础。

（三）细胞核

细胞核与染色体不仅一直是经典细胞学研究的重点，而且是细胞遗传学的核心部分。其中，细胞核既是遗传物质DNA储存与复制的场所，也是RNA转录与加工的地点；染色体（染色质）是遗传物质的载体；核仁是转录rRNA及组装核糖体亚基的场所，而核孔复合体则是细胞核与细胞质之间进行物质交换及信息交流的通路。研究表明，染色质和染色体是不同细胞周期中的同一物质，两者可在细胞周期中交替与转换，而染色体结构在不同时期的动态变化及其与基因表达和调控的关系，不仅是细胞生物学、遗传学和发育生物学的重要研究课题，也是后基因组时代生命科学的主要研究内容。现已知，染色体的动态复合结构由一条巨大的DNA分子与其结合蛋白构成。其中，DNA是遗传密码的分子载体，而结合蛋白则参与DNA的复制与转录、染色体的构建等重要生物过程。DNA结合蛋白又分为组蛋白与非组蛋白，它们在染色体高层次构建中的作用，尤其是在DNA复制、基因组有序表达过程中的作用及动态结构变化是目前细胞生物学与分子生物学的核心问题，而DNA分子甲基化及组蛋白修饰在基因表达调控中的作用（表观遗传学）越来越受到人们的关注。

细胞核和染色体异常与疾病密切相关。例如，染色体的结构异常可能导致染色体畸变和基因突变，进而引发染色体疾病，如唐氏综合征和性染色体异常疾病。而细胞核内的基因表达异常、DNA甲基化缺陷和组蛋白修饰异常与多种疾病的发生和发展相关，如癌症、遗传性疾病、神经系统疾病等。因此，深入研究细胞核与染色体的结构与功能，以及基因表达调控中的表观遗传学变化，将有助于人们理解疾病的发生机制，并为疾病的预防、诊断和治疗提供新的思路和策略。

（四）细胞骨架

细胞骨架系统为一类特殊的连续相细胞器，广义的细胞骨架包括细胞核骨架、细胞质骨架、细胞膜骨架和细胞外基质。细胞骨架不仅在维持细胞形态和保持细胞内部结构的有序性中起重要作用，还参与细胞运动、物质运输、能量转换、信号转导、细胞分裂、基因表达和细胞分化等生命活动。通过研究细胞骨架纤维的成分、结构及在发挥不同功能时的动态变化，特别是细胞骨架的结合蛋白与调控蛋白的功能，科学家们对细胞的结构和功能有了全新的认识。细胞骨架中的蛋白质成分及其动态变化对于细胞的各种生命活动有着重要的影响。例如，细胞骨架的动态变化参与细胞的运动和迁移过程，同时也影响细胞内物质的输送和分布。此外，细胞骨架还是信号转导的重要组成部分，影响细胞对外界刺激的应答和反应。

细胞骨架在细胞的结构和功能中发挥着关键作用，其异常可导致细胞形态、运动、信号转导等方面的异常，进而引发多种疾病。例如，肌肉萎缩症是一类影响肌肉运动的遗传性疾病，其中的一种类型是由编码细胞骨架蛋白质的基因突变引起的。这些基因突变可导致细胞骨架的稳定性降低，从而影响肌肉细胞的功能和形态，最终导致肌肉萎缩。此外，神经元的发育、连接和功能依赖于细胞骨架的动态调控，而神经细胞的骨架异常可导致神经系统疾病，如神经退行性疾病和神经发育障碍等。可见，对细胞骨架的进一步研究有助于拓展我们对细胞生物学的认识，并为未来开发治疗疾病的新方法和策略提供思路。

### （五）细胞增殖

细胞增殖是指细胞分裂引起的细胞数量增加，是细胞周期的最后一步。这是一个受严格调控的过程，许多不同的蛋白质控制着细胞周期检查点。细胞增殖的基本规律及其调控机制是细胞生物学的重要研究领域。目前，主要从两个方面对细胞增殖及调控进行研究：① 从外界环境及机体内寻找控制细胞增殖的因素，并阐明其作用的分子机制；② 探索控制细胞周期进程的主要检查点和相关的周期蛋白及依赖于周期蛋白的激酶的调控机制。其中，多种调控因子的协同作用，以及蛋白质磷酸化、泛素依赖性蛋白酶体降解途径对调控因子活性的影响都是细胞增殖研究的重要成果。另外，细胞癌基因与抑癌基因的表达产物也是细胞增殖的重要调控因子，它对肿瘤发生发展机制及肿瘤诊疗的研究具有重要的指导作用。

因为肿瘤细胞与正常细胞相比，许多生物学特征如形态学特点、分化程度、增殖及迁移、代谢规律等均存在差异。近年来，医学细胞生物学对分化程度低、增殖活性高的肿瘤细胞的超微结构和生物学特征进行了详细研究，这对于临床肿瘤的早期诊断和早期治疗具有重要意义。

肿瘤细胞增殖和细胞周期调控的异常是肿瘤发生发展的重要特征，往往伴随着细胞周期调控相关蛋白的突变和异常表达，其中周期蛋白依赖性激酶（cyclin-dependent kinase，CDK）在调控细胞周期进程中起着关键作用。近年来，研究人员开发了一类被称为 CDK 抑制剂的药物，用于干扰肿瘤细胞的细胞周期进程，其中一些 CDK 抑制剂，如帕博利珠单抗（palbociclib）、阿贝西利（abemaciclib）和瑞博西尼（ribociclib）可作用于细胞周期调节蛋白 CDK4 和 CDK6，抑制乳腺癌细胞的增殖和分裂，从而延缓肿瘤的生长等。目前，该抑制剂已被批准并广泛应用于乳腺癌和某些血液肿瘤的治疗，展现出良好的疗效。然而，未来仍需进一步深入研究并揭示细胞周期异常与肿瘤发生的关联，为开发更精确的肿瘤治疗策略和药物提供理论指导。

### （六）细胞分化与干细胞

在受精卵发育为成体的过程中，细胞出现多样性是细胞分化的结果。研究表明，细胞分化的分子基础是细胞核中的基因（含有完整遗传指令）按照严格的时空顺序表达，随后转录生成相应的 mRNA，进而指导合成不同功能的蛋白质。一般情况下，已经分化为某种特定的和稳定型的细胞不可能逆转到未分化状态或者转变为其他类型的细胞。但在某些特殊情况下，分化细胞的基因活动方式发生逆转，使分化的细胞回到原始或相对原始状态（去分化），或者使细胞从一种分化状态转变为另一种分化状态（转分化）。这表明，细胞分化过程是相对不可逆的。总之，细胞分化是人体正常发育的必要条件，而细胞分化异常会导致特定疾病的发生。例如，肿瘤的发生与细胞分化紧密相关，干细胞发生分化障碍或已分化的细胞发生去分化，可能会引发肿瘤。因此，探究诱导肿瘤细胞分化为正常细胞的策略，是肿瘤治疗的一个重要研究方向。

干细胞是一类具有自我复制能力和多向分化潜能的细胞，在一定条件下，它可以分化成多种功能细胞。例如，干细胞向生殖细胞的分化过程称为生殖细胞分化。这是体内一种特殊而重要的细胞分化过程，它使得干细胞能够发展成为生殖细胞，即精子或卵子，从而维持种群的遗传传递。目前，在体外分离出的干细胞也可以被培养、传代和建系，而一些“诱导”因子能够将小鼠和人的体细胞（如皮肤成纤维细胞）直接重编程而去分化为具有多向分化潜能的诱导多能干细胞（induced pluripotent stem cell，iPSC），这在疾病模型的建立与机制研究、细胞治疗、药物的发现与评价等方面具有巨大的应用潜力。此外，干细胞还可以被定向诱导分化成某种特定的细胞，从而在临床细胞治疗、组织和器官重建及新药研究模型中产生重要价值，并推动再生医学的发展。

目前，通过体外三维培养和特定因子的刺激，干细胞可定向分化成具有一定空间结构的类器官，如肝、结肠、肾、肺、前列腺、胰腺、胃、大脑皮质和视网膜等。这些类器官在结构和功能上可高度模拟体内的组织和器官，从而为组织发育研究、疾病建模、药物筛选、个性化医学和细胞治疗及器官移植创造了条件。此外，在肿瘤治疗中，干细胞的应用也具有重要意义。例如，临床上利用造血干细胞移植方法治疗血液系统肿瘤，如白血病、淋巴瘤和骨髓增生异常综合征（MDS）等，可有效提高患者的总生存期。可见，对干细胞的研究不仅可推动对生命本质认识的深化，而且在人类疾病治疗、组织器官替代和基因治疗中具有重大理论意义和应用价值。

#### （七）细胞衰老

细胞衰老是指细胞发生不可逆的功能减退、逐渐趋向死亡的现象，通常会出现永久性的细胞周期终止。虽然细胞衰老与生物体的衰老密切相关，但个体的衰老并不等同于所有细胞的衰老。随着世界人口老龄化，老年性疾病不断增多，细胞衰老已成为当前细胞生物学的热门研究课题。有研究表明，动物二倍体细胞在体外分裂与传代的次数是有限的，因此推测体内细胞的寿命也受到分裂次数的限制。然而，有关体内细胞衰老的分子机制，如端粒衰老学说和氧化损伤学说等仍了解甚少。近年来，科学家一直致力于寻找细胞中的“衰老基因”及相关的信号转导途径，以期通过对细胞衰老的研究，深入了解个体衰老的机制，认识个体衰老规律，并最终找到延缓乃至逆转个体衰老的技术和方法。

在医学领域，有关细胞衰老的研究主要集中在延缓细胞衰老和逆转细胞衰老两个方面。目前，科学家通过研究细胞衰老的机制和相关的影响因素，试图找到能够延缓细胞衰老的方法，包括饮食干预、运动、减少应激、维持健康的体重、避免有害物质的暴露等。此外，研究潜在的抗衰老分子靶点，以及重新评估现有药物的功效也是重要的研究方向。一些研究表明，细胞衰老可能是可以逆转的，即可通过激活或重置老化细胞中的关键逆转机制恢复细胞功能。有关这方面的研究包括基因治疗、细胞再生和干细胞疗法等。

现已知，细胞衰老与多种人类疾病有关，如癌症、心血管疾病、糖尿病、神经退行性疾病等，而研究人员也正致力于探索细胞衰老在这些疾病发展中的作用，包括损伤积累、端粒缩短、表观遗传修饰的改变、线粒体功能下降等。可见，深入了解细胞衰老的分子机制，可帮助我们更好地理解细胞衰老过程，并通过干预细胞衰老来预防和治疗人类疾病。

#### （八）细胞死亡

在多细胞生物个体中，细胞死亡与细胞增殖同样重要，它对生物体的生长发育、自稳态维持和免疫耐受形成等关键生命过程具有重要作用。细胞死亡是细胞无法保持正常功能并最终丧失生命的生物学过程，是维持组织稳态和生命活动的关键机制之一。细胞死亡有多种形式，包括凋亡（apoptosis）、坏死（necrosis）、焦亡（pyroptosis）、铁死亡（ferroptosis）及坏死性凋亡（necroptosis）。

细胞凋亡受细胞内“死亡程序”（由遗传机制决定）控制，需要特定基因的表达，是“主动”而非“被动”的过程，因此又称为程序性细胞死亡，其在多种生理和病理过程中发挥重要作用。例如，在恶性肿瘤发病过程中，凋亡抑制基因和凋亡活化基因的异常表达，如*p53*基因的突变和缺失，阻碍了细胞凋亡的发生，使细胞进入失控的生长状态。可见，细胞凋亡功能的异常是肿瘤及生长发育相关疾病发生的重要因素，已成为临床疾病治疗及药物研发的重要靶点。

细胞坏死是一种非程序性的细胞死亡形式，通常由严重的外界损伤或细胞内的严重缺氧、毒性物质作用等引起。细胞坏死伴随细胞膜破裂和细胞内容物泄漏，常引发炎性反应，对周围组织产生负面影响。例如，心肌组织缺血导致心肌细胞无法获得足够的氧和营养，常引发细胞坏死，导致心肌梗死；而在缺血性中风中，脑部血液供应中断导致脑细胞发生细胞坏死，进而造成脑功能损伤和相关症状。

坏死性凋亡也被称作“程序性坏死”，它不同于凋亡和其他形式的程序性死亡方式。因为坏死性凋亡不依赖于半胱氨酸蛋白酶的参与，而是由受体相互作用蛋白激酶RIPK1和RIPK3及底物混合谱系激酶样蛋白（MLKL）所调控，是一种炎症性细胞死亡过程。已有研究发现，坏死性凋亡与感染性疾病、神经系统疾病、炎症、癌症的发生密切相关。目前，研究人员正在努力解析坏死性凋亡的分子机制，以便针对其相关疾病提出可能的治疗策略。

细胞焦亡是一种免疫相关的细胞程序性死亡方式，通常由病原微生物感染触发。当免疫细胞感知到这些微生物的存在时，会通过一系列信号转导通路激活炎症小体，导致半胱氨酸蛋白酶-1的激活。这会切割并激活细胞因子IL-1β和IL-18，增强炎症反应，并使细胞内GSDMD蛋白裂解，进而导致细胞膜破裂，形成孔洞结构，引起细胞内容物的泄漏。相比于细胞凋亡，细胞焦亡发生更快，并伴随着大量促炎症因子的释放。可见，细胞焦亡在炎症性疾病的发展和调节中发挥着重要作用，与感染性疾病、自身免疫病、肿瘤、糖尿病等疾病的进展有关。

铁死亡是一种新发现的细胞死亡方式，与细胞内铁离子的紊乱和氧化应激有关。它被认为是一种特定形式的氧化性细胞死亡，其特征之一是细胞内存在过量的游离亚铁离子（$Fe^{2+}$）。这些亚铁离子通过催化反应产生活性氧自由基，导致氧化应激的增加。在正常情况下，细胞通过调控铁的吸收、储存和代谢来维持铁离子的平衡；而在铁代谢紊乱条件下，细胞内的游离亚铁离子会过量积累，从而引发氧化应激反应。可见，铁死亡不会引发炎症反应，但其异常调节可导致细胞和组织损伤，从而引起神经系统变性疾病、心血管疾病、肿瘤和肝病等多种疾病。

### （九）细胞信号转导

细胞信号转导研究涉及生命科学中的许多重要问题，是各个生命科学领域和层次之间联系的纽带，对了解细胞基本生命活动的分子机制及揭示生命的本质具有重要理论意义。细胞信号转导研究主要包括细胞之间通过信号分子与受体相互作用进行的信号转导、细胞内信号转导的网络调控和细胞脱敏反应三个方面。其实现的分子基础是蛋白质与蛋白质之间的复杂相互作用。细胞信号转导过程可通过复杂的信号网络系统实现，并呈现高度的非线性、发散性、收敛性和交叉对话等特点。长期以来，细胞信号转导通路及其网络调控一直是细胞生物学和生命科学研究的热点。这些研究不仅加深了对细胞生命活动本质的认识，还有助于研究某些疾病的发病机制及药物的靶向治疗。

现已知，细胞信号转导过程中的任何一个环节发生障碍，都会影响细胞对外界刺激做出正确的反应，甚至导致疾病的发生。其中，与细胞信号转导相关的受体、G 蛋白及蛋白激酶的异常均可导致特定疾病的发生。例如，受体数量、结构或功能的异常可引起遗传性或原发性受体病、自身免疫性受体病及继发性受体病，其中家族性高胆固醇血症是一种代表性的遗传性受体病。该病的根本原因是受体基因突变，导致肝细胞膜上的低密度脂蛋白（LDL）受体数量显著减少。这些患者可能缺乏受体或受体分子中与 LDL 结合的部位缺失，从而降低了肝细胞对血液中 LDL 的摄取能力，引起高胆固醇血症。另外，细胞受体异常也与非胰岛素依赖型糖尿病（2 型糖尿病）和某些肿瘤的发生发展有关。例如，2 型糖尿病患者可能出现胰岛素受体减少、受体与配体亲和性降低及受体后转导通路异常，导致细胞对胰岛素反应性降低，从而引起血糖升高；而在某些癌症中，表皮生长因子受体 EGFR 的突变或异常高表达可导致癌细胞的快速增殖。目前，EGFR 一直是抗肿瘤治疗的重要靶点，其小分子抑制剂已广泛应用于非小细胞肺癌的治疗。可见，细胞信号转导研究对于深入了解生命活动本质，揭示疾病发病机制及开发精确的治疗方法具有重要意义。

（周天华　刘　佳）

复习思考题

1. 论述细胞生物学与医学的关系。
2. 论述细胞学说的内容及意义。

网上更多……

本章小结　重点名词　自测题　思考题解答　教学 PPT

第二章

# 细胞生物学的研究方法

**关键词**

| | | | | |
|---|---|---|---|---|
| 显微镜 | 分辨率 | 衍射极限 | 流式细胞 | 密度梯度离心 |
| 层析 | 原代培养 | 细胞系 | 细胞株 | 干细胞 |
| 类器官 | 绿色荧光蛋白 | PCR | 印记杂交 | RNAi |
| 基因修饰 | 基因编辑 | 蛋白质组学 | 转录组学 | 基因芯片 |
| 细胞芯片 | 细胞治疗 | | | |


细胞生物学的发展是与实验技术的进步密切相关的，一种新技术或新方法的创立与应用，常常会给学科开辟一个新的领域，或带来革命性的变化。当今细胞生物学的许多成就，都离不开物理学、化学和数学的新理论、新方法及新技术的应用。细胞生物学的实验技术和方法种类很多，原理和操作步骤各不相同。为了学好和深入理解细胞生物学理论及取得的丰硕成果，本章从细胞形态结构观察、细胞组分的分离和纯化分析、细胞分离和培养、类器官培养、细胞内分子检测、细胞内分子示踪、基因修饰、组学、生物芯片及细胞治疗技术等方面，对传统常用技术及新技术的原理、方法和应用做简单介绍。

## 思维导图

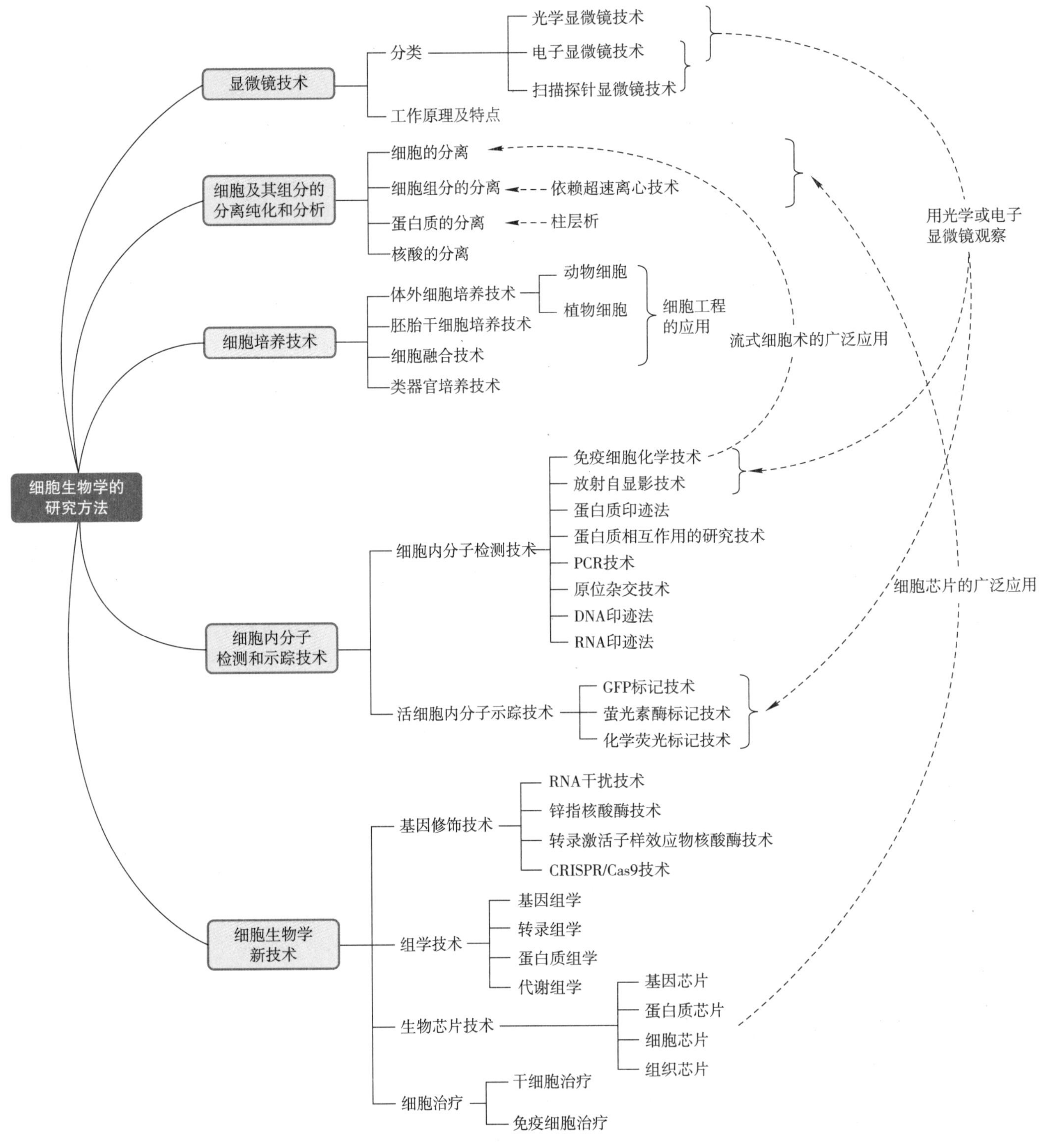

细胞生物学的研究方法
显微镜技术
分类
光学显微镜技术
电子显微镜技术
扫描探针显微镜技术
工作原理及特点
细胞及其组分的分离纯化和分析
细胞的分离
细胞组分的分离
依赖超速离心技术
蛋白质的分离
柱层析
核酸的分离
细胞培养技术
体外细胞培养技术
动物细胞
植物细胞
细胞工程的应用
胚胎干细胞培养技术
细胞融合技术
类器官培养技术
流式细胞术的广泛应用
用光学或电子显微镜观察
细胞内分子检测和示踪技术
细胞内分子检测技术
免疫细胞化学技术
放射自显影技术
蛋白质印迹法
蛋白质相互作用的研究技术
PCR技术
原位杂交技术
DNA印迹法
RNA印迹法
活细胞内分子示踪技术
GFP标记技术
萤光素酶标记技术
化学荧光标记技术
细胞芯片的广泛应用
细胞生物学新技术
基因修饰技术
RNA干扰技术
锌指核酸酶技术
转录激活子样效应物核酸酶技术
CRISPR/Cas9技术
组学技术
基因组学
转录组学
蛋白质组学
代谢组学
生物芯片技术
基因芯片
蛋白质芯片
细胞芯片
组织芯片
细胞治疗
干细胞治疗
免疫细胞治疗

# 第一节　显微镜技术

人类最初用肉眼直接观察周围世界，可是人眼观察事物的能力是有限的。17 世纪，英国人 Hooke 和荷兰人 Leeuwenhoek 分别借助最初的光学显微镜发现了机体的细胞及微生物，从此生物学进入了光学显微镜时代，开创了细胞学。显微镜技术是细胞生物学建立和发展的重要工具，包含光学显微镜、电子显微镜和扫描探针显微镜三个层次，是人类进入生物微观世界观察细胞、细胞器和细胞内大分子的关键技术。如今，显微镜技术不仅为我们呈现了细胞大小、形态、结构、运动的真实图像，也提供了构成细胞组分的生物大分子的位置和结构信息。

对任何显微镜来说，最重要的性能参数是分辨率，而不是放大倍数。分辨率（resolution）是指能够区分相近两个质点间的最小距离。人眼的分辨率只有 0.2 mm，如果小于这个距离，眼睛就不能分辨了。显微镜的应用扩大了人们的视野，普通光学显微镜的最大分辨率为 0.2 μm，放大倍数可达 1 000 倍；电子显微镜的最大分辨率可达 0.2 nm，最大放大倍数为 150 万倍（图 2–1）。

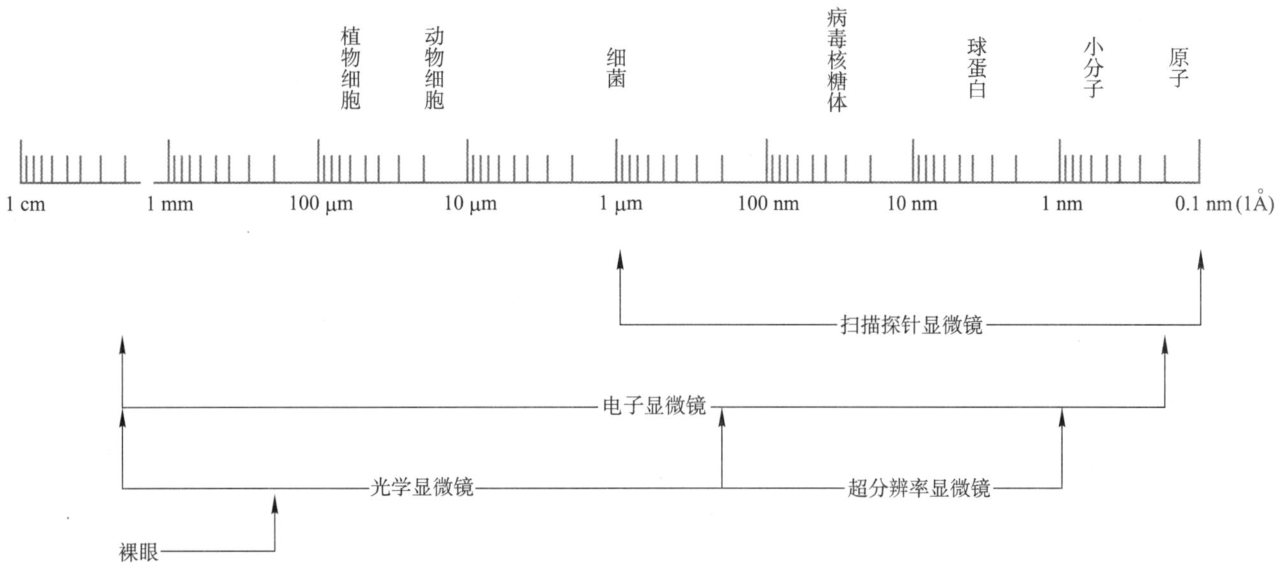


图 2–1　人眼和几种显微镜观察样品大小的范围

## 一、光学显微镜技术

### （一）普通光学显微镜

自 17 世纪光学显微镜（light microscope）被发明以来，至今它仍然是细胞生物学研究的重要工具。光学显微镜主要由 3 部分构成：① 照明系统，包括光源（可见光与紫外光）、反光镜和聚光镜，还可加各种滤光片，以限制光的波长范围；② 光学放大系统，由两组玻璃透镜（物镜和目镜）组成，是显微镜的主体；③ 机械和支架系统，主要保证光学系统的准确配置和灵活调控（图 2–2）。其中不同的光学显微镜各部分都有不同的变化，如暗视野显微镜和荧光显微镜主要改变照明系统，相差显微镜主要改变光学放大系统，倒置显微镜主要改变支架系统。

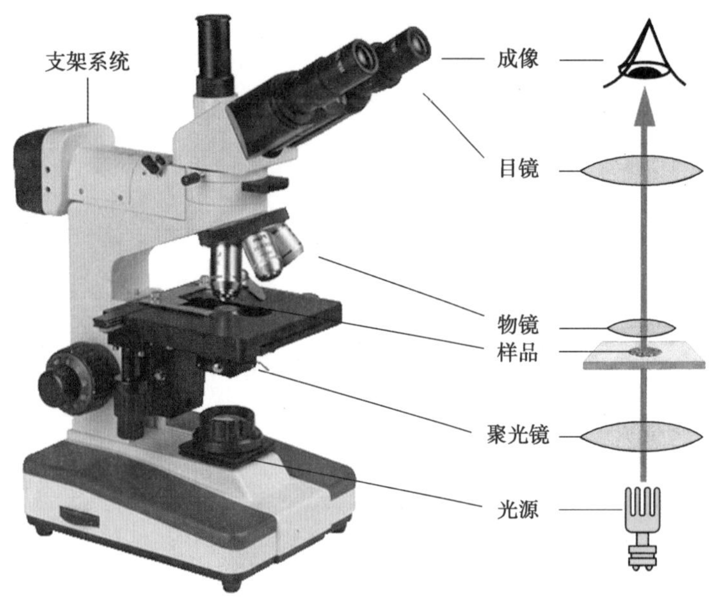


图 2-2 普通光学显微镜的结构及成像原理

光学显微镜下观察的物像是否清晰取决于放大倍数和显微镜的分辨率，而光学显微镜的分辨率与光波波长、物镜镜口率相关，常用 Abbe 公式表示：

$$R = 0.61\lambda/\text{N. A.} \quad [\text{N. A.} = n \cdot \sin(\alpha/2)]$$

其中，$R$ 为分辨率；$\lambda$ 表示波长；$n$ 为物镜与物体间介质的折射率：空气为 1，油为 1.5；$\alpha$ 为物镜的镜口角，通常最大值可为 140°；N. A. 表示镜口率，亦称数值孔径（numerical aperture），物镜上一般都标有 N. A. 值，N. A. 值越大，分辨率越高。

从公式可以看出，要增加分辨率，光源波长越小越好，而物镜的镜口率越大越好。同时要提高物镜与标本间介质的折射率，所以用油浸物镜能提高显微镜的分辨率。

一般来说，光学显微镜的分辨率要受到光波波长（可见光波长 0.4 ~ 0.7 μm）的限制，所以光学显微镜的最大分辨率为 0.2 μm，最大放大倍数为 1 000 倍。目前，光学显微镜能观察到细胞内的线粒体、中心体、核仁、高尔基复合体、染色体等，这些细胞结构称为显微结构（microscopic structure）。生物样品必须经过一系列的处理并染色，依靠颜色（光的波长）和亮度（光波的振幅）的差别观察样品结构。例如，苏木精和伊红分别能特异性地使细胞内的 DNA 和蛋白质着色，从而能特异性地指示细胞核和细胞质的位置，因此苏木精和伊红染色是临床病理组织检测最常用的染色方法之一。

### （二）相差显微镜

观察未经染色的标本或者活细胞的微细结构和变化，需要使用相差显微镜（phase contrast microscope）。它是利用光的衍射和干涉现象区分细胞或样本结构的显微镜。其基本原理是，把透过标本的可见光变成振幅差，从而提高了各种细胞结构间的对比度，使得各种结构变得清晰可见。相差显微镜不同于普通光学显微镜之处是在光源上加了环状光阑（annular diaphragm），而在物镜中加了相差板。由于标本的各种结构的厚度和折射系数不同，在相差显微镜下显示出不同的明暗度（图 2-3）。相差显微镜是由荷兰物理学家 Frits Zernike 于 1932 年设计成功的，他因此项发明于 1953 年获诺贝尔物理学奖。

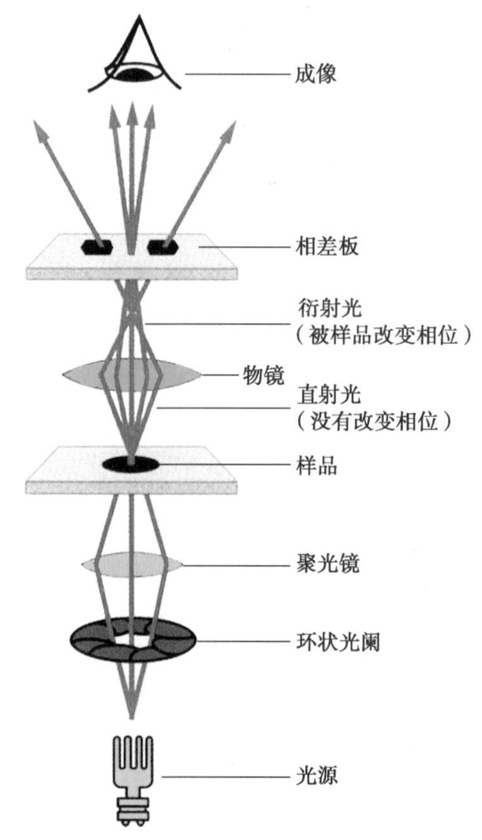


图 2-3 相差显微镜成像原理

与普通光学显微镜相反，倒置相差显微镜的光源和聚光器装在上面，相差物镜在载物台下方，这样特别适用于观察研究体外培养的活细胞的结构和运动，如果再装配显微定格摄影或录像设备，即可在镜下实时记录活细胞的运动过程。

### （三）微分干涉差显微镜

在相差显微镜原理的基础上，Nomarski 于 1952 年发明了微分干涉差显微镜（differential interference contrast microscope），其优点是能显示结构的三维立体投影影像。微分干涉差显微镜利用的是平面偏振光。光线经棱镜折射后分成两束，经过标本相邻区域后，因标本厚度和折射率不同发生光程差，再经过另一棱镜汇合发生干涉，从而使样品中厚度上的微小区别转化成明暗区别，增加了样品的反差和立体感。

相对于相差显微镜而言，微分干涉差显微镜的图像边缘没有光晕，分辨率较高，立体感强，图像质量明显提高，更适于对活细胞特别是细胞中较大的细胞器进行观察，并经常应用于基因注入、核移植等显微操作。如接上录像机等设备，还可观察活细胞中颗粒及细胞器的运动。

### （四）暗视野显微镜

暗视野显微镜（dark field microscope）也可用于活细胞等无色透明标本的观察，它使用的是特殊的聚光镜或用中央遮光板挡住中央光束，使得照明光线不能进入物镜，只允许被标本反射和衍射的光线进入物镜，因而视野背景是暗的，物体边缘是亮的。这种特殊照明方式使得显微镜的分辨率比普通光学显微镜高 50 倍，可观察到直径为 4 ~ 200 nm 的颗粒。但暗视野显微镜呈现的是物体的轮廓，分辨不清内部的微细结构。适合用来观察细胞内某些细胞器（如线粒体、细胞核）及液体介质中的细菌和真菌等。图 2-4 显示的是同一细胞在不同光学显微镜下的图像。

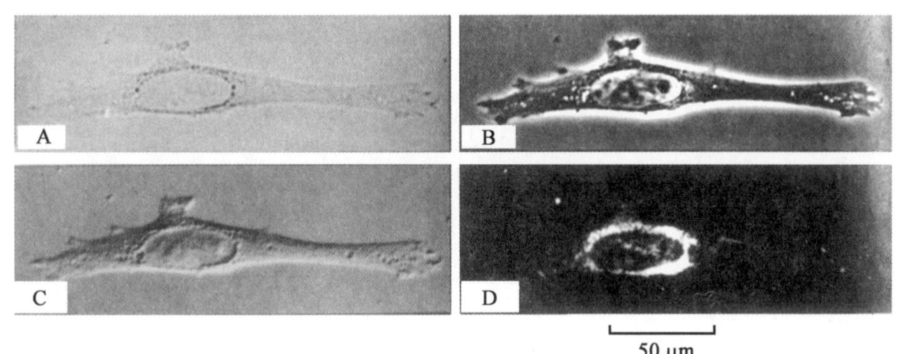


图 2-4　同一细胞在 4 种光学显微镜下的图像
A. 普通光学显微镜；B. 相差显微镜；C. 微分干涉差显微镜；D. 暗视野显微镜

### （五）荧光显微镜

荧光显微镜（fluorescent microscope）是以各种特定波长光源激发标本中的荧光物质，从而产生各种可见颜色荧光的一种显微镜，主要由光源、滤色系统和光学系统等部件组成。光源多采用高压汞灯或弧光灯，经滤片过滤形成特定波长的激发光，来激发标本内天然物质或结合的荧光物质，发射不同颜色的荧光。

荧光显微镜是目前在光镜水平上对特异蛋白质等生物大分子进行定性、定位研究的最有力的工具之一。不同荧光素的激发光波长范围不同，所以同一样品可以用 2 种以上的荧光标记，从而同时观察不同成分在活细胞的定位与变化。

生物体内有些物质受激发后可直接发出荧光，如叶绿素（红色）、还原型烟酰胺腺嘌呤二核苷酸（NADH）等，而有些物质需通过特定荧光染料染色来标记不同成分。常用的荧光染料包括吖啶橙（使 DNA 呈绿色，RNA 呈橙色）、罗丹明、碘化丙啶（PI）、4′,6- 二脒基 -2- 苯基吲哚（DAPI，用于显示细胞核和染色体）等。

### （六）激光扫描共聚焦显微镜

激光扫描共聚焦显微镜（laser scanning confocal microscope，LSCM）是 20 世纪 80 年代发展起来的一种新型分析仪器。其由于高分辨率、高灵敏度、高放大率等特点，成为当今最先进的分子细胞生物学的分析仪器。激光扫描共聚焦显微镜在传统光学显微镜的基础上配置激光光源、扫描装置、共轭聚焦装置和检测系统。共聚焦是指物镜和聚光灯同时聚集到一个点，激光光源经过物镜成像面上的针孔聚集成一点，照射到标本上，保证了只有焦点平面发出的光线可以成像，偏离这一点的光不能成像，从而大大增加了对比度，获得样品的清晰图像。整套仪器由计算机控制，由计算机对图像进行数字图像处理，并且所有操作都可在计算机平台上灵活地进行。系统一次对样品焦平面进行扫描，得到二维图像；系统多次调焦，即可获得样品一系列的二维图像，即断层扫描图像，经计算机处理后可获得三维立体结构（图 2-5）。

激光扫描共聚焦显微镜可用于检测发射荧光或用荧光标记的物质，如荧光定量测量、共焦图像分析、三维图像重建、活细胞动力学参数监测和细胞间通讯研究等。

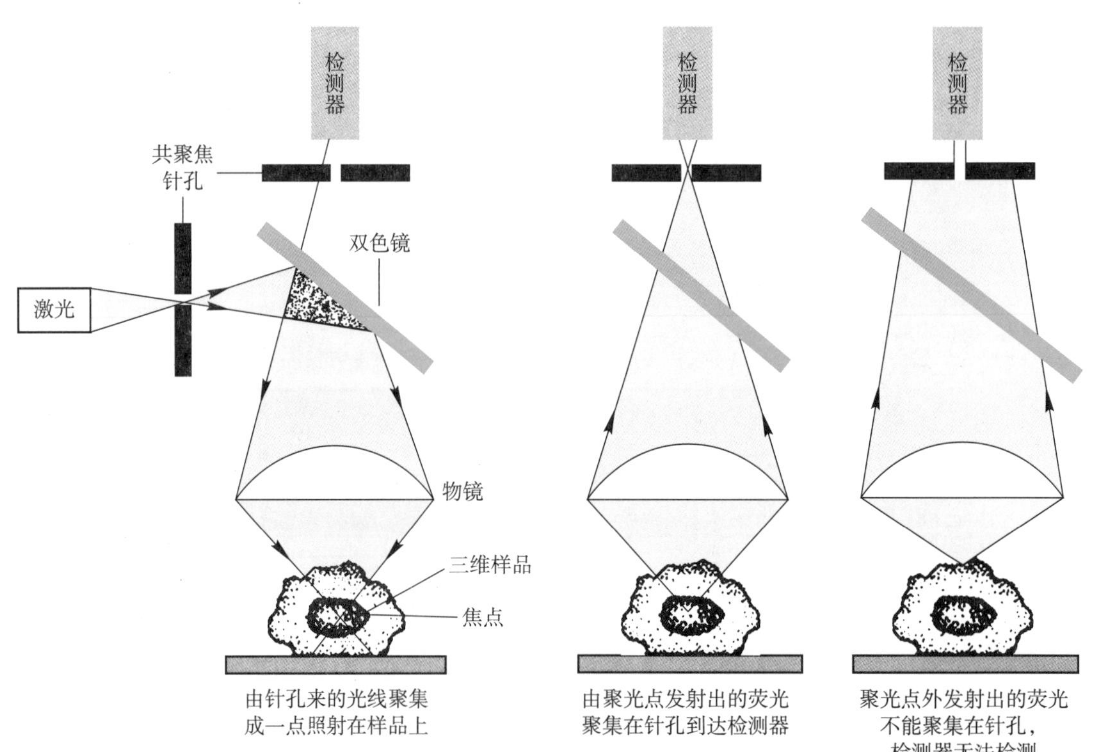


图 2-5 激光扫描共聚焦显微镜成像原理

### （七）超分辨率显微镜

1873 年，德国科学家 Ernst Abbe 提出“光学衍射极限理论”。衍射极限是指一个理想物点经光学系统成像，由于衍射的限制，不能得到理想像点，而是得到一个夫琅禾费（Fraunhofer）衍射像，即所谓的艾里斑（图 2-6），其大小与光的波长成正比。样品上的每个点都会产生艾里斑，当两个点相距较远时，它们可以被完美区分；当它们相隔近一些时，在某个距离它们刚刚好能够被区分，这个距离就是分辨率，也是我们所说的衍射极限；而当两个点过近时，则无法被区分（图 2-7）。显微成像技术一直受限于阿贝衍射定律，其分辨率约为光波长的一半，可见光中波长最短的为紫光，约为 400 nm。由此可知，衍射极限大约被限制在 200 nm。要想对更细微的世界进行探究，需要在衍射极限上寻找突破口。

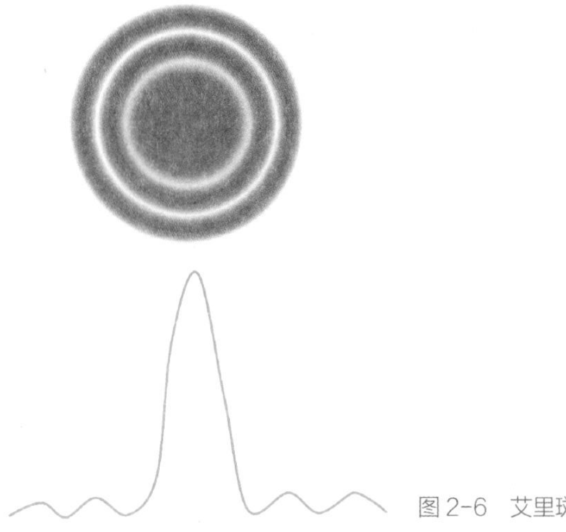

图 2-6　艾里斑

1. 受激发射损耗显微镜　受激发射损耗（stimulated emission depletion，STED）显微技术最早在 20 世纪 90 年代初提出。1994 年，Stephen 设计了 STED 显微镜。STED 显微镜采用两束激光同时照射样品，其中一束激光用来激发荧光分子，使物镜焦点艾里斑范围内的荧光分子处于激发态；同时，用另外一束中心光强为零的环形损耗激光与之叠加，使物镜焦点艾里斑边沿区域处于激发态的荧光分子通过受激辐射损耗过程返回基态而不自发辐射荧光，因此只有中心区域的荧光分子可自发辐射荧光，从而获得超极限衍射的荧光发光点，由此提高系统的分辨率。

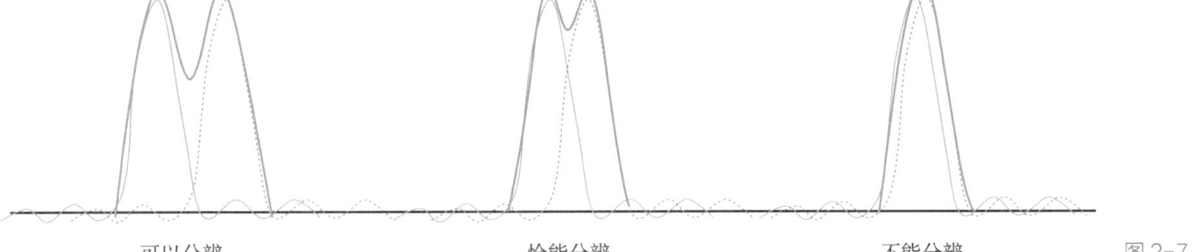


图 2-7　衍射极限

2. 随机光学重构显微镜和光激活定位显微镜　单分子定位显微技术（single-molecule localization microscopy，SMLM）包括光激活定位显微技术（photo activation localization microscopy，PALM）和随机光学重构显微技术（stochastic optical reconstruction microscopy，STORM）。两者的原理相似，成像过程均需要往复循环，在每个循环周期里，荧光分子团被连续地激活、成像及漂白。2006 年 9 月，Eric Betzig 和 Harald F. Hess 等人首次在 *Science* 上提出 PALM。2006 年底，美国霍华德·休斯医学研究所的庄小威组开发出来一种类似 PALM 的方法，将该过程命名为 STORM，并将其用于研究细胞内源蛋白的超光学衍射极限分辨率定位。目前的光学成像技术中，STORM 和 PALM 提供了最好的空间分辨率（X-Y 平面 20 nm 和纵深轴向 50 nm），但时间分辨率相对较差，因为图像必须由从数秒到数分钟捕获的连续帧进行重建。

STORM 和 PALM 超分辨率技术的基本原理是：通过拟合二维高斯函数来确定显微镜形成光斑的质心，从而高精度地定位单个荧光源（如荧光基团）。确定质心的运算精度仅取决于收集的光子数，分辨尺度可达几十纳米或更小。要得到这种精度，要求被检测荧光分子的密度足够低，使两个荧光基团的光斑不太可能重叠。

3. 结构照明显微镜　尽管 STED 显微技术与 STORM/PALM 成像可得到很高的分辨率，但美中不足是需要很强的激发光进行照明，标本的荧光基团很快被漂白，且产生的自由基容易损伤标本。因此，这几种成像模式特别适合固定处理过的标本，而不利于活性生物标本的观察研究。

结构照明显微镜（structured illumination microscope，SIM）通过改变照明而实现超高分辨率成像，将图案化照明场（有别于广视场传统照明）应用于样本，提高光学显微镜的空间分辨率，对活细胞的观察有优势。在这种方法中，照明模式的空间频率与样本特征的空间频率混合，将高频特征转换为显微镜可检测到的较低频率。通过多个光源在轴向（Z）、横向（X–Y）或两者上的干涉产生周期性照明图案（莫尔条纹，Moiré fringe），并在获取多幅不同相位和方向光照图像的基础上，重建出高分辨率的图像。由于光照模式本身也受到光衍射的限制，SIM 只能通过组合两个衍射有限的信息源使空间分辨率加倍，在 X–Y 和 Z 轴方向上分别获得 100 nm 和 300 nm 的分辨率。

## 二、电子显微镜技术

光学显微镜由于其分辨率受照明光波长的影响，只能达到一定限度。细胞内小于 0.2 μm 的一些细微结构，即便是提高放大倍数也无法看清，这些结构称为亚显微结构（submicroscopic structure）或超微结构（ultramicroscopic structure）。电子显微镜（electron microscope）是根据电子光学原理，用电子束和电子透镜代替光束和光学透镜，使物质的细微结构在非常高的放大倍数下成像的仪器。电子束波长与加速电压相关，当加速电压为 50 ~ 100 kV 时，电子束波长为 0.0037 ~ 0.0053 nm，因而电子显微镜的分辨率远远优于光学显微镜（图 2–8）。

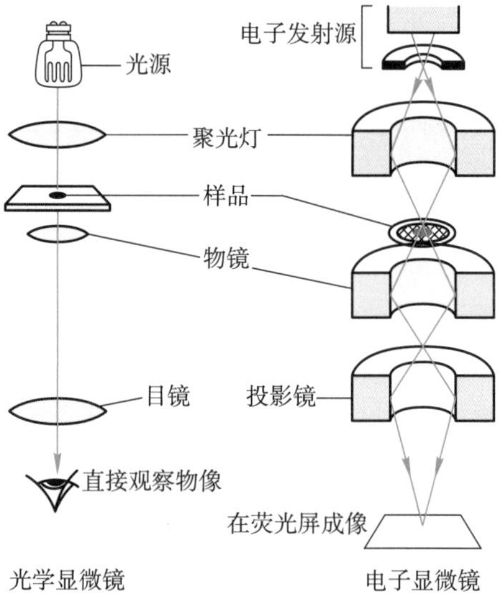

图 2–8 光学显微镜与电子显微镜成像比较

### （一）透射电子显微镜

1932 年，德国学者 Ruska 发明了第一台透射电子显微镜（transmission electron microscope，TEM），简称透射电镜。它用电子枪发射的高速电子束代替照明的光线，用特殊的电极或磁场代替光学显微镜的聚光灯、目镜和物镜，达到聚焦和放大目的。当电子束透射样品时，由于样品不同部位对电子具有不同的散射度，将形成不同电子密度差的高度放大图像显示在荧光屏上。目前透射电镜的分辨率为 0.1 ~ 0.3 nm，放大倍数可达百万倍，已能在电镜照片上看到生物大分子的粗糙轮廓。

在生物样本中，细胞组织主要由低原子序数的原子（如碳、氢、氧和氮）组成。这些原子的电子散射能力弱，且电子束只能穿透厚度在几十纳米以下的超薄切片，所以生物样品要制成很薄，并且需用重金属染色增加生物样品的电子相对散射能力。常用的几种电镜样品制备方法如下：

1. 超薄切片技术　由于电子束的透射能力有限，透射电镜要求样品的厚度为 50 nm 左右，且能承受电子束的轰击。这种厚度为 50 nm 左右的切片称为超薄切片（ultrathin section），它是透射电镜对样品的最基本要求。超薄切片技术的样品固定一般用锇酸和戊二醛双重固定，以保持样品的真实性；包埋用环氧树脂。此时，在电镜下不显示任何结构，但在进行超薄切片时，通过用重金属（铀、铅）染色，即可在电镜下观察。

2. 负染色（negative staining）技术　又称阴性染色，是利用重金属在电镜下不显示结构的特性，用重金属盐（磷钨酸钠）在样品四周堆积而加强样品外周的电子密度，使样品显示负反差的技术。

3. 冷冻蚀刻（freeze etching）技术　又称冷冻复型，是使样品经快速冷冻、断裂、升华、喷铂、喷碳而形成一层具有生物样品断裂面立体结构的复型膜，再用透射电镜观察。该技术能保持细胞原来的结构，且立体感鲜明，主要用于生物膜的研究（图 2-9）。

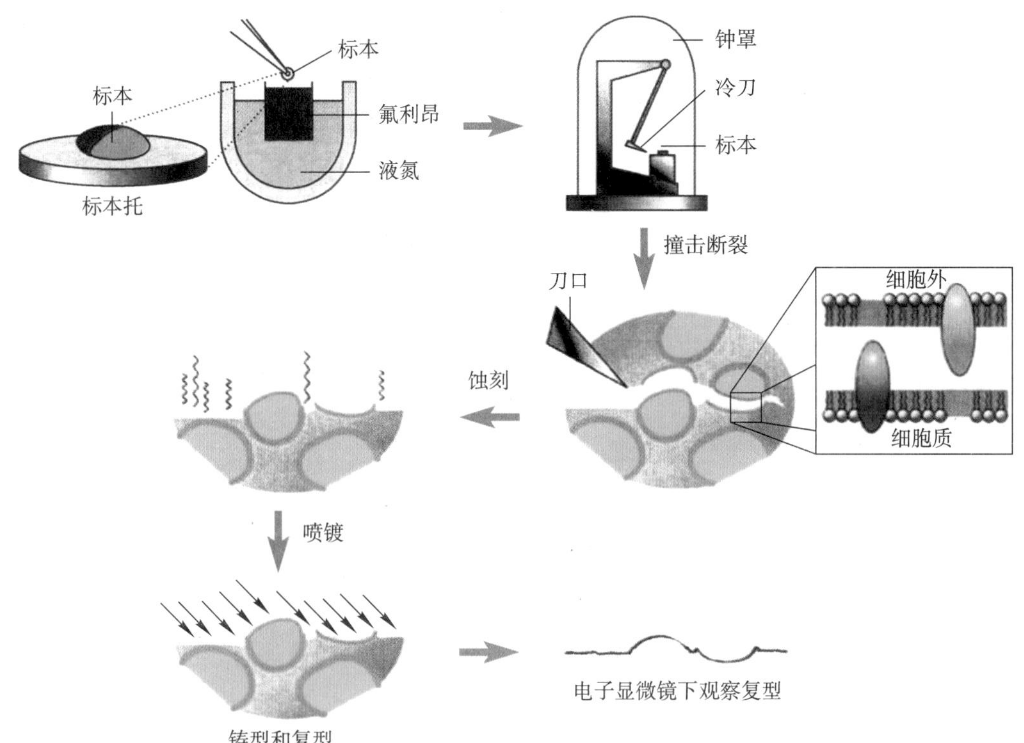


图 2-9　冷冻蚀刻技术

（二）扫描电子显微镜

扫描电子显微镜（scanning electron microscope，SEM）简称扫描电镜，其电子束不能穿透样本，仅在样品表面进行“栅状扫描”，以激发样品表面产生二次电子。二次电子的多少既与电子束的投射角有关，也与样品表面的起伏形态相关，它被收集变成光信号后表现出亮暗变化，从而在荧光屏上显示出样品表面的立体图像。

扫描电镜的分辨率不及透射电镜，只有 3 nm 左右，但所形成的图像富有三维立体感，且样品制备简单，不需做超薄切片。一般样品经固定、脱水干燥，在表面喷镀一层金属膜后（镀膜可增加二次电子，以产生更鲜明的影像）即可观察。扫描电镜用于观察标本表面精细的三维形态结构。此外，在电子束的轰击下，样品中的不同原子还会发出具有特定波长的 X 线，若在扫描电镜上增加 1 个 X 线微区分析仪或能谱仪，可以用来分析样品表面各微区的元素成分。

电子显微镜的分辨率虽远超光镜，但因电镜需在真空条件下操作，且电子束照射会带来辐射损伤，因而很难用于观察活细胞。

## 三、扫描探针显微镜技术

20 世纪 80 年代发展起来一种新型显微镜——扫描探针显微镜（scanning probe microscope，SPM），主要包括扫描隧道显微镜（scanning tunneling microscope，STM）和原子力显微镜（atomic force microscope，AFM）。它们基于近场扫描原理，利用带超细针尖的探针在样品表面扫描，以获

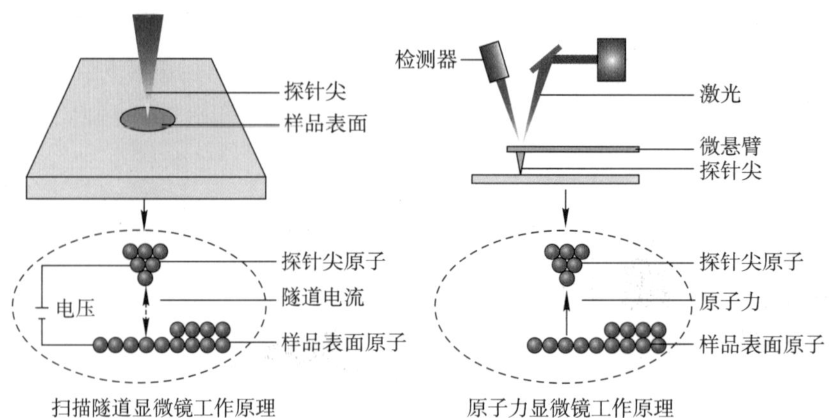


图 2-10　扫描隧道显微镜与原子力显微镜工作原理比较

得样品微观信息，如表面形貌、电磁特性和柔韧性等（图 2-10）。扫描探针显微镜具有原子尺度的高分辨本领，其横向分辨率为 0.1 ~ 0.2 nm，纵向分辨率达 0.001 nm。

#### （一）扫描隧道显微镜

扫描隧道显微镜是由 Gerd Binnig 和 Heinrich Rohrer 于 1981 年在苏黎世研究实验室发明的，他们因此于 1986 年获得诺贝尔物理学奖。

扫描隧道显微镜的主要原理是利用量子力学的隧道效应，通过一个尖端为原子尺度的针尖，在一定电压的驱动下沿样品表面扫描，从而获得样品表面高分辨的微观信息和图像。扫描隧道显微镜能在各种环境，如真空、大气、水、电介质溶液下工作，可保持生物样品的正常形态和功能。它能直接观察生物大分子，如研究 DNA 分子的双螺旋结构、tRNA 结构及细胞膜表面结构等。它的使用把生物学研究推进到纳米水平。

#### （二）原子力显微镜

原子力显微镜是 Gerd Binnig 和 Heinrich Rohrer 于 1985 年在扫描隧道显微镜的基础上发明的，它弥补了扫描隧道显微镜不能观察非导体的缺陷。原子力显微镜不依靠电子的隧道效应，而是检测针尖与样品原子间的接触、原子键合和范德华力等，从而显示样品表面的纳米结构特性，获得相应的微观信息。

原子力显微镜的工作范围与扫描隧道显微镜相似，可在固态、气态、液态等环境中对样品进行观察。其观测的生物医学样品可以从单个分子到整个细胞，可研究生物大分子的结构和功能、生物大分子之间的相互作用、生物结构的纳米操作、活细胞的结构及进行医学和药物学研究等。

## 第二节　细胞及其组分的分离纯化和分析

### 一、细胞和细胞组分的分离

#### （一）流式细胞术

流式细胞术（flow cytometry，FCM）是应用流式细胞仪对细胞进行快速定量分析和分选的实验技术。它既能对细胞群体中单个细胞或细胞器的特性进行高速测量和自动分析，每秒能测量数万个细胞并进行多参数监测，也能在分析的同时分选和分离出有指定特征的细胞亚群（cell subpopulation）。流式细胞术的分析和分选都依赖细胞的荧光信号，因此这种技术又称为“荧光素激活的细胞分选”（fluorescence-activated cell sorting，FACS）。

流式细胞仪的结构一般可分为 3 个部分：① 激光光源及其光束成形系统，激光光源可发出合适波长的光。② 细胞流动室，是生物颗粒与鞘液相混的场所，包裹细胞的鞘液经喷嘴流出，受激光照射可发射出不同的光信号。③ 信号接收及分析系统，由光学透镜装置和光电倍增管组成的信号接收器接收放大各种光信号，并把它们转变成电脉冲信号后由信号分析部件对信号做出分析。

流式细胞仪的原理是以氩离子激光发出的激光束作为激发光，通过调节液压，迫使悬浮细胞排成单列，并按重力方向流动。当细胞通过激光束检测区时，细胞被激光束照射而向各个方向发出散射光。若细胞经荧光染色，则会发出一定强度的荧光。此时，仪器的检测系统可逐个对细胞的散射光和荧光强度进行检测，并将光信号转变成电信号，由电子控制台放大和显示。

流式细胞仪常用来分选细胞，其原理是用荧光特异性抗体与细胞表面相应抗原结合，当标定欲分离的目的细胞与鞘液混合后，包在鞘液中的细胞通过高频振荡控制的喷嘴，形成包含单个细胞的液滴；在激光束的照射下，细胞发出散射光和荧光。当一个有荧光标记的细胞液滴通过激光检测器时，将被带上负电，而不含荧光标记的细胞则被带上正电。这些带电细胞液滴通过电场时将偏离原来的流动方向，分别收集带正、负电荷的细胞即可获得想要分离的细胞。流式细胞仪可分选出高纯度的细胞亚群，分离纯度可达 99%。

流式细胞术的样品制备包括：① 单细胞悬液的制备。流式细胞术的分析检测建立在单个细胞的基础上，因此，制备合格的单个分散的细胞悬液是非常关键的一步。对于单层培养细胞、血液、各种脱落细胞等样品，经简单的悬液制备、离心分离处理即能得到较好的单细胞悬液。对于不同组织来源的实体组织标本，用酶消化法、机械法和化学试剂处理法来分散细胞；对于石蜡包埋组织，样品经切片、脱脂、水化、消化及终止消化后过滤再收集细胞悬液。去除碎片的单细胞悬液常用 70% 乙醇固定保存。② 细胞的荧光染色。流式细胞术快速分析单细胞的各种生物学特性和生化成分是通过荧光细胞化学方法实现的。流式细胞术所需要的荧光细胞化学过程必须在细胞悬液中进行，要求有足够的特异性，并且在相同条件下，荧光强度与所研究的生化成分的含量或活性之间有严格的化学定量关系。因此，足够的特异性和可靠的定量关系是荧光细胞化学过程的两个基本评价标准（图 2-11）。

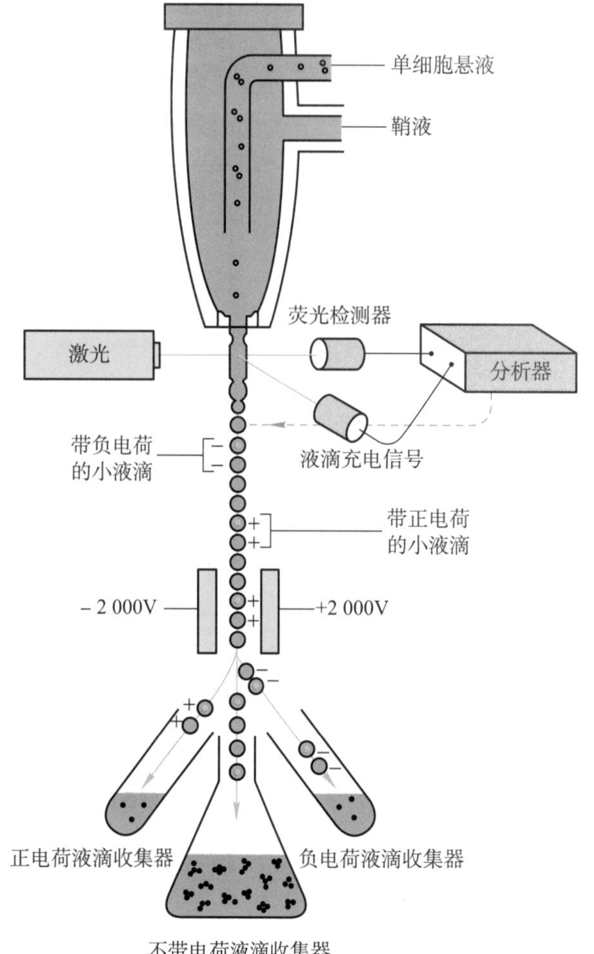

图 2-11　流式细胞术原理

目前，流式细胞术广泛应用于细胞数量测定、核型分析、细胞凋亡检测、细胞免疫表型分析、细胞因子检测和细胞分选等方面。

（二）细胞分级分离

就像可以把细胞从组织中分离出来进行研究一样，人们还可以把细胞器从细胞中分离纯化出来，从而研究它们各自特有的化学组成、酶活性和代谢特点。用低渗匀浆、超声破碎或研磨等方法对细胞进行匀浆操作，以破损细胞膜，使悬液中含有各种细胞器，如细胞核、线粒体、高尔基复合体、溶酶体和微体，以及各种大分子。这些细胞器和组分的密度和大小等都不相同，在同一离心场内的沉降速度也不同。利用这一原理，常用不同介质和不同转速的离心，将细胞内各组分分级分离出来，即细胞分级分离（cell fractionation）法。

1924 年，瑞典科学家 Svedberg 发明了世界上第一台分析超速离心机，他用这台离心机测得血红蛋白的相对分子质量为 68 000。一般转速为 18 000 ~ 35 000 r/min，离心力在 60 000 ~ 100 000 *g* 的离心方法称为高速离心（high speed centrifugation），离心力大于 100 000 *g* 者称为超速离心（ultracentrifugation）。被离心的物质沉降速率与离心力直接相关，其所受的离心力不仅与转速有关，还与物质到转头中心的距离有关。因此，要准确表示离心条件需用离心力而不仅是转速。离心力（*g*）是由角速度（*ω*）和旋转半径（*R*）的大小决定的，计算公式如下：

$$g = \omega^2 \cdot R \qquad \omega = 2\pi n/60$$

式中，*n* 为转速（r/min）。

各种颗粒在离心场中的沉降速率既取决于颗粒的大小、形状和密度，也与离心力及悬液介质的密度和黏度有关。当颗粒受到的净离心力（离心力与浮力之差）与溶剂的摩擦阻力达到平衡时，单位离心场强度的沉降速率为定值，此即为沉降系数（sedimentation coefficient，*S*）。沉降系数可作为大分子沉降速率的量度。各种颗粒、蛋白质具有各自一定的沉降系数。沉降系数的公式如下：

$$S = (dR/dt) / \omega^2$$

其中，*S* 为沉降系数，以单位重力的沉降时间表示（s）；*R* 为沉降颗粒到转头中心的距离（cm）；*ω* 为角速度，以每秒转动的弧度表示；*t* 为时间（s）。

由于蛋白质的沉降系数均为 $1 \times 10^{-13} \sim 200 \times 10^{-13}$ s，确定 $1 \times 10^{-13}$ 为一个沉降系数单位，用离心机发明家 Svedberg 的名字命名，即 Svedberg 单位（S）。如果溶剂、温度一定，则 *S* 值取决于物质的质量、形状和水化程度，某些亚细胞成分和大分子的大小常用 *S* 值来表示。

根据分离的对象和目的不同，常用的细胞分级分离法有差速离心法和密度梯度离心法。前者用于制备和纯化亚细胞成分和大分子，目的是制备样品；后者用于分析和测定样品中大分子的种类和性质，如相对分子质量。

1. 差速离心（differential centrifugation） 是指由低速到高速的逐级沉降分离。先在低速离心条件下把大的颗粒（如细胞核）沉降到管底，其他颗粒留在上清液中；然后以较高的离心速度，把较大的颗粒沉降到管底，如线粒体、溶酶体；继续加大离心力可分离出微粒体（破碎的内质网）和核糖体等较小的颗粒。这种方法适合大小差别较大的颗粒的分离，如细胞器的初步离心分离（图 2–12）。

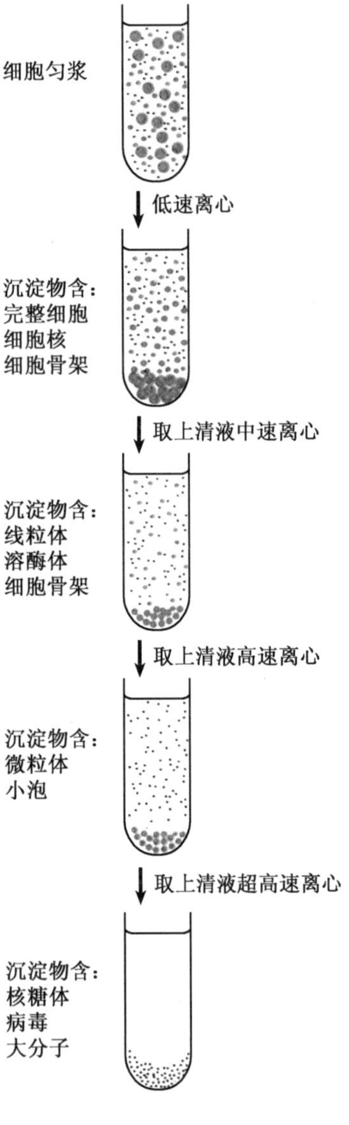

图 2–12 差速离心分离细胞组分

2. 密度梯度离心（density gradient centrifugation） 是指利

用一定的介质（如甘油、蔗糖、氯化铯）在同等离心力条件下进行的分离。利用介质在离心管内形成连续或不连续的密度梯度，并将细胞悬液或匀浆铺于溶液表面，然后通过重力或离心力作用使样品中的组分以不同速率沉降，从而分层分离。密度梯度离心分为速度沉降和等密度离心两种。

（1）速度沉降（velocity sedimentation） 采用介质的最大密度小于被分离颗粒的最小密度，使细胞或细胞组分在平缓的密度梯度介质中，按各自的沉降系数以不同速度沉降，从而达到分离目的。速度沉降法主要用于分离密度相近而大小不一的细胞组分。

（2）等密度离心（isodensity centrifugation） 采用介质的最大密度大于被分离组分的最大密度，使细胞组分在连续梯度的介质中经足够大离心力和足够长时间，沉降或漂浮到与自身密度相等的介质处，并停留达到平衡形成沉降带，从而将不同密度的细胞组分分离。等密度离心方法更灵敏，适用于分离不同密度的细胞组分。然而，由于等密度离心需要离心力大，离心时间长，且停留在等密度介质中的细胞比处在沉降中的细胞受到更大的损伤，故等密度离心方法只适于分离细胞组分，而不适合分离细胞（图 2–13）。

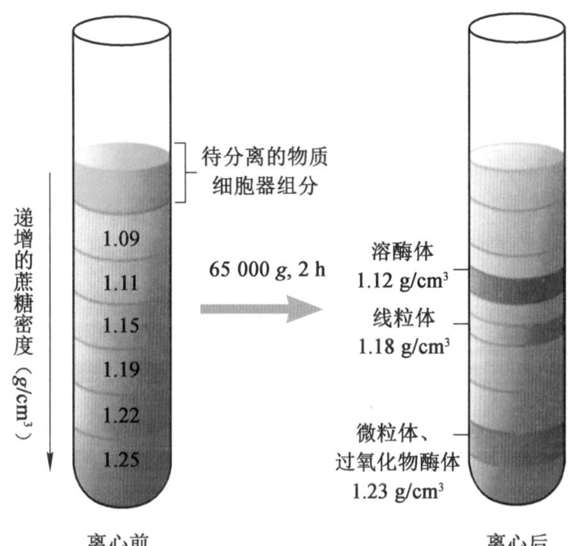


图 2–13 等密度离心分离细胞组分

3. 细胞组分离心分离的实验方法选择

（1）离心方法的选择 要根据研究对象的特性，如颗粒的大小、形状、密度等选择不同的离心方法。当样品中颗粒大小或沉降系数差别很大时，一般采用差速离心法；当颗粒密度相近但大小不一时，采用速度沉降法；而当颗粒大小差别不大但密度不同时，则采用等密度离心法。

（2）介质材料的选择 常用的介质有蔗糖、甘油等亲水性有机分子和氯化铯、硫酸铯等重金属盐。其中，蔗糖和甘油溶液的最大密度是 $1.3 \times 10^3$ kg/m$^3$，能用来分离较低密度的膜性细胞器，如高尔基复合体、内质网、溶酶体和线粒体等。重金属盐溶液的最大密度可达 $1.9 \times 10^3$ kg/m$^3$，可用来分离 DNA、RNA、核糖体等高密度物质。

（3）细胞器的初步分离 常用差速离心法分离各种细胞器。先用 500 ~ 1 000 *g* 离心力离心，沉降的主要是细胞核及细胞碎片等大的组分；再将上清液用 10 000 ~ 20 000 *g* 离心力离心，使中等大小的线粒体、溶酶体和过氧化物酶体、内质网、高尔基复合体和质膜沉降；最后上清液中剩下的是胞质溶胶等相关成分。一般来说，差速离心分离的细胞器不是很纯，要获得较纯的细胞器必须进一步纯化。

（4）细胞器的纯化 线粒体、溶酶体和过氧化物酶体大小相近，但密度不同，可用等密度离心进一步分离；细胞核部分可用高密度蔗糖溶液（2.0 mol/L）的差速离心纯化。

（5）细胞组分纯度的鉴定 对分离细胞组分纯度的鉴别主要有两种方法，一是用电镜做形态鉴别；另一种是生化方法，每种细胞组分都含有特殊的分子，可作为鉴别细胞组分的标志物（表 2–1）。

表 2-1 细胞组分特异标志物对应表

| 细胞组分 | 特异标志物 |
| --- | --- |
| 细胞膜 | 5′ – 核苷酸酶、碱性磷酸二酯酶 |
| 细胞核 | DNA 合成酶、DNA 聚合酶 |
| 细胞质溶胶 | 糖酵解酶类、磷酸葡糖变位酶 |
| 线粒体 | 细胞色素氧化酶、琥珀酸脱氢酶、单胺氧化酶 |
| 溶酶体 | 酸性磷酸酶、酸性脱氧核糖核酸酶 |
| 过氧化物酶体 | 过氧化氢酶、尿酸氧化酶、D- 氨基酸氧化酶 |
| 内质网 | 葡糖 -6- 磷酸酶、酯酶、细胞色素 P450 |
| 高尔基复合体 | 核苷二磷酸酶、β- 半乳糖苷转移酶 |

## 二、蛋白质的分离与分析技术

层析法（chromatography）又称为色谱法或色层分析法，是常用的蛋白质分离技术。其原理是利用蛋白质分子的大小、形状及所带电荷等差异，使各种蛋白质以不同程度分布在固定相和流动相中，从而利用各组分随流动相前进的速率不同把它们分离开来。常用的是柱层析和高效液相层析，其中柱层析比较普遍，在一般实验室即可操作；而高效液相层析所需仪器精密、造价高。

### （一）柱层析

柱层析（column chromatography）是用不溶性固体颗粒填充塑料或玻璃柱，形成固定相；而根据蛋白质的特性，用特殊溶剂组成流动相，然后将蛋白质混合液加到柱子上洗脱。不同的蛋白质在固定相和流动相中的分配系数不同，使蛋白质产生不同程度的滞留，导致从柱子底部流出的时间不同，从而将蛋白质从柱子上洗脱下来并被分别收集。

常用的柱层析方法有：① 凝胶过滤层析（gel chromatography），也称分子筛层析，根据蛋白质颗粒大小将其分离。它可根据分离蛋白质分子的不同需求，选择不同孔径的凝胶颗粒。在圆柱管中装入多孔的凝胶颗粒，每个颗粒的细微结构及孔径像筛子一样均匀一致，当蛋白质混合液流过时，小的分子进入凝胶颗粒的网孔，移动受阻而延迟；而大分子则通过颗粒间隙流动，因而速率快，最先流出层析柱。② 离子交换层析（ion exchange chromatography），利用不同蛋白质所带电荷的差异进行分离。柱子中填充的固体相是带有正电荷或负电荷的颗粒，称为离子交换剂。蛋白质混合液中的各种蛋白质根据等电点的不同，使其带有不同的电荷，从而导致对层析柱上的离子交换剂有不同的亲和力。通过改变流动相洗脱液的离子强度和 pH，将不同蛋白质按照亲和力的大小顺序依次从层析柱上洗脱下来。③ 亲和层析（affinity chromatography），层析柱中的固体相填充物为惰性多糖类载体，在惰性载体表面共价连接有能与待分离蛋白质特异性结合的配体，如酶的底物、特异性抗体或抗原。当蛋白质混合液加到层析柱上后，待分离蛋白质与载体上的配体特异性结合形成复合物而留在载体上；而不结合或非特异性结合的蛋白质则可用平衡缓冲液洗去；最后用适当的缓冲液将待分离蛋白质从载体上解离并洗脱下来。可见，亲和层析可以高效率地获得高纯度的目的蛋白（图 2-14）。

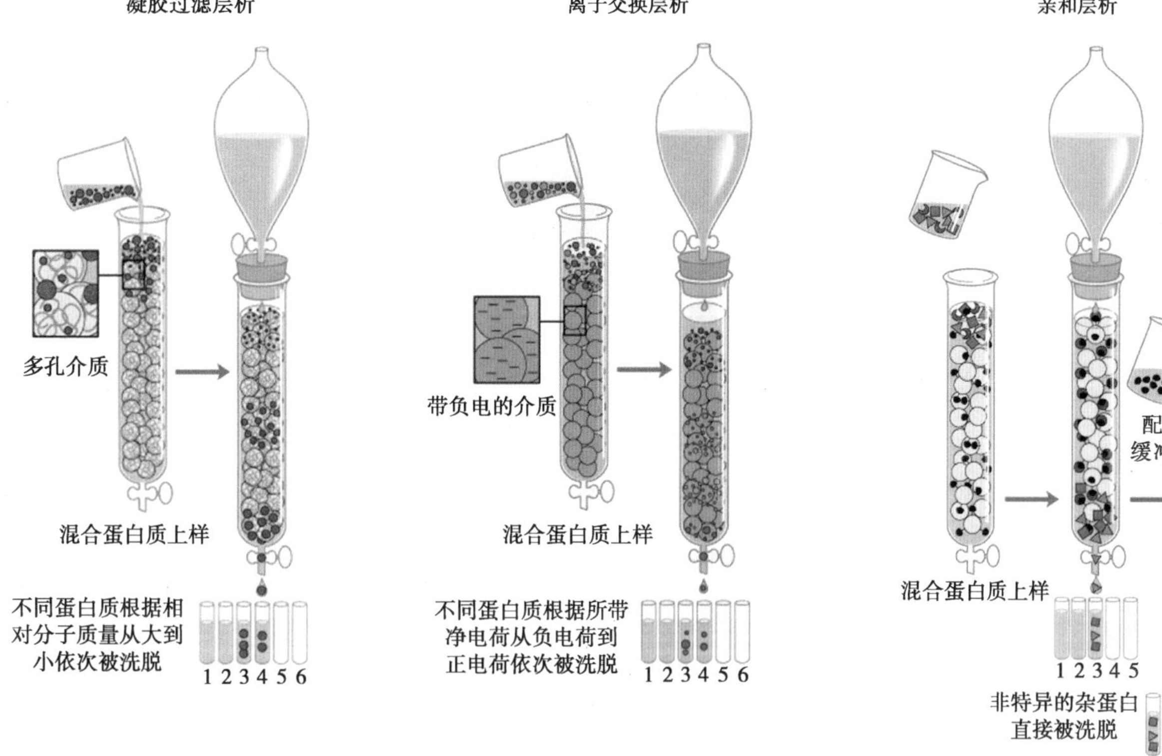


图 2-14　三种不同柱层析示意图

### （二）高效液相层析

高效液相层析（high performance liquid chromatography，HPLC）需借助高效液相层析仪来完成。它主要由进样系统、输液系统、分离系统、检测系统和数据处理系统组成，其核心部件是耐高压的分离系统中的层析柱。层析柱固定相充填物为直径 3 ~ 10 μm 的微小球形树脂或硅胶，因其小而紧密，故流动相需要在高压下才能流动，一般施加的压力可达 150 ~ 35 000 kPa。这些微小颗粒状充填物有惰性、多孔性和比表面积大的特点，而填充颗粒表面还可化学偶联各种基团，如磷酸基、羟甲基、苯基、氨基等，且对结构不同的蛋白质有良好的选择性，因而能极大提高分辨率，分离各种大小的蛋白质分子。

可见，HPLC 具有高分辨率、高灵敏度、速度快，层析柱可反复利用，流出组分易收集等优点，因此被广泛应用到生物化学、食品分析、医药研究、环境分析等领域。其中，HPLC 与结构仪器的联用是目前重要的发展方向，如 HPLC- 质谱联用技术在鉴定蛋白质组成等方面应用广泛。

## 三、核酸的分离纯化与分析技术

### （一）核酸的分离

核酸的分离主要是指将核酸与蛋白质、多糖、脂肪等生物大分子物质分开。其分离的原则是保证核酸分子的一级结构完整性及排除其他分子污染。目前，大多数核酸分离与纯化方法都包括细胞裂解、酶处理、核酸与其他生物大分子分离、核酸纯化等几个主要步骤。

1. 细胞裂解 是将核酸从细胞或其他生物物质中释放出来，可通过机械作用、化学作用、酶作用等方法实现。① 机械作用：包括低渗裂、超声、微波、冻融和颗粒破碎等裂解方法。② 化学作用：在一定的 pH 环境和变性条件下使细胞破裂和蛋白质变性沉淀，从而使核酸被释放到水相。③ 酶作用：主要通过加入溶菌酶或蛋白酶（蛋白酶 K、植物蛋白酶或链酶蛋白酶）使细胞破裂，核酸释放。

2. 酶处理 在核酸提取过程中，可通过加入适当的酶使不需要的物质降解，以利于核酸的分离与纯化。如在裂解液中加入蛋白酶 K 或链酶蛋白酶可降解蛋白质，此外，DNase 和 RNase 也可用于去除不需要的核酸。

（二）核酸的分离与纯化实验方法选择

1. 酚提取 / 沉淀法 核酸分离的一个经典方法是酚 – 氯仿抽提法，即细胞裂解后离心分离含核酸的水相，加入等体积的酚：氯仿：异戊醇（体积比 25：24：1）混合液，经漩涡振荡混匀或简单颠倒混匀后离心，使疏水性的蛋白质被分配至有机相，核酸则被留于上层水相。由于酚是一种有机溶剂，其未饱和时会吸收水相而带走一部分核酸，因此预先要用 STE 缓冲液饱和。此外，酚易氧化，而氧化的酚可引起核酸链中磷酸二酯键断裂或使核酸链交联，故在制备酚饱和液时要加入 8– 羟基喹啉，以防止酚氧化。氯仿可去除脂肪并使更多蛋白质变性，从而提高提取效率。异戊醇则可减少操作过程中产生的气泡。

在酚、氯仿抽提后用乙醇沉淀，即在含核酸的水相中首先加入 pH5.0 ~ 5.5、终浓度为 0.3 mol/L 的 NaOAc 或 KOAc，使钠离子中和核酸磷酸骨架上的负电荷，并在酸性环境中促进核酸的疏水复性。然后，加入 2 ~ 2.5 倍体积的乙醇，经一定时间的孵育使核酸有效沉淀。其他的有机溶剂，如异丙醇、聚乙二醇（PEG）等和盐类（10.0 mol/L 醋酸铵、8.0 mol/L 的氯化锂、氯化镁和低浓度的氯化锌等）也可用于核酸的沉淀。但不同的离子对一些酶有抑制作用或可影响核酸的沉淀和溶解，在实际使用时应予以选择。最后经离心收集沉淀，再用 70% 乙醇漂洗以除去多余的盐分，即可获得纯化的核酸。

2. 层析法 是利用不同物质的某些理化性质差异而建立的分离分析方法，包括吸附层析、亲和层析、离子交换层析等。例如，在一定的离子环境下，核酸可被选择性地吸附到硅土、硅胶或玻璃表面而与其他生物分子分离。而另外一些选择性吸附方法以经修饰或包被的磁珠作为固相载体，通过磁场分离磁珠将结合至固相载体的核酸用低盐缓冲液或水洗脱。此外，由于在高盐溶液中核酸可被吸附至玻璃基质上，故离液盐（碘化钠或高氯酸钠）可促进 DNA 与玻璃基质的结合。

## 第三节 细胞培养技术

高等生物是多细胞构成的整体，要研究单个细胞或某一群细胞在体内的功能非常困难，但如果能将活细胞进行体外培养，观察和研究就方便很多。细胞培养工作始于 20 世纪初，目前已广泛应用于生物学、医学的各个领域。细胞培养主要有两方面优点：一是人工培养条件简便易行且可控，便于研究单一或多因素对细胞的结构、功能和各种生命活动的影响；二是通过细胞培养可获得大量同一时期、形状相同或相似的细胞，从而便于研究该细胞的形态结构及各种功能机制。

## 一、体外细胞培养技术

体外细胞培养（*in vitro* cell culture）技术是指在无菌条件下，从机体中取出组织或细胞，通过模拟机体内正常生理状态下的生存条件，让它在培养器皿中继续生存、生长和繁殖的方法。动物细胞和植物细胞的生存环境差别很大，培养方法也不同，在此主要介绍动物细胞的培养。

细胞培养工作最初是1907年开始的，Harrison用提取的两栖类胚胎神经管组织进行悬滴培养，并观察到存活数天及分化出轴突的神经元。20世纪40年代，W. Earle和R. Dulbecco设计出了细胞培养液配方，并将组织分散成单个细胞悬液培养，从而开创了真正的大规模细胞培养。体外培养的细胞可分为原代培养（primary culture）和继代培养（secondary culture），其中任何动物细胞的培养均需从原代细胞培养做起。原代培养是指从生物体取出细胞后立即培养，直至成功进行首次继代培养之前的培养过程。当原代细胞经增殖达到一定密度后，为避免影响细胞生长，就需要将细胞分散开来，从一个培养容器以一定比例移到其他几个容器中的扩大培养称为继代培养。一次继代培养习惯上称为“一代”，其中的细胞能增殖3~6次。

原代培养的细胞在首次继代培养成功后可进一步繁殖的细胞群体称为细胞系。其中，来源于人和动物正常组织的，在体外继代培养次数为10~50次的有限继代细胞系称为有限细胞系（finite cell line）；部分正常细胞在继代过程中发生突变，可在培养条件下无限制地继代培养，以及来源于恶性肿瘤组织的细胞能在体外无限繁殖、继代，这种已获得无限繁殖能力，并在体外能持续生存的细胞系称为无限细胞系（infinite cell line）或连续细胞系。其根本特点是染色体改变，一般呈亚二倍体或非整倍体，失去接触抑制，容易继代培养。许多实验室广泛使用的HeLa细胞系，就是1951年从一位叫Henrietta Lacks的妇女身上取下的宫颈癌细胞培养而成的，故名HeLa细胞系。

目前，细胞培养方面有几个重要基本概念。

1. 外植体（explant） 是取自成体或胚胎用于体外培养的组织或细胞群，多用于植物组织培养。

2. 原代培养物（primary culture） 是从机体特别是幼小动物机体取出组织进行培养的细胞群，一般指分裂10代以内的细胞群。

3. 细胞系（cell line） 是来源于动物或植物组织，遗传性发生改变，可无限生长的培养细胞群，或从肿瘤组织培养建立的细胞群。

4. 细胞株（cell strain） 是经严格的生物学鉴定，来源于单细胞分离培养或筛选后的增殖细胞群。细胞株在培养过程中保持其特性和标志，具有有限的分裂潜能，通常能分裂25~50次。

5. 细胞克隆（cell clone） 用单细胞克隆培养或通过药物筛选的方法从某一细胞系中分离出单个细胞，并由此增殖形成具有基本相同遗传性状的细胞群体称为细胞克隆。

## 二、胚胎干细胞培养技术

干细胞（stem cell，SC）是指存在于个体发育过程中，具有长期（或无限）自我更新能力，并能分化产生某种（或多种）特殊生物学特性的原始细胞。它们是个体生长发育、组织器官结构和功能的动态平衡，以及损伤后的再生修复等生命现象发生的细胞学基础。根据分化潜能的不同，传统的干细胞可分为：① 全能干细胞（totipotent stem cell），具有分化成完整个体的潜能；② 多能干细胞（pluripotent stem cell），具有分化出多种组织细胞的潜能；③ 单能干细胞（unipotent stem cell），也称定向或专能干细胞，具有分化形成一种类型细胞的能力。近年来，人们发现细胞具有可塑性（plasticity），即来自一种组织的成体干细胞可产生另一种组织细胞的能力，体现出单能干细胞的多能性。

胚胎干细胞（embryonic stem cell，ESC）是一类从早期胚胎内细胞团或原始胚胎生殖细胞经体外分化抑制培养分离克隆出的，具有体外培养无限增殖、自我更新和多向分化产生成体所有组织器官能力的早期细胞。1981 年，Evans 和 Kaufman 首次成功分离了小鼠胚胎干细胞，它对体外生长环境要求严格，即要求能促进细胞分离增殖并保持细胞于未分化状态。其中，多向分化潜能是胚胎干细胞的主要特征。

大多数胚胎干细胞体外培养是饲养层细胞依赖的，常用的饲养层细胞为小鼠胚成纤维细胞（STO 细胞株）。在培养液中添加细胞因子，如白血病抑制因子（leukemia inhibitory factor，LIF）可使胚胎干细胞在未分化的状态下长期培养。

胚胎干细胞技术的应用如下：

1. 用于生产克隆动物　胚胎干细胞在继代和增殖过程中，基因型和表型稳定，以其作为核供体可获得大量基因型和表型完全相同的个体。

2. 用于生产转基因动物　利用胚胎干细胞作载体使外源基因的整合及筛选等工作能在细胞水平上简便可靠地进行。

3. 作为发育生物学研究的理想体外模型　通过比较胚胎干细胞不同发育阶段的特异基因的转录表达，研究胚胎发育及细胞分化的分子机制。

4. 用于新型药物的发现和筛选　在候选药物对各种细胞的药理和毒理实验中，用胚胎干细胞体外分化的细胞组织可减少动物实验和临床研究。

5. 加快组织工程的进展　利用胚胎干细胞可定向分化各种细胞和组织器官，用于患者器官的移植和损伤修复或某些疾病的细胞治疗。

干细胞技术作为生物技术领域最具发展前景和后劲的前沿技术，将导致一场医学和生物学革命。但干细胞研究和应用还存在许多难题，如伦理和法律障碍等。诱导多能干细胞（induced pluripotent stem cell，iPSC）是动物体细胞经过诱导转化而成的干细胞，被 *Science* 评为 2008 年世界十大科技进展之首。它有效规避了胚胎干细胞发展的障碍，有望成为再生医学和细胞治疗的重要细胞来源。

## 三、细胞融合技术

细胞融合（cell fusion）又称细胞杂交（cell hybridization），即两个或多个细胞合并成一个双核或多核细胞的过程。在自然情况下，体内或体外培养的细胞发生融合现象，称为自然融合（natural fusion），如受精过程；在体外用人工方法促使相同或不同的细胞间发生融合，称为人工诱导融合（artificial induced fusion）。人工诱导细胞融合的手段有病毒（如灭活的仙台病毒）（图 2-15）、聚乙二醇（PEG）、电击和激光。植物细胞融合时，要先用纤维素酶去掉纤维素壁。

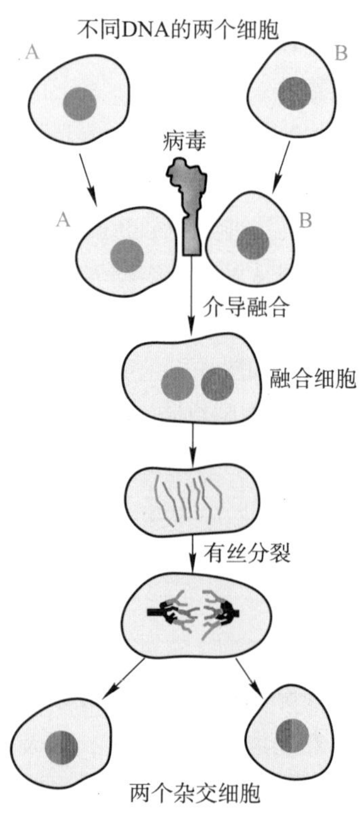


图 2-15　动物细胞融合示意图

基因型相同的细胞融合成的杂交细胞称为同核体（homokaryon），不同基因型的细胞融合成的杂交细胞称为异核体（heterokaryon）。杂交细胞在培养过程中会发生染色体丢失现象。实验表明，种内杂交即亲本细胞亲缘关系近的，杂交细胞核型稳定，在连续培养中染色体丢失速度慢；但异种亲本细胞如人、鼠杂交细胞中，人的染色体丢失很快。

细胞融合已成为研究细胞遗传、细胞免疫、肿瘤和培育生物新品种的重要手段。利用细胞融合技术发展起来的杂交瘤（hybridoma）技术是制造单克隆抗体（monoclonal antibody）的主要途径。

## 四、类器官培养技术

类器官（organoid）是一种三维（3D）细胞培养物，可起源于人类干细胞、器官特异性祖细胞或分离的肿瘤组织。它在结构及功能上可高度模拟来源的人体器官或组织，能形成与器官或组织类似的空间结构且分化出对应功能，并具备细胞增殖分化、自我更新、自组装、可长期培养及遗传稳定性等特点。

最早培养的类器官是 2009 年，Hans Clevers 首次从 LGR5+ 小肠干细胞中成功培养出的小肠类器官。目前，类器官常用的培养方式主要有 3D 支架静态培养、气液界面培养和悬浮搅拌培养，其中悬浮搅拌培养还分为无支架悬浮培养和有支架悬浮培养。

1. 3D 支架静态培养（图 2–16） 是促进类器官 3D 特征的最常见方法，使用支持细胞生长的和细胞可以附着的固体细胞外基质（extracellular matrix，ECM）。其中，由 Engelbreth-Holm-Swarm 小鼠肉瘤中纯化的基质胶（matrigel）是天然的细胞外基质，因富含细胞外基质成分和生长因子，可促进细胞的生长和分化，故被广泛用于 3D 类器官，如肠道类器官、脑类器官、胃类器官和乳腺类器官等的培养。但基质胶成分的复杂性和可变性使研究人员无法准确控制培养环境，从而导致实验重复性降低。因此，成分明确的水凝胶逐渐被引入肠道类器官和脑类器官的培养中。

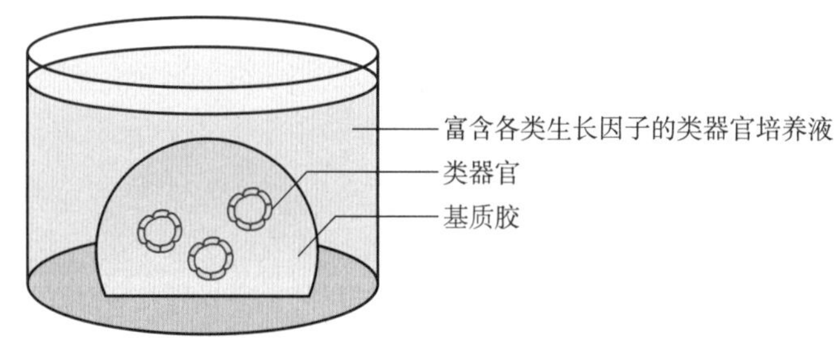

图 2–16　3D 支架静态培养

2. 气液界面培养（图 2–17） 肾类器官、肺癌类器官和结直肠癌类器官常使用气液界面培养方式。具体方法是：在培养过程中，细胞平铺于微孔膜，仅一侧与类器官培养基接触，另一侧则暴露于空气中。

3. 悬浮搅拌培养　视神经杯类器官、大脑类器官、小脑类器官和海马类器官则采用悬浮搅拌培养来扩增 3D 细胞聚集体。该方法无需将细胞包埋至细胞外基质，但在某些情况下，加入低浓度的基质胶可促进极化上皮结构的形成。

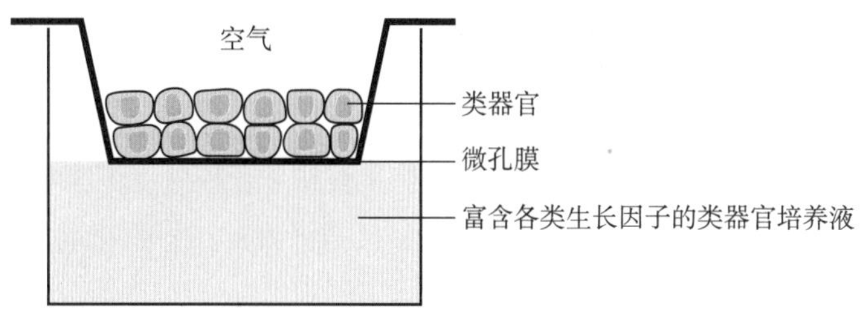

图 2–17　气液界面培养

现已知，类器官技术是肿瘤研究领域的新星，它于 2017 年被 *Nature Method* 评为年度生命科学领域的最佳技术，广泛用于探索药物耐药性相关机制，识别新型肿瘤生物标志物，预测抗肿瘤药物反应，探索有前途的综合治疗策略，以及发现新的抗癌靶点和有前途的候选药物的研究中。目前，研究人员已成功建立了包括肺癌、乳腺癌、胃癌、肝癌、胰腺癌、结直肠癌、肾癌、膀胱癌、前列腺癌在内的肿瘤类器官培养体系。但这些类器官来源于临床手术切除的组织或活检样本，在体外构建成稳定传代的类器官过程中，会逐渐丢失基质细胞类型，而这些基质细胞在肿瘤微环境中往往充当着重要角色。因此，科研人员将构建具备肿瘤微环境其他因素的类器官体系作为后续攻克的方向，如目前的类器官微流控芯片技术可能成为解决该难题的突破口。

## 第四节 细胞内分子检测和示踪技术

随着生命科学和化学的不断发展，人们对细胞的认知已从细胞结构深入到分子水平。通过对蛋白质、核酸等生物大分子的结构和功能及分子间信息的传递和调控的研究，从分子水平探讨细胞的结构和功能成为细胞生物学实验技术的重要组成部分。分子水平的研究方法主要包括细胞内分子检测技术和活细胞内分子示踪技术。

### 一、细胞内分子检测技术

细胞内 DNA、RNA 和蛋白质等生物大分子在胞内的定位、定量及相互作用的检测对细胞结构和功能的研究非常重要。

#### （一）免疫细胞化学技术

免疫细胞化学（immunocytochemistry）技术是根据抗体同抗原特异结合的原理，以标记抗体为探针，在光镜或电镜下显示细胞内抗原成分，并对抗原进行定位、定性及定量研究的技术。

这些标记抗体主要来源于抗原免疫动物的血清，并结合某种标记物。当用该标记抗体与组织切片标本孵育时，抗体会与细胞中相应抗原发生特异性结合并被标记物显示，从而在显微镜下观察到该特定抗原的分布。目前，用荧光素（常用异硫氰酸）标记抗体，并于荧光显微镜下观察细胞的技术称为免疫细胞荧光术，而抗体与辣根过氧化物酶（horse radish peroxidase，HRP）等结合，在光镜或电镜下观察细胞中的酶显示情况的技术称为酶化学技术。

免疫细胞化学染色步骤可分为直接法和间接法：①直接法，用标记抗体与相应的抗原直接结合。此法操作简便，特异性高，但敏感性差，可用于检测未知抗原。②间接法，先用未标记的第一抗体（一抗）与相应抗原结合，再用标记的第二抗体（二抗）与特异性的第一抗体结合。第二抗体以第一抗体为抗原注入另一动物体内诱导产生的抗体，常用标记物标记（图 2-18）。

#### （二）放射自显影技术

放射自显影（radioautography）是利用放射性核素（$^{3}$H、$^{14}$C、$^{32}$P、$^{125}$I 等）来标记生物分子，并引入细胞或机体中进行定位、定性及定量研究的技术。由于放射性同位素会产生衰变，放射出的电离辐射易被感光乳胶的溴化银吸收而形成潜影。该潜影经过显影、定影处理，把感光的溴化银还原成黑色的银颗粒。根据银颗粒的存在部位和数量，即可分析出标本中放射性示踪物的分布，以进行定位和定量分析。

根据研究水平的不同，放射自显影可分为大体放射自显影、光镜放射自显影和电镜放射自显

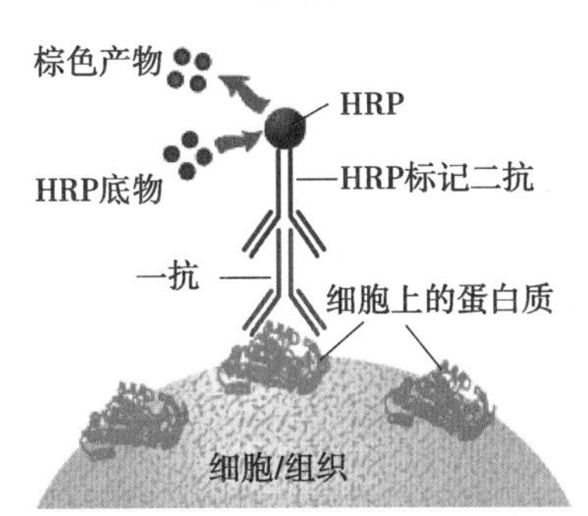


图2-18 免疫细胞化学技术的直接法和间接法

影。由于有机大分子均含有碳、氢原子，实验室常选用 $^{14}C$ 和 $^{3}H$ 标记。一般常用 $^{3}H$ 胸腺嘧啶核苷来显示 DNA，用 $^{3}H$ 尿嘧啶核苷显示 RNA，用 $^{3}H$ 氨基酸显示蛋白质，用 $^{3}H$ 甘露糖、$^{3}H$ 岩藻糖显示黏多糖。放射自显影技术常用于研究标记化合物在机体、组织和细胞中的分布、定位、排出及合成、更新、作用机制、作用部位等。

### （三）蛋白质印迹法

蛋白质印迹法（Western blotting）是将电泳分离后的细胞或组织中的蛋白质从凝胶转移到固相支持物硝酸纤维素（NC）膜或聚偏二氟乙烯（PVDF）膜上，然后用特异性抗体检测某特定抗原，并通过分析抗原－抗体复合物的着色位置和深度，获得特定蛋白质在所分析的细胞或组织中表达情况信息的一种蛋白质检测技术。

蛋白质印迹法主要步骤为：①蛋白质样品抽提；②十二烷基硫酸钠－聚丙烯酰胺变性凝胶电泳（SDS-PAGE）分离蛋白质；③蛋白质转移（电印迹）到 NC 或 PVDF 膜上；④膜封闭；⑤免疫反应（一抗和二抗先后孵育）；⑥靶蛋白显影，经增强化学发光（enhanced chemiluminescence，ECL）溶液作用后，X 线胶片曝光或用凝胶成像系统观察拍照。

### （四）蛋白质相互作用的研究技术

蛋白质相互作用是指两个或两个以上的蛋白质分子通过非共价键形成蛋白质复合体的过程。它构成了细胞生化反应网络的一个主要组成部分，对调控细胞及其信号有重要意义。

用于研究蛋白质之间相互作用的方法有很多，主要有：①在离体情况下研究蛋白质的相互作用，可应用酵母双杂交、GST 融合蛋白沉降技术（GST pull-down）、免疫共沉淀（co-IP）或蛋白质检测蛋白质印迹法（Farwestern blotting）、电泳迁移实验（EMSA）、表面等离子共振谱（SPR）、等温量热（ITC）、超离心沉降平衡、噬菌体展示、动态光散射、荧光去偏振等实验；②研究细胞内的蛋白质共定位，可用荧光共振能量转移的显微镜分析、荧光共振能量转移的流式细胞仪分析、荧光相关谱、激光共聚焦等方法；③研究活细胞中的蛋白质相互作用，可用蛋白质交联等方法；④生物信息学方法可研究和预测蛋白质的相互作用；⑤磁共振波谱技术可从结构生物学角度研究蛋白质的相互作用，确定蛋白质相互作用界面，解析两个蛋白质相互作用涉及的氨基酸残基和结构的信息。

### （五）PCR 技术

聚合酶链反应（polymerase chain reaction，PCR）是一种对特定的 DNA 片段在体外进行快速扩增的方法。它利用DNA半保留复制原理，通过控制实验温度使DNA处于“变性—复性—合成”的反复循环中。

PCR技术的主要步骤为：①引物的设计和合成：设计并人工合成一对与目的DNA序列两端碱基互补的寡核苷酸。② DNA模板制备：模板来源于目标生物的DNA、化学法合成的DNA或经RNA反转录酶处理转换成的cDNA。③ PCR反应：在PCR仪上进行，其反应条件根据不同需要设定。④ PCR产物的分离鉴定：琼脂糖凝胶电泳分离，溴化乙啶染色，紫外灯下可见特异性DNA条带。

### （六）原位杂交技术

原位杂交（*in situ* hybridization，ISH）技术是利用核酸分子单链之间有互补的碱基序列，将有放射性或非放射性的外源核酸（即探针）与组织、细胞或染色体上待测DNA或RNA互补配对，结合成专一的核酸杂交分子，再以放射自显影、荧光显微镜及免疫细胞化学方法对标记探针进行探测，从而在细胞原位精确显示特定核苷酸序列的技术。

原位杂交技术的主要步骤为：①样品固定及细胞的预渗透处理。②靶DNA变性（DNA原位杂交）。③探针制备。④原位杂交过程。⑤探针（显色）检测。

### （七）DNA印迹法

DNA印迹法（Southern blotting）是检测基因组中特异DNA序列的方法，利用限制性内切酶切割DNA分子，经琼脂糖凝胶电泳分离并变性解链为单链分子，再转移到固相支持膜上，然后用已知序列的标记探针检测膜上DNA片段。

DNA印迹法的主要过程包括：①酶解和电泳：DNA分子被限制性内切酶消化成若干片段后在琼脂糖凝胶电泳中分离；②印记：用碱变性使凝胶中双链DNA解链为单链，再将单链核酸序列片段转移到硝酸纤维素膜等固相支持物上；③杂交：将探针与印记有单链DNA片段的膜片在杂交液中孵育，使探针与之结合；④放射自显影分析：将X线胶片置于膜片上，于−70℃低温曝光后，经显影和定影观察结果。对非放射性物质标记的探针可选用相应的酶显色处理。

### （八）RNA印迹法

RNA印迹法（Northern blotting）是检测组织或细胞中特异性RNA的方法，其原理和操作过程与DNA印迹法相似。首先从组织或细胞中提取总RNA或mRNA，用甲醛或戊二醛等变性剂对RNA样品进行变性处理使之成为单链（RNA分子中局部为双螺旋结构），然后依次经电泳分离、印迹、与DNA探针杂交和放射自显影等步骤，鉴定组织或细胞中特定RNA分子的大小与含量。

## 二、活细胞内分子示踪技术

活细胞内分子示踪技术是利用荧光或生物发光显微镜对细胞内单个特定分子进行定位和追踪的技术。此技术能够实时监控某种分子（如蛋白质、核酸）在活细胞内的动态，为研究分子功能、结构及分子间的相互作用提供了重要动力学依据。

### （一）分子示踪标记物

分子示踪标记物包括外源性标记物和内源性标记物。外源性标记物主要有荧光染料和量子点标记物，它能通过自发特定荧光与蛋白质偶联发挥示踪作用。内源性标记物是具有生物活性的蛋白质，其基因片段较小，容易整合到细胞基因组中，且对宿主细胞的正常结构和功能影响不大，同时又能稳定表达和遗传，因而有利于较长时间的细胞示踪观察。内源性标记物主要有荧光蛋白和萤光素酶。

#### （二）绿色荧光蛋白标记技术

绿色荧光蛋白（green fluorescent protein，GFP）标记技术是利用分子生物学方法，将目的蛋白与 GFP 联合成融合蛋白，转染进入细胞表达，然后用荧光显微镜实时观察 GFP 的位置及分布，从而显示目的蛋白在活细胞内的分布及参与细胞各种活动的过程。GFP 最大的优点是，受激发后可自发荧光而不需要其他荧光底物或者染料染色，因而成为非常出色的荧光报告标签。

#### （三）萤光素酶标记技术

萤光素酶是一类能催化底物产生生物发光的酶的统称。不同来源的萤光素酶各有特点，可催化底物发出不同颜色的光。其中，萤火虫萤光素酶（luciferase）灵敏度高，是最常用的哺乳动物细胞报告基因。它可通过目的基因与萤火虫萤光素酶基因的融合表达，跟踪目的蛋白在活细胞内的分布和变化。萤光素酶标记技术的优点在于高灵敏度、高特异性和高稳定性。

#### （四）化学荧光标记技术

外源性化学荧光染料和量子点标记物可与蛋白质偶联对活细胞内蛋白质进行标记示踪。Lumio 技术基于 FLAH（fluorescein arsenical hairpin）技术，通过在目的蛋白中融合“Cys-Cys-Xaa-Xaa-Cys-Cys”（4 个 Cys+2 个 Cys 外的任意氨基酸）片段，与一种联胂类荧光素衍生物耦合并使后者发荧光，从而实现蛋白的实时观测分析。量子点（quantum dot）是一种无机纳米结晶体，它可根据自身大小发出特定波长的荧光，然后与抗体及链霉亲和素等分子进行偶联，并标记膜表面蛋白，或通过生物素 - 亲合素的结合特性与胞内生物素化蛋白结合进行胞内示踪。

## 第五节　细胞生物学新技术

细胞的结构和功能非常复杂，为了更深入地研究细胞的结构和功能，细胞生物学家们一直在不断开发和改进新的技术。近年来，一些新型技术在细胞生物学研究中开始应用，推动细胞生物学不断发展和进步。

### 一、基因修饰技术

基因修饰是指利用生物化学方法修改 DNA 序列，将目的基因片段导入宿主细胞内，或者将特定基因片段从基因组中删除，从而达到改变宿主细胞基因型或者使原有基因型得到加强的作用。

基因修饰技术主要分为两类：基因敲除技术和基因编辑技术。基因敲除技术是指通过设计、合成或克隆核酸酶、转座子、干扰 RNA 等基因抑制因子，抑制或消除特定基因序列的功能；而基因编辑技术则是指通过核酸酶对靶基因进行定点改造，实现特定 DNA 的定点敲除、敲入或突变等，最终下调或上调基因表达，以使细胞获得新表型。基因修饰技术主要用于基因的功能研究、疾病分子机制的研究及疾病的基因治疗。

### （一）RNA 干扰技术

RNA 干扰（RNA interference，RNAi）是指在进化过程中高度保守的，由双链 RNA（double-stranded RNA，dsRNA）诱发的，同源 mRNA 高效特异性降解现象。RNA 干扰技术是将特异性双链小干扰 RNA（small interfering RNA，siRNA）或基于载体的短发夹 RNA（short hairpin RNA，shRNA）导入细胞，从而高效、特异性降解细胞内同源 mRNA，阻断靶基因表达，使细胞出现靶基因缺失的表型。

RNAi 的基本原理是：一定数量的外源性双链 RNA 进入细胞后，首先被类似于核糖核酸酶Ⅲ的 Dicer 酶切割成 21～23 bp 的短链 siRNA。然后 siRNA 与解旋酶和其他因子结合，形成 RNA 诱导的沉默复合物（RNA-induced silencing complex，RISC）。RISC 再通过碱基配对定位到同源 mRNA 上，对 mRNA 进行切割，使其降解，进而造成蛋白质无法合成，诱发细胞呈现出特定基因缺失表型，即“基因沉默”现象。

### （二）锌指核酸酶技术

锌指核酸酶（zinc finger nucleases，ZFN）技术被称为第一代基因编辑技术。锌指核酸酶由两部分组成：一部分是重复的锌指蛋白（zinc finger protein，ZFP），用于识别和结合特定的基因序列。DNA 识别域是由一系列 Cys2–His2 锌指蛋白串联组成的（一般 3～4 个），每个锌指蛋白识别并结合一个特异的三联体碱基。另一部分是 Fok Ⅰ 核酸内切酶，可通过二聚体化特异性地切割真核基因组的任何识别的目的基因序列。

当 DNA 双链断开后，细胞内的非同源末端（NHEJ）修复系统和同源重组（HR）修复系统会自动修复。非同源末端修复系统可能产生随机插入和（或）缺失，引起移码突变，实现基因敲除，而同源重组修复会使基因组 DNA 修复或者在切割部位发生基因替换。

### （三）转录激活因子样效应物核酸酶技术

转录激活因子样效应物核酸酶（transcription activator-like effector nuclease，TALEN）技术是第二代基因编辑技术，是将转录激活因子样效应物（transcription activator-like effector，TALE）蛋白中的 DNA 结合域与 Fok Ⅰ 核酸内切酶的切割域融合，设计和构建能在特定基因位点产生双链断裂的技术。

双链断裂可极大地提高断裂位点周围的基因修复活性，并利用非同源末端修复或者同源重组修复的方式实现特异位点 DNA 的改造。例如，定点基因敲除（knock-out）、基因敲入（knock-in）或点突变修饰，等等。

### （四）CRISPR/Cas9 技术

CRISPR/Cas9 技术是一种由 RNA 指导的 Cas 核酸酶对靶向基因进行特定 DNA 修饰的技术，是近年来发展迅速的第三代基因编辑技术。CRISPR/Cas9 系统是由规律成簇的间隔短回文重复序列（clustered regularly interspaced short palindromic repeats，CRISPR）和具有切割 DNA 双链作用的 Cas9 蛋白（CRISPR-associated protein 9）组成的。

CRISPR/Cas9系统工作原理：CRISPR捕获外源质粒DNA的一小段DNA序列后，被转录为crRNA（CRISPR RNA，crRNA）及与其重复序列互补的反式激活crRNA（trans-activating crRNA，tracrRNA）；然后crRNA和tracrRNA通过局部碱基配对组成单链向导RNA（single guide RNA，sgRNA），sgRNA与Cas9蛋白结合后引导Cas9蛋白识别和切割目标DNA序列。目前，可通过人工设计这两种RNA，形成具有引导作用的sgRNA，引导Cas9蛋白对DNA的定点切割。然后再经细胞自身的非同源末端修复或同源重组修复对双链断裂进行修复，最终实现目标基因敲除和碱基编辑等基因组遗传修饰（图2-19）。

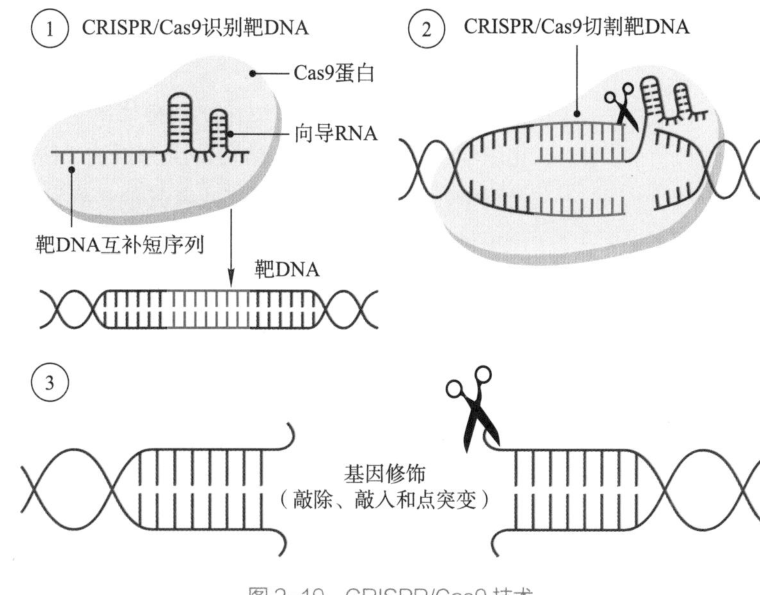

图2-19 CRISPR/Cas9技术

CRISPR/Cas9系统只需要改变sgRNA的5′端序列即可重编程Cas9蛋白的序列特异性，且CRISPR/Cas9系统合成简单、周期短、操作简单、效率高，因而成为研究最多、应用最广的基因编辑工具。目前，CRISPR/Cas9技术已广泛应用于生命科学研究的诸多领域，如基因功能研究、模式动物构建和基因治疗等。

## 二、组学技术

组学（omics）是近年来生命科学领域中快速发展的一个分支，主要包括基因组学、转录组学、蛋白质组学和代谢组学等。组学技术的发展和应用，为我们深入探索生命的本质和了解疾病的机制提供了更加全面和系统的手段。

### （一）基因组学

基因组学（genomics）是研究生物基因组的组成，组内各基因的结构、相互关系及表达调控的学科。它主要包括两方面内容：以全基因组测序为目标的结构基因组学（structural genomics）和以基因功能鉴定为目标的功能基因组学（functional genomics），前者主要是基因组测序和分析，后者则是通过使用高通量DNA测序和生信分析来组装和分析整个基因组的功能和结构。

基因组学技术包括高通量测序技术、基因组编辑技术、宏基因组技术、比较基因组技术及一些生物信息学技术，如聚类分析、同源性比较、构建基因组图谱、基因功能注释、毒力基因分析、进化分析和偏好性分析等。基因组学技术使临床医生和生物医学研究人员利用大规模研究群体收集的基因组数据，结合新的信息学方法，将多种数据与基因组数据进行集成，从而更好地理解药物反应和疾病的遗传基础。

### （二）转录组学

转录组学（transcriptomics）是一门在整体水平上研究细胞中基因转录情况及转录调控规律的学科，即从RNA水平研究基因表达情况。这种基因表达模式决定着基因在不同细胞类型中的激活和表达，以及在不同生物组织中的基因表达调控。此外，基于高通量测序平台的转录组测序技术也能全面获得物种特定组织或器官的转录本信息，从而进行基因表达水平、新转录本发现及转录本结构变异研究等。

转录组学技术主要包括序列对比法、差异表达分析和定量对比组学（RNA-Seq）、DNA甲基化组学（MeDIP-Seq）、结合位点分析法（ChIPSeq）技术、miRNA测序技术及元基因组学等。转录组学技术可用于发现癌症或者其他疾病发生过程中基因表达模式的改变，为该疾病的诊断和治疗提供重要解决策略。

### （三）蛋白质组学

蛋白质组学（proteomics）是以蛋白质组为研究对象，研究细胞、组织或生物体蛋白质组成及其变化规律的一门学科。本质上指的是在大规模水平上研究蛋白质的特征，包括蛋白质表达水平、翻译后修饰和蛋白与蛋白相互作用等，以获得在蛋白质水平上关于疾病发生及细胞代谢过程等的整体而全面的认识。

蛋白质组学技术主要分为四大类：凝胶和非凝胶的蛋白质组分离技术、基于生物质谱技术的蛋白质组学鉴定技术、蛋白质组学定量技术及基于生物信息学的蛋白质组学数据的分析处理技术。蛋白质组学技术为疾病标志物的筛选和疾病机制的研究提供了新的技术手段，也为精准医疗、药物靶点研究、药效分析等提供支持。

### （四）代谢组学

代谢组是指某一生物或细胞在一特定生理时期内所有的低分子量代谢产物，而代谢组学（metabolomics）则是对这一代谢产物进行定性和定量分析的一门学科。它是以组群指标分析为基础，以高通量检测和数据处理为手段，以信息建模与系统整合为目标的系统生物学的一个分支。代谢组学被广泛用于揭示小分子与生理病理效应间的关系。

代谢组学的主要研究技术包括核磁共振（NMR）、薄层色谱（TLC）、紫外或二极管阵列检测器的高效液相色谱（HCPLC/UV/PDA）、紫外检测器的毛细管电泳（CE/UV）、激光诱导检测器的毛细管电泳（CE/LIF）、质谱与色谱串联技术（LC-MS）、CE-MS、GC-MS、混合型串联傅里叶变换质谱（hKFICR-MS）及LC-NMR/MS等。

## 三、生物芯片技术

生物芯片（biochip）是指采用光导原位合成或微量点样等方法，将大量生物大分子，如核酸片段、多肽分子甚至组织切片、细胞等生物样品有序地固化于支持物的表面，组成密集二维分子排列，然后与已标记的待测生物样品中靶分子杂交，通过特定的仪器对杂交信号的强度进行快速、并行、高效地检测分析，从而判断样品中靶分子的数量。由于常用硅片作为固相支持物，且在制备过程中模拟计算机芯片的制备技术，故称之为生物芯片技术。生物芯片的主要特点是高通量、连续化、集成化和自动化。

### （一）基因芯片

基因芯片（gene chip）又称DNA芯片、DNA微阵列，是生物芯片中发展最成熟，并最先进入应用和商品化的生物芯片。基因芯片技术是指将大量（通常每平方厘米点阵密度高于400）特定的寡核苷酸片段或基因片段作为探针，有规律地排列固定于支持物上，产生二维DNA探针阵列，然后与标记样品的基因按碱基配对原理进行杂交，最后通过检测杂交信号强度获取样品分子的数量和序列信息，进而实现对生物样品快速、并行、高效的检测或医学诊断。

根据探针长度，基因芯片分为寡核苷酸芯片和 cDNA 芯片。前者以寡核苷酸片段作为探针，后者以较长的 PCR 产物作为探针。根据用途，基因芯片分为基因表达谱芯片和 DNA 测序芯片。前者可对来源不同的细胞内 mRNA 或反转录后产生的 cDNA 进行检测，从而对这些基因表达的个体特异性、组织特异性等进行综合分析与判断；后者则是对大量基因进行序列分析。基因芯片主要应用于医疗领域的基因表达分析、疾病诊断与治疗、药物研究等。

### （二）蛋白质芯片

蛋白质芯片（protein chip）是一种高通量的蛋白质功能分析技术。其原理是对固相载体进行特殊的化学处理后，将已知的蛋白质分子产物，如酶、抗原、抗体、受体、配体、细胞因子等固定于其上，然后根据这些生物分子的特性，捕获能与之特异性结合的待测蛋白（血清、血浆、淋巴、间质液、尿液、渗出液、细胞裂解液、分泌液等），并经洗涤、纯化，再进行确认和生化分析。

蛋白质芯片可分为化学型蛋白质芯片和生物型蛋白质芯片。化学型蛋白质芯片可通过介质的疏水力、静电力、共价键等结合样品中的蛋白质，用洗脱液去除杂质蛋白质，而保留目的蛋白质；生物型蛋白质芯片则将生物活性分子，如抗体、抗原、受体或配体等结合到芯片表面，通过抗原抗体结合的特性捕获靶蛋白，从而检测与芯片结合的蛋白质分子。蛋白质芯片主要应用于检测特异的蛋白质表达，鉴定蛋白质相互作用、蛋白质修饰、DNA- 蛋白质相互作用、小分子 - 蛋白质相互作用及抗体检测，其中最重要的应用是蛋白差异表达分析。

### （三）细胞芯片

细胞芯片（cell chip）技术是以活细胞作为研究对象的一种生物芯片技术，是充分运用显微技术或纳米技术，利用几何学、力学、电磁学等原理，在芯片上完成对细胞的捕获、固定、平衡、运输、刺激及培养等精确控制，并通过微型化的化学分析方法，实现对细胞样品的高通量、多参数、连续原位信号检测和细胞组分的理化分析等研究目的。

细胞芯片分为整合的微流体细胞芯片、微量电穿孔细胞芯片和细胞免疫芯片三大类。整合的微流体细胞芯片通过在芯片上构建各种微流路通道体系，并运用不同的方法在流体通道体系中准确控制细胞的传输、平衡与定位，进而实现对细胞样品进行药物刺激等实验过程的原位监测和细胞组分的分析等研究目的（图 2-20）。微量电穿孔细胞芯片技术是电穿孔技术与生物芯片技术相结合的产物，是细胞操作调控微型化的一种手段。细胞免疫芯片是一种利用免疫学原理，实时检测细胞活性的半导体微芯片，它可以自动、高效地检测细胞反应，用于研究细胞的生物学行为，以及细胞激活、分化或免疫功能的变化。

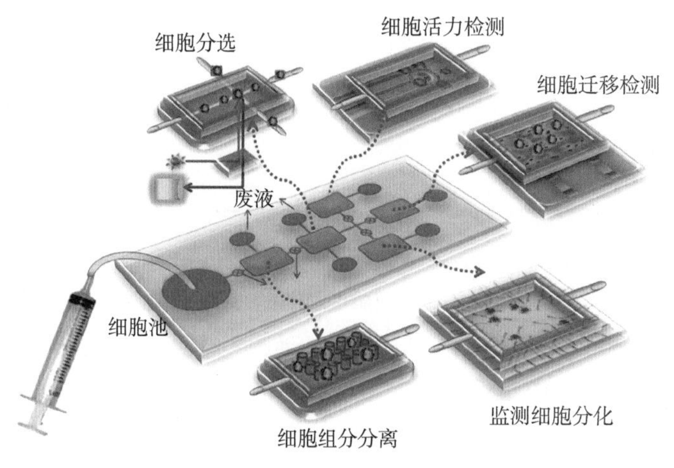

图 2-20　细胞芯片

细胞芯片技术是近年发展起来的一种检测细胞的新技术。它已在基因检测、基因表达、组分多态性分析、药物开发筛选和疾病诊断等诸多领域显示出重要作用，其在白血病等肿瘤的辅助诊断和预后判断方面也有重要的应用价值。相信随着生物芯片技术和生物信息学的不断进展，细胞芯片的制作技术将越来越成熟，其应用会更加广泛。

### （四）组织芯片

组织芯片（tissue chip）是将数十个甚至数千个不同个体的组织标本集成在固相载体上所形成的组织微阵列生物芯片（图 2-21）。组织芯片技术可广泛地与 DNA、RNA、蛋白质、抗原、抗体、细胞、微生物、传统病理、组织化学、免疫组织化学、原位杂交、原位 PCR、原位 DNA 合成等技术相结合，分别在基因复制、转录和表达三个生物学功能水平上进行研究，主要用于多种组织形态结构的比较、高通量的免疫组织化学技术平行检测、高通量的分子原位杂交技术和荧光原位杂交（fluorescence *in situ* hybridization，FISH）平行检测、高通量的原位 RCP 和 RT-PCR 平行检测及特定组织部位的 DNA 和 RNA 定位提取等方面。

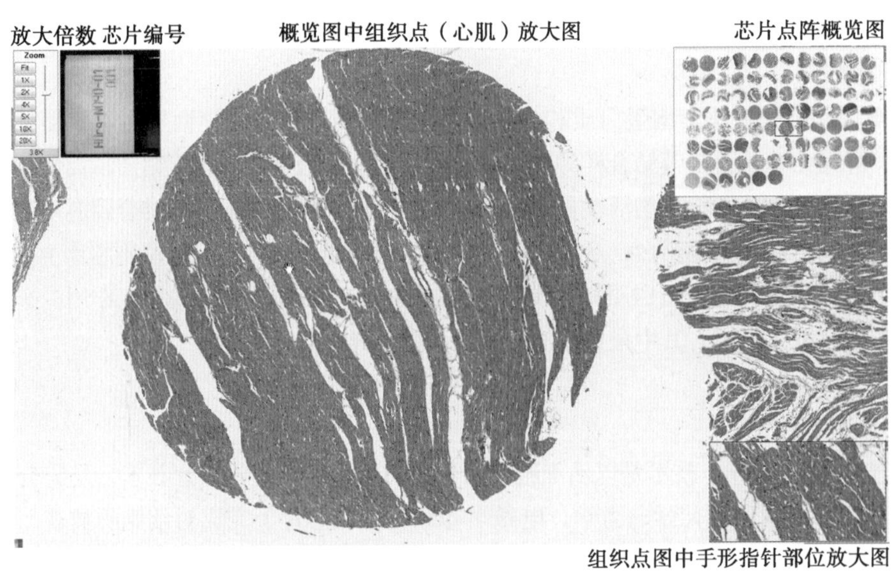


图 2-21 组织芯片

组织芯片提供了一种高通量、大样本及快速的分子水平分析的工具，能利用成百上千份自然或处于疾病状态下的组织标本同时研究某一个特定基因和基因所表达的相应产物。这对人类后基因组学的深入研究与发展，特别是对研究特定基因及其所表达的蛋白质与疾病之间的关系、疾病的分子诊断、预后指标的确定、治疗靶点的定位、治疗效果的预测、抗体和药物的筛选及基因治疗的研发等方面有着十分重要的应用价值。

## 四、细胞治疗

临床聚焦 2-1
细胞治疗技术在癌症治疗中的应用

细胞治疗（cellular therapy）是近几年兴起的疾病治疗新技术，是指利用某些具有特定功能的细胞的特性，采用生物工程方法获取和（或）通过体外扩增、特殊培养等处理后产生的特异性功能强大的细胞，经回输体内达到治疗疾病的目的。

细胞治疗按照细胞种类可分为干细胞治疗和免疫细胞治疗。干细胞治疗又可分为成体干细胞，如造血干细胞（HSC）和间充质干细胞（MSC）治疗、胚胎干细胞（ESC）治疗和诱导多功能干细胞（iPSC）治疗。免疫细胞治疗主要针对肿瘤及免疫相关性疾病，按照抗原特异性又可分为抗原特异性免疫细胞治疗和非抗原特异性免疫细胞治疗。

### （一）干细胞治疗

干细胞是一类能够自我更新和分化形成多种组织细胞类型的原始细胞，其治疗是把健康的干细胞移植到患者体内，以修复或替换受损的组织或细胞，从而达到治疗目的。

成体干细胞治疗主要包括造血干细胞治疗和间充质干细胞治疗，前者主要用于治疗血液系统的恶性肿瘤，如白血病。在治疗前进行超大剂量的化疗摧毁自身的免疫系统，然后将他人或者自身的干细胞移植到体内，建立新的免疫系统，杀死白血病细胞。后者是全球开展临床研究项目数最多的细胞。目前，已有近十款间充质干细胞药物上市，其中大部分的产品根据其免疫调控和促进血管生成这两个生物学特性来选择适应证，如移植物抗宿主病、膝骨关节炎、克罗恩病、严重下肢缺血等。

胚胎干细胞治疗是利用胚胎干细胞多向分化潜能的特性，体外培养并诱导其定向分化，得到大量与损伤或失能组织同种的细胞进行细胞移植治疗。胚胎干细胞治疗理论上应用广泛，目前进入临床研究的有：将胚胎干细胞诱导分化为神经细胞用于神经系统疾病如阿尔茨海默病和脑梗死的治疗，分化为心肌细胞治疗心肌梗死，分化为胰岛细胞治疗糖尿病等。但是将胚胎干细胞用于临床疾病的治疗，还需要不断地发展以攻克临床中诸多的难题，如体外诱导的细胞是否具有正常的生理功能，胚胎干细胞具有无限分化的潜力，在移植到人体后是否会发展成恶性肿瘤等。

iPSC 是将一系列诱导因子导入成熟体细胞中，并重编程为具有类似胚胎干细胞特征的一种多能干细胞。将 iPSC 定向诱导分化为目标细胞，进行体内细胞移植治疗疾病的方法称为诱导多能干细胞治疗。iPSC 避开了利用人体胚胎提取干细胞的伦理道德制约，避免了异体移植免疫排斥的风险。iPSC 治疗的临床应用刚开始发展，全球范围内已有多个产品进入了临床阶段。常见的应用方向包括眼科类的退行性疾病（黄斑变性）、神经退行性疾病（如帕金森病）、囊性纤维化、肌萎缩性侧索硬化、癌症等。

### （二）免疫细胞治疗

免疫细胞治疗也称过继性细胞治疗，是通过分离自体或者异体的免疫效应细胞，经体外激活并回输到患者体内，从而达到直接杀伤肿瘤或激发机体抗肿瘤免疫反应的作用。免疫细胞治疗的关键，在于产生数量足够且能识别和杀伤肿瘤的免疫细胞，以及免疫细胞能顺利到达肿瘤所在部位，并在肿瘤周围被激活发挥强大的抗肿瘤作用。

免疫细胞治疗的特点主要表现在纠正细胞免疫功能低下的状态，促进宿主抗肿瘤免疫功能，同时还能直接发挥抗肿瘤作用及替代、修复或者改善化疗所引起的免疫功能受损。目前，临床研究中的免疫细胞治疗主要包括 LAK 细胞、肿瘤浸润性淋巴细胞、细胞因子诱导的杀伤细胞、自然杀伤细胞和基因工程 T 细胞等类型。

嵌合抗原受体 T 细胞免疫疗法（chimeric antigen receptor T-cell immunotherapy，CAR-T）是近年来发展非常迅速的一种细胞治疗技术。其原理是，分离患者体内 T 细胞，然后用基因工程技术为 T 细胞插入能识别肿瘤细胞并激活 T 细胞的嵌合抗原受体（CAR），再将经过扩增的 CAR-T 细胞回输到患者体内，使其到达并攻击表达相关抗原的肿瘤细胞。（图 2-22）

目前，全球已有 8 款 CAR-T 产品获 FDA 批准上市，其中包括国内的 2 款 CAR-T 治疗产品——阿基仑赛注射液和瑞基奥仑赛注射液，其适应证主要是血液肿瘤。

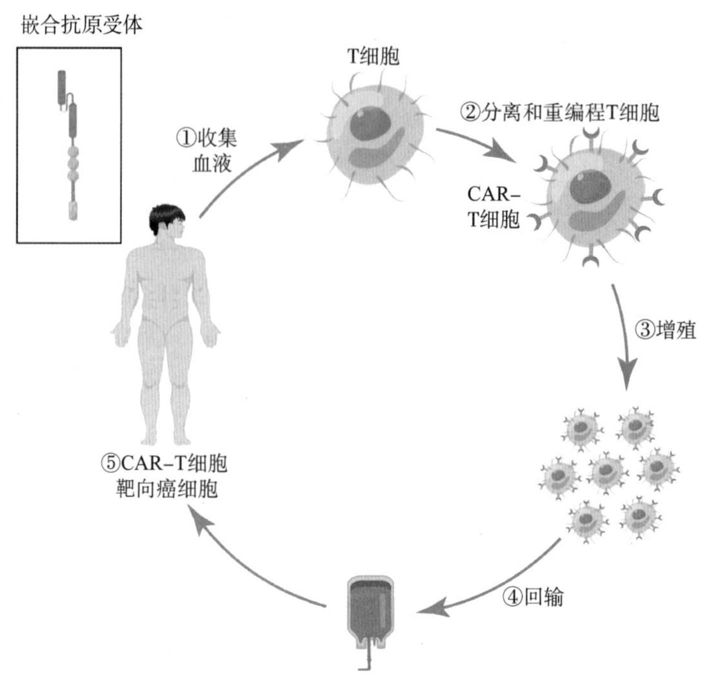


图 2-22 CAR-T 细胞免疫疗法

（卓 巍 毛建文）

## 复习思考题

1. 光学显微镜技术与电子显微镜技术有哪些不同？为什么电子显微镜不能完全替代光学显微镜？
2. 细胞组分的分离与分析有哪些基本的实验技术？哪些技术可用于生物大分子在细胞内的定性与定位研究？
3. 为什么说细胞培养是细胞生物学研究的最基本技术之一？
4. 细胞治疗的优点和缺点是什么？

## 网上更多……

本章小结　重点名词　自测题　思考题解答　教学 PPT

第三章

# 细胞的基本类型与分子基础

关键词

| 原核细胞 | 真核细胞 | 支原体 | 细菌 | 拟核 |
|---|---|---|---|---|
| 古核细胞 | 膜相结构 | 非膜相结构 | 生物膜 | 细胞骨架 |
| 胞质溶胶 | 病毒 | 原生质 | 生物小分子 | 生物大分子 |
| 核苷酸 | 氨基酸 | 核酸 | 蛋白质 | |

地球上有多种多样的生物体，除了非细胞生物——病毒之外，一切有机体都由细胞构成。在生物进化过程中，自然界的化学元素组成了生物体特有的生物大分子，这些生物大分子是构成细胞及一切生命活动赖以进行的基础。生物体的新陈代谢、生长与发育、分裂与增殖、遗传与变异、衰老与死亡等生命现象通过细胞内的生物大分子来实现。

思维导图

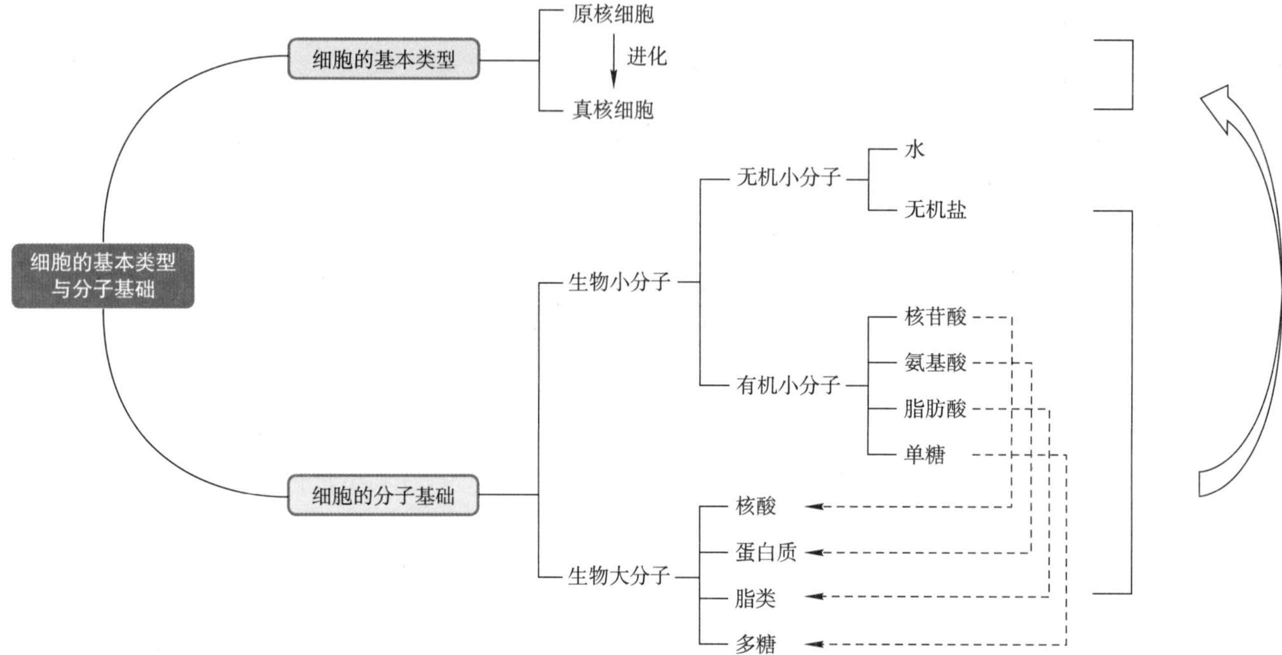
细胞的基本类型与分子基础
细胞的基本类型
原核细胞
进化
真核细胞
细胞的分子基础
生物小分子
无机小分子
水
无机盐
有机小分子
核苷酸
氨基酸
脂肪酸
单糖
生物大分子
核酸
蛋白质
脂类
多糖

## 第一节　细胞的基本类型

生命是从细胞开始的，生物体的生命活动都是以细胞为基本单位进行的。从生物体中分离的细胞在体外适宜的条件下可以生存、生长与增殖，体现各种生命活动。虽然病毒是非细胞形态的生命体，但病毒必须在细胞内才能表现出基本的生命特征。因此，对病毒而言，细胞仍然是其生命活动的基本单位。根据进化和复杂程度，可将细胞分为原核细胞和真核细胞两种类型。由原核细胞构成的生物称为原核生物，而由真核细胞构成的生物称为真核生物。虽然从进化角度上分析，真核细胞来自原核细胞，但在自然界中两者都存在。近年来的研究发现了一类被称为古细菌（archaebacteria）的特殊细菌，它们具有原核细胞的某些特征，但在有些方面又与原核细胞不同。

研究进展 3-1
病毒与细胞在起源与进化中的关系

1990 年，Carl Woese 提出，将生物界划分为 3 个域：① 细菌域（bacteria），包括支原体、衣原体、立克次体、细菌、放线菌及蓝藻等，称为真细菌（eubacteria）；② 古菌域（archaea），包括产甲烷菌、盐杆菌、热原质体等，称为古核生物；③ 真核域（eukaryote），包括真菌、植物和动物。在这个分类的基础上，有人将生物界细胞分为三大类型：原核细胞、古核细胞和真核细胞。目前有一些观点认为，真核细胞可能由原核细胞与古核细胞融合而成，也有相当多的资料支持真核细胞可能起源于古核细胞，普遍的观点仍将古核细胞归到原核细胞范畴。

### 一、原核细胞

原核细胞（prokaryotic cell）是自然界现存的最原始细胞。大约 35 亿年前地球上形成了原始的细胞。原核细胞体积小而简单，无完整成形的细胞核，仅含有无核膜包被也无核仁的拟核（nucleoid），拟核内只有一条没有与组蛋白结合的环状 DNA 分子（无染色体结构），遗传信息量少。原核细胞细胞质中含有 70S 核糖体；无内膜系统和细胞骨架等特定分化的复杂结构；质膜外有坚硬的细胞壁（cell wall），起保护作用，其化学成分主要为蛋白多糖和糖脂；细菌体表面有菌毛和鞭毛；有些细菌表面还有一层荚膜。原核生物都由单个原核细胞构成，包括支原体、衣原体、立克次体、细菌、放线菌及蓝绿藻等，其中支原体是目前所知最小最简单的原核细胞，细菌是结构最典型的原核细胞。

#### （一）支原体

支原体（mycoplasma）的结构极其简单（图 3–1），大小介于细菌和病毒之间，直径为 0.1～0.3 μm，可通过滤菌器，是唯一没有细胞壁的原核细胞；质膜中胆固醇含量较高，两性霉素 B 等作用于胆固醇的物质可破坏支原体的膜结构而使其死亡；细胞内含分散存在的环状双链 DNA 分子及唯一的细胞器——70S 核糖体。支原体无鞭毛，无活动能力，可寄生在细胞内通过直接分裂或出芽繁殖。支原体与医学关系密切，是肺炎、脑炎、尿道炎、胸膜炎和关节炎等的病原体（图 3–2）。

#### （二）细菌

细菌（bacteria）是原核生物的典型代表，在自然界广泛分布，结构简单（图 3–3）。其种类

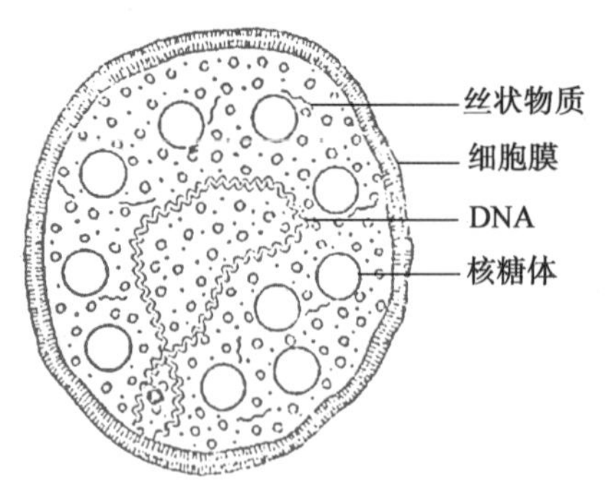


图 3-1　支原体的结构

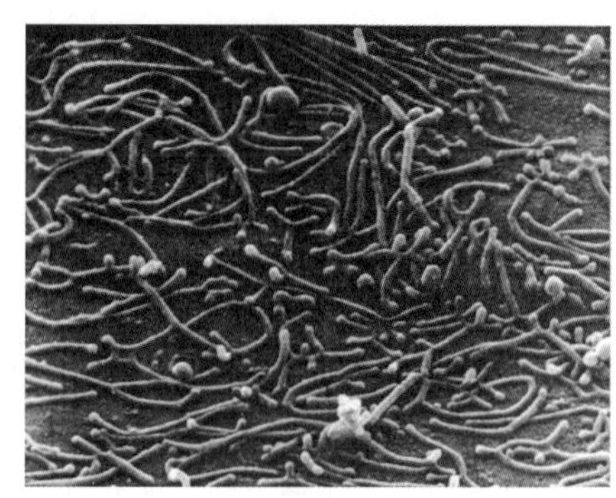

图 3-2　肺炎支原体的扫描电镜图

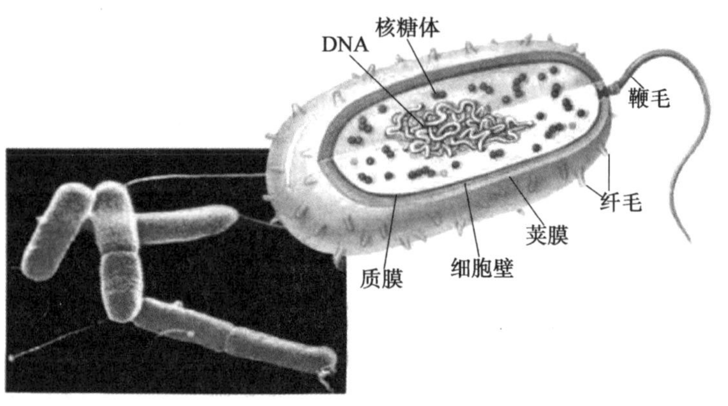


图 3-3　细菌的扫描电镜图及结构图

多，体积较小，多数直径在 1 ~ 10 μm，且大多数有致病作用。

细菌质膜的结构和化学组成与真核细胞质膜相似。膜外侧有坚韧的细胞壁，主要成分为肽聚糖（peptidoglycan），主要作用是维持细菌形态并保护细菌，同时对于物质交换起部分调节作用，并与细菌免疫性、耐药性和致病性有关。有些细菌表面还有荚膜、菌毛和鞭毛。荚膜由多肽和多糖构成，具有保护细菌免受细胞吞噬的作用。菌毛有两种，一种短而细；另一种数量少而细长，为雄性菌所特有的性菌毛。鞭毛是细菌的运动器官，是菌体上细长并呈弯曲状的丝状物，按其位置可分为单生、丛生和周生。

细菌细胞内遗传物质所在的一个形态不规则的区域称为拟核，含有折叠的环状双链 DNA 分子，也称为细菌基因组，其结构特点是 DNA 双链不与蛋白质结合而裸露。大肠埃希菌（*E. coli*）的 DNA 为长 $4.2 \times 10^6$ bp 的环状 DNA，约包括 4 000 个基因。除拟核外，细菌胞质中还含有一些小的能自我复制的环状 DNA，称为质粒（plasmid）。质粒可用作基因工程的载体，与特定的真核生物的基因相连，导入大肠埃希菌进行复制，达到基因体外扩增的目的。

细菌无内膜系统、细胞骨架和线粒体等特定分化的复杂结构，但含有大量沉降系数为 70S 的核糖体（蛋白质合成的场所）和中间体或间体（mesosome）。中间体是膜向胞质内陷形成的小泡或细管样构造，与 DNA 复制、分裂和能量代谢有关。中间体相当于真核细胞的线粒体，含有一些与能量代谢相关的酶，如琥珀酸脱氢酶和细胞色素类酶。

### （三）古核细胞

古核细胞即古菌，通常生活在极端环境中，如产甲烷菌（生活在与氧气隔绝的环境）、盐杆菌（生活在高盐浓度环境中）、硫化叶菌（生活在 80℃以上的硫黄温泉中）及热原质体（生长在燃烧煤堆中）等。这些古菌既具有原核细胞的一些特征，如无核膜和内膜系统；也具有真核细胞的一些特征，如DNA中含有重复序列，DNA可与组蛋白构建成类似核小体的结构，DNA的复制、基因的转录和翻译与真核生物类似。此外，古菌也有细胞壁，但其化学组成不是真细菌的肽聚糖，而是与真核细胞的组分相同，且不受抑制真细菌肽聚糖合成的抗生素的影响。

## 二、真核细胞

大约在15亿年前，地球上出现了原始的真核细胞（eukaryotic cell），它比原核细胞进化程度高、结构复杂。真核细胞区别于原核细胞的最主要特征是出现了有核膜包围的细胞核。

### （一）真核细胞的形态

高等生物种类繁多，包括单细胞生物（酵母）、原生生物、动物、植物及人类。组成高等生物的真核细胞有200多种，其形态多样，大小差异很大，但结构相似或相同，都由原子构成。常用微米（μm）、纳米（nm）和埃（Å）作计量单位描述细胞大小。细胞的形态与其功能紧密相关，如红细胞呈双凹扁平状，易通过分叉毛细血管；肠上皮细胞有大量微绒毛，可扩大小肠的吸收面积等（图3-4）。

生物的机体及器官的大小与细胞的大小无相关性，而与细胞的数目成正比，这种关系称为细胞的体积守恒定律，即生物体愈大，细胞的数量愈多，如新生儿约有$2\times10^{12}$个细胞，成人约有$6\times10^{13}$个细胞。

临床聚焦3-1
人体细胞之最及数目

### （二）真核细胞的基本结构

真核细胞的结构，在光镜下可分为细胞膜（cell membrane）或质膜（plasma membrane）、

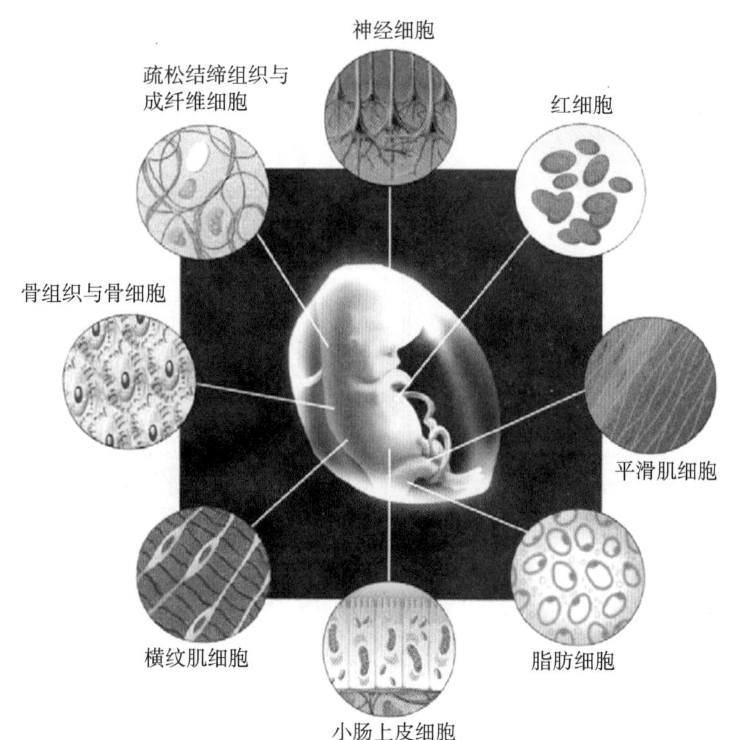


图3-4 形态多样的人体细胞

细胞质（cytoplasm）和细胞核（nucleus）三部分。应用电子显微镜观察到的细胞结构称为超微结构，也称亚显微结构，可分为膜相结构（membranous structure）和非膜相结构（non-membranous structure）（图3-5）。膜相结构是指具有膜的结构，包括细胞质膜和细胞内以膜包裹形成的细胞器，如线粒体、高尔基复合体、溶酶体、内质网、过氧化物酶体、核膜与各种膜泡等（图3-6）。非膜相结构是指细胞内不具膜包裹的结构，包括由DNA-蛋白质或RNA-蛋白质形成的颗粒状和纤维状的复合结构，如染色质、核仁、核糖体及由微管、微丝、中间纤维（中间丝）构成的细胞骨架。此外，非膜相结构还包括无定形的细胞质基质和核基质。

目前，在亚显微结构水平上，真核细胞可分为四大基本结构系统。

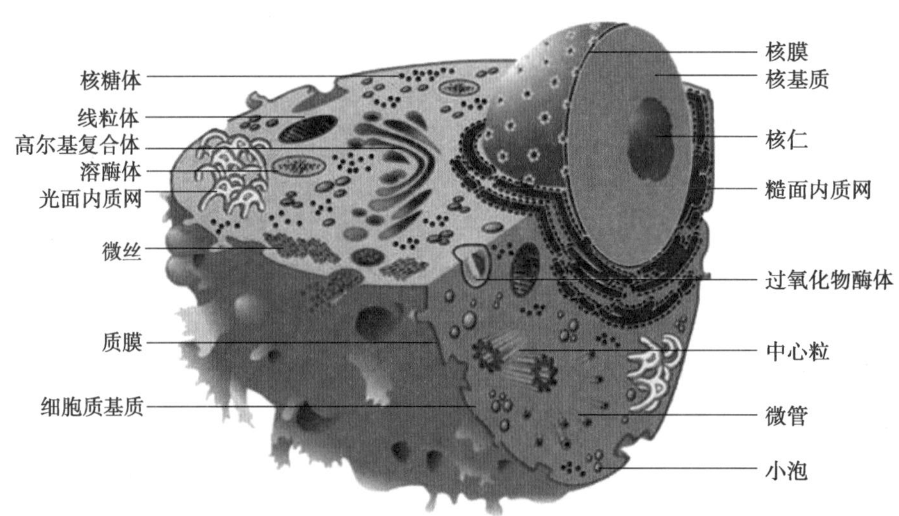


图3-5 动物细胞结构模式图

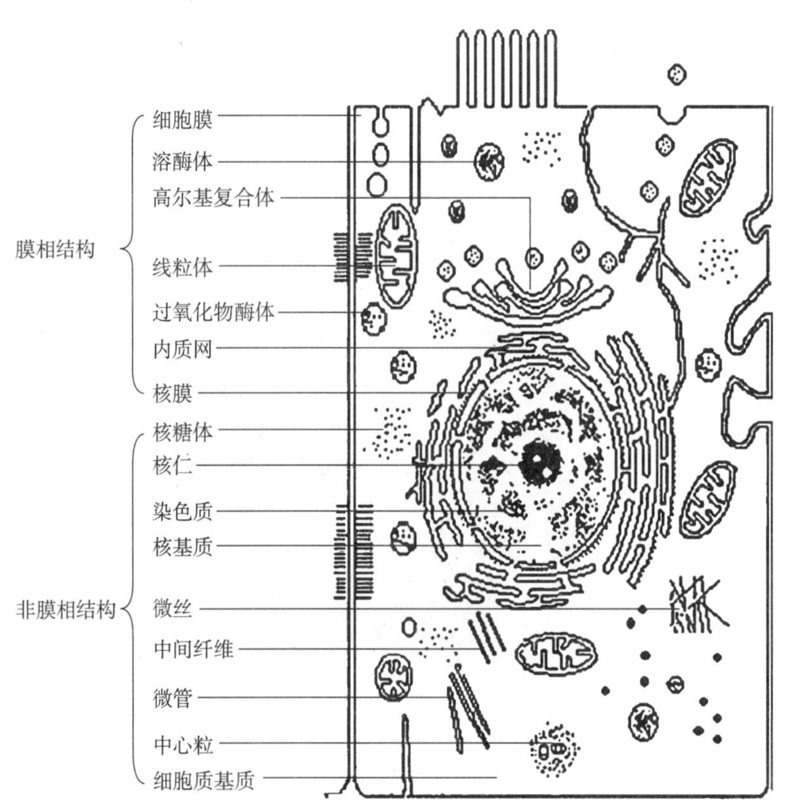


图3-6 真核细胞的膜相结构与非膜相结构

1. 生物膜系统 是指以生物膜（biological membrane）为基础的质膜和各种膜性细胞器，即上述的膜相结构。生物膜系统的构造相似，都由单位膜构成。在电镜下可见“两暗夹一明”的三夹板式结构，但不同膜上的蛋白质和酶的种类、含量及分布都不同，其执行的功能也不同。质膜是细胞与外界的界膜，在物质运输、信号转导、细胞识别和代谢调节等方面起重要作用；核膜进一步包裹遗传物质，使细胞核与细胞质分开，以更好地保护遗传物质，核与胞质之间可借双层核膜进行物质交换。在细胞内，各种膜性细胞器在各自特定酶或蛋白质的作用下可进行各种生理生化反应，执行各自不同的功能，称为房室性区域化（compartmentalization）效应，但彼此之间又共同联系执行细胞的一些重要功能。如内质网是蛋白质和脂质等生物大分子的合成和初步加工场所；高尔基复合体是加工、包装与运输场所；溶酶体是细胞的消化场所，是细胞的“胃”；线粒体是产生“能量货币”ATP 的场所等。内质网合成的化合物以膜泡运输的方式被运到高尔基复合体内进一步加工、分选，然后又以膜泡运输的方式运送到溶酶体，或分泌到细胞外，这些过程中需要的能量来自线粒体提供的 ATP。

2. 遗传信息储存与表达系统 真核细胞中储存的遗传信息 DNA 被包围在细胞核中并与蛋白质结合形成染色质。细胞核 DNA 转录出的 mRNA 与核糖体结合参与蛋白质合成，使遗传信息得以表达。线粒体内也存在遗传信息表达系统，且遵循自己特有的密码规则。

3. 细胞骨架系统 是由一系列纤维状蛋白质组成的网状结构系统。广义的细胞骨架（cytoskeleton）包括细胞质骨架、细胞核骨架、质膜骨架和细胞外基质。狭义的细胞骨架仅指细胞质骨架，包括微管、微丝和中间纤维，它们对维持细胞的一定形态、细胞内物质运输、信息传递、细胞分裂、细胞器的移动及细胞运动等生理活动起重要作用。

4. 胞质溶胶 除去细胞器和骨架，其余的可溶性细胞质基质称为胞质溶胶（cytosol）。胞质溶胶占细胞体积的一半，是半透明的液体，包含大量蛋白质（酶）、多糖、脂蛋白、RNA、有机小分子和无机离子，是大部分代谢反应的发生场所。

原核细胞与真核细胞均有脂双层和蛋白质构成的质膜，遗传物质均为 DNA，都利用核糖体进行蛋白质合成，并能独立进行生命活动。然而，从原核细胞进化而来的真核细胞的结构和功能要比原核细胞复杂得多（表 3–1）。

**表 3–1 原核细胞与真核细胞的比较**

| 形态结构及部分生命活动 | 原核细胞 | 真核细胞 |
|---|---|---|
| 细胞大小 | 较小，1 ~ 10 μm | 较大，10 ~ 100 μm |
| 细胞壁 | 主要由肽聚糖组成 | 如有，主要由纤维素组成，不含肽聚糖 |
| 膜相结构 | | |
| 细胞质膜 | 有 | 有 |
| 除细胞核外的膜性细胞器 | 无 | 有 |
| 核膜 | 无 | 有 |
| 非膜相结构 | | |
| 核仁 | 无 | 有 |
| 染色质 / 体 | 1 条或少数几条，由裸露环状 DNA 构成，DNA 不与或很少与蛋白质结合 | 2 条染色体以上，染色体由线状 DNA 分子与蛋白质组成 |

续表

| 形态结构及部分生命活动 | 原核细胞 | 真核细胞 |
|---|---|---|
| 核糖体 | 70S（50S+30S） | 80S（60S+40S） |
| 细胞骨架 | 无，仅含细胞骨架相关蛋白 | 有 |
| 核外 DNA | 细菌有裸露的质粒 DNA | 线粒体 DNA，叶绿体 DNA |
| 转录与翻译 | 同时进行（在细胞质内） | 核内转录，细胞质内翻译 |
| 细胞分裂 | 二分裂 | 有丝分裂和减数分裂 |

## 第二节　细胞的分子基础

不同细胞在形态、结构和功能上虽有差异，但均由生命物质原生质（protoplasm）组成。组成原生质的化学元素有50多种，其中C、H、O、N、P、S、K、Ca、Na、Mg、Cl等元素占细胞元素总量的99%以上，称为宏量元素；而C、H、O、N 4种约占细胞总量的90%，称为主要元素。在这些元素中，C元素最为重要，它不仅可以和其他原子（如H、O、N、P、S）等形成稳定的共价键，还可以与其他C原子形成链式或环式结构，构成复杂的大分子物质。细胞中的重要成分（如糖类、脂质、蛋白质、核酸）都是以C原子为核心的含碳化合物，因此，C是生命物质的分子结构中心。此外，细胞还含有极少量的微量元素或痕量元素，如Cu、Zn、Mn、Fe、Mo、Co、Cr、Si、F、Br、I、Ba、Li等。它们不仅参与细胞内的化学物质组成，而且与许多酶的活性有关，是生命活动不可缺少的元素。如Zn是70多种酶的成分，在维持细胞的完整性和反应性方面起重要作用；缺Zn会造成伤口愈合缓慢，味觉和嗅觉丧失，而儿童缺Zn会造成生长发育不良。I是甲状腺素的重要成分，缺I会使甲状腺素的合成下降，导致甲状腺肿大，俗称大脖子病。

细胞中各种元素并非单独存在，这些元素的原子以不同化学键相互结合形成各种分子。一个细胞可含有1 000多种分子，可分为生物小分子（small biomolecule）和生物大分子（biomacromolecule）两类。生物小分子包括无机化合物（水、无机盐）和有机小分子（单糖、脂肪酸、核苷酸和氨基酸等）；生物大分子包括多糖、脂质、核酸和蛋白质等。大分子物质的分子量巨大，结构复杂（图3-7）。

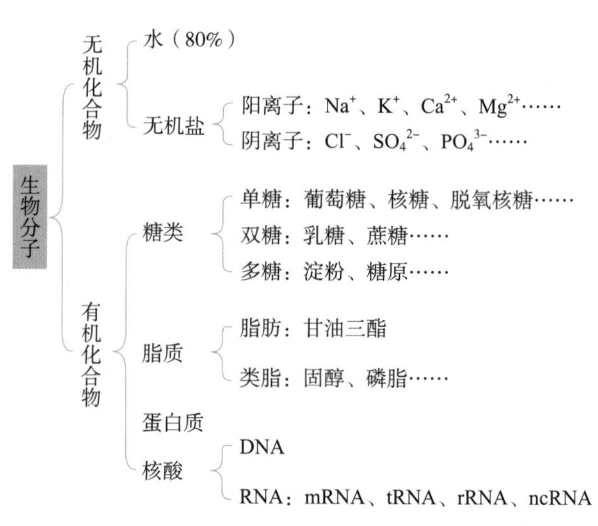

图3-7　细胞的分子基础

### 一、生物小分子

#### （一）无机化合物

1. 水（water）　是生命之源，是细胞中含量最多的成分，占细胞总量的70%～80%。细胞中的大部分化学反应都在水环境中进行，所以水是细胞生命活动的介质。水是极性分子，是各种极性有机分子和离子的最好溶剂。

细胞中的水以游离水和结合水两种形式存在。其中，游离水占细胞水含量的95.5%，构成细胞内的液体环境，是细胞代谢反应的溶剂；结合水是以氢键与蛋白质结合的水分子，占细胞内全部水的4.5%，是细胞结构的组成成分。

2. 无机盐（inorganic salt） 细胞中无机盐主要以离子状态存在，含量较多的无机阳离子有 $Na^+$、$K^+$、$Ca^{2+}$、$Fe^{3+}$、$Mg^{2+}$ 等；阴离子有 $Cl^-$、$SO_4^{2-}$、$PO_4^{3-}$、$HCO_3^-$ 等。它们有的游离于水中，维持细胞内、外液的pH和渗透压，以保障细胞的正常生理活动；有的与蛋白质或脂质结合形成具有特定功能的结合蛋白（如血红蛋白）或类脂（如磷脂）；还有的可作为酶反应的辅助因子。因此，无机盐是维持细胞正常生命活动不可缺少的成分。

### （二）有机小分子

细胞内有机小分子的相对分子质量为100～1000，分子中的C原子能达30个左右，约占细胞有机小分子总量的10%。细胞内含有4类有机小分子。

1. 核苷酸（nucleotide） 是组成核酸的基本单位，也称为单核苷酸。每个核苷酸分子由戊糖、含氮碱基（含氮有机碱）和磷酸各1分子脱水缩合而成（图3-8）。

组成核苷酸的戊糖有D-核糖和D-2′-脱氧核糖两种（图3-9）；含氮碱基有嘌呤和嘧啶两类，其中嘌呤包括腺嘌呤（A）和鸟嘌呤（G），嘧啶包括胞嘧啶（C）、胸腺嘧啶（T）和尿嘧啶（U）（图3-10）。除此之外，在核酸分子中还发现有一些修饰碱基，即在碱基的某些位置附加或取代某些基团，如6-甲基嘌呤、5-甲基胞嘧啶和5-羟基胞嘧啶等。因它们的含量很少，又称稀有碱基（rare base）。

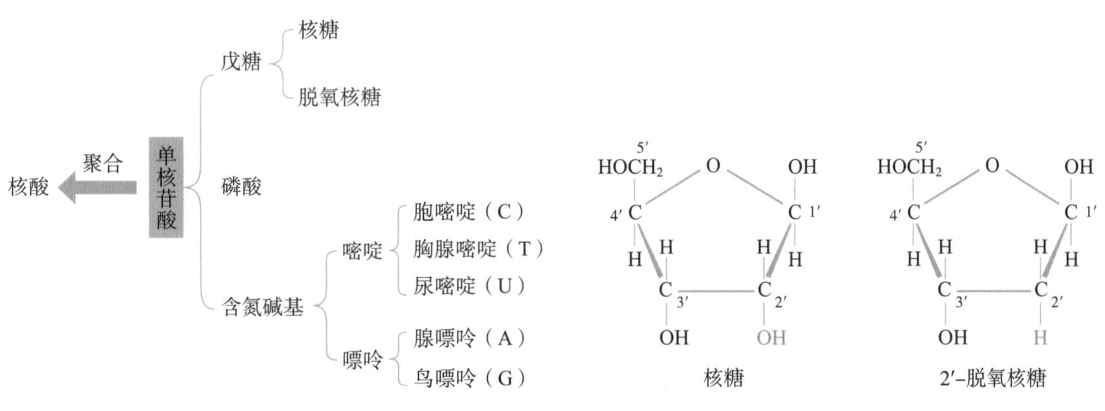


图3-8　核苷酸的分子组成

图3-9　核糖与脱氧核糖

戊糖第1′位碳与嘧啶第1位氮或嘌呤第9位氮之间可形成N—C糖苷键，同时脱水缩合生成核苷或核糖核苷。由核糖组成的核苷称为核糖核苷，由脱氧核糖组成的核苷称为脱氧核糖核苷。两类核苷在戊糖第5′位碳上的羟基与磷酸之间形成第5′位碳酯键，同时脱水缩合，分别生成核糖核苷酸和脱氧核糖核苷酸（图3-11）。

核糖核苷酸是组成核糖核酸（ribonucleic acid，RNA）的基本单位，包括腺嘌呤核糖核苷酸、鸟嘌呤核糖核苷酸、胞嘧啶核糖核苷酸和尿嘧啶核糖核苷酸，分别简称为腺苷酸（AMP）、鸟苷酸（GMP）、胞苷酸（CMP）和尿苷酸（UMP）。脱氧核糖核苷酸是组成脱氧核糖核酸

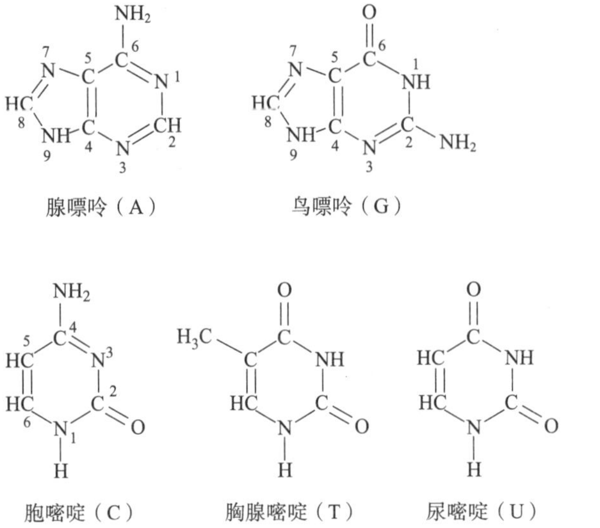

腺嘌呤（A） 鸟嘌呤（G）

胞嘧啶（C） 胸腺嘧啶（T） 尿嘧啶（U）

图 3-10 含氮碱基

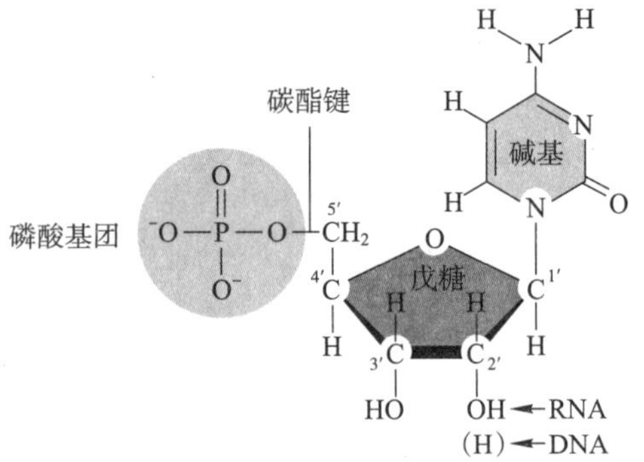

磷酸基团 碳酯键 碱基 戊糖 OH ←RNA （H）←DNA

图 3-11 核苷酸的构成

（deoxyribonucleic acid，DNA）的基本单位，包括腺嘌呤脱氧核糖核苷酸、鸟嘌呤脱氧核糖核苷酸、胞嘧啶脱氧核糖核苷酸和胸腺嘧啶脱氧核糖核苷酸，分别简称为脱氧腺苷酸（dAMP）、脱氧鸟苷酸（dGMP）、脱氧胞苷酸（dCMP）和脱氧胸苷酸（dTMP）。核糖核苷酸或脱氧核糖核苷酸中的磷酸与戊糖第 5′ 位碳上羟基形成酯键，称为 5′ 核苷酸。如果磷酸同时与戊糖上两个羟基脱水形成酯键，则生成环核苷酸。常见的有 3′,5′- 环腺苷酸（cAMP）和 3′,5′- 环鸟苷酸（cGMP）。

只含有 1 个磷酸分子（$H_3PO_4$）的核苷酸称为核苷一磷酸，如腺苷一磷酸（AMP）简称腺一磷；含 2 个和 3 个磷酸分子的核苷酸分别称为核苷二磷酸和核苷三磷酸，如腺苷二磷酸（ADP）简称腺二磷，腺苷三磷酸（ATP）简称腺三磷（图 3-12）。它们的合成反应式可以表示为：

$$AMP + Pi = ADP,\quad ADP + Pi = ATP$$

其中，ATP 是特殊的单核苷酸，是生物体内通用的能量“货币”。

2. 氨基酸（amino acid） 是组成蛋白质的基本单位。自然界中生物体内的氨基酸有 300 多种，但组成人体蛋白质的氨基酸仅 20 种，其中 8 种为人体不能合成的，需从膳食中摄取，称为

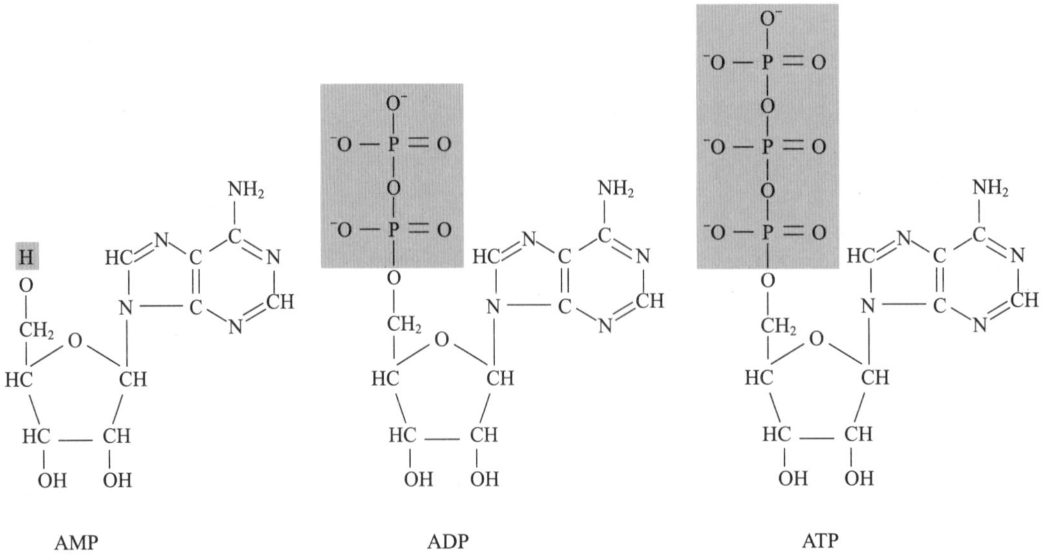

AMP ADP ATP

图 3-12 AMP、ADP、ATP 的分子结构

必需氨基酸。每种氨基酸均含有羧基（—COOH）和氨基（$—NH_2$），并且在连接氨基和羧基的α碳原子上还结合有侧链（—R）（图3-13）。不同氨基酸的差别主要是侧链（R链）不同，R链决定氨基酸不同的理化特性；而不同的理化特性又决定了氨基酸所组成的蛋白质特性。因此，R链是蛋白质复杂功能的基础。

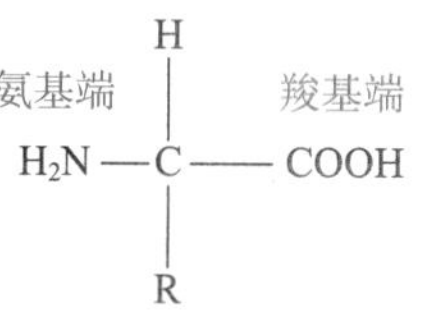

图3-13　氨基酸的通式

3. 单糖（monosaccharide）　是组成多糖的基本单位。大多数单糖由C、H、O 3种元素组成，化学通式为（$CH_2O$）$_n$。细胞中的单糖以核糖、脱氧核糖（五碳糖）和葡萄糖（六碳糖）为主。核糖和脱氧核糖分别是核糖核苷酸和脱氧核糖核苷酸的组成成分，而葡萄糖是机体生命活动的重要供能物质，也是构成多糖的主要单体。

4. 脂肪酸（fatty acid）　是组成脂质的主要成分。体内少数脂肪酸以游离形式存在于组织与细胞中，而大部分脂肪酸则存在于脂肪、类脂（固醇、磷脂和糖脂）中。脂肪酸分子结构包括疏水的烃链和亲水的羧基两部分，通式为$CH_3$（$CH_2$）$_n$COOH。细胞内几乎所有脂肪酸分子都是通过其羧基与其他分子共价连接。各种脂肪酸的烃链长度及所含饱和键数目和位置的不同，决定了它们不同的化学特性。按烃链中是否含双键，脂肪酸分为不饱和脂肪酸和饱和脂肪酸两类。亚油酸、亚麻酸和花生四烯酸均为不饱和脂肪酸。前两者为人体所必需，但人体不能合成，需从膳食中摄取，称为必需脂肪酸；花生四烯酸在体内转变生成的前列腺素、白三烯等属于不饱和脂肪酸衍生物，这些衍生物可充当信号分子，参与机体的炎症、免疫和凝血等反应。按质量比计算，脂肪酸分解产生的能量，相当于葡萄糖分解产生能量的2倍。细胞中脂肪酸的主要功能不是氧化供能，而是构成生物膜的主要成分磷脂。

## 二、生物大分子

生物大分子由相应的生物小分子组装而成，如核酸、蛋白质、多糖与脂质分别由核苷酸、氨基酸、单糖与脂肪酸构成。生物大分子能够完成细胞的各种复杂功能，如组装细胞组分（包括生物膜与细胞骨架），催化化学反应，储存、传递和表达遗传信息等，在生命活动中起重要作用。有关脂质的内容见细胞膜部分（第四章），这里仅介绍核酸、蛋白质和多糖。

### （一）核酸

细胞中的核酸包括DNA和RNA两大类。其中DNA携带重要遗传信息——基因，可控制生物的一切生命活动，而RNA与遗传信息的表达有关。

核酸由单核苷酸聚合而成，一个核苷酸中戊糖的第3′位碳与另一个核苷酸戊糖的第5′位碳上的磷酸基以酯键相连，形成3′,5′-磷酸二酯键，后者以同样的方式和下一个核苷酸连接，由此形成的多核苷酸链即核酸。多核苷酸链具有方向性，其末端单核苷酸戊糖第5′位碳上连有磷酸基的一端为5′端或头端；而末端单核苷酸戊糖第3′位碳上连有游离羟基的为3′端或尾端（图3-14）。

核酸为线性分子，其中DNA为两条链，而RNA为单链。在DNA双链中，分子的长度以碱基对（base pair，bp）的数量来计量，如1 Mb = $10^3$ kb，1 kb = $10^3$ bp，1 Mb = $10^6$ bp。小于20 bp的核酸被称为寡核苷酸。

1. DNA

（1）分子结构：真核细胞中包含多条染色体，而每条染色体含1个DNA分子。DNA的分子量非常大，其分子中的4种脱氧核糖核苷酸的排列顺序（简称序列）称为DNA的一级结构。

各种脱氧核糖核苷酸都具有相同的脱氧核糖和磷酸，只是碱基不同，因此，通常用碱基序列表示 DNA 的一级结构，如 5′…AATCAGAAC…3′。

人文视角 3-1
DNA 双螺旋的发现与诺贝尔奖

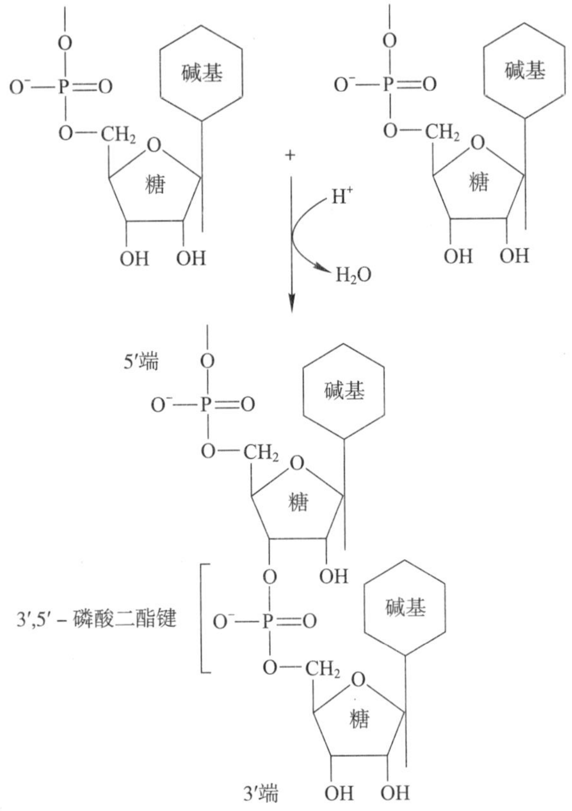

1953 年，美国生物学家 Watson 和英国物理学家 Crick 根据对 DNA 纤维的 X 射线衍射图的研究，提出了 DNA 双螺旋（DNA double helix）结构模型。这不仅对核酸的生物学功能研究起了极大推动作用，还为现代分子生物学和分子遗传学奠定了基础，是 20 世纪自然科学研究的重大突破，为此他们获得了 1962 年诺贝尔生理学或医学奖。

图 3-14 核苷酸的聚合

双螺旋结构是 DNA 的二级结构，其要点是：① DNA 分子由 2 条反向平行的多核苷酸链组成，即一条链是 5′→3′，另一条是 3′→5′。亲水的脱氧核糖和磷酸构成骨架，位于链的外侧，碱基位于内侧（图 3-15A）。② DNA 双链间的碱基通过氢键互补结合。A 和 T 间通过 2 个氢键互补结合（A=T），且 A 的物质的量等于 T，计为 [A]=[T]；G 和 C 间通过 3 个氢键互补结合（G≡C），且 G 的物质的量等于 C，即 [G]=[C]（图 3-15B）。相互配对的一对碱基被称为碱基对。碱基的互补配对，使 DNA 双链彼此互补，即互为互补链，只要确定一条链的碱基序列，另一条链也可确定（为此在 DNA 数据库内一般只需保存一条链的序列）。例如，一条 DNA 单链的碱基（序列）为 5′…ACGTCACCG…3′，则另一条 DNA 单链的碱基序列必然为 3′…TGCAGTGGC…5′。③ DNA 双链围绕同一中心轴以右手方向盘绕成双螺旋结构。螺旋直径 2 nm；螺旋内每一对碱基均位于同一平面，且垂直于螺旋纵轴；螺旋内相邻碱基对间夹角为 36°，纵向间距为 0.34 nm；每 10 bp 螺旋上升一圈；螺距 3.4 nm（图 3-15C）。

DNA 根据空间结构不同分为 A 型、B 型和 Z 型三种。A 型和 B 型 DNA 的三维结构都为右手螺旋，区别在于 A 型 DNA 比 B 型 DNA 大而且平。Watson 和 Crick 描述的为 B 型 DNA，即右手螺旋 DNA。DNA 的双螺旋结构易受环境因素，特别是湿度的影响，在湿度低时呈 A 型，在湿度高时呈 B 型。生物体天然状态的 DNA 绝大多数以 B 型 DNA 形式存在。1979 年，Alexander 等人又发现了左手螺旋 DNA，称为 Z-DNA。研究表明，生物体内不同构象的 DNA 存在差异，与基因表达的调控相适应。

（2）功能：DNA 的功能是储存、复制和传递遗传信息。

1）储存遗传信息：虽然组成 DNA 分子的核苷酸只有 4 种，但核苷酸数量非常多，且可随机排列形成不同序列。例如，由 $n$ 个核苷酸组成的 1 个 DNA 分子，其可能的排列组合数为 $4^n$。如此多的排列组合体现了线性核苷酸序列中可蕴藏大量的遗传信息，即遗传信息的多样性。细胞的一套完整的单倍体遗传物质称为基因组，它是所有染色体上全部基因和基因间 DNA 的总和。人

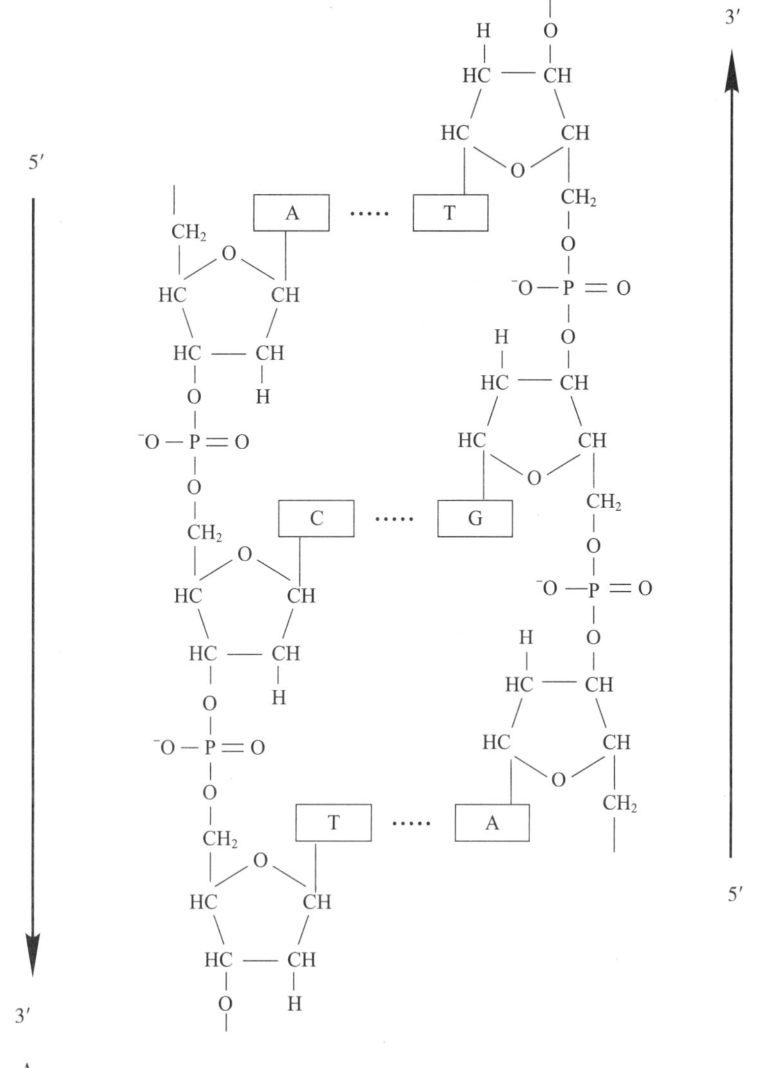


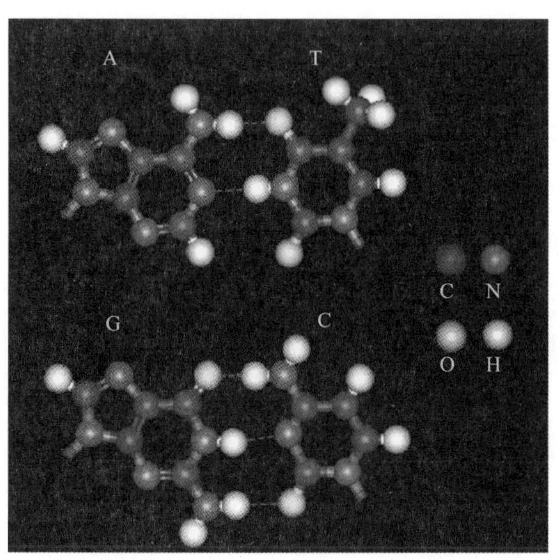


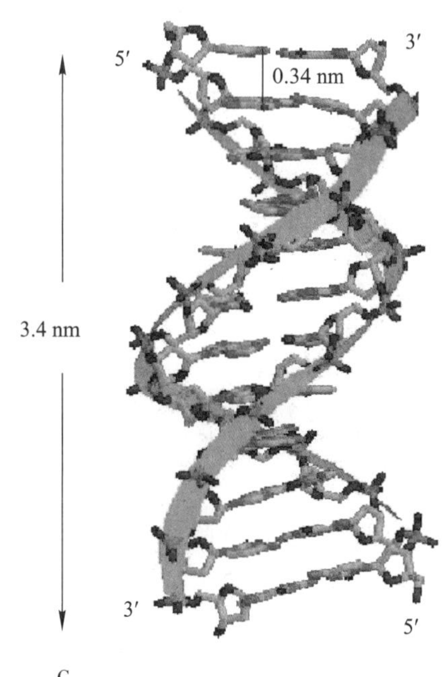


图 3-15 DNA 的结构
A. DNA 的分子结构；
B. DNA 的碱基配对；
C. DNA 的空间构型

类单基因组碱基对约为 $2.9 \times 10^9$ bp；基因数量约为 2.6 万，个体间的核苷酸差异约为 0.1%。

2）复制遗传信息：细胞通过有丝分裂产生子代细胞，而亲代个体则可通过减数分裂产生的配子及两性结合形成的受精卵发育成子代个体。在有丝分裂过程中，亲代细胞的遗传信息通过 DNA 复制传递给子代细胞；而亲代个体的遗传信息则通过 DNA 复制，经减数分裂过程传给配子，进而传递到子代个体。因此，DNA 复制是生命遗传的基础。

由于 DNA 双链是互补的，两条链携带相同的遗传信息。以 DNA 双链分别为模板，在 DNA 聚合酶的作用下，合成出两条新链，从而形成两个完全相同的子代 DNA 分子，即 1 个 DNA 分子的遗传信息被完整复制。由于复制形成的子代 DNA 分子含有 1 条亲代 DNA 模板链和 1 条子代 DNA 新链，故称这种 DNA 复制方式为半保留复制（semi-conservative replication）。

动画 3-1
DNA 复制的过程

3）传递遗传信息：细胞内 DNA 分子通过转录生成 RNA，再通过翻译形成蛋白质的过程称为基因表达。通过基因表达，DNA 蕴藏的遗传信息最终以蛋白质的形式得以体现。蛋白质参与细胞的各种生命活动，决定细胞复杂的生物学行为。因此，DNA 是细胞乃至个体生命活动的信息基础。

近些年来研究显示，遗传信息差异不全由细胞内 DNA 序列差异来决定。表观遗传通常被定义为 DNA 的序列不发生变化，但基因表达发生了可遗传的改变。也就是说，基因型未变化而表型却发生了改变，这种变化是细胞内除了遗传信息以外的其他可遗传物质的改变，且这种改变在发育和细胞增殖的过程中能稳定地传递下去。

表观遗传学研究的内容包括 DNA 甲基化、组蛋白甲基化和乙酰化、基因沉默、基因组印记、染色质重塑、RNA 剪接、RNA 编辑、RNA 干扰、X 染色体失活等。其中任何一个过程的异常都将影响基因结构及基因表达，导致某些复杂综合征、多因素疾病或癌症的发生。

临床聚焦 3-2
DNA 指纹

2. RNA　是由 DNA 转录而来的另一种核酸，是由 4 种核苷酸同样通过 3′,5′– 磷酸二酯键连接而成的单链。其与 DNA 分子的主要差别在于：① DNA 中的胸腺嘧啶被 RNA 中的尿嘧啶取代。② 所含戊糖不同，DNA 由脱氧核糖核苷酸组成；RNA 由核糖核苷酸组成。③ DNA 为双链结构；RNA 大多以单链形式存在，但 RNA 分子的某些区域可形成假双链结构。④ DNA 主要存在于细胞核；RNA 主要存在于细胞质中，细胞核内少量分布。⑤ DNA 分子大、结构复杂，功能为储存、复制和传递遗传信息；RNA 分子通常较小，功能多样，故其种类、大小和结构也具多样化（表 3–2）。

**表 3–2　两类核酸的比较**

| 比较点 | DNA | RNA |
|---|---|---|
| 主要碱基 | A、G、C、T | A、G、C、U |
| 戊糖 | 脱氧核糖 | 核糖 |
| 结构 | 双链 | 单链 |
| 存在部位 | 主要存在于细胞核 | 主要存在于细胞质 |
| 功能 | 储存、复制和传递遗传信息 | 与遗传信息的表达有关 |

细胞中的 RNA 分子主要有 3 种，即信使核糖核酸（messenger RNA，mRNA）、转运核糖核酸（transfer RNA，tRNA）、核糖体核糖核酸（ribosomal RNA，rRNA）（表 3–3）。此外，近年来的研究发现真核细胞内还有不编码蛋白质的非编码 RNA（noncoding RNA，ncRNA）等。

（1）mRNA：细胞中 mRNA 含量较少，占 RNA 总量的 1% ~ 5%；其含量虽少，但种类甚多

表 3-3 三种 RNA 分子结构特征和功能比较

| 比较点 | mRNA | tRNA | rRNA |
|---|---|---|---|
| 细胞中含量 | 1% ~ 5% | 10% ~ 15% | 75% ~ 80% |
| 碱基或核苷酸特点 | 无稀有碱基 | 含较多假尿嘧啶核苷，还含有甲基腺嘌呤和甲基鸟嘌呤等稀有碱基 | 无特殊 |
| 结构特点 | 基本呈线形 | 呈三叶草形 | 线形，某些节段可成螺旋结构 |
| 功能作用 | 转录 DNA 中的遗传信息，并带到核糖体上作为蛋白质合成的模板 | 运输活化的氨基酸到核糖体的特定部位 | 为核糖体的组成部分 |

且极不均一。据研究，哺乳动物的每个细胞中可含数千种大小不同的 mRNA。mRNA 是遗传信息从 DNA 流向蛋白质的“中转站”，可作为蛋白质合成的模板（template），为蛋白质合成提供信息。mRNA 易被体内可溶性核糖核酸酶或多核苷酸磷酸化酶降解，是一类不稳定的 RNA。

原核细胞内转录出的 mRNA 可直接翻译为蛋白质；真核细胞中，DNA 转录的 RNA 为不成熟的 RNA 前体（称为核内不均一 RNA，hnRNA），需要经过去除内含子、5′端加帽和 3′端加尾的加工过程，才能成为成熟的 mRNA，作为合成蛋白质的模板。mRNA 分子中每 3 个相邻的碱基组成一个密码子（codon），由密码子确定蛋白质中氨基酸的序列。

（2）rRNA：细胞中 rRNA 含量丰富，占细胞总 RNA 的 75% ~ 80%。rRNA 也呈单链状。在 3 种主要 RNA 分子中，rRNA 的分子量最大。不同 rRNA 的分子存在差异，其大小常用沉降系数 S 表示。

rRNA 的功能是参与核糖体的形成。在核糖体中，rRNA 占 60%，蛋白质占 40%。原核细胞核糖体的 rRNA 有 23S、16S 和 5S 3 种，真核细胞核糖体的 rRNA 有 18S、28S、5.8S 和 5S 4 种；不同 rRNA 与蛋白质组装形成核糖体大、小亚基（详见第五章）。

（3）tRNA：是细胞内相对分子量最小的一类 RNA，占细胞总 RNA 的 10% ~ 15%。目前已完成一级结构测定的 100 多种 tRNA 都由 74 ~ 95 个核苷酸组成。tRNA 通常游离于细胞质中，呈可溶状态，又称为可溶性 RNA（sRNA）。tRNA 二级结构为三叶草形，三级结构为倒“L”形（图 3-16）。

tRNA 化学组成的特点是含有稀有碱基，包括双氢尿嘧啶（DHU）、假尿嘧啶（Ψ）和甲基化嘌呤（mG、mA）等，占所有碱基的 10% ~ 20%。tRNA 具有与其功能相适应的特殊结构：①茎环（stem-loop）结构：组成 tRNA 的核苷酸中，某些核苷酸能局部互补形成双链，呈茎状，中间不能配对的部分则膨出形成突环，因此，tRNA 呈茎环结构。T（TΨC）环、D（DHU）环和反密码子环的形成使 tRNA 的二级结构呈三叶草形；而 D 环和 T 环进一步靠近呈倒“L”形，形成 tRNA 的三级结构。反密码子环上有 3 个碱基组成反密码子，反密码子能与 mRNA 密码子互补结合，因此，每种 tRNA 只能转运一种特定氨基酸参与蛋白质合成。②末端的氨基酸结合臂：tRNA 三叶草形的柄部 3′端的碱基序列是 CCA，这是与氨基酸结合的部位，称为氨基酸结合臂。

深入学习 3-1
tRNA 的修饰

（4）其他非编码 RNA：如核小 RNA（small nuclear RNA，snRNA）、核仁小 RNA（small nucleolar RNA，snoRNA）、微小 RNA（micro RNA，miRNA）、长链非编码 RNA（long noncoding

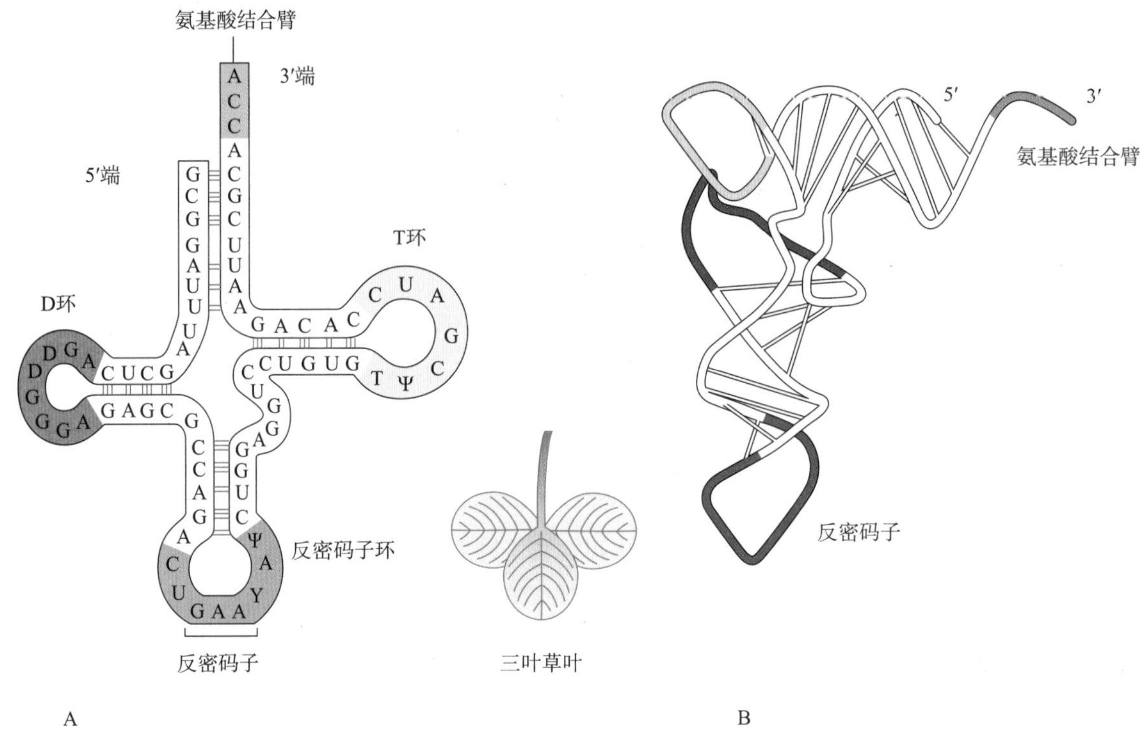


图 3-16 tRNA 的结构
A. 二级结构（三叶草形）；B. 三级结构（倒“L”形）

RNA，lncRNA）、小干扰 RNA（small interfering RNA，siRNA）和胞质小 RNA（small cytoplasmic RNA，scRNA）等。这些 RNA 在 RNA 前体和 rRNA 的转录后加工、转运及基因表达过程的调控方面具有非常重要的作用。另外，还有一种小 RNA 分子具有催化特定 RNA 降解的活性，在 RNA 合成后的剪接修饰中具有重要作用。这种具有催化作用的小 RNA 称为核酶（ribozyme），又称为酶性核酸或“RNA 催化剂”（表 3-4）。

深入学习 3-2
环状 RNA（cirRNA）的研究

**表 3-4 动物细胞内含有的主要 RNA 种类及功能**

| RNA 种类 | 存在部位 | 功能 |
|---|---|---|
| mRNA | 细胞核与细胞质，线粒体（mt mRNA） | 蛋白质合成模板 |
| rRNA | 细胞核与细胞质，线粒体（mt rRNA） | 核糖体的组成成分 |
| tRNA | 细胞核与细胞质，线粒体（mt tRNA） | 转运氨基酸，参与蛋白质合成 |
| snRNA | 细胞核 | 参与 mRNA 前体的剪接、加工 |
| snoRNA | 细胞核 | 参与 rRNA 的加工与修饰 |
| miRNA | 细胞核与细胞质 | 基因表达调节 |
| lncRNA | 细胞核与细胞质 | 基因表达调节 |
| 核酶 | 细胞核与细胞质 | 催化 RNA 剪接 |

### （二）蛋白质

蛋白质（protein）是构成细胞的主要成分，占细胞干重的一半以上。蛋白质不仅决定细胞的形态、结构，而且在生物体内具有广泛和重要的生理功能。自然界中蛋白质的种类繁多，但通常由 20 种氨基酸组成，这些氨基酸的排列组合与空间构象决定了蛋白质的不同功能。多肽链上氨基酸的组成是蛋白质的结构基础，但蛋白质并不是其组成氨基酸的简单堆砌，而是以独特的三维构象形式存在。三维构象的形成主要由氨基酸序列决定，是不同氨基酸之间相互作用的结果。

1. 蛋白质的组成　氨基酸是组成蛋白质的基本单位，各个氨基酸之间以肽键（peptide bond）相连（图 3-17）。肽键是一个氨基酸分子上的羧基与另一个氨基酸分子上的氨基（或脯氨酸的亚氨基）脱水形成的酰氨键。

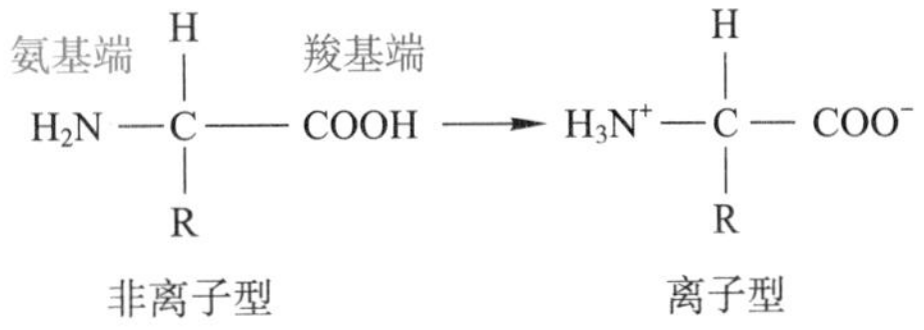

氨基端　羧基端

$H_2N—CH(R)—COOH \longrightarrow H_3N^+—CH(R)—COO^-$

非离子型　离子型

图 3-17　氨基酸的结构式

氨基酸通过肽键连接形成的化合物称为肽（peptide），其中 2 个氨基酸连接形成二肽（dipeptide），3 个氨基酸连接形成三肽（tripeptide）等。氨基酸因脱水缩合形成肽键而致其基团不全，故称其为氨基酸残基（amino acid residue）。习惯上，将 10 个以下氨基酸残基形成的肽称为寡肽（oligopeptide），而将含有 10 个以上氨基酸残基的肽称为多肽（polypeptide）或多肽链。多肽链有自由氨基的一端称为氨基末端（N 端），有自由羧基的一端称为羧基末端（C 端）（图 3-18）。就组成而言，蛋白质是由许多氨基酸残基组成的多肽链。蛋白质和多肽之间在分子量上很难划出明确的界限。通常把 39 个氨基酸组成的相对分子质量为 4541 的促肾上腺皮质激素称为多肽，而把 51 个氨基酸残基组成的相对分子质量为 5808 的胰岛素称为蛋白质。这是习惯上多肽和蛋白质的分界线。

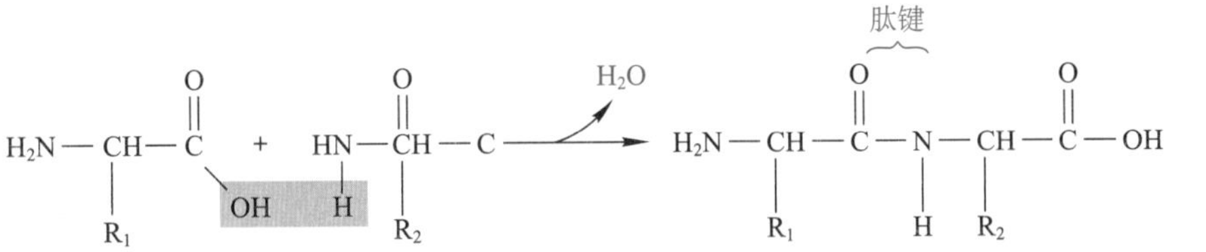

$H_2N—CH(R_1)—CO—OH + H—NH—CH(R_2)—C \xrightarrow{-H_2O} H_2N—CH(R_1)—CO—NH—CH(R_2)—CO—OH$

肽键

图 3-18　氨基酸聚合形成多肽

2. 蛋白质的结构　1969 年，国际纯化学与应用化学联合委员会正式决定将蛋白质的分子结构分成 4 级。其中，一级结构是蛋白质的基本结构；二级、三级和四级结构是蛋白质的空间结构。由 1 条多肽链形成的蛋白质只有一级、二级和三级结构，而由 2 条或 2 条以上多肽链形成的蛋白质才可能有四级结构。

蛋白质的一级结构（primary structure）是指蛋白质多肽链中氨基酸的排列顺序，是蛋白质的最基本结构，由基因的核苷酸序列决定，其中肽键是蛋白质一级结构的主键。迄今已有 1000 种左右蛋白质的一级结构被确定，如胰岛素（图 3-19）、胰核糖核酸酶、胰蛋白酶等。蛋白质的空间结构由一级结构决定，其每条多肽链都具有特定的氨基酸组成和排列顺序。虽然组成蛋白质的氨基酸只有 20 种，但由于多肽链中氨基酸的种类、数量、排列顺序及侧链基团的不同，可形成种类多样、功能各异的蛋白质。这种蛋白质的多样性，正是生物界细胞分化和物种进化的物质基础。

人文视角 3-2
结晶牛胰岛素的合成

蛋白质的二级结构（secondary structure）是在蛋白质的一级结构基础上形成的，是多肽链主链内氨基酸残基间借氢键维系形成的有规律重复的空间结构，不涉及多肽链上氨基酸残基侧链构象。α 螺旋（α-helix）和 β 片层（β-sheet）是蛋白质二级结构的主要形式。其中，α 螺旋是多肽链中最稳定的构象，主要存在球状蛋白质分子中。它是多肽链以右手螺旋盘绕而成的空心筒状构象，其螺旋的形成和维系依赖多肽链中相邻两个螺旋的氨基酸残基—NH 和—CO 通过静电

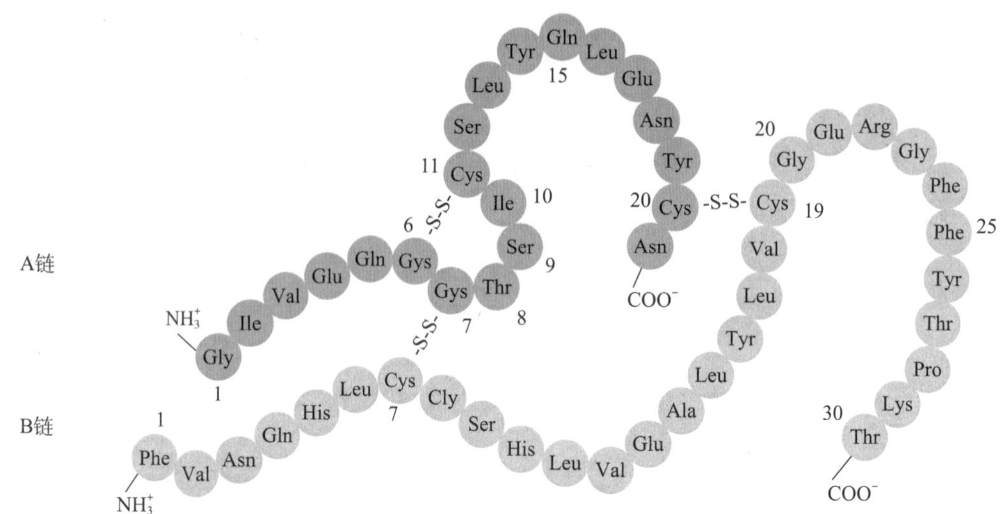


图 3-19　人胰岛素分子的一级结构

引力形成的链内氢键。β 片层结构主要存在于纤维状蛋白质，如角蛋白。它是指蛋白质多肽链自身回折，使肽键平面折叠成锯齿状，也称 β 折叠。β 片层结构中的多肽链分子处于伸展状态，相邻多肽链肽段间形成氢键，使多肽链牢固结合在一起；相邻多肽链走向可能相同（平行式 β 片层），也可能相反（反平行式 β 片层）。目前已知大部分蛋白质中 α 螺旋和 β 片层是同时存在的（图 3-20）。

蛋白质的三级结构（tertiary structure）是在二级结构基础上，由 1 条多肽链进一步卷曲折叠形成的空间结构，是多肽链中氨基酸的不同侧链间相互作用的结果（图 3-21）。维系三级结构的化学键有氢键、二硫键和离子键等。具有 1 条多肽链的蛋白质必须在三级结构水平上才可表现出生物学活性。

蛋白质的四级结构（quaternary structure）是由 2 条或 2 条以上具有独立三级结构的多肽链，

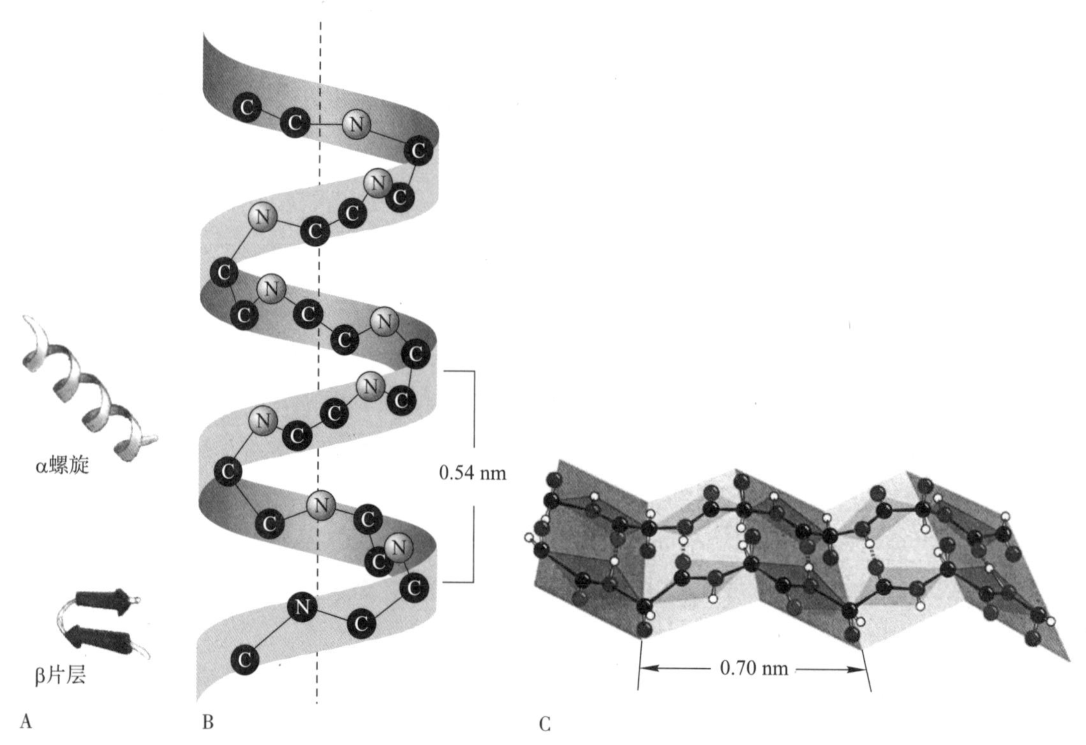


图 3-20　蛋白质的二级结构
A. α螺旋与β片层结构模式；B. α螺旋结构；C. β片层结构

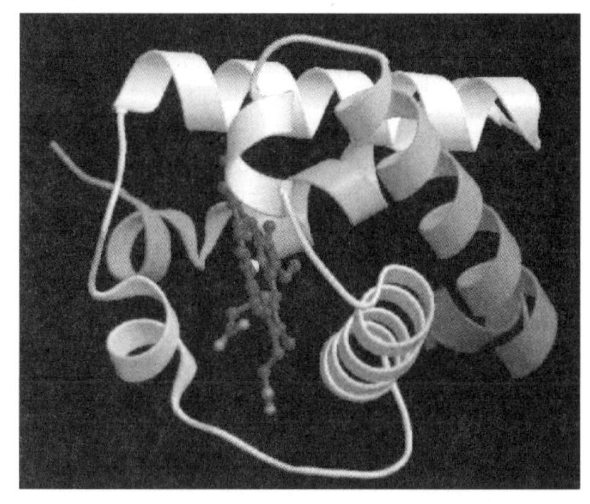

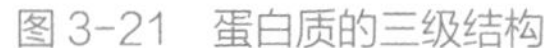
图 3-21　蛋白质的三级结构

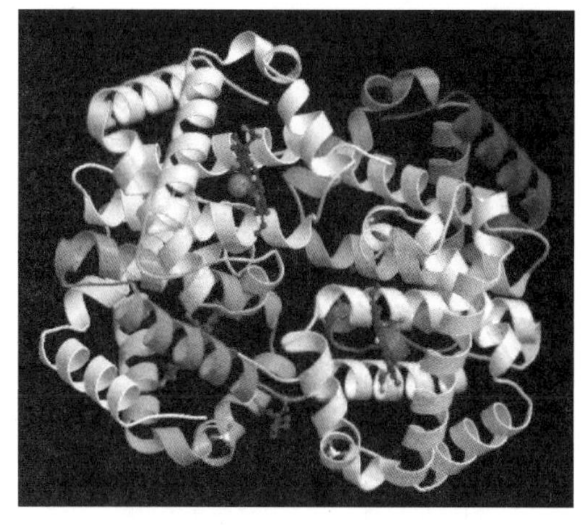
图 3-22　蛋白质的四级结构

通过次级键的相互作用所聚合成的蛋白质复合体（图 3-22）；其中单条多肽链称为亚基或亚单位（subunit）。构成蛋白质四级结构的多肽链亚基可相同或不同，其亚基数目、种类和亚基之间的作用方式决定了蛋白质的差异。

四级结构中的亚基独立存在时不具有生物学活性，只有按特定方式以非共价键形式连接在一起时才显示出生物学活性。四级结构使蛋白质分子的结构更为复杂，可执行更复杂的生物学功能。具有四级结构的蛋白质称为多聚蛋白，如血红蛋白（图 3-23）、大部分酶蛋白等。

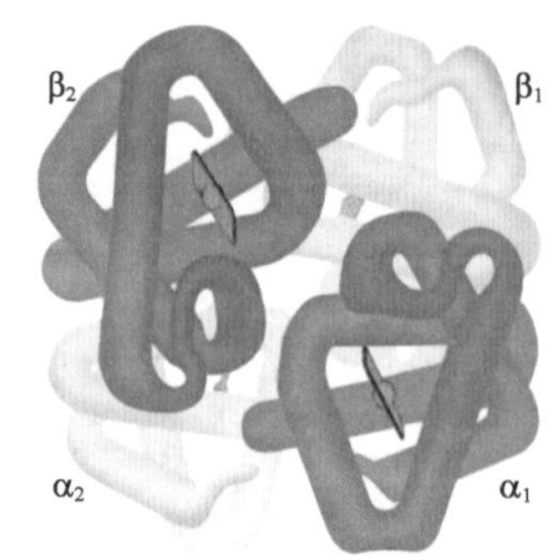

图 3-23　血红蛋白的四级结构

3. 结构与功能的关系　蛋白质的功能取决于其结构或构象，即有什么样的结构，就有什么样的功能。一级结构是蛋白质的基础，其氨基酸的组成和序列，决定了蛋白质特定的空间结构。如果蛋白质的一级结构发生变化，即使只有 1 个氨基酸改变，也会导致蛋白质空间结构改变，形成结构异常的蛋白质，使其不能执行正常功能，并导致疾病的发生。例如，人类血红蛋白含有 2 条 α 多肽链和 2 条 β 多肽链，其中 β 多肽链由 146 个氨基酸组成。当 11 号染色体 β 基因第 6 位发生基因突变，导致 GAG 变为 GTG 时，β 链第 6 位谷氨酸被缬氨酸取代，引起血红蛋白空间构型改变，导致镰状细胞贫血。还有一些蛋白质仅在聚合成蛋白二聚体（dimer）时才能执行其功能。在活细胞内，蛋白质亚单位也只有组装成超分子结构，如蛋白质复合物、酶复合物、核糖体、病毒颗粒等，才能更好地完成生命活动过程。

蛋白质分子中，两个或两个以上具有二级结构的肽段，在空间上相互接近，形成有规则的二级结构组合，称为模体（motif），这种模体常存在于基因调节蛋白中。例如，具有螺旋-环-螺旋模体（helix-loop-helix motif）的蛋白质是能与 DNA 结合的转录因子。此外，蛋白质多肽链中具有相对独立功能的一段类似球形的独特三级结构折叠区称为结构域（domain）。一个蛋白质分子的不同结构域通常与不同功能相关。例如，脊椎动物细胞中具有信号转导功能的 Src 蛋白，含有 4 个结构域，其中 2 个具有酶催化活性，另 2 个为具有调节作用的 SH2 和 SH3 结构域（图 3-24）。

活细胞内的蛋白质功能与构象的不断改变密切相关。例如，在蛋白激酶催化作用下，ATP 末端的磷酸基团转移到蛋白质的丝氨酸、苏氨酸或酪氨酸侧链的羟基基团上，引起蛋白质构象改

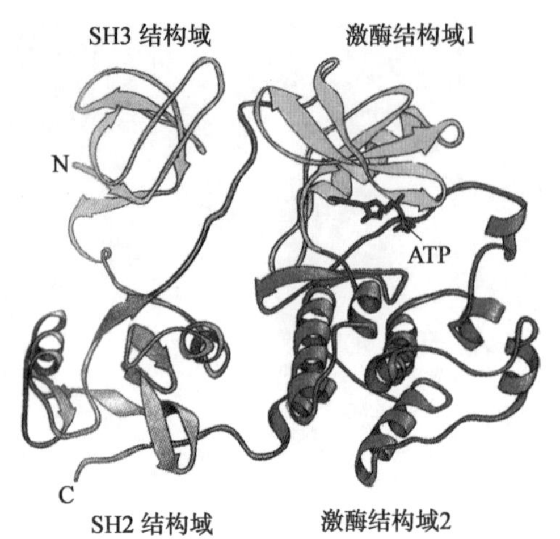


图 3-24 脊椎动物细胞中的信号转导蛋白 Src 蛋白的结构域

变，同时 ATP 转变为 ADP，此过程称为蛋白质磷酸化。其逆反应由蛋白磷酸酶催化，称为蛋白质去磷酸化，此时，蛋白质恢复原来的构象及原始活性。细胞内含有数百种蛋白激酶和磷酸酶，它们分别催化不同蛋白质的磷酸化和去磷酸化过程。蛋白质磷酸化和去磷酸化过程引起的蛋白质构象改变是真核细胞信息传递的重要分子基础，而蛋白激酶催化蛋白质磷酸化，可提高或降低蛋白质活性，这取决于磷酸化的位置和蛋白质的结构（图 3-25）。

4. 特殊类型的蛋白质——酶 酶（enzyme）是由活细胞产生的生物催化剂，能加快化学反应速度而本身并不消耗。细胞或生物体内进行的各种代谢及化学反应，都是在酶的催化下进行的。酶所作用的物质称为底物，它在酶的催化下可转化成产物。绝大部分酶是蛋白质，但只有具有催化作用的蛋白质才称为酶。研究发现核酸也具有酶的作用，如核酶及 DNA 的酶作用，故现称酶的化学本质是蛋白质和核酸。

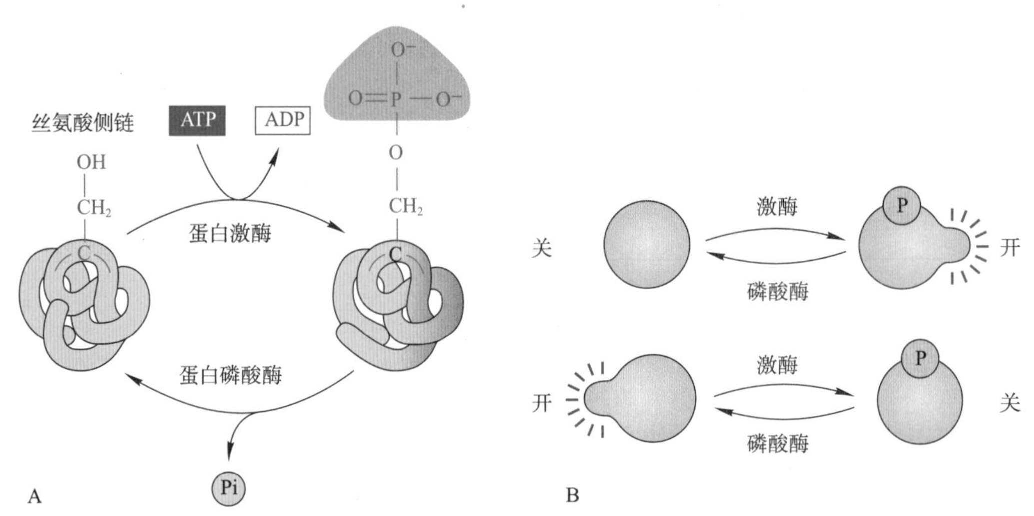


图 3-25 蛋白质的磷酸化与去磷酸化左右其功能的发挥
A. 蛋白质磷酸化与去磷酸化反应；B. 蛋白质构象和活性的改变

酶的特性主要包括：① 催化效率高：酶催化反应的速度比一般催化剂催化反应的速度要高 $10^6 \sim 10^{12}$ 倍。如微酸和脲酶都可将尿素分解为氨，而脲酶催化尿素分解为氨的速度比微酸快 $10^7$ 倍。② 高度的专一性：一种酶只能催化一种化合物或一类化合物的特定反应特性称为酶的专一性。有的酶只能催化一种底物，而对其他种类均无作用，称为绝对专一性。如脲酶只能催化尿素水解，对尿素的各种衍生物（如尿素的甲基取代物或氧取代物）不起作用。③ 高度的不稳定性：酶的活性易受环境条件的影响。如高温、强酸、强碱、重金属离子等均易使酶的活性丧失；只有在较温和的条件下，如常温、常压、接近中性的酸碱度，酶的催化活性才较高。在人体 37℃，pH 为 6 ~ 8 时，酶的活性最高；但胃蛋白酶在 pH 为 2、精氨酸酶在 pH 为 9.5 时，活性最强。有的酶需要结合一些小分子物质才能发挥活性，如辅基、辅酶、金属离子，若将它们除去，酶就会失去活性。

5. 蛋白质的分类　蛋白质种类繁多，结构复杂，目前还很难依其结构特点进行分类。依据蛋白质的不同特征，可对蛋白质进行如下分类：① 依据蛋白质分子形状，可分为纤维状蛋白质和球状蛋白质。② 按在电解质中带电荷的不同，分为酸性蛋白质和碱性蛋白质。③ 按组成，可分为单纯蛋白质和结合蛋白质。前者完全由氨基酸组成，如清蛋白、白蛋白等；后者由单纯蛋白质和非蛋白质性物质组成，其中非蛋白质性物质也称为辅基。辅基可以是有机物，如糖类、脂质、核酸等，分别组成糖蛋白、脂蛋白、核蛋白；也可以是无机物，如磷酸、金属离子等，分别组成磷蛋白和铜蓝蛋白。④ 按功能，可分为结构蛋白、运输蛋白、酶蛋白等。

6. 蛋白质的功能　蛋白质是细胞内重要的生物活性物质，不仅是细胞的结构基础，还参与细胞乃至整个机体的所有生理活动。整个生命活动就是由各具功能的蛋白质相互配合完成的，具体归纳如下：① 结构功能：蛋白质是构成细胞的主要成分，如质膜、细胞质和细胞核中均含有多种蛋白质；它也是生物体形态结构的主要成分，如骨、软骨、肌腱等含有胶原蛋白。② 运输功能：如红细胞内血红蛋白结合并运输 $O_2$ 和 $CO_2$，质膜上的载体蛋白介导细胞的跨膜物质运输，血清清蛋白把脂肪酸从脂肪组织运输到各个器官，细胞色素 C 在生物氧化过程中起电子传递体作用等。③ 运动功能：如细胞内微管蛋白参与细胞分裂和细胞的运动，肌动蛋白、肌球蛋白相互滑动导致肌肉收缩等。④ 免疫功能：如免疫球蛋白即抗体可与抗原形成复合物，使抗原失活产生防御功能。⑤ 信号传递功能：蛋白质自身可以作为信号或作为接受和传递信息作用的受体来完成信号传递功能。如作为信号的细胞因子、肽类激素等，接受外界刺激的感觉蛋白、视网膜上的视色素、味蕾上的味觉蛋白及接受各种激素的受体蛋白等。⑥ 催化功能：机体内绝大多数具有催化作用的酶是蛋白质，它可调节细胞中的各种代谢活动。酶的功能异常将导致代谢紊乱，引起各种代谢病。⑦ 调节或控制细胞生长、分化和遗传信息的表达：如组蛋白和转录因子等，组蛋白结合 DNA 阻遏其复制，转录因子与 DNA 结合参与基因表达调控。⑧ 其他功能：如各种凝血因子是具有凝血功能的蛋白质，动物卵中的卵清蛋白是贮存的营养蛋白等。此外，铁蛋白有贮存铁的功能。

### （三）多糖

单糖分子通过糖苷键结合形成线形或分支状的糖链，称为寡糖或多糖（polysaccharide）。其中，2～10 个单糖组成的短链称为寡糖，多于 10 个单糖的长链称为多糖，用通式（$C_6H_{10}O_5$）$_n$ 表示。

细胞中常见的多糖有糖原和淀粉等，它们均由简单而重复的单糖——葡萄糖组成。糖原存在于动物细胞中，而淀粉存在于植物细胞中，它们是细胞的能源物质，也称为营养储备多糖。此外，细胞中还有另一大类多糖或寡糖，其糖链序列由非重复的单糖分子组成。这类复杂的寡糖或多糖通常与蛋白质或脂质连接，称为复合糖；复合糖可形成细胞表面的一部分，也称为结构多糖。例如，细胞中的寡糖或多糖与蛋白质共价连接形成糖蛋白（glycoprotein）或蛋白聚糖（proteoglycan）（详见第十章），与脂质连接形成糖脂（glycolipid）。根据组成不同，可把糖脂分为鞘糖脂、甘油糖脂、磷酸多萜醇衍生糖脂和类固醇衍生糖脂。哺乳动物细胞中主要存在的是鞘糖脂。

糖蛋白、蛋白聚糖和糖脂主要存在于质膜表面和细胞间质中，是细胞中寡糖或多糖存在的主要形式，其中糖链结构的复杂性在构成细胞抗原、细胞识别、细胞黏附及信息传递中起重要作用。例如，细胞表面的寡糖种类决定了包括 ABO 血型系统在内的几十种个体特定的血型。人类免疫球蛋白 IgG、黏附分子整联蛋白（integrin）的功能均与其糖链部分有关。

（王　韵）

## 复习思考题

1. 原核细胞与真核细胞有何区别？
2. 简述原生质的化合物成分。
3. DNA 与 RNA 分子有哪些区别？

## 网上更多……

本章小结　重点名词　自测题　思考题解答　教学 PPT

# 第四章
# 细胞膜与物质的跨膜运输

关键词

| | | | | |
|---|---|---|---|---|
| 细胞膜 | 膜蛋白 | 整合膜蛋白 | 脂锚定蛋白 | 膜脂 |
| 脂筏 | 单位膜 | 流动镶嵌模型 | 主动运输 | 被动运输 |
| 协同运输 | 胞吞 | 胞吐 | 受体介导的胞吞 | |


在原始生命物质形成过程中，细胞膜的形成是关键的一步。细胞膜也称细胞质膜，主要功能是维持稳定的内环境，并在物质转运、信号传递、细胞识别、能量转换及细胞增殖、分化等生命活动过程中发挥重要作用，是细胞与细胞之间、细胞与细胞外环境之间相互交流的重要细胞结构。细胞膜的改变与多种遗传病、神经退行性疾病、恶性肿瘤等的发生相关。

思维导图

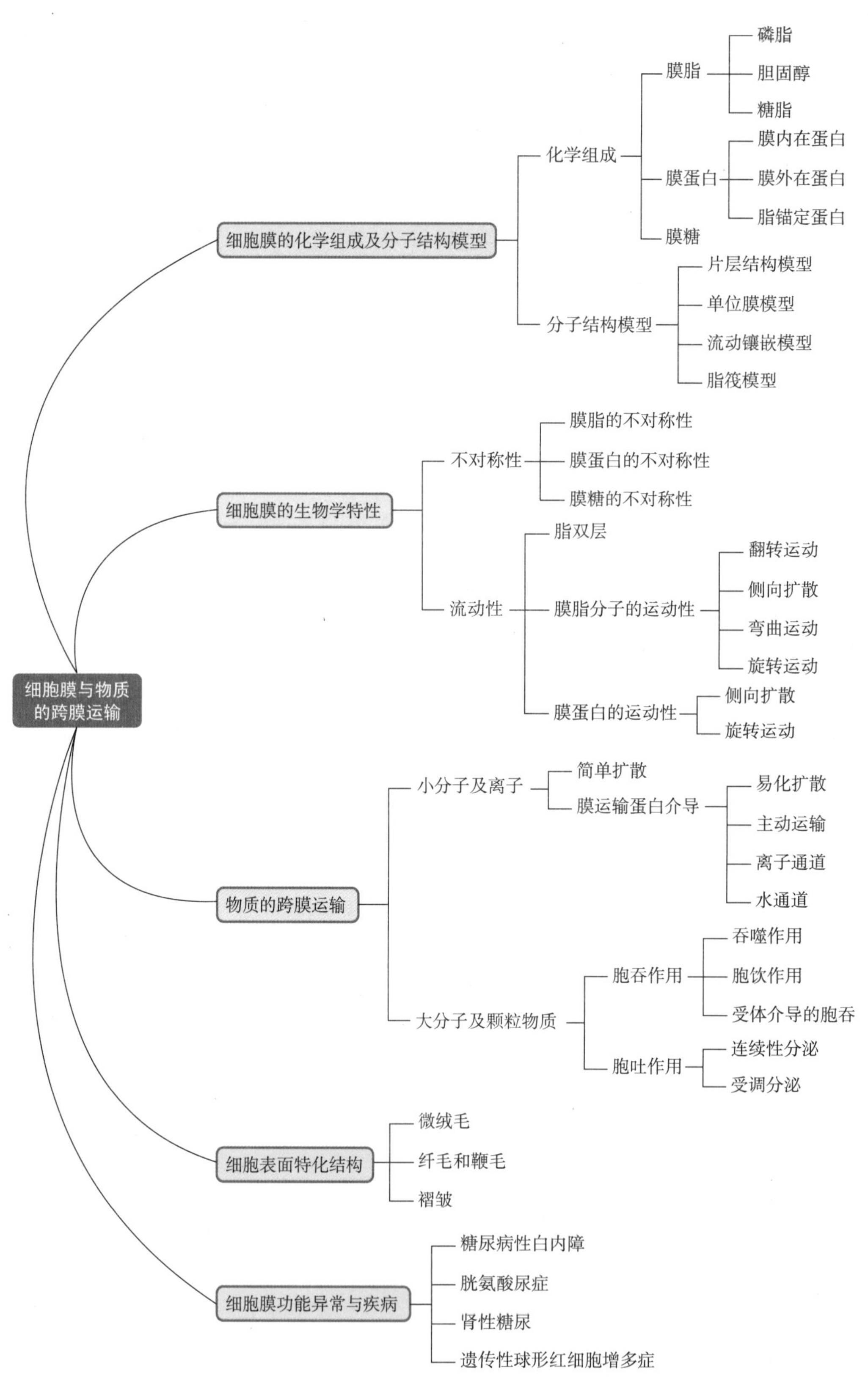

细胞膜与物质的跨膜运输
细胞膜的化学组成及分子结构模型
化学组成
膜脂
磷脂
胆固醇
糖脂
膜蛋白
膜内在蛋白
膜外在蛋白
脂锚定蛋白
膜糖
分子结构模型
片层结构模型
单位膜模型
流动镶嵌模型
脂筏模型
细胞膜的生物学特性
不对称性
膜脂的不对称性
膜蛋白的不对称性
膜糖的不对称性
流动性
脂双层
膜脂分子的运动性
翻转运动
侧向扩散
弯曲运动
旋转运动
膜蛋白的运动性
侧向扩散
旋转运动
物质的跨膜运输
小分子及离子
简单扩散
膜运输蛋白介导
易化扩散
主动运输
离子通道
水通道
大分子及颗粒物质
胞吞作用
吞噬作用
胞饮作用
受体介导的胞吞
胞吐作用
连续性分泌
受调分泌
细胞表面特化结构
微绒毛
纤毛和鞭毛
褶皱
细胞膜功能异常与疾病
糖尿病性白内障
胱氨酸尿症
肾性糖尿
遗传性球形红细胞增多症

## 第一节　细胞膜的化学组成及分子结构模型

不同类型细胞的细胞膜化学组成基本相同，主要由脂质、蛋白质和糖类三种物质组成。脂质分子排列成双分子层即脂双层，构成膜的基本结构，形成对水溶性物质相对不通透的疏水屏障；蛋白质以不同方式与脂质分子结合，是膜的功能主体；糖类多分布于膜外表面，通过共价键与膜的某些脂质或蛋白质分子结合形成糖脂或糖蛋白。此外，细胞膜中还含有少量水分、无机盐与金属离子等。

### 一、细胞膜的化学组成

#### （一）膜脂

细胞膜上的脂质称为膜脂（membrane lipid），约占膜成分的 50%。膜脂构成细胞膜的结构骨架，主要有 3 种类型：磷脂、胆固醇和糖脂。

1. 磷脂（phospholipid） 是指含有磷酸基团的脂质，是膜脂的主要成分，占膜脂的 50% 以上。磷脂又可分为两类：甘油磷脂和鞘磷脂。

（1）甘油磷脂（phosphoglyceride）：主要包括磷脂酰胆碱（卵磷脂）（phosphatidylcholine，PC）、磷脂酰乙醇胺（脑磷脂）（phosphatidylethanolamine，PE）和磷脂酰丝氨酸（phosphatidylserine，PS）。此外，还有磷脂酰肌醇（phosphatidylinositol，PI），它主要位于细胞膜的内层，在膜结构中含量很少，但在细胞信号转导中起重要作用。甘油磷脂有着共同的特征，即均以甘油为骨架，其中甘油分子的第 1、2 位羟基分别与脂肪酸形成酯键，而第 3 位羟基与磷酸基团形成酯键。如果磷酸基团分别与胆碱、乙醇胺、丝氨酸或肌醇结合，则形成上述 4 种类型磷脂分子。这些亲水的小基团在分子的末端与带负电的磷酸基团一起形成高度水溶性的结构域，极性很强，称为头部基团或亲水头。磷脂中的两条脂肪酸链长短不一，通常由 14 ~ 24 个碳原子组成，其中一条烃链不含双键（饱和链）；另一条烃链含有一个或几个顺式排列的双键（不饱和链），且在双键处形成一个约 30° 的弯曲。磷脂分子逐个相依地整齐排列，构成细胞膜的骨架结构。脂肪酸链是疏水和无极性的，称疏水尾。由于磷脂分子具有亲水头和疏水尾，被称为两亲性分子（amphipathic molecule）（图 4–1）。

（2）鞘磷脂（sphingomyelin，SM）：以鞘氨醇代替甘油，其余部分同甘油磷脂相同，其长链的不饱和脂肪酸结合在鞘氨醇的氨基上；分子末端的一个羟基与磷酸胆碱（phosphocholine）结合，另一个游离羟基可与相邻脂分子的极性头部、水分子或膜蛋白形成氢键（图 4–2）。鞘磷脂在膜中含量较少，但在神经元细胞膜中含量较多。鞘磷脂及其代谢产物神经酰胺、鞘氨醇及 1–磷酸鞘氨醇可参与各种细胞活动，如细胞增殖、分化和凋亡等。

2. 胆固醇（cholesterol） 是细胞膜中另一类重要脂质，分子较小。其中，动物细胞膜中胆固醇含量较高，有的膜内胆固醇与磷脂之比可达 1 : 1；而植物细胞膜中胆固醇含量较少，约占膜脂的 2%。胆固醇也是两亲性分子，其主体为 4 个连接在一起的固醇环（甾环），亲水性头部为连接于甾环上的羟基，疏水性部分由甾环和连接在甾环另一端的一条短的疏水性烃链组成。因其分子的特殊结构和强疏水性，故自身不能形成脂双层，只能散布在磷脂分子之间，参与细胞膜的

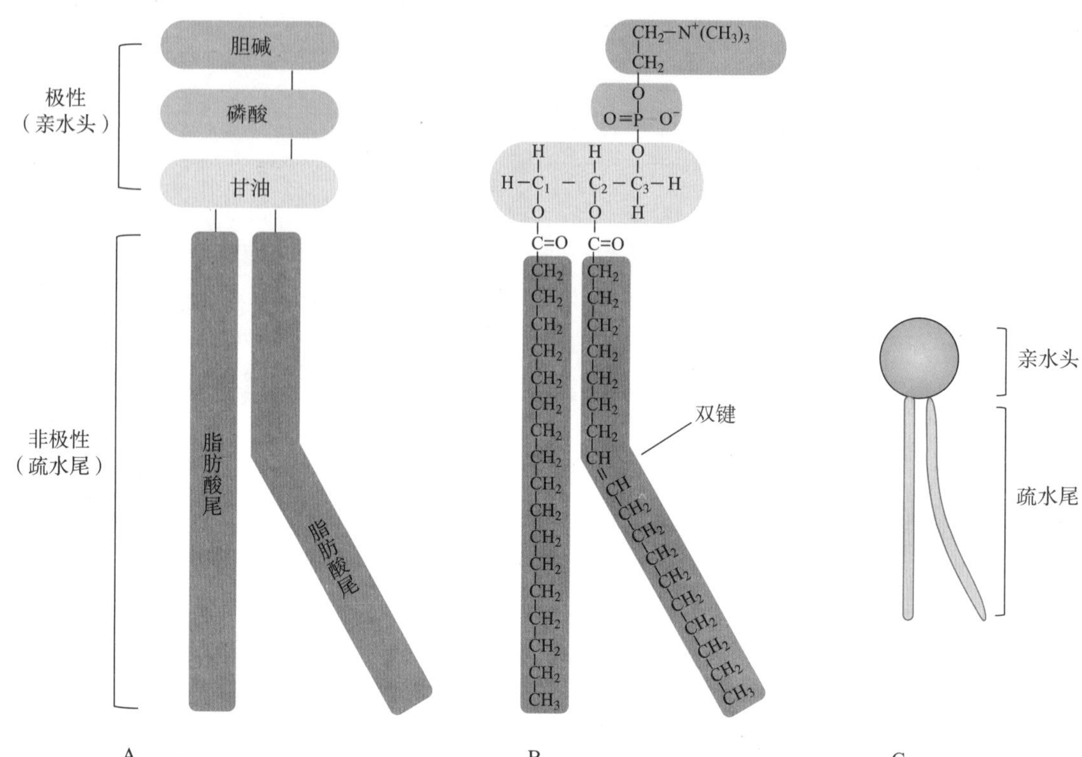


图4-1 磷脂酰胆碱分子的结构
A. 分子结构示意图；B. 结构式；C. 象形图

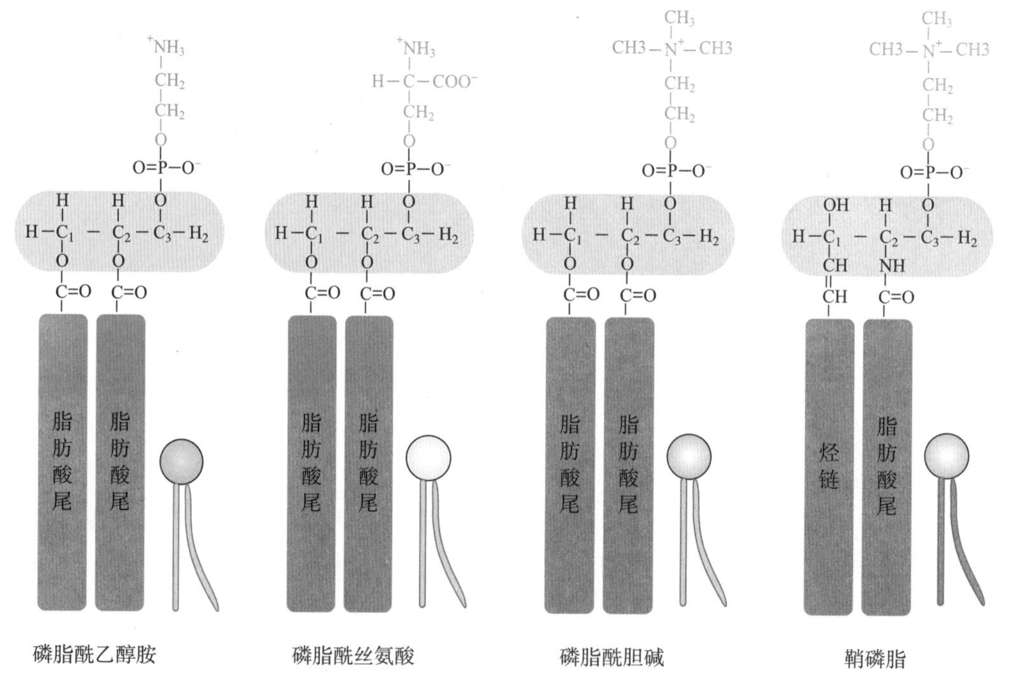


图4-2 细胞膜中的主要磷脂分子结构

形成。甾环扁平且富有刚性，与相邻的磷脂分子靠极性头部的烃链相互作用而固定，从而降低了磷脂中脂肪酸链的运动。疏水的尾部烃链埋在磷脂的疏水尾部中（图4-3）。胆固醇分子对调节膜的流动性、加强膜的稳定性具有重要作用，如缺失则会对细胞生命活动产生影响。例如，中国仓鼠卵巢细胞突变株（M19）因不能合成胆固醇，体外培养时细胞会很快解体，只有在培养基中加入适量胆固醇并掺入细胞膜中，脂双层趋于稳定，细胞才能生存。

3. 糖脂（glycolipid） 主要位于细胞膜的非胞质面单层，由脂质和寡糖构成，含量占膜脂总量的5%以下。细菌和植物细胞的糖脂几乎都是甘油磷脂的衍生物，一般为磷脂酰胆碱衍生的糖脂；动物细胞膜的糖脂几乎都是鞘氨醇的衍生物，结构似鞘磷脂，称为鞘糖脂。糖脂的极性头部可由1～15个或更多个糖残基组成，两条烃链为疏水的尾部（图4-4）。目前已发现40余种糖脂，它们的主要区别在于其极性头部不同。由于糖脂的糖基暴露于细胞表面，据此推测糖脂的作用与细胞和外环境的相互作用有关，可作为细胞表面受体，参与细胞的识别、黏附及信号转导等。

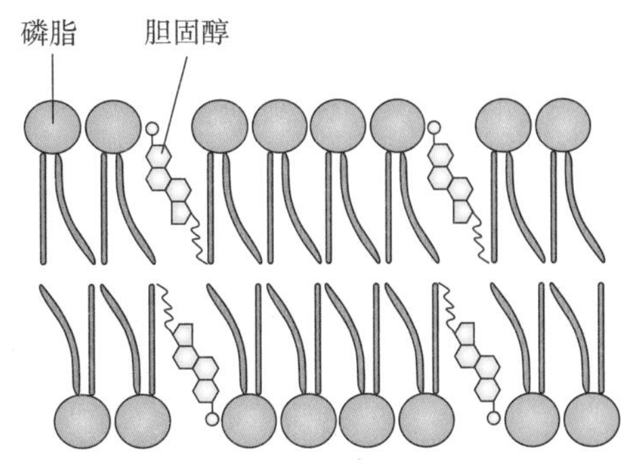


图4-3 胆固醇分子在细胞膜中与磷脂分子的关系

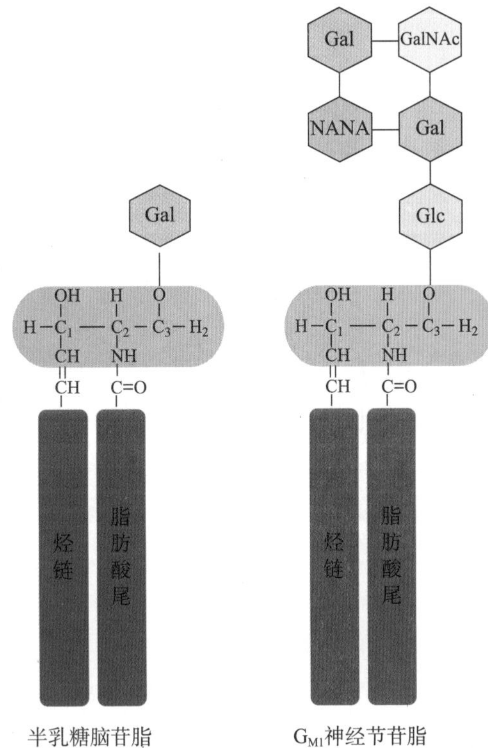


图4-4 糖脂的化学结构
Gal：半乳糖；Glc：葡萄糖；GalNAc：N-乙酰半乳糖胺；NANA：N-乙酰神经氨酸

总之，膜脂都是两亲性分子，由于极性头部能与水分子形成氢键或静电作用而溶于水，非极性尾部不能与水分子产生相互作用而疏水。所以当这些脂质分子被水环境包围时，它们就自发地聚集起来，使疏水的尾部藏在内部，亲水的头部露在外面与水接触。在实验中，膜脂存在两种形式：①形成球状的分子团（micelle），把尾部包藏在里面；②形成脂双层（lipid bilayer），即脂质分子在水环境中排列成双层，两层分子的疏水尾部被亲水头部夹在中间。为避免双分子层两端疏水尾部与水接触，其游离端往往能自动闭合，形成充满液体的球状小泡，称为脂质体（liposome）（图4-5）。脂质体是根据磷脂分子在水中形成稳定的脂双层现象制备的人工膜，可用单一和混合的磷脂来制备。脂质体也可作为运载体，把药物或DNA包含在其中转移进细胞，以研究其生物学作用；如果将相应的抗体构建到脂质体膜上，脂质体可选择性地结合到靶细胞膜表面，使药物定向作用于靶细胞。

此外，作为生物膜的理想结构，脂双层具有如下特点：①构成分隔两个水溶性环境的屏障。脂双层内为疏水性的脂肪酸链，不允许水溶性分子、离子和大多数生物分子自由通过，从而保障了细胞内环境的稳定。②是连续的，具有自相融合形成封闭性腔室的倾向，从而形成广泛的连续

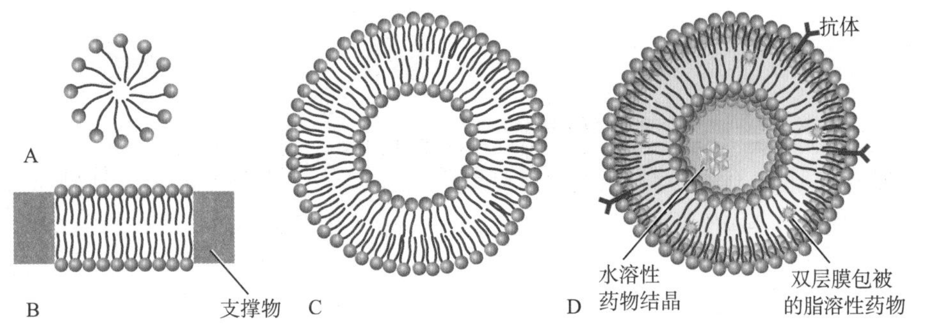


图4-5 脂质体
A. 磷脂极性端向外而非极性端向内的聚合体；B. 在固体支撑物存在条件下，形成平面脂双层膜；C. 双层脂分子形成球形脂质体；D. 表面带有特异性抗体的脂质体包被药物示意图

膜网，在细胞内无游离边界。当脂双层受损伤时，通过脂分子的重新排布可以自动再封闭。③具有柔性和可变形性，如在细胞运动、分裂，分泌泡的出芽和融合及受精时都涉及膜的变形特性。

### （二）膜蛋白

膜蛋白（membrane protein）是位于脂双层中或表面的蛋白质总称，它决定了细胞膜的不同特性和主要功能。不同生物膜上膜蛋白的含量及类型有很大差异，功能越复杂的膜其蛋白质含量就越高，如线粒体内膜上的膜蛋白含量较高，约占 75%；而在神经细胞髓鞘中，膜蛋白的含量低于 25%。一般的细胞膜中，蛋白质含量介于两者之间，占 50% 左右。

根据膜蛋白与脂双层的结合方式不同，膜蛋白可分为 3 种基本类型：膜内在蛋白或称整合膜蛋白（integral membrane protein）、膜外在蛋白和脂锚定蛋白（图 4-6）。

1. 膜内在蛋白（intrinsic protein） 又称跨膜蛋白（transmembrane protein），占膜蛋白总量的 70%～80%，分为单次跨膜（图 4-6A）、多次跨膜（图 4-6B）和多亚基跨膜蛋白三种类型。跨膜蛋白也是两亲性分子，其亲水的胞外区或胞质区由极性氨基酸残基构成，常暴露在膜的一侧或两侧，可与水溶性的物质（如激素或其他蛋白质）相互作用。穿膜区一般含有 20～30 个疏水性氨基酸残基，以 α 螺旋构象穿越脂双层的疏水区。α 螺旋构象允许在肽链的相邻氨基酸残基中形成最大数量的氢键，从而可以形成高稳定性的结构。

单次跨膜蛋白的肽链只跨过脂双层一次，而多次跨膜蛋白通过多个（可达 14 个）α 螺旋构象穿过脂双层。大多数跨膜蛋白的穿膜区都是 α 螺旋构象，也有以 β 片层构象跨膜，并在脂双层中围成筒状结构，称 β 筒（β-barrel）（图 4-6C）。有些筒在细胞膜上起运输蛋白的作用，被称为孔蛋白（porin）。一般肽链的 N 端位于细胞膜外侧，C 端在细胞膜内侧；但也有相反定位的例子，如转铁蛋白受体。

跨膜蛋白与膜结合非常牢固，只有用有机溶剂或者去垢剂使细胞膜崩解，才能分离出跨膜蛋白。跨膜蛋白的生物学功能非常复杂，是组成生物膜的重要结构物质，与细胞结构、物质运输、信号传递、能量转换及免疫反应等有着密切关系。

2. 膜外在蛋白（extrinsic protein） 又称周边蛋白（peripheral protein），占膜蛋白总量的 20%～30%，是一类与细胞膜结合比较松散的不插入脂双层的蛋白质，分布在细胞膜的胞质侧或胞外侧。一些周边蛋白通过非共价键（如弱的静电作用）附着在脂质分子头部极性区或跨膜蛋白亲水区的一侧，间接与膜结合（图 4-6G、H）；一些周边蛋白位于膜的胞质一侧，通过 α 螺旋与脂双层的胞质面单层相互作用而与膜结合（图 4-6D）。周边蛋白为水溶性蛋白，它与膜的结合较弱，可使用一些温和的方法，如改变溶液的离子浓度或 pH，即可将它们从膜上分离下来。

膜外在蛋白有多种功能，研究较清楚的是位于细胞膜内表面（胞质面）的周边蛋白，如红细

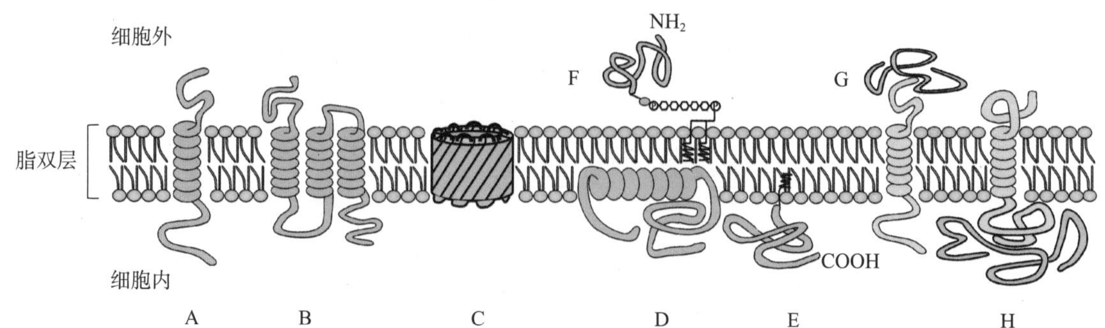


图 4-6 膜蛋白的主要类型
A、B、C. 膜内在蛋白；D、G、H. 膜外在蛋白；E、F. 脂锚定蛋白。

胞的血影蛋白和锚蛋白。它们在红细胞膜内表面形成一个纤维网络，即膜“骨架”，给红细胞膜提供机械支持，并为整合蛋白提供锚定位点。它们在维持红细胞的双凹外形，抵抗其穿越毛细血管时的挤压力及维持红细胞膜的完整性方面有重要作用。此外，细胞膜内表面的一些周边蛋白可作为酶或传递细胞外信号的因子发挥作用，而与细胞膜外表面相连的一些周边蛋白通常是细胞外基质的主要成分。总之，周边蛋白与膜之间是一种动态关系，它可根据功能的需要将周边蛋白募集到膜上或者从膜上释放出去。

3. 脂锚定蛋白（lipid anchored protein） 又称脂连接蛋白（lipid-linked protein）。这类膜蛋白可位于膜的两侧，分布很像膜外在蛋白，但与其不同的是脂锚定蛋白以共价键与脂双层内的脂分子结合。目前，脂锚定蛋白以两种方式通过共价键结合于脂质分子：一种是位于细胞膜胞质侧的一些细胞内信号蛋白，它们能直接与脂双层中的某些脂肪酸链（如豆蔻酸、棕榈酸）或异戊二烯基（prenylgroup）形成共价键而被锚定在脂双层上（图 4-6E）。另一种是位于细胞膜外表面的一些蛋白质，它们能通过与磷脂酰肌醇分子相连的寡糖链共价键结合而锚定到细胞膜上。由于这些磷脂酰肌醇分子常位于脂双层外层，它们又被称为糖基磷脂酰肌醇（glycosylphosphatidylinositol，GPI）锚定蛋白。这种连接主要通过蛋白质的 C 端与寡糖链末端的磷酸乙醇胺共价结合，从而与脂双层结合（图 4-6F）。GPI 锚定蛋白需用磷脂酶 C（特异的磷脂酰肌醇酶）的切割才能被分离。膜蛋白的这种锚定形式与跨膜蛋白相比的优点是：由于它们在膜上的运动性增大，有更多的侧向运动能力，从而有利于与其他胞外信号分子更快地结合和反应。

### （三）膜糖

细胞膜中含有一定量的糖类，称为膜糖（membrane carbohydrate），常覆盖在细胞膜的外表面。由于种属和细胞类型不同，膜糖占细胞膜总质量的比率也不同，一般为 2%～10%，如红细胞膜中的膜糖占膜总质量的 8%。

膜糖中约 93% 的糖以低聚糖或多聚糖链形式共价结合于膜蛋白上形成糖蛋白，其糖基化主要发生在天冬酰胺（N-连接糖基化），其次是在丝氨酸和苏氨酸（O-连接糖基化）残基上，并且经常几个位点同时发生糖基化。约 7% 的膜糖以低聚糖链共价结合于膜脂上形成糖脂。大部分暴露于细胞表面的膜蛋白都带有多个寡糖侧链，而脂双层外层中每个糖脂分子只带 1 个寡糖侧链。细胞膜上所有的糖链都朝向细胞外侧面。

已知，自然界中存在的单糖及其衍生物有 200 多种，但在动物细胞膜中主要有 7 种：D-葡萄糖、D-半乳糖、D-甘露糖、L-岩藻糖、*N*-乙酰半乳糖胺、*N*-乙酰葡糖胺及唾液酸。由于寡糖链中单糖的数量、种类、排列顺序及有无分支等不同，低聚糖或多聚糖链出现了千变万化的组合形式。如人类 ABO 4 种血型抗原的差别就是由血型糖蛋白在红细胞的细胞膜外表面寡糖链的组成结构决定的。

知识拓展 4-1
ABO 血型抗原

在大多数真核细胞表面有富含糖类的周缘区，称为细胞外被（cell coat）或糖萼（glycocalyx）。用重金属染料钌红染色后，在电镜下可显示其为厚 10～20 nm 的结构，边界不甚明确。细胞外被中的糖类不仅包括与糖蛋白和糖脂相连的低聚糖侧链，同时也包括被分泌出来又吸附于细胞表面的糖蛋白与蛋白聚糖的多糖侧链。细胞外被的基本功能是保护细胞抵御各种物理、化学性损伤，如消化道、呼吸道等上皮细胞的细胞外被有帮助润滑、防止机械损伤、保护黏膜上皮不受消化酶作用的功能。另外，糖链末端富含带负电荷的唾液酸能捕集 $Na^+$、$Ca^{2+}$ 等阳离子，并吸引大量的水分子使细胞周围建立起水电解质平衡的微环境。

## 二、细胞膜的分子结构模型

细胞膜的结构用普通光学显微镜无法观察。1890 年，苏黎世大学的 E. Overton 发现溶于脂肪的物质容易穿过细胞膜，非脂溶性的物质不易穿过细胞膜，他据此推测细胞膜可能是由脂质分子构成的。1925 年，E. Gorter 和 F. Grendel 从“血影”中抽提出磷脂，在水面上铺成单分子层，测得其所占面积是所用红细胞膜总面积的 2 倍左右，这个结果提示脂质双分子层是细胞膜的基本结构。随后，在脂质双分子层这一概念基础上提出了许多种不同的细胞膜分子结构模型，现介绍几种代表性模型。

### （一）片层结构模型

1935 年，H. Davson 和 J. Danielli 发现细胞膜的表面张力显著低于油 – 水界面的表面张力。由于已知脂滴表面如吸附有蛋白成分则表面张力降低，他们推测细胞膜中含有蛋白质成分，并提出“片层结构模型”（lamella structure model）。该模型认为，细胞膜由两层磷脂分子构成，磷脂分子的疏水烃链在膜的内部彼此相对，而亲水端则朝向膜的外表面，内外侧表面还覆盖着一层球形蛋白质分子，形成蛋白质 – 磷脂 – 蛋白质三层夹板式结构。后来，为了解释细胞膜对水的高通透性，H. Davson 和 J. Danielli 对其模型进行了修改，认为细胞膜上有穿过脂双层的孔，小孔由蛋白质分子围成，其内表面具有亲水基团，允许水分子通过。

### （二）单位膜模型

20 世纪 50 年代，J. D. Robertson 使用电子显微镜观察各种生物细胞膜和内膜系统，发现所有生物膜均呈“两暗一明”的三层式结构，即在横切面上表现为内外两层为电子密度高的暗线，中间夹一条电子密度低的明线，内外两层暗线各厚约 2 nm，中间的明线厚约 3.5 nm，膜的总厚度约为 7.5 nm，这种“两暗一明”的结构被称为单位膜（unit membrane）。因此，J. D. Robertson 提出了“单位膜模型”（unit membrane model）（图 4–7）。

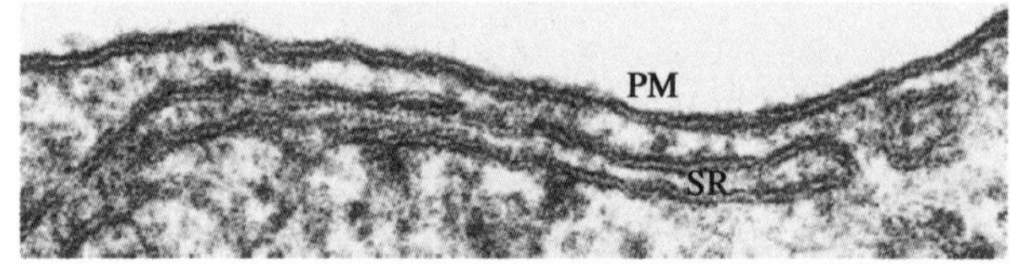


图 4–7 单位膜
肌细胞电镜照片，细胞膜（PM）和肌质网（SR）都呈现“两暗夹一明”的单位膜结构

这一模型认为，磷脂双分子层构成膜的主体，其亲水端头部向外，与附着的蛋白质分子构成暗线，磷脂分子的疏水尾部构成明线。这个模型与片层结构模型的主要不同在于，脂双层内外两侧的蛋白质并非球形蛋白质，而是单条肽链以 β 片层形式的蛋白质通过静电作用与磷脂极性端相结合。单位膜模型提出了各种生物膜在形态结构上的共同特点，即把膜的分子结构同膜的电镜图像联系起来，能对膜的某些属性做出解释，因而在超微结构中被普遍采用，名称一直沿用至今。但这个模型把膜作为一种静态的单一结构，无法说明膜的动态变化和各种重要的生理功能，也不能解释为何不同生物膜的厚度不同。

### （三）流动镶嵌模型

20 世纪 60 年代以后，由于新技术的发明和应用，人们对细胞膜的认识越来越深入。例如，应用冷冻蚀刻技术显示膜中有蛋白质颗粒存在；应用示踪法表明膜的形态结构不断发生流动变化；应用红外光谱、旋光色散等技术证明膜蛋白主要不是 β 片层结构，而是 α 螺旋的球形结

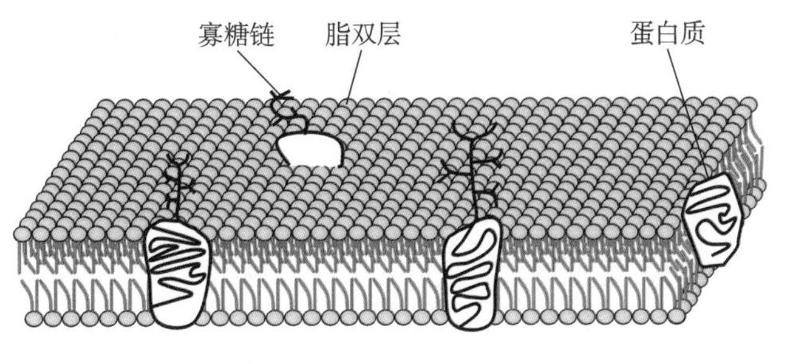

图 4-8　流动镶嵌模型

构。最终，S. J. Singer 和 G. Nicolson 在 1972 年提出了“流动镶嵌模型”（fluid mosaic model）（图 4-8）。这一模型认为，膜中脂双层分子构成膜的连贯主体，膜中蛋白质分子以不同形式与脂双层分子结合，有的嵌在脂双层分子中，有的则附着在表面。膜蛋白和磷脂分子不仅可以运动，还能聚集以便参与各种瞬时的或非永久性的相互作用。流动镶嵌模型强调了膜的流动性和不对称性，较好地解释了生物膜的功能特点，因此被普遍接受。但流动镶嵌模型不能说明具有流动性的细胞膜在变化过程中怎样保持膜的相对完整性和稳定性，同时忽视了膜的各部分流动的不均匀性等。

1975 年，Wallach 提出了“晶格镶嵌模型”（crystal mosaic model）。该模型认为，生物膜中流动的脂质是在可逆地进行无序（液态）和有序（晶态）的相变，膜蛋白对脂质分子的运动具有限制作用。镶嵌蛋白及其周围的脂质分子形成膜中的晶态部分（晶格），而具有“流动性”的脂质（液态）呈小片的点状分布，因此脂质的“流动性”是局部的，并非整个脂质双分子层都在进行流动。该模型比较合理地说明了生物膜既具有流动性，又具有相对完整性及稳定性的原因。

1977 年，Jain 和 White 提出了“板块镶嵌模型”（block mosaic model）。该模型认为，在流动的脂双层中存在许多大小不同、刚性较大、能独立移动的脂质板块（有序结构的“板块”），而在这些有序结构的板块之间存在流动的脂质区（无序结构的“板块”），这两者之间处于一种连贯的动态平衡之中，因而生物膜是由同时存在不同流动性的板块镶嵌而成的动态结构。

（四）脂筏模型

在真实的细胞膜上，脂双层不是一个完全均匀的二维流体，一些脂质分子可以形成相对稳定的凝胶状态或液态有序状态。近来发现，膜质双层内含有由特殊脂质和蛋白质组成的微区（microdomain），微区中富含胆固醇和鞘脂，其中聚集一些特定种类的膜蛋白。由于鞘脂的脂肪酸尾部比较长，这一区域比膜的其他部分厚，更有秩序且较少流动，被称为脂筏（lipid raft）。其周围则是富含不饱和磷脂的流动性较高的液态区（图 4-9）。目前发现，脂筏不仅存在于细胞膜上，亦存在于高尔基复合体膜上。

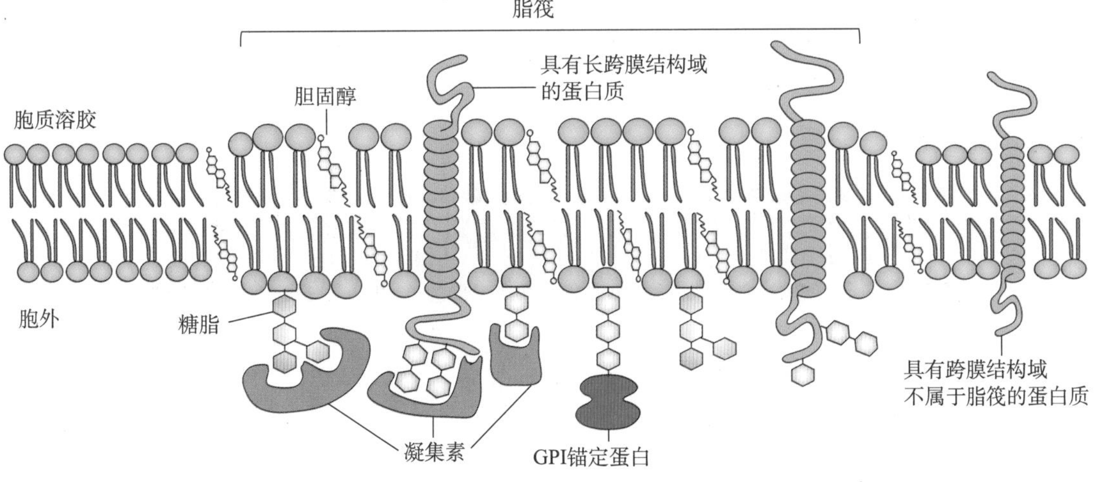

图 4-9　脂筏结构模式图

现已知，脂双层具有不同的脂筏结构，其外层的微区主要含有鞘脂、胆固醇及 GPI 锚定蛋白。由于鞘脂含有长链饱和脂肪酸，流动性较差，而邻近的磷脂区其脂肪酸多不饱和，所以会形成具有不同组分和结构的相（相分离）。内层也有类似的微区，但与外层的脂质不完全相同，主要是在此区有许多酰化的锚定蛋白，特别是信号转导蛋白，如 Src、G 蛋白的 $G_{\alpha}$ 亚基、内皮型一氧化氮合酶（eNOS）等。因此，从结构及组分分析，脂筏在膜内可形成一个有效的平台，其特点是：①许多蛋白质聚集在脂筏内，便于相互作用；②脂筏能提供一个有利于蛋白质变构的环境，形成有效的构象。目前发现脂筏参与信号转导、受体介导的胞吞及胆固醇代谢运输等。

## 第二节 细胞膜的生物学特性

细胞膜是由脂双层和以不同方式与其结合的蛋白质构成的生物大分子体系。细胞膜的主要特性是膜的不对称性和流动性。

### 一、细胞膜的不对称性

细胞膜的不对称性（membrane asymmetry）是指细胞膜中各种成分的分布是不均匀的，在种类和数量上都有很大差异，这与细胞膜的功能有密切关系。

#### （一）膜脂的不对称性

膜脂的不对称性是指各种膜脂分子在脂双层内、外两单层中的分布是不同的。例如，在人红细胞膜中，绝大部分的鞘磷脂（SM）和磷脂酰胆碱（PC）位于脂双层的外层中，而在内层中磷脂酰乙醇胺（PE）、磷脂酰丝氨酸（PS）和磷脂酰肌醇（PI）含量较多。胆固醇（CI）在红细胞膜内、外脂单层中的分布比例大致相等。糖脂均位于脂双层非胞质面，呈完全不对称性（图 4-10）。

另外，不同膜性细胞器中脂质成分的组成和分布也不同。如细胞膜中一般富含鞘磷脂、磷脂酰胆碱和胆固醇等；核膜、内质网膜和线粒体外膜则富含磷脂酰胆碱、磷脂酰乙醇胺、磷脂酰肌醇；线粒体内膜富含心磷脂。由于鞘磷脂在高尔基复合体中合成，其膜中鞘磷脂的含量约是内质网膜中的 6 倍。正是膜脂各组分分布的差异，使细胞内的生物膜具有不同的特性和功能。

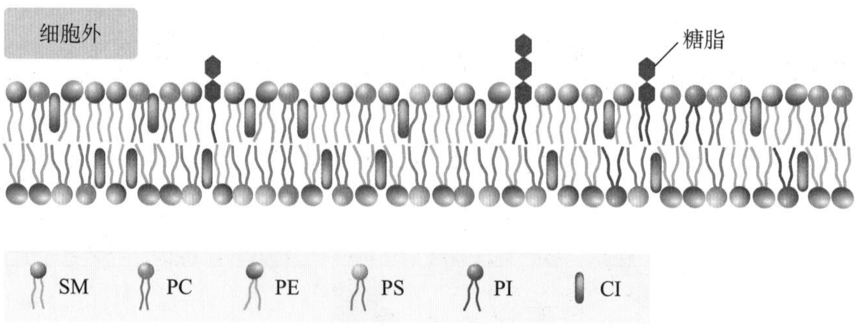


图 4-10 人红细胞膜中几种膜脂的不对称分布

（二）膜蛋白的不对称性

膜蛋白的分布是绝对不对称的，各种膜蛋白在细胞膜中都有一定的位置。如血影蛋白、腺苷酸环化酶分布于细胞膜内侧胞质面；酶和受体多位于细胞膜的外侧面，如5′-核苷酸酶、磷酸酯酶、激素受体、生长因子受体等。膜蛋白的不对称性还表现在跨膜蛋白的两个亲水端，其肽链长度、氨基酸的种类和顺序都不同，有的在膜外侧有活性位点，有的在膜内侧有活性位点。

（三）膜糖的不对称性

膜糖的分布具有显著的不对称性。细胞膜的糖脂和糖蛋白的寡糖侧链只分布于膜的外侧面（非胞质面），而在内膜系统，寡糖侧链则分布于膜腔的内侧面（非胞质面）。

膜脂、膜蛋白及膜糖分布的不对称性与膜功能的不对称性和方向性有密切关系，其重要的生物学意义在于：①膜结构上的不对称性保证了膜功能的方向性和生命活动的高度有序性，如红细胞膜表面糖脂的寡糖链决定了ABO血型；②位于细胞膜外侧面的膜受体可接受细胞外信号并向细胞内传递；③当细胞发生凋亡时（如衰老的淋巴细胞），原本位于脂双层内层的磷脂酰丝氨酸翻转到外层，成为巨噬细胞识别并吞噬凋亡细胞的信号。

知识拓展4-2
Annexin V法检测细胞凋亡

二、细胞膜的流动性

细胞膜的流动性（fluidity）既是细胞膜的基本特性之一，也是细胞进行生命活动的必需条件。细胞膜是一个动态结构，其流动性主要是指膜脂的流动性和膜蛋白的运动性。

（一）脂双层

在生理条件下，脂双层组分既有固体分子排列的有序性，又有液体的流动性。这一两种特性兼有的，居于晶态和液态之间的状态，即液晶态（liquid-crystal state），它是细胞膜极为重要的特性。在温度下降到一定程度（<25℃），脂双层的性质会明显改变，可从流动的液晶态转变为“冷冻”的晶状凝胶，这时磷脂分子的运动将受到很大限制；当温度上升至某一点时，又可以转变为液晶态。这种变化称为“相变”（phase transition），而发生相变时的温度称为膜的相变温度。

（二）膜脂分子的运动方式

应用差示扫描量热法、磁共振、放射性核素标记等多种技术检测膜脂分子的运动，结果表明，在高于相变温度条件下，膜脂分子具有以下几种运动方式（图4-11）。

1. 翻转运动（flip-flop）　是指膜脂分子从脂双层的一个单分子层翻转至另一个单分子层的运动。一般情况下很少发生，多需要翻转酶（flippase）参与。内质网膜上就存在翻转酶，它能促使某些新合成的磷脂分子从脂双层的胞质面翻转到非胞质面。这些酶在维持膜脂的不对称分布中起作用。

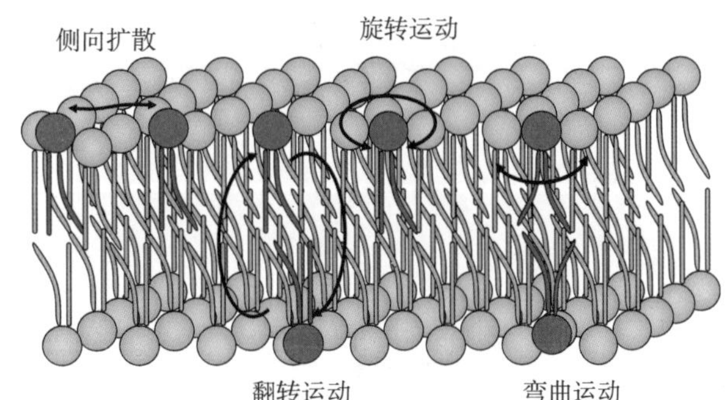


图4-11　膜脂分子的几种运动方式

2. 侧向扩散（lateral diffusion）　是指

在脂双层的单分子层内，脂分子沿膜平面侧向与相邻分子快速交换位置。侧向扩散是膜脂分子的主要运动方式。实验表明，处于液晶态的脂双层在 30℃时，一个磷脂分子可以在 1 s 内从细菌的一端扩散到另一端（1 μm），或在 20 s 内迁移大约一个动物细胞直径的距离。

3. 弯曲运动（flexion） 膜脂分子的烃链是有韧性和可弯曲的，分子的尾部弯曲、摆动的幅度大，而靠近极性头部的烃链弯曲、摆动的幅度小。此外，膜脂的脂肪酸链还可沿着与双分子层平面相垂直的轴进行伸缩和振荡运动。

4. 旋转运动（rotation） 是指膜脂分子围绕与膜平面相垂直的轴的自旋运动。

### （三）膜蛋白的运动性

分布在膜脂二维流体中的膜蛋白也有发生分子运动的特性，其主要运动方式是侧向扩散和旋转运动。这两种运动方式与膜脂分子相似，但因膜蛋白分子较大，运动速度较慢。

1. 侧向扩散 许多实验证明，膜蛋白在膜脂中可以自由漂浮和在膜表面扩散。1970 年，霍普金斯大学的 Larry Frye 和 Michael Edidin 用细胞融合及间接免疫荧光法证明，膜抗原（即膜蛋白）在脂双层二维平面中可以自由扩散。他们把体外培养的人和小鼠的成纤维细胞进行融合，观察人 - 小鼠杂交细胞表面抗原分布变化（图 4–12）。融合前，用发绿色荧光的荧光素标记小鼠成纤维细胞上的特异性抗体，而用发红色荧光的荧光素标记人成纤维细胞上的特异性抗体，且使被标记的抗体分别与小鼠和人成纤维细胞膜上的抗原相结合。当这两种细胞在融合剂的作用下刚发生融合时，膜抗原只限于各自的细胞膜部分，即人细胞一侧呈红色荧光，小鼠细胞一侧呈绿色荧光。当在 37 ℃继续培养 40 min 后，两种颜色的荧光在整个杂交细胞膜上呈均匀分布。这说明膜抗原在膜平面内经扩散运动而重新分布，但在低温（1℃）条件下，膜抗原则基本停止运动。

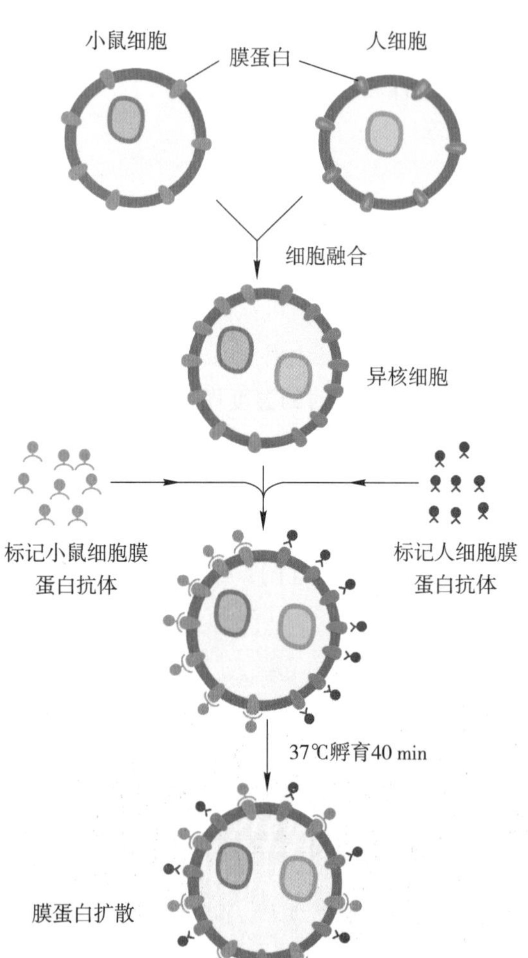


图 4–12 小鼠、人细胞融合过程中膜蛋白的侧向扩散示意图

目前测定膜蛋白的侧向扩散常采用荧光漂白恢复技术（fluorescence recovery after photobleaching，FRAP），即利用激光，使膜上某一微区结合有荧光素的膜蛋白被不可逆地漂白之后，当其他部位未被激光漂白的带有荧光的膜蛋白通过侧向扩散不断地进入这个被漂白的微区时，荧光又恢复，其恢复速度可用来计算蛋白质分子的侧向扩散速率。

2. 旋转运动 或称旋转扩散（rotational diffusion）。膜蛋白能围绕与膜平面相垂直的轴进行旋转运动，但旋转扩散的速度比侧向扩散更为缓慢。

实际上，不是所有的膜蛋白都能自由运动，有些细胞只有部分膜蛋白（30% ~ 90%）处于流动状态。此外，膜蛋白在脂双层中的运动还受到许多其他因素影响，如膜蛋白聚集形成复合物，使其运动减慢；整合蛋白与周边蛋白相互作用；膜蛋白与细胞骨架成分连接及与膜脂的相互作用等，这些均限制了膜蛋白的运动性。

（四）膜流动性的影响因素

膜的流动性对于膜的功能具有重要作用，它必须维持在一定范围内。膜脂的流动性主要依赖于其组分和脂分子本身的结构特性。目前，影响膜脂流动性的主要因素有以下几方面：

1. 脂肪酸链的饱和程度　由于相变温度的高低和流动性的大小决定于脂质分子排列的紧密程度，而磷脂分子的饱和脂肪酸链呈直线形，具有最大的聚集倾向而排列紧密成凝胶状态；不饱和脂肪酸链在双键处折屈呈弯曲状，干扰了脂分子间范德华力的相互作用，排列比较疏松，因此脂双层分子中含不饱和脂肪酸越多，膜的相变温度越低，其流动性越大。

一些受外界环境温度影响的细胞，可通过一种去饱和酶（desaturase）的催化，将单键去饱和形成双键，或通过磷脂酶和脂酰转移酶重组脂肪酸链产生不饱和脂肪酸链的磷脂分子，以调节其膜脂脂肪酸链的不饱和程度。

2. 脂肪酸链的长短　与膜的流动性有关。脂肪酸链短的相变温度低，流动性大。脂肪酸链越短，则尾端越不易发生相互作用。当在相变温度以下时，脂肪酸链不易发生凝集从而增加了流动性。长链脂肪酸尾端之间不仅可以在同一分子层内相互作用，还可以与另一分子层中的长链尾端作用，使膜的流动性降低。

3. 胆固醇的双重调节作用　动物细胞膜含较多的胆固醇，与磷脂分子数相近，其对膜的流动性起重要的双重调节作用。当温度在相变温度以上时，胆固醇分子的固醇环与磷脂分子靠近极性头部的烃链部分结合，限制了运动，从而起到稳定细胞膜的作用。当温度在相变温度以下时，由于胆固醇位于磷脂分子之间隔开磷脂分子，可有效地防止脂肪酸链相互凝聚，干扰晶态形成，从而保持膜的流动性。动物细胞膜中所含的胆固醇可有效防止低温时膜流动性的突然降低。

4. 磷脂酰胆碱与鞘磷脂的比值　哺乳动物细胞中，磷脂酰胆碱和鞘磷脂的含量约占膜脂的50%，其中磷脂酰胆碱的脂肪酸链不饱和程度高，相变温度较低；而鞘磷脂则相反，其脂肪酸链饱和程度高，相变温度也高，且范围较宽（25 ~ 35℃）。当在37℃时，磷脂酰胆碱和鞘磷脂两者均呈流动状态，但鞘磷脂的黏度比磷脂酰胆碱大6倍，因而鞘磷脂含量高则流动性降低。在细胞衰老过程中，细胞膜中磷脂酰胆碱与鞘磷脂的比值逐渐下降，流动性也降低。

5. 膜蛋白的影响　膜脂结合膜蛋白后对膜的流动性有直接影响。一方面，当膜蛋白嵌入膜脂疏水区后，周围的脂质分子不能单独活动而形成界面脂（嵌入蛋白与周围脂质分子结合而形成），从而影响膜的流动性。其中，嵌入的蛋白质越多，界面脂就越多，膜脂的流动性就越小，但膜脂与某些内在蛋白的结合是可逆的。另一方面，在含有较多膜内在蛋白的膜中，存在由膜内在蛋白分割包围的富脂区（lipid-rich region），其磷脂分子只能在一个富脂区内自由扩散，而不能扩散到邻近的富脂区。

6. 其他因素　除上述因素外，膜脂的极性基团、环境温度、pH、离子强度等均可对膜的流动性产生一定影响。如环境温度越高，膜脂流动性越大；在相变温度范围内，每下降10℃，膜的黏度增加3倍，因而膜流动性降低。

膜的流动性具有十分重要的生理意义，如物质运输、细胞识别、信息转导等功能都与膜的流动性有密切关系。此外，生物膜的各种功能也是在膜的流动状态下进行的，若膜的流动性降低，细胞膜固化和黏度增大到一定程度时，许多跨膜运输中断，膜内的酶丧失活性，代谢终止，最终导致细胞死亡。

## 第三节 物质的跨膜运输

细胞膜是细胞与细胞外环境间的半透性屏障，细胞通过细胞膜从环境中获得所需要的多种营养物质和 $O_2$，并将代谢产物排至细胞外，以维持相对稳定的内环境。目前，已知细胞对小分子和离子的跨膜运输，是通过脂双层的简单扩散、离子通道扩散、易化扩散和主动运输来完成的；对于大分子和颗粒物质的运输，细胞则通过胞吞和胞吐作用进行。

### 一、小分子物质及离子的跨膜运输

由于脂双层的中间部分是疏水性结构，非极性的小分子（如 $O_2$、$CO_2$、NO）、脂溶性分子、不带电荷的极性小分子（如水、乙醇和尿素）可以通过脂双层膜，但较大的分子（如甘油）通过速度较慢，葡萄糖则几乎不能通过。脂双层对于所有带电荷的分子和离子（如 $Na^+$、$K^+$ 等），不管它多么小，都是高度不通透的，这些分子所带电荷及高度的水合状态妨碍它们进入脂双层的疏水区（图 4-13）。

#### （一）简单扩散

简单扩散（simple diffusion）是小分子物质跨膜运输的最简单方式。它是利用小分子的热运动，使分子以自由扩散的方式从膜的一侧进入另一侧。其前提条件是：①溶质在膜两侧保持一定的浓度差。②溶质必须能透过膜。像一些脂溶性物质，如醇、苯、甾类激素和 $O_2$、$CO_2$、NO 等就是通过简单扩散方式穿过细胞膜的。这是因为在简单扩散时，溶质分子可直接溶解于膜脂双层中，通过细胞膜进行自由扩散，其转运是由高浓度向低浓度方向进行的，所需要的能量来自高浓度本身所包含的势能，不需细胞提供能量，故也称被动扩散（passive diffusion）。

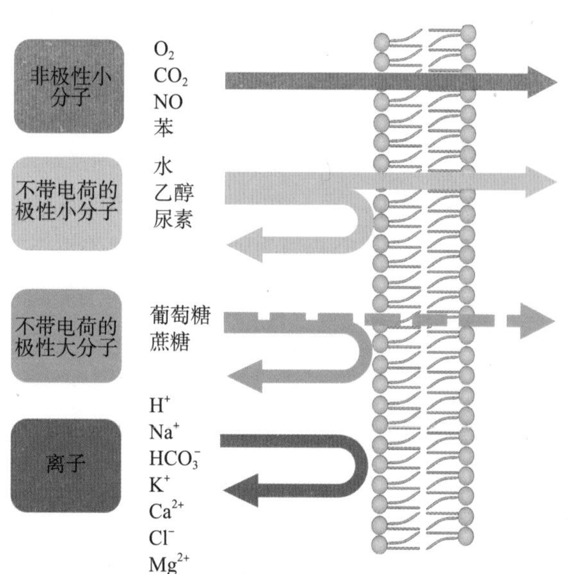


图 4-13 人工合成的脂双层对不同溶质的相对通透性

#### （二）膜运输蛋白介导的跨膜运输

绝大多数溶质，如各种离子、单糖、氨基酸、核苷酸及许多细胞代谢产物都不能通过简单扩散进行跨膜转运，而必须借助膜运输蛋白（membrane transport protein）来完成。所有的膜运输蛋白都是多次跨膜蛋白，它们的肽链穿越脂双层。通常每种膜运输蛋白只转运一种特定类型的溶质，如离子、单糖或氨基酸。

膜运输蛋白主要有两类：一类是载体蛋白（carrier protein），另一类是通道蛋白（channel protein）。载体蛋白的特点是与特定的溶质分子结合，通过蛋白构象改变把溶质转运到膜的另一侧。通道蛋白则形成一种水溶性通道，贯穿脂双层，当通道开放时，特定的溶质（一般是无机离子）可经过通道穿越细胞膜。这种经通道蛋白和某些载体蛋白介导的溶质跨膜转运，是顺着浓度梯度且不消耗能量的过程，称为被动运输（passive transport）。在被动运输中，如果转运的溶质是非电解质（不带电荷的），则膜两侧的浓度梯度决定了溶质的转运方向；如被转运的溶质是电解质，则溶质的转运方向取决于膜两侧该物质的浓度差（化学梯度）和电荷差（电位梯度）所形成的电化学梯度（electrochemical gradient）。此外，细胞也需要逆电化学梯度转运一些溶质，这时不但需要膜运输蛋白的参与，还需要消耗能量（多数是ATP）。这种细胞膜利用代谢产生的能量来驱动物质逆着浓度梯度的转运称为主动运输（active transport）。

载体蛋白既可介导被动运输（易化扩散），也可介导逆电化学梯度的主动运输；而通道蛋白只能介导顺电化学梯度的被动运输（图4-14）。

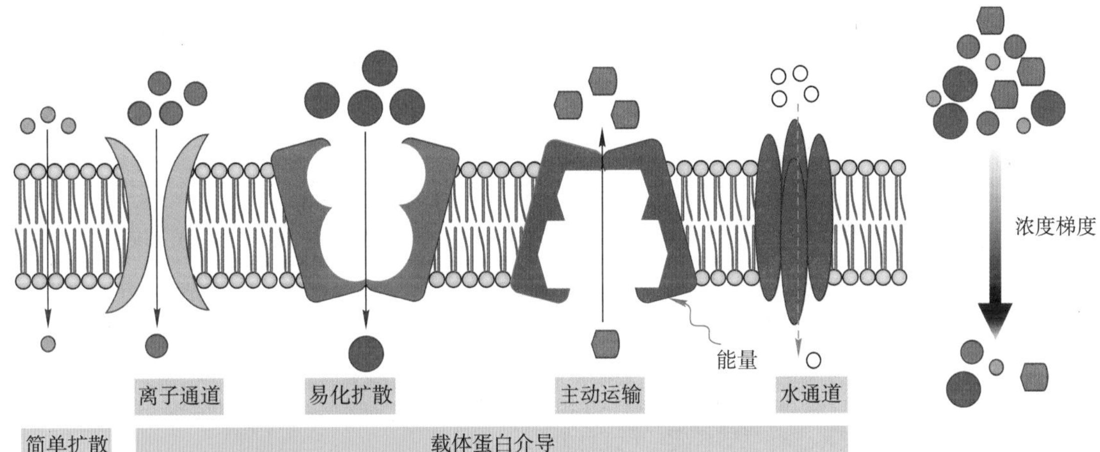


图4-14　被动运输与主动运输

1. 载体蛋白介导的易化扩散　一些非脂溶性（或亲水性）的物质，如葡萄糖、氨基酸、核苷酸及细胞代谢产物等，不能以简单扩散的方式通过细胞膜，但它们可在载体蛋白的介导下，不消耗细胞的代谢能量，顺物质浓度梯度或电化学梯度进行转运，这种方式称为易化扩散（facilitated diffusion）。由于易化扩散不消耗细胞的代谢能，因此与简单扩散相同，两者都是被动运输。现已知，介导易化扩散的载体蛋白可进行物质的双向跨膜运输，其净通量取决于物质在膜两侧的相对浓度。

一般认为，载体蛋白对所转运的溶质具有高度专一性，可借助其上的结合位点与某一物质进行暂时的、可逆的结合。当载体蛋白一侧表面的特异结合位点同专一的溶质分子结合形成复合体后，即可引起载体蛋白发生构象变化，并通过一定的易位机制，将溶质分子从膜的一侧移至膜的另一侧。同时，随着构象的变化，载体蛋白对该物质的亲和力下降，于是物质与载体蛋白分离，溶质顺着浓度梯度扩散出去，载体蛋白又恢复到它原有的构象（图4-15）。

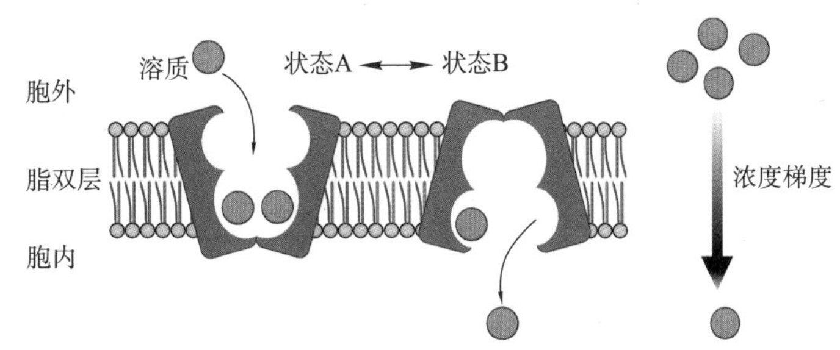


图4-15　载体蛋白构象变化介导的易化扩散示意图

葡萄糖是人体最基本的直接能量来源，而在许多细胞（包括红细胞）中，细胞外的葡萄糖浓度要高于细胞内。大多数哺乳动物细胞膜上都含有一种协助葡萄糖从血液扩散到细胞内的载体蛋白，它以易化扩散方式将葡萄糖转运入细胞。人类基因组编码 14 种与葡萄糖转运相关的载体蛋白 GLUT1 ~ GLUT14，它们构成葡萄糖转运体（glucose transporter，GLUT）蛋白家族。这些载体蛋白具有高度同源的氨基酸序列，都含有 12 次穿膜的 α 螺旋。通过对 GLUT1 的研究发现，它的穿膜区主要由疏水性氨基酸残基组成，其中某些 α 螺旋带有 Ser、Thr、Asp 和 Glu 残基，它们的侧链可以和葡萄糖羟基形成氢键。这些氨基酸残基被认为可形成载体蛋白内部朝内和朝外的葡萄糖结合位点。例如，人红细胞膜上存在约 5 万个葡萄糖载体蛋白，其数量相当于膜蛋白总量的 5%，最大转运速度约为每秒转运 180 个葡萄糖分子。

动力学研究表明，葡萄糖的转运是通过载体蛋白的两种构象交替改变而完成的。第一种构象，葡萄糖结合位点朝向细胞外，结合葡萄糖之后，诱导其构象发生改变，使葡萄糖结合位点转向细胞内，释放葡萄糖入细胞，随后又恢复原先的构象，从而不断地将葡萄糖转运入细胞。现已知，GLUT 蛋白家族成员有不同的组织细胞分布特异性。例如，分布于脑内神经元、胰岛、肝细胞、肌细胞和脂肪细胞等细胞膜上的 GLUT 类型不同，在与葡萄糖的亲和力、转运动力学特性及自身调控等方面也各有不同。

2. 载体蛋白介导的主动运输　被动运输只能顺浓度梯度跨膜转运物质，趋向于使细胞内外的物质浓度达到平衡，但实际上细胞内外许多物质浓度存在很大差异。例如，一般情况下，$K^+$ 浓度在细胞内约为 100 mmol/L，而细胞外只有 5 mmol/L；$Na^+$ 浓度在细胞外为 150 mmol/L，而细胞内为 10 ~ 20 mmol/L；$Ca^{2+}$ 在真核细胞膜两侧的浓度差别更大，一般细胞外的浓度要高于细胞内约 10 000 倍。这些浓度梯度由主动运输产生，以维持细胞内外物质浓度的差异，这对维持细胞生命活动至关重要。

主动运输是载体蛋白介导的物质逆电化学梯度，由低浓度一侧向高浓度一侧进行的跨膜转运方式。转运的溶质分子其自由能变化为正值，因此需要与某种释放能量的过程相偶联，如 ATP 水解、光吸收、电子传递、顺浓度梯度的离子运动等。主动运输的特点是：①主动运输为小分子物质逆浓度或电化学梯度跨膜转运；②需要消耗能量，可直接利用水解 ATP 或离子电化学梯度提供能量；③需要膜上特异性载体蛋白介导。

动物细胞根据主动运输过程中利用能量的方式不同，可分为 ATP 驱动泵（由 ATP 直接提供能量）和协同运输（ATP 间接提供能量）两种主要类型。

（1）ATP 驱动泵：都是跨膜蛋白，它们在膜的细胞质侧具有一个或多个 ATP 结合位点，能够水解 ATP 使自身磷酸化，进而利用 ATP 水解所释放的能量将被转运分子或离子从低浓度向高浓度转运，所以常称之为“泵”。根据泵蛋白的结构和功能特性，可分为 4 类：P 型离子泵、V 型质子泵、F 型质子泵和 ABC 转运体。前 3 种只转运离子，后一种主要转运小分子（图 4-16）。

所有有机体都依靠 P 型离子泵跨膜转运阳离子。P 型离子泵有 2 个独立的大亚基（α 亚基）和 ATP 结合位点，绝大多数还有起调节作用的 2 个小的 β 亚基。在转运离子过程中，至少有一个 α 亚基发生磷酸化和去磷酸化反应，从而改变泵蛋白的构象，实现离子的跨膜转运。在泵工作过程中可形成磷酸化中间体，而“P”代表磷酸化，故名 P 型离子泵。动物细胞的 $Na^+$–$K^+$ 泵、$Ca^{2+}$ 泵和哺乳动物胃腺壁细胞上的 $H^+$–$K^+$ 泵等都属于此种类型。下面以 $Na^+$–$K^+$ 泵为例介绍 P 型离子泵的主要工作原理。

$Na^+$–$K^+$ 泵又称 $Na^+$–$K^+$–ATP 酶，由 α 亚基和 β 亚基构成。其中，α 亚基的相对分子质量为 $120 \times 10^3$，是一种多次穿膜的膜整合蛋白，具有 ATP 酶活性；β 亚基的相对分子质量为 $55 \times 10^3$，

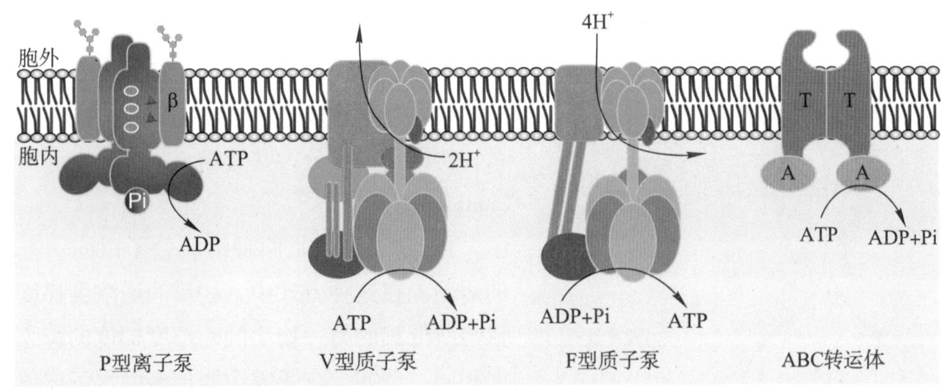


图4-16　4种类型ATP驱动泵模式图
P型离子泵、V型质子泵和ABC转运体利用ATP水解释放的能量进行物质跨膜运输，而F型质子泵利用质子动力势合成ATP

是具有组织特异性的糖蛋白，它并不直接参与离子的跨膜转运，但能帮助在内质网新合成的α亚基进行折叠。当把α亚基与β亚基分开时，α亚基的酶活性丧失。

现已知α亚基的胞质面有3个高亲和$Na^+$的结合位点，而在膜外表面有2个高亲和$K^+$的结合位点，也是乌本苷高亲和结合位点。当行使功能时，细胞膜内侧的α亚基与$Na^+$结合，促进ATP水解为ADP和磷酸，其中磷酸基团与α亚基上的一个天冬氨酸残基共价结合使其磷酸化，而ATP水解释放的能量可驱动酶蛋白构象改变，使与3个$Na^+$结合的位点转向膜外侧，酶蛋白失去对$Na^+$的亲和性，从而将$Na^+$释放到胞外。当$Na^+$被释放后，酶蛋白再获取2个$K^+$并与磷酸化的α亚基结合，从而促使其去磷酸化，使酶的构象又恢复原状，并失去对$K^+$的亲和性，将$K^+$释放到胞内，完成一个循环（图4-17）。

视频4-1
$Na^+$-$K^+$泵工作原理

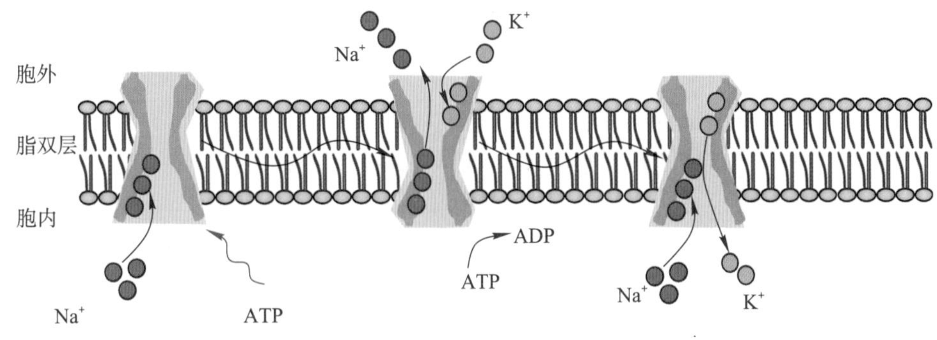


图4-17　$Na^+$-$K^+$泵工作示意图

在此过程中，每水解一个ATP分子，可输出3个$Na^+$，转入2个$K^+$。$Na^+$依赖的磷酸化和$K^+$依赖的去磷酸化如此有序地交替进行，每秒钟可发生约1 000次构象变化。当$Na^+$-$K^+$泵抑制剂乌本苷在膜外侧占据$K^+$结合位点后，$Na^+$-$K^+$泵活性可被抑制；而当抑制生物氧化作用的氰化物使ATP供应中断时，$Na^+$-$K^+$泵因失去能量来源也停止工作。

大多数动物细胞要消耗ATP总量的1/3（神经细胞要消耗总ATP的2/3）用于维持$Na^+$-$K^+$泵的活动，从而保证细胞内低$Na^+$高$K^+$的离子环境。这对细胞有重要的生理意义，如调节渗透压、保持膜电位、为某些物质吸收提供驱动力和为蛋白质合成及代谢活动提供必要的离子浓度等。

（2）协同运输：细胞所建立的各种浓度梯度，如$Na^+$、$K^+$和$H^+$浓度梯度，是储存自由能的一种方式，其中储存在离子浓度梯度中的势能可被细胞利用进行物质转运。协同运输（co-transport）是一类由$Na^+$-$K^+$泵（或$H^+$泵）与载体蛋白协同作用，间接消耗ATP所完成的主动运输方式。物质跨膜运动所需要的直接动力来自膜两侧离子的电化学梯度中的能量，而维持这种离子电化学梯度是通过$Na^+$-$K^+$泵（或$H^+$泵）消耗ATP实现的。动物细胞的协同运输是利用膜两

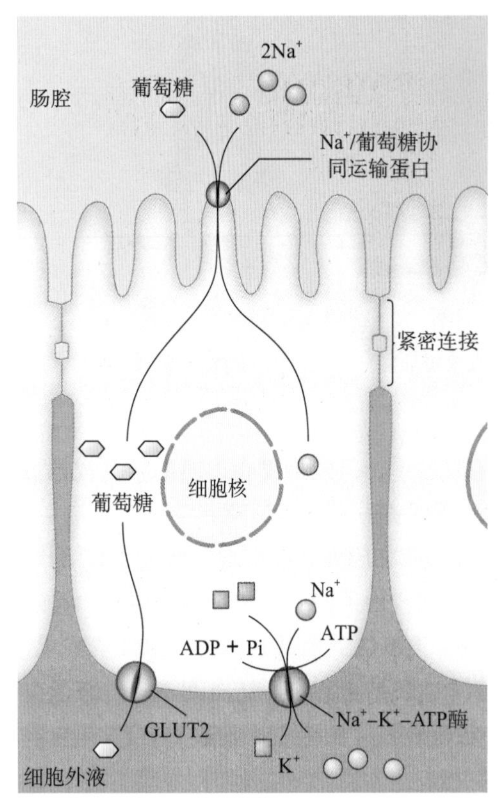


图4-18 小肠上皮细胞转运葡萄糖入血示意图
葡萄糖分子通过$Na^+$驱动的同向协同运输方式进入上皮细胞，再经载体介导的协助扩散方式进入血液，$Na^+$-$K^+$泵消耗ATP维持$Na^+$的电化学梯度

侧的$Na^+$电化学梯度来驱动，而植物细胞和细菌是利用$H^+$电化学梯度来驱动。根据溶质分子运输方向与顺电化学梯度转移离子（$Na^+$或$H^+$）方向的关系，协同运输可分为共运输（symport）和对向运输（antiport）。

1）共运输：是两种溶质分子以同一方向跨膜的运输。在这种方式中，物质的逆浓度梯度跨膜运输与所依赖的另一物质的顺浓度梯度的跨膜运输方向相同。例如，在肠腔中酶把多糖水解成单糖，其中葡萄糖逆浓度梯度跨小肠上皮细胞膜的运输，是通过称为$Na^+$/葡萄糖协同运输蛋白进行的。$Na^+$/葡萄糖协同运输蛋白在细胞膜外表面可同时结合2个$Na^+$和1个葡萄糖分子，当$Na^+$顺浓度梯度进入细胞时，葡萄糖就利用$Na^+$电化学梯度中的势能，与$Na^+$相伴随逆浓度梯度进入细胞。当$Na^+$在胞质内释放后载体蛋白构象发生改变，失去对葡萄糖的亲和性而与之分离，载体蛋白构象恢复原状，以进行下一次工作（图4-18）。进入细胞的$Na^+$被位于细胞膜基底面和侧面的$Na^+$-$K^+$泵泵出细胞外，以保持$Na^+$的跨膜浓度梯度。由此可见，这种运输所消耗的能量，实际上是由ATP水解间接提供的。小肠上皮及其他器官（如肾）中的细胞，细胞膜上都有类似的共运输载体蛋白，各自负责运送一组特异糖类（如葡萄糖、果糖、甘露糖、半乳糖）、氨基酸和水溶性维生素等进入细胞。

2）对向运输：同一种转运体借助离子浓度梯度的驱动，将两种不同的离子或分子分别向膜的相反方向运输的过程。脊椎动物细胞中有多种对向运输转运体：① $Na^+$-$Ca^{2+}$转运体：几乎所有细胞都存在$Na^+$-$Ca^{2+}$转运体，以转入3个$Na^+$排出1个$Ca^{2+}$的化学计量联合转运。例如，心肌细胞在兴奋收缩偶联过程中，流入的$Ca^{2+}$主要通过$Na^+$-$Ca^{2+}$转运体将其排出细胞；而在小肠黏膜上皮细胞和肾近端小管细胞基底面，$Na^+$-$Ca^{2+}$转运体转运$Ca^{2+}$经组织液入血是$Ca^{2+}$吸收的重要途径。② $Na^+$-$H^+$转运体：这种转运蛋白偶联1个$Na^+$顺浓度梯度流进与1个$H^+$流出，以清除细胞代谢过程中产生的过多$H^+$，调节胞质内pH（≈7.2）；而肾近端小管的$Na^+$-$H^+$转运体向小管液中排出$H^+$，以利于$HCO_3^-$被重吸收，这在排出固定酸和维持机体酸碱平衡中起重要作用。③ $Cl^-$-$HCO_3^-$转运体：在细胞内$HCO_3^-$升高时，将$HCO_3^-$运出细胞同时可将$Cl^-$运入，从而介导$HCO_3^-$和$CO_2$的输出。这在破骨细胞和胃泌酸活动及红细胞携带$CO_2$排至血液过程中发挥作用。

总之，细胞根据生理活动的需要，通过多种不同的方式协同完成各种小分子物质的跨膜转运。表4-1为部分主要载体蛋白的种类与功能。

3. 通道蛋白介导的被动运输　构成生物膜核心部分的脂双层对带电物质，包括$Na^+$、$K^+$、$Ca^{2+}$、$Cl^-$等极性很强的离子是高度不通透的，它们难以直接跨膜转运。各种离子的转运是借助膜上的通道蛋白完成的，所以通道蛋白也称为离子通道（ion channel）。

（1）离子通道的特点：离子通道由跨膜蛋白构成，它们可在膜上形成亲水性的穿膜孔道，快速并有选择地让某些离子通过。通道蛋白有以下几个特点：①通道蛋白介导的是双向被动运输，它在转运过程中不与溶质分子结合，离子的净通量取决于电化学梯度。②离子通道对被转运离子

表 4-1　部分主要载体蛋白的种类与功能

| 载体蛋白 | 位置 | 能量来源 | 功能 |
| --- | --- | --- | --- |
| 葡萄糖易化扩散运输蛋白 | 大多数动物细胞的细胞膜 | 无 | 被动运输葡萄糖 |
| $Na^+$ 驱动的葡萄糖转运体 | 肾、肠上皮细胞顶部细胞膜 | $Na^+$ 电化学梯度 | 主动运输葡萄糖 |
| $Na^+$–$H^+$ 转运体 | 动物细胞膜 | $Na^+$ 电化学梯度 | 输出 $H^+$，调节胞内 pH |
| $Na^+$–$K^+$ 泵（$Na^+$–$K^+$–ATP 酶） | 大多数动物细胞膜 | ATP 水解 | 主动输出 $Na^+$，输入 $K^+$ |
| $Ca^{2+}$ 泵（$Ca^{2+}$–ATP 酶） | 真核细胞膜 | ATP 水解 | 主动运输 $Ca^{2+}$ |
| $H^+$ 泵（$H^+$–ATP 酶） | 动物细胞溶酶体膜等 | ATP 水解 | 从胞质中主动输入 $H^+$ |

的大小和所带电荷有高度的选择性，即只有大小和电荷适宜的离子才能通过。例如，$K^+$ 通道只允许 $K^+$ 通过，而不允许 $Na^+$ 通过。③转运速率高。离子通道可以在每秒内允许 $10^6$ ~ $10^8$ 个特定离子通过，比载体蛋白所介导的最快转运速率高 100 倍以上。④多数离子通道不是持续开放的，其开放受“闸门”控制，即离子通道的活性由通道开或关两种构象所调节，以对特定信号做出适当反应。

（2）离子通道的类型：已经确认的大多数离子通道的开放与关闭受细胞内、外多种因素的调控，称为“门控”（gated）。通常根据通道门控机制的不同，将门控通道大致分为三大类。

1）配体门控通道（ligand-gated channel）：实际上是离子通道型受体，它们与细胞外的特定配体（ligand）结合后，发生构象改变，将“门”打开，以允许某种离子快速跨膜扩散。例如，乙酰胆碱受体（acetylcholine receptor，AChR）是典型的配体门控阳离子通道。它大量分布于骨骼肌神经肌肉接头处，当与神经末梢释放的神经递质乙酰胆碱结合后通道打开，将细胞外化学信号快速转换为电信号，从而实现了神经对肌肉收缩的支配。该通道一般通过的阳离子是 $Na^+$、$K^+$ 和 $Ca^{2+}$。其中，在神经肌肉接头处的肌细胞外为高浓度的 $Na^+$，所以 AChR 的开放导致一次 $Na^+$ 的大量内流，引起肌细胞膜的去极化，继而引发多种离子通道的依次激活开放，引起肌肉收缩。

2）电压门控通道（voltage-gated channel）：膜电位的改变是控制电压门控通道开放与关闭的直接因素。此类通道蛋白的分子结构中存在着一些对膜电位改变敏感的基团或亚基，可诱发通道蛋白构象的改变，从而将“门”打开。闸门开放时间只有几毫秒，随即迅速自发关闭。电压门控通道主要存在于神经元、肌细胞和腺上皮细胞等可兴奋细胞，包括 $K^+$ 通道、$Ca^{2+}$ 通道、$Na^+$ 通道和 $Cl^-$ 通道等。

3）应力激活通道（stress-activated channel）：通道蛋白感受应力而改变构象，使通道“门”开启，离子通过亲水通道进入细胞，引起膜电位变化，产生电信号。如静纤毛（stereocilia）是耳毛细胞顶端特化的富含 F- 肌动蛋白的毛状结构。成熟的静纤毛呈三层阶梯状排列，较低两层的静纤毛顶端具有应力激活通道。声波（机械振动）使应力激活通道打开，产生生物电信号，进一步通过神经纤维传递给中枢神经系统，从而产生听觉。表 4-2 为主要的离子通道种类及功能。

4. 水通道介导的水分子快速转运　水分子虽然可以以简单扩散方式通过细胞膜，但扩散速度非常缓慢。纯粹的脂双层基本上对水不通透，但有许多细胞，如肾小管细胞、肠上皮细胞、血细胞、植物根细胞及细菌等对水的吸收极为快速。长期以来，人们就猜想细胞膜上可能存在水的专一通道。直到 1988 年，美国学者 Peter Agre 发现细胞膜上有构成水通道的膜蛋白，这

表 4–2 主要的离子通道种类及功能

| 离子通道 | 典型位置 | 功能 |
|---|---|---|
| $K^+$ 渗漏通道 | 大多数动物细胞膜 | 维持静息膜电位 |
| 电压门控 $Na^+$ 通道 | 神经元轴突细胞膜 | 产生动作电位 |
| 电压门控 $K^+$ 通道 | 神经元轴突细胞膜 | 在一个动作电位之后使膜恢复静息电位 |
| 电压门控 $Ca^{2+}$ 通道 | 神经终末的细胞膜 | 激发神经递质释放 |
| 乙酰胆碱 $Na^+$ 和 $Ca^{2+}$ 通道 | 神经肌肉接头处细胞膜 | 在靶细胞将化学信号转换为电信号 |
| GABA 门控 $Cl^-$ 通道 | 许多神经元的突触处细胞膜 | 产生抑制性突触信号 |
| 应力激活阳离子通道 | 内耳毛细胞膜 | 感受声波振动 |

种蛋白质被命名为水孔蛋白（aquaporin，AQP），从而确认了细胞膜上有水转运通道蛋白的理论。Agre 因此获得了 2003 年诺贝尔化学奖。目前发现的哺乳动物水孔蛋白家族已有 11 个成员（AQP0 ~ AQP10），其主要分布和功能见表 4–3。

表 4–3 部分水孔蛋白的分布和功能

| 水孔蛋白 | 组织分布 | 功能 |
|---|---|---|
| AQP0 | 晶状体纤维细胞 | 维持晶状体透明度 |
| AQP1 | 红细胞 | 多种功能 |
| | 肾近曲小管 | 肾近曲小管水分重吸收 |
| | 眼睛睫状上皮 | 眼中水状液的分泌 |
| | 大脑脉络丛 | 中枢系统脑脊髓液的分泌 |
| | 肺泡上皮细胞 | 肺中水平衡 |
| AQP2 | 肾集合管 | 肾集合管中水通透力（突变产生肾源性尿崩症） |
| AQP3 | 肾集合管，呼吸道支气管上皮细胞 | 水重吸收进入血液，气管和支气管液体分泌 |
| AQP4 | 肾集合管 | 水重吸收 |
| | 中枢神经系统 | 中枢神经系统中脑脊髓液的重吸收，脑水肿的调节 |
| | 呼吸道支气管上皮细胞 | 支气管液体分泌 |
| AQP5 | 唾液腺、泪腺、汗腺 | 唾液、眼泪、汗液的分泌 |
| AQP7 | 脂肪组织、肾、睾丸 | 转运水及甘油 |

水孔蛋白家族中 AQP1 的结构研究比较清楚。它在细胞膜上是由 4 个对称排列的圆筒状亚基包绕而成的四聚体，每个亚基（即一个 AQP1 分子）的中心存在一个只允许水分子通过的中央孔，孔的直径约 0.28 nm，稍大于水分子直径（图 4–14）。一个 AQP1 分子由 6 个跨膜 α 螺旋构成基本骨架，其间还有 2 个嵌入但不贯穿细胞膜的短 α 螺旋几乎顶对顶地位于脂双层中。在两个短 α 螺旋相对的顶端各有一个在所有水孔蛋白家族中都保守存在的 Asn–Pro–Ala（NPA）基序（motif），它们使得这种顶对顶结构得以稳定存在。

一般认为，水孔蛋白是处于持续开放状态的膜通道蛋白，一个 AQP1 水孔蛋白每秒可允许 $3 \times 10^9$ 个水分子通过。水分子的转运不需要消耗能量，也不受门控机制调控，其通过水通道的移动方向完全由膜两侧的渗透压差决定，即从渗透压低的一侧向渗透压高的一侧移动，直至两侧渗透压达到平衡。因此，水通道是水分子在溶液渗透压梯度作用下跨膜转运的主要途径。

## 二、大分子及颗粒物质的跨膜运输

大分子和颗粒物质，如蛋白质、多核苷酸、多糖等，并不能直接穿过细胞膜进行运输，而是由膜包围形成囊泡，通过一系列膜囊泡的形成和融合来完成转运过程，故称为囊泡转运（vesicular transport）。细胞摄入大分子或颗粒物质的过程称为胞吞作用，而细胞排出大分子或颗粒物质的过程称为胞吐作用。囊泡转运不仅发生在细胞膜，胞内各种膜性细胞器，如内质网、高尔基复合体、溶酶体等之间的物质运输也是以这种方式进行的。本部分内容主要介绍大分子与颗粒物质通过细胞膜进行的跨膜运输。

### （一）胞吞作用

胞吞作用（endocytosis）又称内吞作用，是由细胞膜内陷包围胞外物质形成胞吞泡后，脱离细胞膜进入胞内的过程。根据胞吞物质的大小、状态及特异程度的不同，胞吞作用可分为 3 种类型：吞噬作用、胞饮作用及受体介导的胞吞作用。

1. 吞噬作用（phagocytosis） 是吞噬细胞摄入颗粒物质的过程，即细胞在摄取较大的颗粒物质或多分子复合物（直径> 250 nm）时，细胞膜凹陷，形成伪足，将颗粒包裹后摄入细胞的过程。这种吞噬形成的膜泡称为吞噬体（phagosome）或吞噬泡（phagocytic vacuole），其对颗粒物质的吞入由细胞膜下的肌动蛋白丝所驱动。动物体内具有吞噬功能的细胞包括中性粒细胞、单核细胞及巨噬细胞等。它们均具有吞噬入侵微生物、清除损伤和死亡细胞等功能，在机体防御系统中发挥重要作用。

2. 胞饮作用（pinocytosis） 是细胞吞入细胞外液和可溶性物质的过程，即当细胞周围环境中某些可溶性物质达到一定浓度时，可通过胞饮作用被细胞吞入。胞饮作用通常发生在细胞膜的特殊区域，首先细胞膜内陷形成一个小窝，然后形成一个直径小于 150 nm，没有蛋白外被包裹的膜性小泡，称为胞饮体（pinosome）或胞饮泡（pinocytic vesicle）。根据细胞外物质是否吸附在细胞表面，将胞饮作用分为两种类型：一种是液相内吞（fluid-phase endocytosis），另一种是吸附内吞（absorption endocytosis）。液相内吞为细胞把细胞外液及其内可溶性物质摄入细胞内。吸附内吞为细胞外大分子或颗粒物质先以某种方式吸附在细胞表面，随后被摄入细胞内。

胞饮作用在能形成伪足和转运功能活跃的细胞中多见，如巨噬细胞、白细胞、毛细血管内皮细胞、肾小管上皮细胞、小肠上皮细胞等。胞饮泡进入细胞后与内体融合或与溶酶体融合后被降解。

3. 受体介导的胞吞作用（receptor-mediated endocytosis） 是细胞通过受体的介导，选择性地高效摄取细胞外特定大分子物质的过程。因为有些大分子在细胞外液中的浓度很低，其进入细胞需先被膜上的特异性受体识别并结合，然后通过膜的内陷形成囊泡，并脱离细胞膜进入细胞。这种作用不仅可使细胞能特异性地摄取细胞外含量很低的成分，还不会摄入大量的细胞外液。因此，与非特异的胞吞作用相比，受体介导的胞吞作用可使特殊大分子的内化效率增加 1 000 多倍。具体过程如下：

（1）有被小窝和有被小泡的形成：细胞膜上有多种受体，如激素、生长因子、酶和血浆蛋白等。它们常集中在细胞膜的特定区域，其浓度是细胞膜其他部位的 10 ~ 20 倍。该区域称为有被小窝（coated pit），具有选择受体的功能。已知在体外培养细胞中，有被小窝约占细胞膜表面积的 2%。而电镜下，有被小窝处的细胞膜向内凹陷，直径 50 ~ 100 nm，其膜内表面覆盖着一层毛

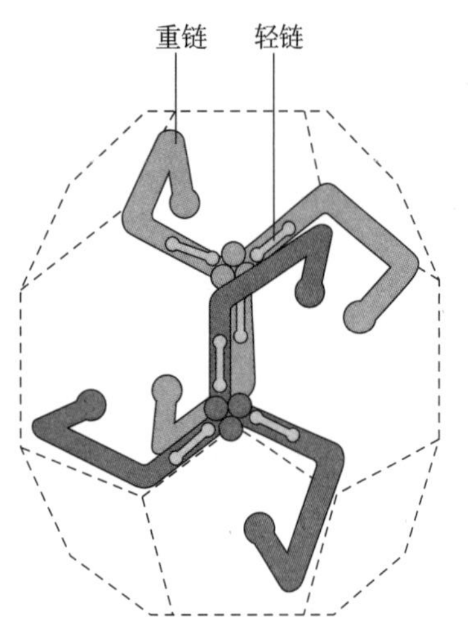

图 4-19 三腿蛋白复合物模式图

刺状电子致密物，即网格蛋白和衔接蛋白。

受体介导的胞吞过程首先是细胞外溶质（配体）同有被小窝处的受体结合，形成配体 - 受体复合物；然后网格蛋白聚集在有被小窝的胞质侧，使有被小窝形成并进一步内陷与细胞膜断离；最后形成有被小泡（coated vesicle）进入细胞。此时，有被小泡的外表面常包被由网格蛋白组装成的笼状篮网结构。

网格蛋白（clathrin）也称为成笼蛋白，是一种蛋白复合物，由 3 个二聚体组成，每个二聚体由 1 条 $180\times10^3$ 的重链和 1 条 $35\times10^3$ 的轻链组成。3 个二聚体形成了三腿蛋白复合物（triskelion）（图 4-19）。三腿蛋白复合物聚合成六角形或五角形的篮网状结构，覆盖于有被小窝（或有被小泡）的细胞质侧表面。三腿蛋白复合物网架具有自我装配能力，它们在试管中即能自动装配成封闭的篮网结构。网格蛋白的作用主要是牵拉细胞膜向内凹陷，参与并捕获特定的膜受体使其聚集于有被小窝内（图 4-20）。

此外，在有被小泡的包被组成成分中，还有一种衔接蛋白（adaptin），介于网格蛋白与配体 - 受体复合物之间，参与包被的形成并起连接作用。目前发现，细胞内至少有 4 种不同的衔接蛋白，可特异性地结合不同种类的受体，使细胞捕获不同的运载物（cargo）。在受体介导的胞吞作用中，网格蛋白没有特异性，其特异性受衔接蛋白的调节。

（2）无被小泡形成后与内体及溶酶体融合：当配体与膜上受体结合后，网格蛋白聚集在膜的胞质侧，并通过一些六边形的网格转变成五边形的网格，以促进网格蛋白外被弯曲转变成笼形结构，牵动细胞膜凹陷。现已知有被小窝开始内陷并从细胞膜上缢缩变成网格蛋白有被小泡，还需要一种小分子 GTP 结合蛋白——发动蛋白（dynamin）的参与。该蛋白形成一个螺旋状的领圈样结构环绕在内陷的有被小窝颈部。发动蛋白与 GTP 结合并将 GTP 水解，调节自己收缩，从而将有被小泡从细胞膜上切离下来，形成网格蛋白有被小泡。一旦有被小泡从细胞膜上脱离下来，很快就脱去包被变成表面光滑的无被小泡，而网格蛋白分子返回到细胞膜下方，重新参与形成新的有被小泡。而无被的光滑小泡继而与早期内体融合。

内体是动物细胞质中经胞吞作用形成的一种由膜包围的囊泡，其作用是运输由胞吞作用新摄

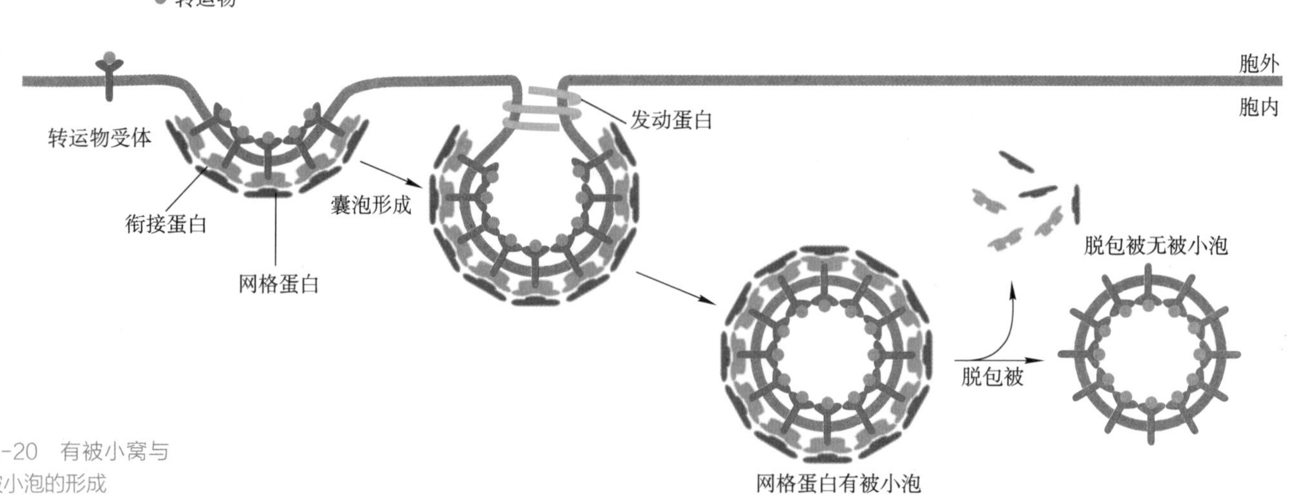

图 4-20 有被小窝与有被小泡的形成

入的物质到溶酶体降解。内体膜上有 ATP 驱动的质子泵，可将 $H^+$ 泵入内体腔中，使腔内 pH 降低（pH 5～6）。大多数情况下，内体的低 pH 改变了受体和配体分子的亲和状态，从而释放出与其结合的配体分子。受体与配体分离后，内体以出芽的方式形成运载受体的小囊泡，返回细胞膜，使受体重新被利用。含有配体的内体将与溶酶体融合，在多种溶酶体酶的作用下，配体分子被水解成小分子物质，被细胞重新利用。

总之，动物细胞对许多重要物质的摄取都依赖于受体介导的胞吞，目前已有 50 种以上的蛋白质、激素、生长因子、淋巴因子、铁及维生素 $B_{12}$ 等是通过这种方式进入细胞的。流感病毒和人类免疫缺陷病毒（HIV）也是通过这种胞吞途径感染细胞。此外我们知道，机体中的胆固醇可在肝中合成并包装成低密度脂蛋白（low density lipoprotein，LDL）在血液中运输。而正常人每天降解 45% 的 LDL，其中 2/3 经由受体介导的胞吞途径摄入细胞而被降解利用。如果细胞对 LDL 的摄入过程受阻，血液中胆固醇含量过高，易形成动脉粥样硬化。如家族性高胆固醇血症（familial hypercholesterolemia）就是受体异常性疾病。患者编码 LDL 受体的基因发生突变，导致 LDL 受体异常，细胞不能摄取 LDL 颗粒，引起血液中胆固醇浓度升高并在血管壁沉积，从而导致患者会过早地发生动脉粥样硬化和冠状动脉粥样硬化性心脏病（冠心病）。

#### （二）胞吐作用

胞吐作用（exocytosis）又称外排作用或出胞作用，指细胞内合成的物质通过囊泡转运至细胞膜，与膜融合后将物质排出细胞外的过程。它是将细胞分泌产生的酶、激素及一些未被分解的物质排出细胞外的重要方式。根据方式的不同，胞吐作用分为连续性分泌和受调分泌两种形式。

1. 连续性分泌（constitutive secretion） 又称固有分泌，是指分泌蛋白在糙面内质网合成之后，转运至高尔基复合体，经修饰、浓缩、分选，形成分泌泡，随即被运送至细胞膜，并与其融合，将分泌物排出细胞外的过程。它普遍存在于动物细胞中，是不受调节和持续不断的细胞分泌过程。其分泌的蛋白质包括驻留蛋白、膜蛋白和细胞外基质各组分，而来自分泌泡的膜蛋白和膜脂也不断供给细胞膜。

2. 受调分泌（regulated secretion） 是指分泌蛋白合成后先储存于分泌囊泡中，只有当细胞接收到细胞外信号（如激素）的刺激，引起细胞内 $Ca^{2+}$ 浓度瞬时升高，才能启动胞吐过程。它是由细胞外信号调控的选择性分泌途径，可使分泌囊泡与细胞膜融合，将分泌物释放到细胞外。这种分泌途径只存在于分泌激素、酶、神经递质的细胞内。

总之，细胞的胞吞和胞吐作用都是通过囊泡进行的，而且转运的囊泡都是与特定部位的靶膜识别融合，从而保证了有序的物质运输。此外，胞吞作用导致的细胞膜成分减少，会通过胞吐作用得以补充。这种动态平衡对膜成分的更新及细胞正常功能的维持必不可少。

## 第四节 细胞表面特化结构

### 一、微绒毛

微绒毛（microvilli）是由细胞膜和细胞质形成的指状突起，直径约为 0.1 μm，表面是细胞膜和糖被，内部为细胞质的延伸部分。微绒毛的核心是由 20～30 个同向平行的肌动蛋白纤维组成的束状结构——纵行微丝，微丝一端附着于微绒毛尖端，另一端伸到细胞内部，并附着于此部分细胞质中微丝组成的终网。微绒毛常存在于具有物质吸收功能的组织表面，如小肠和肾小管。一个小肠上皮细胞表面有1000个左右的微绒毛，使细胞表面积扩大了30倍，从而有利于营养物质的吸收。

## 二、纤毛和鞭毛

纤毛（cilia）和鞭毛（flagella）是细胞表面伸出的条状运动装置。它们都来源于中心粒，结构相似，但纤毛较鞭毛短。纤毛常存在于多种组织，如输卵管、呼吸道上皮组织的细胞表面，相邻的纤毛几乎可以同步运动，从而使组织表面的液体定向流动。例如，在人体呼吸道，数目众多的纤毛可以清除进入气管的异物，而输卵管中的纤毛可以使卵细胞向子宫方向移动。鞭毛常存在于精子和原生动物，它可通过波状摆动使细胞在液体介质中游动。

纤毛的外部是由细胞膜特化而成的纤毛膜，内部是由微管及其附属蛋白组装而成的轴丝。轴丝是由250多种不同蛋白质组装而成的高度有序结构。这一结构从位于细胞皮层的基体发出，直达纤毛顶端，这也是轴丝微管的正极端部位。

轴丝微管排列方式主要有3种：①“9+2”型：轴丝的外围是9组二联体微管，中间是2根由中央鞘所包围的中央微管。②“9+0”型：外周与“9+2”型相同，但缺乏中央微管。③“9+4”型：轴丝中央含有4根单体微管。其外围的二联体微管由A管和B管组成，其中A管为完全微管，由13个亚基环绕而成；B管为不完全微管，仅由10个亚基构成，另3个亚基与A管共用。中央微管均为完全微管，而中央鞘和外周9组二联体微管的A管之间由放射辐（radial spoke）相连。相邻的二联体之间通过连接蛋白（connexin）相连。此外，在轴丝内侧和外侧，还有2个动力蛋白臂从A管伸出，其马达结构域沿相邻二联体微管的B管滑动，使纤毛产生局部弯曲。“9+2”型纤毛大多为动纤毛（kinocilium），而“9+0”型纤毛一般是不动纤毛。缺乏运动能力的“9+0”型纤毛是构成各种感受器的基础，如化学感受器和本体感受器。

位于纤毛基部的基体在结构上与中心粒类似。基体外围含有9组三联体微管，呈“9+0”排列，没有中央微管。其中A管为完全微管，而B管和C管则是不完全微管。基体中的A管和B管向外延伸而成为纤毛或鞭毛中的二联体微管（图4-21）。

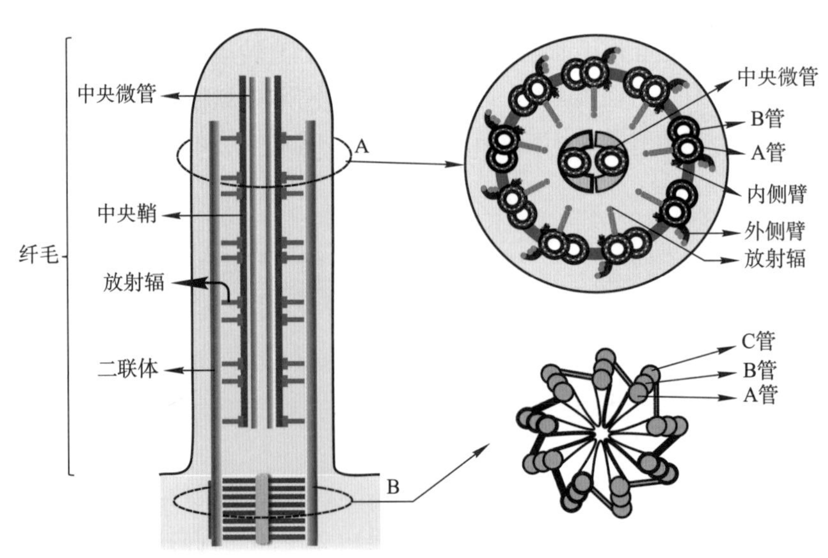


图4-21　轴丝微管及其附属结构示意图
A. 轴丝的横切面，其外围是9组相互联系的微管二联体，中央是由中央鞘包围的2根微管；B. 基体横切面，其外围是9组相互联系的微管三联体

### 三、褶皱

褶皱是细胞表面的扁形突起，也称片足（lamellipodium）。它普遍存在于巨噬细胞表面，参与吞噬颗粒物质。内褶（infolding）是细胞膜由细胞表面内陷所形成的结构，常以相反的方式扩大细胞的表面积。这种结构常见于液体和离子交换活动比较旺盛的细胞。

## 第五节 细胞膜功能异常与疾病

细胞膜是维持细胞内环境稳定，进行多种生命活动，保持与环境协调的重要结构。膜结构成分的改变和功能异常，往往会导致细胞功能异常乃至机体功能紊乱并引起疾病的发生。下面介绍几种与膜蛋白异常相关的疾病。

### 一、糖尿病性白内障

糖尿病晚期常并发双眼严重的白内障，这与晶状体内的水孔蛋白（AQP）功能异常密切相关。迄今为止，发现有 2 种 AQP 在晶状体上皮细胞和纤维细胞膜上表达，即 AQP1 和 AQP0，其中 AQP0 只存在于晶状体纤维细胞膜上。它们在维持晶状体的脱水状态、代谢平衡和晶状体透明性方面具有重要作用。由于糖尿病时血糖增高，血糖可通过房水扩散到晶状体内，使已糖激酶功能达到饱和，并激活醛糖还原酶。而过多的葡萄糖在醛糖还原酶作用下转化为山梨醇和果糖，从而使晶状体内的渗透压增高。

在糖尿病性白内障早期，晶状体上皮细胞和纤维细胞可代偿性增高 AQP1 和 AQP0 的表达，以增加对水的转运，维持渗透压平衡。此时可出现晶状体膨胀、纤维细胞肿胀及排列紊乱现象。在糖尿病性白内障晚期，晶状体上皮细胞和纤维细胞上 AQP1 和 AQP0 表达明显减弱。患糖尿病时，AQP0 的糖基化使其与钙调节蛋白的结合能力下降。此外，高血糖还可引起晶状体纤维细胞连接子蛋白改变，使 AQP0 在晶状体纤维细胞上排列紊乱。以上因素使晶状体纤维细胞对水分子的转运异常，从而引起水、电解质和能量代谢障碍，代谢产物蓄积及蛋白变性凝聚，导致晶状体的透明性难以维持，形成白内障。

### 二、胱氨酸尿症

胱氨酸尿症（cystinuria）是一种遗传性肾小管膜转运异常性疾病，是肾小管重吸收胱氨酸的量减少，导致尿中含量增加，引起尿路中胱氨酸结石形成，属于载体蛋白异常性疾病。现已知，近端肾小管上皮细胞膜上的 rBAT 和 BAT1 蛋白是参与转运胱氨酸及二氨基氨基酸（赖氨酸、精氨酸及鸟氨酸）的载体蛋白。当编码这两种蛋白质的基因发生突变时，引起载体蛋白缺陷，出现肾小管对原尿中这 4 种氨基酸的重吸收障碍，导致患者尿中的这些氨基酸水平增高，而在血液中低于正常值。这 4 种氨基酸中只有胱氨酸不易溶于水（在 pH 5 ~ 7 时，尿中胱氨酸饱和度为 0.3 ~ 0.4 g/L），因此当患者尿中出现大量胱氨酸超过其饱和度时，胱氨酸即从尿液中析出结晶形成尿路结石。临床表现以肾结石引起的肾功能损伤为主。

## 三、肾性糖尿

肾性糖尿（renal glucosuria）是肾小管上皮细胞葡萄糖重吸收障碍，引起在血糖正常情况下尿中出现葡萄糖，属于葡萄糖载体蛋白异常性疾病。正常情况下，葡萄糖经肾小球滤出后，绝大部分在近端肾小管经钠驱动葡萄糖载体蛋白重吸收。患者肾小管上皮细胞膜上这种转运葡萄糖的载体蛋白功能缺陷，致使葡萄糖的重吸收障碍引起糖尿。

## 四、遗传性球形红细胞增多症

遗传性球形红细胞增多症（hereditary spherocytosis，HS）是一种红细胞膜蛋白结构异常所致的遗传性溶血病，其特点是外周血中出现较多小球形红细胞。HS的发病机制是红细胞膜蛋白基因异常引起分子病变，主要涉及血影蛋白。由于血影蛋白的功能主要是维持细胞形态，并提供膜脂质双层结构的支架，因此血影蛋白的缺陷会影响血影蛋白四聚体（SPT）的形成及其与其他骨架蛋白的结合，从而引起膜结构与功能异常，出现红细胞膜蛋白磷酸化及钙代谢缺陷，导致钠泵功能亢进，钠、水进入细胞增多，红细胞呈球形。

球形红细胞需要消耗更多的ATP，以加速过量钠的排出，导致细胞内的ATP相对缺乏，同时$Ca^{2+}$-ATP酶受抑制，钙易沉积于膜上，使膜的柔韧性降低。此外，变形性和柔韧性降低的红细胞，在通过脾时易被截留及被巨噬细胞破坏，当这种破坏不能被机体代偿时即出现溶血性贫血。贫血、黄疸和脾大是HS最常见的临床表现，三者可同时存在，也可单独发生。

（郑晓东）

---

复习思考题

1. 小分子物质跨膜运输方式有哪几种，各有什么特点？
2. 以动物细胞摄入LDL为例，说明受体介导的胞吞作用过程及家族性高胆固醇血症的发病机制。
3. 说明$Na^+$-$K^+$泵的工作原理及其生物学意义。

---

网上更多……

本章小结　重点名词　自测题　思考题解答　教学PPT

第五章

# 核糖体

关键词

核糖体　大亚基　小亚基　多聚核糖体　蛋白质合成　rRNA

核糖体是一种非膜性的细胞器，由大、小两个亚基以特定的方式聚合而成，主要由rRNA和蛋白质组成。核糖体是蛋白质合成的场所，根据存在的生物类型不同，核糖体可分为真核生物核糖体和原核生物核糖体2种类型；根据核糖体存在的部位不同，可分为细胞质核糖体、线粒体核糖体和叶绿体核糖体3种类型，细胞质核糖体又可分为游离核糖体和附着核糖体。核糖体蛋白基因突变可导致人类疾病的发生。

思维导图

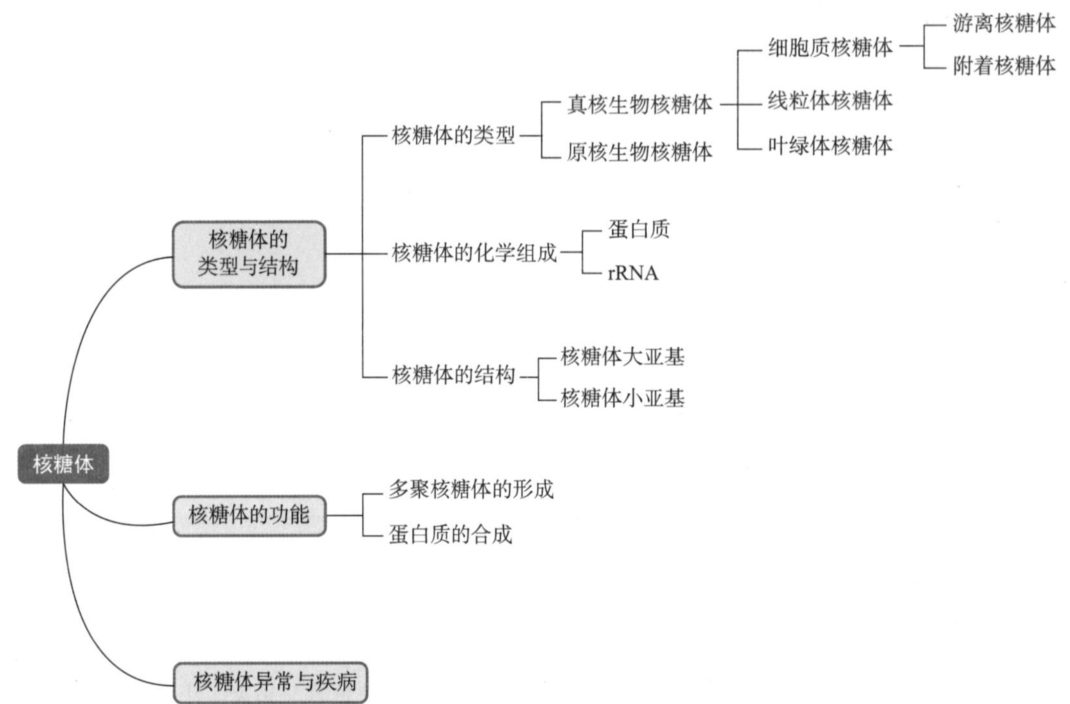
核糖体
核糖体的类型与结构
核糖体的类型
真核生物核糖体
细胞质核糖体
游离核糖体
附着核糖体
线粒体核糖体
叶绿体核糖体
原核生物核糖体
核糖体的化学组成
蛋白质
rRNA
核糖体的结构
核糖体大亚基
核糖体小亚基
核糖体的功能
多聚核糖体的形成
蛋白质的合成
核糖体异常与疾病

核糖体（ribosome）是一种非膜性的细胞器，为呈椭圆形或球形的粒状小体。1953 年，Ribinson 和 Broun 用电镜观察植物细胞时发现细胞质中存在一种颗粒物质。1955 年，Palade 在动物细胞中也看到同样的颗粒，并进一步研究了这些颗粒的化学成分和结构。1958 年，Roberts 根据化学成分将这种颗粒命名为核糖核蛋白体，简称核糖体，又称核蛋白体。

除哺乳动物成熟红细胞外，所有活细胞（真核细胞、原核细胞）中均有核糖体，它是进行蛋白质合成的重要细胞器，在快速增殖、分泌功能旺盛的细胞中尤其多。

## 第一节　核糖体的类型与结构

核糖体是细胞质中普遍存在的一种非膜性细胞器，由 RNA 和蛋白质组成，是细胞内蛋白质合成的场所，在真核生物细胞中广泛分布于细胞质基质中或附着于糙面内质网上。

### 一、核糖体的类型和化学组成

核糖体的基本类型可因其来源的生物类型不同及存在于细胞中的部位不同而存在差异，并且不同类型的核糖体在大小和化学组成上存在一定的差别。

#### （一）核糖体的类型

核糖体根据存在的生物类型可分为两种，即真核生物核糖体和原核生物核糖体；根据核糖体存在的部位可分为三种，即细胞质核糖体、线粒体核糖体和叶绿体核糖体；而细胞质中的核糖体进一步又可以分为两种，即游离核糖体和附着核糖体。游离核糖体（free ribosome）指游离于细胞质基质中的核糖体，主要合成细胞本身所需的结构蛋白，如膜结构蛋白、细胞内代谢酶、血红蛋白和肌细胞的肌动蛋白等；附着核糖体（attached ribosome）指附着于内质网膜上的核糖体，主要合成外输性的分泌蛋白，如激素和抗体等。另外，溶酶体酶也是由附着核糖体合成的。

#### （二）核糖体的化学组成

核糖体由 rRNA 和蛋白质以特定的方式聚合而成，其大、小亚基间可因环境条件及生理状态的改变发生聚合和解聚。核糖体的大、小亚基分别在核仁中形成，然后通过核孔释放到细胞质中。当进行蛋白质合成时，大、小亚基必须结合在一起，成为完整的核糖体才能发挥作用；当蛋白质合成结束时，大、小亚基随即分离。在活细胞中，核糖体的大亚基、小亚基、单体及多聚核糖体处于动态平衡之中。

原核细胞的核糖体较小，沉降系数为 70 S，相对分子质量为 $2.5\times10^3$，由 50 S 和 30 S 两个亚基组成。典型的原核生物大肠埃希菌核糖体是由 50 S 大亚基和 30 S 小亚基组成的。其中 50 S 大亚基含有 34 种不同的蛋白质和 2 种 RNA 分子，分子质量大的 rRNA 的沉降系数为 23 S，分子质量小的 rRNA 为 5 S。30 S 小亚基含有 21 种蛋白质和 1 个 16 S 的 rRNA 分子。在完整的核糖体中，rRNA 约占 2/3，蛋白质约占 1/3。

真核细胞核糖体较大，沉降系数为 80 S，大亚基为 60 S，小亚基为 40 S。在大亚基中，有大约 49 种蛋白质，另外有 3 种 rRNA：28 S rRNA、5 S rRNA 和 5.8 S rRNA。小亚基含有大约 33 种蛋白质，1 种 18 S 的 rRNA。真核细胞中，核糖体进行蛋白质合成时，既可以游离在细胞质中，称为游离核糖体；也可以附着在内质网的表面，参与构成糙面内质网，称为附着核糖体或结合核糖体，它是以大亚基圆锥形部与内质网膜结合的核糖体。分布在线粒体中的核糖体，比一般核糖体小，约为 55 S（35 S 大亚基和 25 S 小亚基）。叶绿体核糖体与原核生物核糖体基本一致。幼稚的、未分化的细胞，胚胎细胞、培养细胞、肿瘤细胞生长迅速，在胞质中一般具有大量游离核糖体。真核细胞含有较多的核糖体，每个细胞平均有 $10^6 \sim 10^7$ 个；而原核细胞中核糖体较少，每个细胞平均只有 $1.5 \times 10^4 \sim 1.8 \times 10^4$ 个（表 5–1）。

**表 5–1　不同类型、不同来源核糖体的大小和化学组成**

| 类　型 | 来　源 | 单　体 | 大亚基 | 小亚基 | rRNA 及蛋白质 | |
|---|---|---|---|---|---|---|
| | | | | | 大亚基 | 小亚基 |
| 原核生物核糖体 | 细菌 | 70 S | 50 S | 30 S | 23 S，5 S rRNA+34 rP | 16 S rRNA +21 rP |
| 真核生物核糖体 | | | | | | |
| 细胞质核糖体 | 植物 | 80 S | 60 S | 40 S | 28 S，5.8 S，5 S rRNA+49 rP | 18 S rRNA +33 rP |
| | 动物 | 80 S | 60 S | 40 S | 28 S，5.8 S，5 S rRNA+49 rP | 18 S rRNA +33 rP |
| 线粒体核糖体 | 哺乳动物 | 55 ~ 60 S | 35 S | 25 S | 16 S rRNA | 12 S rRNA |
| | 酵母 | 78 S | 60 S | 45 S | 26 S，5 S rRNA | 18 S rRNA |
| 叶绿体核糖体 | 植物 | 70 S | 60 S | 30 S | 23 S，5 S rRNA | 16 S rRNA |

注：rP 指核糖体蛋白质。

无论哪种核糖体，在进行蛋白质合成时，常 3 ~ 5 个或几十个（甚至更多）聚集在一起并与 mRNA 结合。通常由 mRNA 分子与小亚基凹沟处结合，再与大亚基结合，形成一串，称为多聚核糖体（polyribosome 或 polysome）。mRNA 的长短决定多聚核糖体的多少及排列形状，如螺纹状和念珠状等。多聚核糖体是合成蛋白质的功能团，因为每一核糖体上均以 mRNA 为模板，翻译成蛋白质的氨基酸序列。在活细胞中，核糖体的大、小亚基，单核糖体和多聚核糖体常随功能而变化，处于一种不断解聚与聚合的动态平衡中，执行功能时为多聚核糖体，功能完成后解聚为大、小亚基。

## 二、核糖体的结构

核糖体是由大、小两个亚基以特定的形式聚合而成的。大亚基的体积约为小亚基的 2 倍，略呈圆锥形，上部为扁平状，两侧稍突起，中间偏右的位置有一条很窄的沟；下部略尖圆，中央部位有一条管道，是新合成多肽链的释放通道。小亚基呈略微弯曲的葫芦形，一面略外凸，一面略凹陷，中段有一分界线，将其分成两个不等的部分。在完整的核糖体中，小亚基以凹面与大亚基的扁平上部相贴，而小亚基的中间分界线与大亚基上部的沟相吻合。在核糖体大、小亚基的结合部之间，有特殊的间隙结构，它是蛋白质合成过程中 mRNA 链结合并穿越的部位（图 5–1）。此外，在大亚基内有一垂直的通道为中央管，所合成的多肽链由此排放，以免受蛋白酶的分解。一般一个真核细胞中，核糖体的数量可以达到 $10^6$ ~ $10^7$ 个，一个原核细胞中达 $1.5 \times 10^4$ ~ $1.8 \times 10^4$ 个，一个蛋白质合成旺盛的细胞中可达 $10^{12}$ 个。

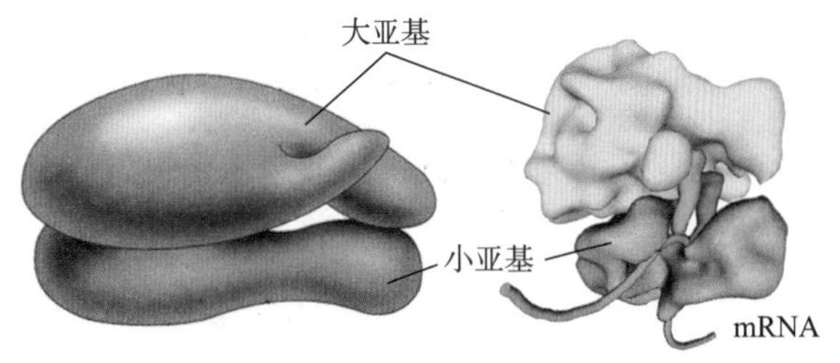

图 5-1　核糖体三维结构模式图

在核糖体上存在着 5 个重要的功能活性部位，直接参与肽链合成。它们分别是：①氨酰位（aminoacyl site）：也称受位，简称 A 位，是接受并结合新掺入的氨酰 tRNA 的位点，主要位于大亚基上；②肽酰位（peptidyl site）：又称供位，简称 P 位，是与延伸中的肽酰 tRNA 结合的位点，位于大亚基上；③肽酰转移酶位点：具有肽酰转移酶的活性，可在肽链合成延伸过程中催化氨基酸之间形成肽键，位于大亚基上；④ GTP 酶位点：具有 GTP 酶活性，能分解 GTP 并将肽酰 tRNA 由 A 位移到 P 位；⑤出口位（exit site）：简称 E 位，是延伸过程中释放 tRNA 的位点，也就是氨酰 tRNA 通过 E 位脱离核糖体，被释放到核糖体外的细胞质基质中（图 5-2）。

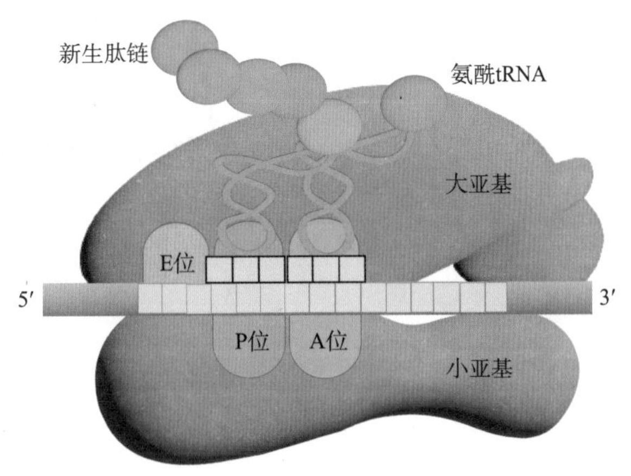

图 5-2　核糖体的功能活性部位

每个核糖体上都有与肽酰 tRNA 从 A 位转移到 P 位有关的转移酶结合位点和肽酰转移酶的催化位。除此之外，还有与蛋白质合成有关的其他起始因子、延伸因子和终止因子的结合位点。在核糖体的大、小亚基结合面，尤其是在 mRNA 和 tRNA 结合处无核糖体蛋白的分布。催化肽键合成的活性位点由 rRNA 组成，rRNA 不仅为 tRNA 提供结合位点（A 位、P 位、E 位，离开核糖体的部位），还为多种蛋白质合成因子提供结合位点。大多数核糖体蛋白有一个球形结构域和伸展的尾部结构，球形结构域分布在核糖体的表面，而伸展的多肽链尾部则伸入核糖体内折叠的 rRNA 分子中，也有一些核糖体蛋白完全没有球形结构域。大多数核糖体蛋白与 rRNA 具有多个结合位点，发挥稳定 rRNA 三级结构的功能。

## 第二节　核糖体的功能

核糖体的主要功能是进行蛋白质的生物合成。蛋白质合成过程包括肽链合成的起始、延伸和终止。

多聚核糖体（polyribosome）是指合成蛋白质时，多个甚至几十个核糖体串联附着在一条 mRNA 分子上，形成似念珠状的结构（图 5-3）。

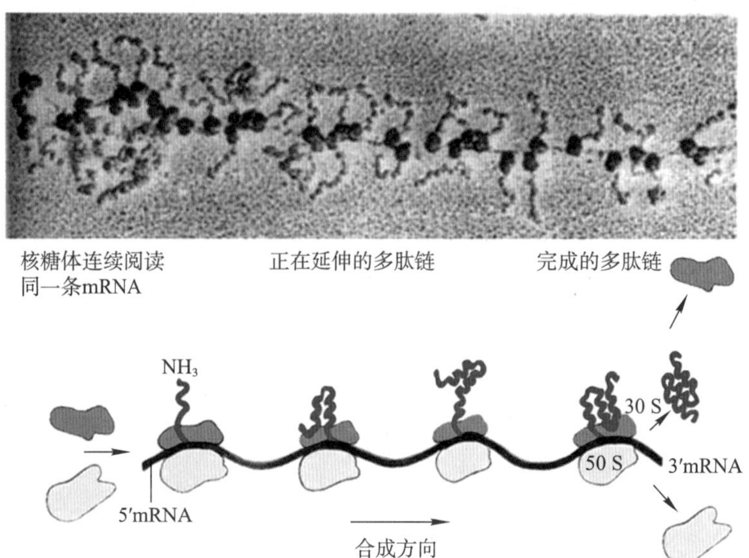


图 5-3 多聚核糖体与蛋白质的合成

## 一、多聚核糖体及其形成

### （一）多聚核糖体在蛋白质合成中的意义

在合成蛋白质时，核糖体并不是单独工作的，常以多聚核糖体的形式存在。一般来说，mRNA 的长度越长，上面可附着的核糖体数量也就越多。这样，一条 mRNA 就可以在几乎同一时间被多个核糖体利用，同时合成多条肽链。需要注意的是，多聚核糖体只是让很多核糖体可以一起工作，以提高肽链的合成效率，每条肽链还是只能由一个核糖体来合成，而且所用时间并没有缩短，只是“同时性”提高了效率。

多聚核糖体进行多肽合成的优点在于，不论多肽分子质量的大小或 mRNA 的长短如何，单位时间内所合成的多肽分子数目都大体相等。这对 mRNA 的利用及对其数量的调控更为经济和有效。

ⓔ 图 5-1 多聚核糖体电镜图

### （二）多聚核糖体形成的具体过程

肽链合成开始时，在 mRNA 的起始密码子部位，核糖体亚基装配成完整起始复合物后，向 mRNA 的 3′ 端移动，开始合成多肽链，直到终止密码子处。核糖体在 mRNA 的每一个密码子处与反密码子的 tRNA（携带有相应氨基酸）结合，之后其上的氨基酸便与核糖体上的肽链相连，未结合的 tRNA 离去，核糖体向 mRNA 的 3′ 端移动，多肽链不断延长。当第一个核糖体离开起始密码子后，起始密码子的位置空出，第二个核糖体的亚基就结合上来，装配成完整的起始复合物后，开始另一条多肽链的合成。同样，其他核糖体依次结合到 mRNA 上，形成多聚核糖体（图 5-3）。根据电子显微照片推算，多聚核糖体中，每个核糖体间相隔约 80 个核苷酸。

## 二、蛋白质的合成

蛋白质的合成亦称为翻译（translation），即把 mRNA 分子中碱基排列顺序转变为蛋白质或多肽链中的氨基酸排列顺序的过程。在蛋白质合成过程中，mRNA 的阅读是从 5′ 端到 3′ 端，对应肽链的氨基酸序列是从 N 端至 C 端。翻译过程从阅读框的 5′-AUG 开始，按 mRNA 模板三联体密码的顺序延长肽链，直至终止密码子出现。终止密码子前一位三联体，翻译出肽链 C 端氨基酸。整个翻译过程也可分为起始、延伸、终止阶段来描述。

（一）肽链合成起始

肽链合成起始阶段，是指 mRNA 和起始氨酰 tRNA 分别与核糖体结合形成翻译起始复合物（translational initiation complex）的过程。参与这一过程的多种蛋白因子，称为起始因子（initiation factor，IF）。原核和真核生物翻译起始有类似过程，其中真核生物起始因子称为 eIF，包括多种亚型；原核生物则有 3 种 IF，见表 5–2。

表 5–2　原核、真核生物各种起始因子的生物功能

| 生物类型 | 起始因子 | 生物功能 |
| --- | --- | --- |
| 原核生物 | IF–1 | 占据 A 位，防止结合其他 tRNA |
| | IF–2 | 促进起始 tRNA 与小亚基结合 |
| | IF–3 | 促进大、小亚基分离，提高 P 位对结合起始 tRNA 的敏感性 |
| 真核生物 | eIF–2 | 促进起始 tRNA 与小亚基结合 |
| | eIF–2B，eIF–3 | 最先结合小亚基，促进大、小亚基分离 |
| | eIF–4A，eIF–4F | 复合物成分，有解螺旋酶活性，促进 mRNA 结合小亚基 |
| | eIF–4B | 结合 mRNA，促进 mRNA 扫描定位起始 AUG |
| | eIF–4E | eIF–4F 复合物成分，结合 mRNA 5′ 帽子 |
| | eIF–4G | eIF–4F 复合物成分，结合 eIF–4E 和 poly 结合蛋白（PAB） |
| | eIF–5 | 促进各种起始因子从小亚基解离，进而结合大亚基 |
| | eIF–6 | 促进核糖体分离成大、小亚基 |

原核生物与真核生物的各种起始因子在肽链合成过程起始中有多方面作用。真核生物 eIF–2–GTP 是合成起始复合物第一步的必需蛋白因子，可促进起始氨酰 tRNA 首先与小亚基结合。它既是真核生物中肽链合成调节的关键成分，又是多种生物活性物质、抗代谢物及抗生素作用的靶点，因此，对 eIF–2 的研究较为彻底。

1. 原核生物翻译起始复合物形成

（1）核糖体亚基分离：蛋白质肽链合成连续进行，上一轮合成终止，接下一轮合成的起始。这时完整核糖体大、小亚基需分离，准备 mRNA 和起始氨酰 tRNA 与小亚基结合。其中 IF–3、IF–1 与小亚基的结合促进大、小亚基分离。

（2）mRNA 与小亚基定位结合：原核生物 mRNA 在小亚基上的定位涉及两种机制。其一，在各种原核生物 mRNA 起始密码子 AUG 上游 8 ~ 13 个核苷酸部位，存在 4 ~ 9 个核苷酸的一致序列，富含嘌呤碱基，如 –AGGAGG–，称为 Shine–Dalgarno 序列（SD 序列）；而原核生物小亚基 16 S rRNA 3′ 端有一富含嘧啶的短序列，如 –UCCUCC–，两者互补配对使 mRNA 与小亚基结合。SD 序列又称为核糖体结合位点（ribosomal binding site，RBS）。其二，mRNA 上紧接 SD 序列的小核苷酸序列，可被核糖体小亚基蛋白 rpS–1 识别序列结合（图 5–4），通过上述 RNA–RNA、RNA– 蛋白质相互作用，使 mRNA 的起始密码子 AUG 在核糖体小亚基上精确定位，形成复合体。

（3）起始氨酰 tRNA 的结合：起始 fMet–$tRNA^{ifMet}$ 和 GTP 结合的 IF–2 一起识别结合对应小亚

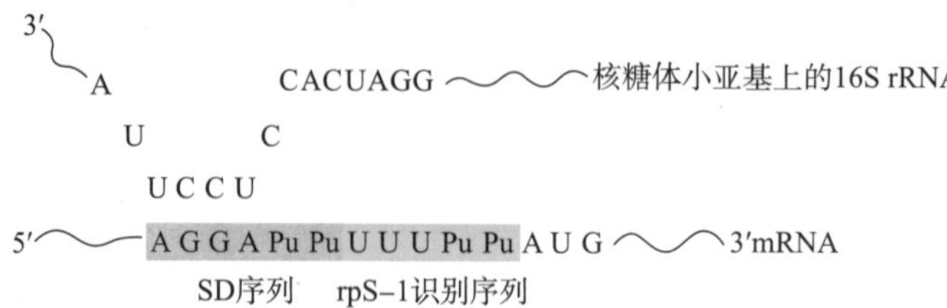


图5-4 原核生物mRNA与核糖体小亚基结合位点

基P位的mRNA起始密码子AUG，这也促进mRNA的准确就位；而起始时A位被IF-1占据，不与任何氨酰tRNA结合（图5-5）。

动画5-1 肽链合成的起始

（4）核糖体大亚基结合：上述结合mRNA、fMet-tRNA$^{ifMet}$的小亚基再与核糖体大亚基结合，同时IF-2结合的GTP水解释能，促使3种IF释放，形成由完整核糖体、mRNA和起始氨酰tRNA组成的翻译起始复合物。此时，结合起始密码子AUG的fMet-tRNA$^{ifMet}$占据P位，而A位空留，对应mRNA上AUG后的下一组三联体密码，准备相应氨酰tRNA的进入（图5-5）。

2. 真核生物翻译起始复合物形成　真核生物肽链合成的起始过程与原核生物相似但更复杂。真核生物有不同的翻译起始成分，如核糖体为80 S（40 S和60 S），起始因子种类至少有9种，起始甲硫氨酸不需甲酰化等。成熟的真核生物mRNA有5′帽子和3′ polyA尾结构，与mRNA在核糖体就位相关。真核生物蛋白质合成起始的具体过程如下：

（1）核糖体大、小亚基的分离：起始因子eIF-2B和eIF-3与核糖体大、小亚基结合，在eIF-6参与下，促进80 S核糖体解离成大、小亚基。

（2）起始氨酰tRNA结合：起始Met-tRNA$^{iMet}$和结合的eIF-2共同结合小亚基P位的起始位点。

（3）mRNA在核糖体小亚基的准确就位：真核生物mRNA不含类似原核生物的SD序列，因此真核生物mRNA在核糖体小亚基就位，涉及多种蛋白因子形成的复合物。其中帽子结合蛋白

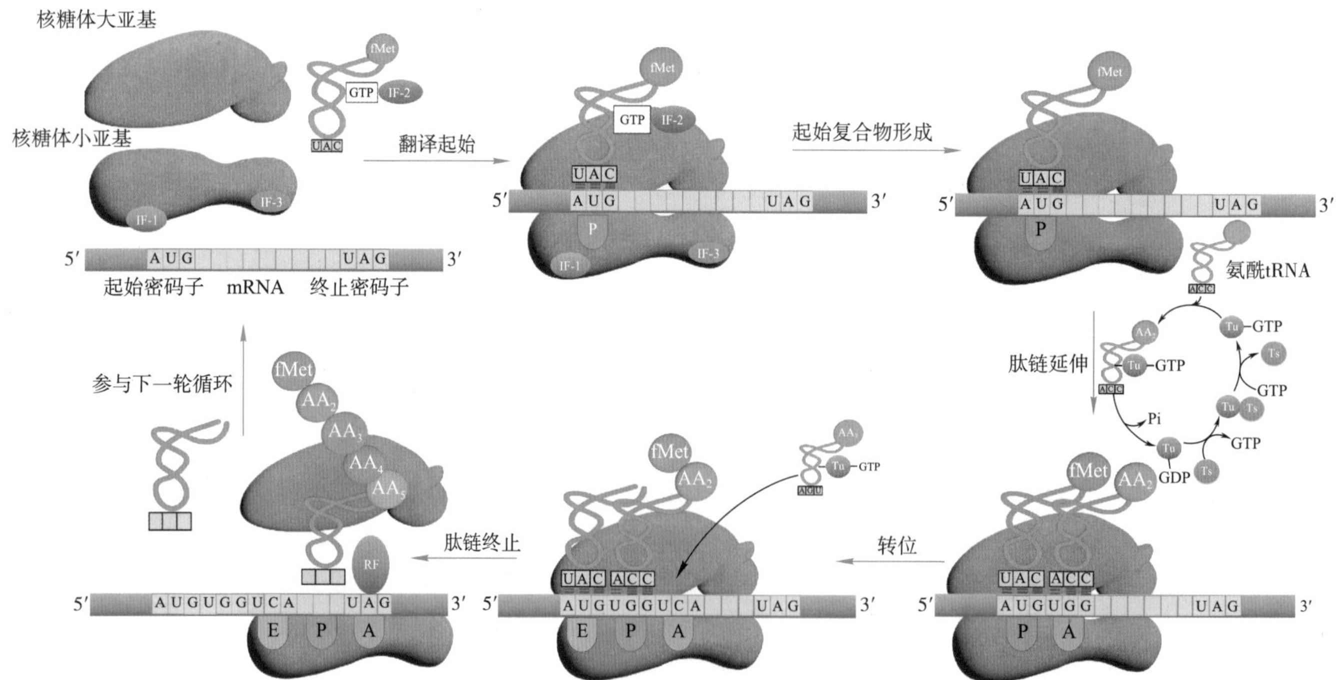


图5-5 原核生物蛋白质合成过程

复合物（eIF-4F）包括 eIF-4E、eIF-4G 和 eIF-4A 几种组分。该复合物通过 eIF-4E 结合 mRNA 5′ 帽子及 poly 结合蛋白（PAB）结合 3′ poly 尾，而连接 mRNA 首尾的 eIF-4E 和 PAB 再通过 eIF-4G 和 eIF-3 与核糖体小亚基结合。然后通过消耗 ATP 从 mRNA 5′ 端起扫描，直到起始 AUG 与甲硫氨酰 tRNA 的反密码子配对，mRNA 最终在小亚基准确定位。eIF-4F 复合物组分与该过程有关，如 eIF-4A 有 RNA 解旋酶活性，可消耗 ATP 松解 mRNA 的 AUG 上游 5′ 区段的二级结构以利于 mRNA 的扫描，eIF-4B 也促进扫描过程。

（4）核糖体大亚基结合：已经结合 mRNA、Met-$tRNA^{iMet}$ 的小亚基迅速与 60 S 大亚基结合，形成翻译起始复合物。同时通过 eIF-5 作用和水解 GTP 供能，促进各种 eIF 从核糖体释放。

### （二）肽链的延伸

肽链的延伸是指根据 mRNA 密码子序列的指导，依次添加氨基酸，从 N 端向 C 端延伸肽链，直到合成终止的过程。由于肽链延伸在核糖体上连续性循环进行，又称为核糖体循环（ribosomal cycle），每次核糖体循环肽链增加一个氨基酸，而每次循环又可分 3 步，即进位（entrance）、成肽（peptide bond formation）和转位（translocation）。延伸需要的蛋白因子称为延伸因子（elongation factor）（表 5-3）。

动画 5-2
多肽链的延伸

**表 5-3 肽链合成的延伸因子**

| 原核生物延伸因子 | 生物功能 | 对应真核生物延伸因子 |
|---|---|---|
| EF-Tu | 促进氨酰 tRNA 进入 A 位，结合分解 GTP | EF1-α |
| EF-Ts | 调节亚基 | EF1-β、γ |
| EF-G | 有转位酶活性，促进 mRNA-肽酰 tRNA 由 A 位前移到 P 位，促进卸载 tRNA 释放 | EF-2 |

真核生物肽链的延伸过程与原核生物基本相似，只是反应体系和因子组成不同。这里主要介绍原核生物肽链延伸过程。

1. 进位　肽链合成起始后，核糖体 P 位结合 fMet-$tRNA^{iMet}$，但 A 位空留并对应下一组三联体密码子，需加入的氨酰 tRNA 即为该密码子决定。而后的每次肽链延伸循环后，核糖体 P 位将结合肽酰 tRNA，同样是 A 位空留。进位又称注册（registration），即根据 mRNA 下一组遗传密码子指导，使相应氨酰 tRNA 进入核糖体 A 位，这一过程需要延伸因子 EF-T 的参与。

延伸因子 EF-T 为 EF-Tu 和 EF-Ts 亚基的二聚体，当 EF-Tu 结合 GTP 后可使 EF-Ts 分离。EF-Tu-GTP 与进位的氨酰 tRNA 结合，以氨酰 tRNA-EF-Tu-GTP 活性复合物形式进入并结合核糖体 A 位。EF-Tu 有 GTP 酶活性，促使 GTP 水解，驱动 EF-Tu 和 GDP 从核糖体释出，重新形成 EF-Tu-Ts 二聚体。EF-T 继续催化下一氨酰 tRNA 进位（图 5-5）。

核糖体对氨酰 tRNA 的进位有校正作用。因为肽链生物合成以很快的速度进行，例如，大肠埃希菌细胞合成 100 个 AA 残基多肽只需 10 s（37 ℃），这就要求延伸阶段每一过程的速度与之适应。由于 EF-Tu-GTP 仅存在数毫秒即分解，在该时限内，只有正确的氨酰 tRNA 才能迅速发生反密码子与密码子适当配对而进入 A 位，而错误的氨酰 tRNA 因反密码子与密码子配对不能及时发生，即从 A 位解离。这是维持蛋白质合成高度保真性的另一机制。

2. 成肽　是转肽酶催化的肽键形成过程，其中，数种大亚基蛋白组成转肽酶活性。具体过程为：结合于核糖体 A 位的氨酰 tRNA 使氨基酸臂部弯折，导致该氨基酸在空间上接近 P 位。P 位的起始氨酰 tRNA（或延长中的肽酰 tRNA）由酶催化，将氨酰基（或延伸中的肽酰基）从 tRNA 转移，与 A 位的下一氨基酸的 α 氨基形成肽键连接，即成肽反应在 A 位上进行。第一个肽键形成后，二肽酰 tRNA 占据核糖体 A 位，而卸载的 tRNA 仍在 P 位。由于起始的甲酰甲硫氨酸的 α 氨基被持续保留，将成为新生肽链的 N 端。肽键延长过程以相似机制连续循环，成肽后形成的三肽、四肽等肽酰 tRNA 将暂留 A 位，P 位有卸载的 tRNA。

3. 转位　延伸因子 EF-G 有转位酶（translocase）活性，可结合并水解 1 分子 GTP，促进核糖体向 mRNA 的 3′ 端移动，使起始确认是起始二肽酰还是起始氨酰 tRNA-mRNA 相对位移进入核糖体 P 位，而卸载的 tRNA 则移入 E 位。A 位空留并对应下一组三联体密码子，准备适当氨酰 tRNA 进位开始下一核糖体循环。同样，再经过第二轮进位—成肽—转位循环，P 位将出现三肽酰 tRNA，A 位空留并对应第四个氨酰 tRNA 进位，依次类推。在肽链合成连续循环时，核糖体空间构象发生着周期性改变，转位时卸载的 tRNA 进入 E 位，可诱导核糖体构象改变，有利于下一氨酰 tRNA 进入 A 位；而氨酰 tRNA 的进位又诱导核糖体变构，促使卸载 tRNA 从 E 位排出（图 5-5）。

研究进展 5-1
核糖体失活蛋白研究新进展

真核生物肽链合成的延伸过程与原核生物基本相似，只是有不同的反应体系和延伸因子（表 5-3）。另外，真核细胞核糖体没有 E 位，转位时卸载的 tRNA 直接从 P 位脱落。

### （三）肽链合成的终止

当核糖体 A 位出现 mRNA 的终止密码子后，多肽链合成停止，肽链从肽酰 tRNA 中释出，mRNA、核糖体及大、小亚基等分离，这些过程称为肽链合成终止。相关的蛋白因子称为释放因子（release factor，RF），其中原核生物有 3 种 RF。释放因子的功能，一是识别终止密码子，如 RF-1 特异性识别 UAA、UAG，而 RF-2 可识别 UAA、UGA；二是诱导转肽酶转变为酯酶活性，相当于催化肽酰基转移到水分子 -OH 上，使肽链从核糖体上释放。

原核生物肽链合成终止过程如下：① 肽链延伸到 mRNA 的终止密码子在核糖体 A 位出现，且终止密码子不能被任何氨酰 tRNA 识别。② 释放因子 RF-1 或 RF-2 可进入 A 位，识别、结合终止密码子，RF-3 可结合核糖体其他部位。③ RF-1 或 RF-2 任一释放因子结合终止密码子后都可触发核糖体构象改变，诱导转肽酶转变为酯酶活性，使新生肽链与结合在 P 位的 tRNA 间酯键水解，从而将合成的肽链释出，再促使 mRNA、卸载 tRNA 及 RF 从核糖体脱离，而 mRNA 模板、各种蛋白因子和其他组分都可被重新利用。RF-3 有 GTP 酶活性，能介导 RF-1、RF-2 与核糖体的相互作用。紧接着进入下一起始过程，在 RF-1、RF-3 作用下，核糖体大、小亚基解离（图 5-5）。

动画 5-3
肽链合成的终止

真核生物翻译终止过程与原核生物相似，但只有 1 个释放因子 eRF，可识别所有终止密码子，完成原核生物各类 RF 的功能。

蛋白质的生物合成是耗能过程，延伸时每个氨基酸活化为氨酰 tRNA 需消耗 2 个高能键，进位、转位各消耗 1 个高能键，但为保持蛋白质生物合成的高度保真性，任何步骤出现不正确连接都需消耗能量水解清除。因此每增加 1 个肽键实际消耗可能多于 4 个高能键。可以认为，蛋白质是包含遗传信息的多聚分子，部分能量用于从 mRNA 信息到有功能蛋白质翻译的保真性上，这是多肽链以高速度合成但出错率低于 $10^{-4}$ 的原因。原核生物 mRNA 转录后不需加工即可作为模板，转录和翻译紧密偶联，即转录过程未结束，在 mRNA 上翻译已经开始。

动画 5-4
蛋白质合成过程

研究进展 5-2
核糖体结构和功能研究与诺贝尔化学奖

## 第三节　核糖体异常与疾病

由于核糖体结构和功能异常或核糖体组成发生变化所导致的疾病叫核糖体病。核糖体结构异常和功能异常而引起的蛋白质多肽链合成障碍，对任何生物体来说都是致命的。在存活的生物个体中很难发现蛋白质多肽链合成的全面障碍者，而在临床上也很难发现这样的就诊者。但核糖体也与其他细胞器一样，受复杂的细胞内外环境因素影响，会呈现出敏感多变的特性。这种变化特性有可能导致细胞结构和功能的相应改变，甚至引起某些疾病的发生。与核糖体相关的疾病主要有恶性肿瘤、神经退行性疾病、血液系统疾病及先天性发育异常等。

临床聚焦 5-1
核糖体与抗生素的应用

核糖体病的发病机制主要是核糖体蛋白（ribosomal protein，rP）表达量或功能障碍所导致的。rP 是组成核糖体的重要元件之一，普遍存在于每一个细胞中且含量丰富。rP 除了组成核糖体以外，还参与 DNA 的修复、调控基因表达、参与细胞增殖与分化及细胞衰老和死亡等，称之为 rP 的核糖体外功能。已知，rP 缺陷或功能障碍与多种恶性肿瘤发生密切相关，如在白血病患者中存在 rP 基因突变或缺失，以装配编码 60S 大亚基 rP 的基因 *rPL10*、*rPL22* 最为常见；而在胶质瘤和黑色素瘤中存在 *rPL5* 基因缺失或突变。在神经退行性疾病中，阿尔茨海默病（Alzheimer disease，AD）和帕金森病（Parkinson disease，PD）患者脑组织中往往伴有核糖体受损和 rRNA 含量及 rP 的 mRNA 减少等特征。在血液系统疾病中，先天性纯红细胞再生障碍性贫血（dianmond-blackfan anenia，DBA）是一种以 rP 结构突变为特征的疾病，存在多个 rP 基因突变，如参与核糖体 40S 小亚基装配的 *rPS17*、*rPS19*、*rPS24* 和参与核糖体 60S 大亚基装配的 *rPL5*、*rPL11*、*rPL27* 的异常与 DBA 的发病密切相关。在先天性发育异常疾病的研究中，发现 *rPS14* 基因突变可能是 $5q^-$ 综合征即 5 号染色体长臂缺失（$5q^-$）表现出红细胞成熟障碍的根本原因。

临床聚焦 5-2
核糖体与人类疾病发生

除 rP 表达量或功能障碍所导致的疾病外，核糖体组装错误或衰老核糖体清除障碍也与人类多种疾病的发生密切相关。我们知道，在生物细胞内存在清除衰老和功能异常核糖体的机制，而这种机制往往是通过细胞的自噬作用来实现的。细胞自噬是由溶酶体介导的细胞吞噬胞内受损、衰老或功能异常细胞器及多余蛋白质的方式。通过细胞自噬作用可形成自噬溶酶体，以消化分解内容物，排除异常细胞器，保证细胞正常的内环境稳定。自噬可以是选择性的，也可以是非选择性的，其中核糖体自噬是一种选择性自噬方式。与其他细胞器选择性自噬类似，核糖体自噬作用在清除无功能或错误组装的核糖体，以确保可靠蛋白质翻译方面至关重要。核糖体自噬发生的机制非常复杂，无法保证存在功能障碍的核糖体都会通过自噬作用彻底清除，由此便会引起疾病的发生。

总之，核糖体病的发生与多种因素有关，rP 表达量或功能障碍是最重要的因素。除此之外，核糖体受损、rRNA 表达量异常、核糖体组装异常和衰老核糖体的清除障碍等都可能引起疾病的发生。相信随着研究的深入，核糖体异常引起疾病的更多机制将会被揭示。

（杨慈清）

## 复习思考题

1. 试述参与原核生物蛋白质合成过程所需要的物质及其作用。
2. 细胞质中的核糖体有几种存在形式？所合成的蛋白质在功能上有什么不同？
3. 核糖体主要有哪些功能活性部位？
4. 简述原核生物蛋白质合成的过程。
5. 试分析蛋白质合成过程中每掺入一个氨基酸需要消耗几个高能磷酸键。

网上更多……

本章小结　重点名词　自测题　思考题解答　教学 PPT

# 第六章
# 细胞的内膜系统

关键词

| | | | |
|---|---|---|---|
| 细胞内膜系统 | 内质网 | 糙面内质网 | 光面内质网 |
| 高尔基复合体 | 溶酶体 | 自噬溶酶体 | 异噬溶酶体 |
| 过氧化物酶体 | 囊泡 | 囊泡转运 | |


内膜系统是真核细胞中庞大而复杂的结构、功能体系，与细胞的正常功能及疾病的发生密切相关。阐明内膜系统各结构的特征、功能及相互联系，既可促进对细胞生命活动规律的认识，又有助于揭示人类疾病的发生机制。

## 思维导图

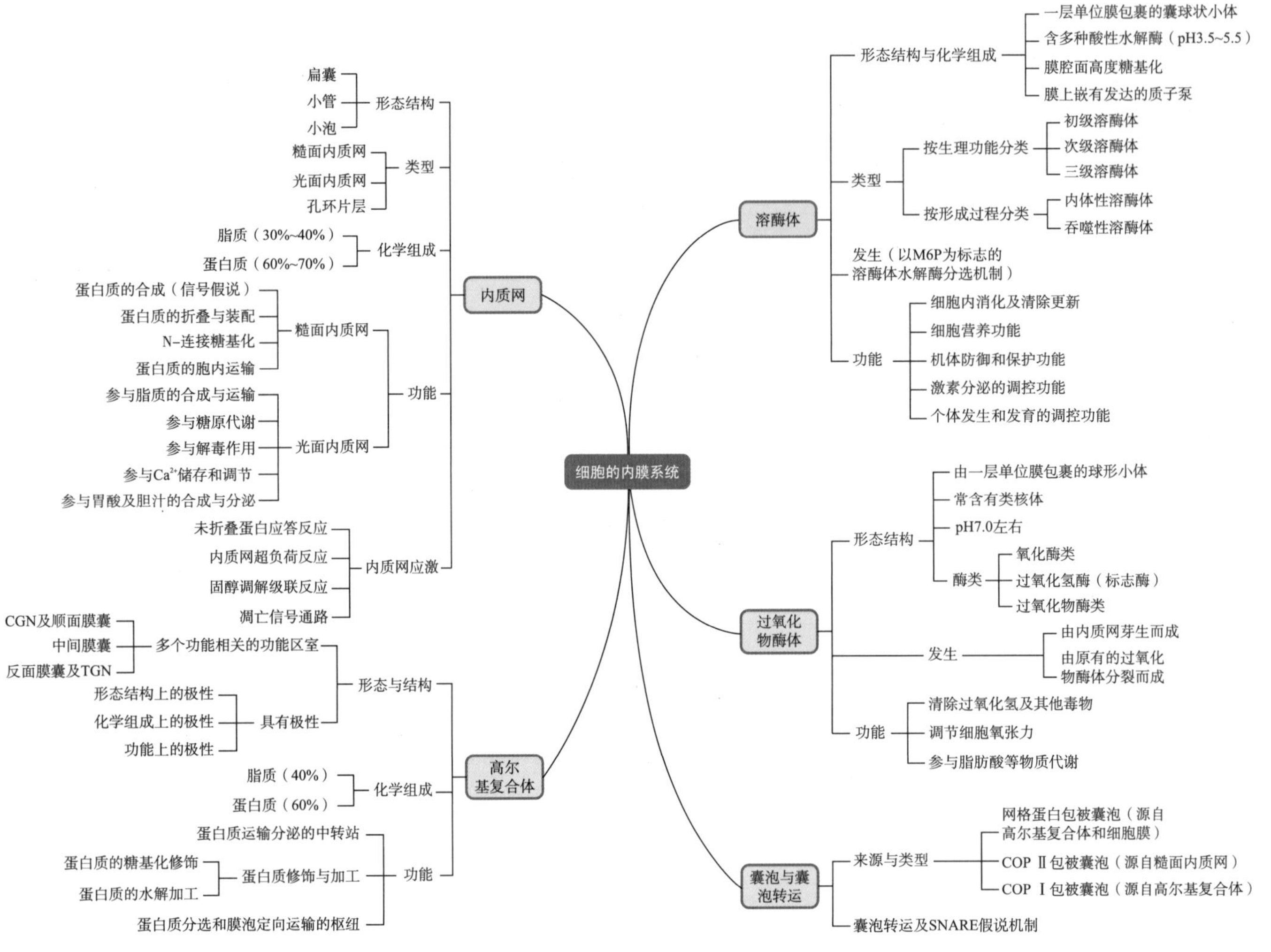

细胞的内膜系统
内质网
形态结构
扁囊
小管
小泡
类型
糙面内质网
光面内质网
孔环片层
化学组成
脂质（30%~40%）
蛋白质（60%~70%）
功能
糙面内质网
蛋白质的合成（信号假说）
蛋白质的折叠与装配
N-连接糖基化
蛋白质的胞内运输
光面内质网
参与脂质的合成与运输
参与糖原代谢
参与解毒作用
参与Ca²⁺储存和调节
参与胃酸及胆汁的合成与分泌
内质网应激
未折叠蛋白应答反应
内质网超负荷反应
固醇调解级联反应
凋亡信号通路
高尔基复合体
形态与结构
多个功能相关的功能区室
CGN及顺面膜囊
中间膜囊
反面膜囊及TGN
具有极性
形态结构上的极性
化学组成上的极性
功能上的极性
化学组成
脂质（40%）
蛋白质（60%）
功能
蛋白质运输分泌的中转站
蛋白质修饰与加工
蛋白质的糖基化修饰
蛋白质的水解加工
蛋白质分选和膜泡定向运输的枢纽
溶酶体
形态结构与化学组成
一层单位膜包裹的囊球状小体
含多种酸性水解酶（pH3.5~5.5）
膜腔面高度糖基化
膜上嵌有发达的质子泵
类型
按生理功能分类
初级溶酶体
次级溶酶体
三级溶酶体
按形成过程分类
内体性溶酶体
吞噬性溶酶体
发生（以M6P为标志的
溶酶体水解酶分选机制）
功能
细胞内消化及清除更新
细胞营养功能
机体防御和保护功能
激素分泌的调控功能
个体发生和发育的调控功能
过氧化物酶体
形态结构
由一层单位膜包裹的球形小体
常含有类核体
pH7.0左右
酶类
氧化酶类
过氧化氢酶（标志酶）
过氧化物酶类
发生
由内质网芽生而成
由原有的过氧化
物酶体分裂而成
功能
清除过氧化氢及其他毒物
调节细胞氧张力
参与脂肪酸等物质代谢
囊泡与囊泡转运
来源与类型
网格蛋白包被囊泡（源自
高尔基复合体和细胞膜）
COP Ⅱ包被囊泡（源自糙面内质网）
COP Ⅰ包被囊泡（源自高尔基复合体）
囊泡转运及SNARE假说机制

细胞内的区室化（compartmentalization）是真核细胞结构与功能的基本特征之一，能有效提高细胞生理、生化反应效率。细胞内膜系统（cell endomembrane system）是指细胞内在结构、功能及发生上相互联系的膜相结构的总称，是连续的动态统一体。具体包括内质网、高尔基复合体、溶酶体及各种转运囊泡等。内膜系统的出现，不仅大大增加了细胞内膜的表面积，而且使细胞内的生理、生化反应在一定程度上相互隔离，从而在相对独立、互不干扰的区室内进行。一般而言，内膜系统的各细胞器在细胞质中的分布有较为固定的毗邻关系，如内质网常靠近细胞核，高尔基复合体则位于内质网与细胞膜之间（图 6–1）。过氧化物酶体是否归属于内膜系统，至今尚无明确定论。鉴于其结构、功能与内质网等的相关性，所以本章一并讨论。

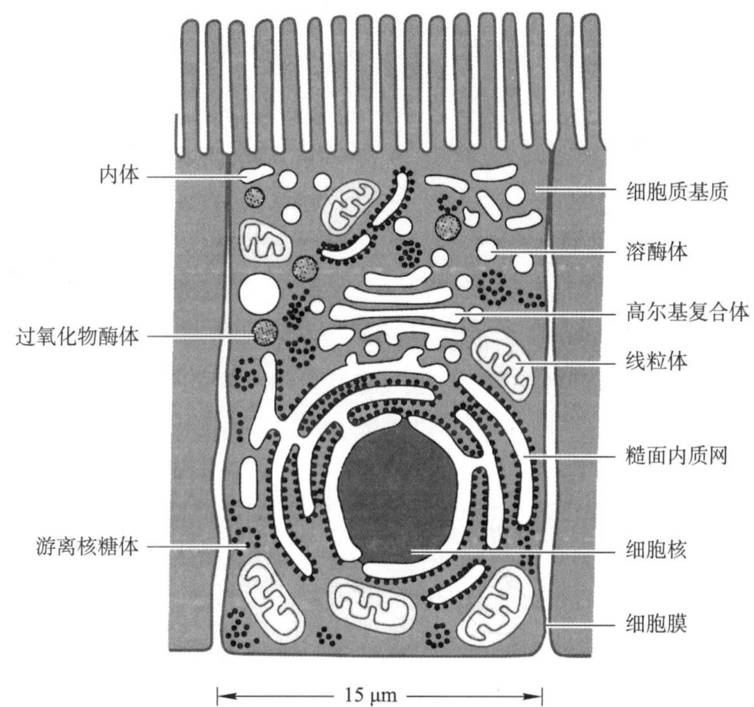


图 6–1　动物细胞内的主要区室模式图

## 第一节　内质网

1945 年，K. R. Porter 与 A. D. Claude 等应用电镜观察培养的小鼠成纤维细胞时，首次发现在细胞核周围的细胞质基质中分布着一些由小管、小泡相互连接吻合形成的网状结构，将之命名为内质网（endoplasmic reticulum，ER）。随着电镜超薄切片和固定技术的建立与完善，证实了内质网由膜性囊泡构成，是真核细胞中普遍存在、结构最为复杂的细胞器。

内质网普遍存在于动、植物组织的绝大多数细胞中（哺乳动物成熟红细胞例外），通常可达细胞整个膜系统的 50% 左右，占细胞总体积的 10% 以上，其结构、功能在整个内膜系统中均居于中心地位。

### 一、内质网的形态结构与化学组成

内质网的基本“结构单位”（unit structure）是由一层平均厚度 5 ~ 6 nm 的单位膜形成的小管

（tubule）、小泡（vesicle）和扁囊（lamina）组成，它们形态、大小各异，在细胞质中彼此连通，构成一个连续的膜性三维管网系统。在内膜系统整体结构中，内质网与高尔基复合体、溶酶体等组分可相互移行、转换，而且在功能上密切相关。内质网向内可与细胞核的外核膜相延续，内质网腔与核间隙相通；向外则可达细胞质膜下的细胞质区，甚至可至细胞突起中。

内质网常常因不同的组织细胞、同一细胞的不同发育阶段及不同的生理状态，而呈现出形态结构、数量分布及发达程度的差异。如鼠肝细胞中的内质网主要由多个表面附着有很多核糖体的扁囊层叠排列组成，并通过边缘的小管相互连通；而睾丸间质细胞中的内质网则由很多分支小管和小泡构成网状结构。一般来说，内质网的结构及数量的复杂程度，常与细胞的生理状态、发育程度呈正相关。

对内质网化学组分的解析来自微粒体（microsome），即细胞匀浆经过超速离心所得到的直径 100 nm 左右的微细颗粒，实为封闭性囊泡。进一步分级分离可得到糙面微粒体（又称粗面微粒体）和光面微粒体（又称滑面微粒体）。体外实验证实微粒体可行使内质网的基本功能。糙面微粒体包含内质网膜和核糖体，主要来源于糙面内质网；而光面微粒体仅部分来源于光面内质网，其余来源于高尔基复合体、内体、线粒体和细胞膜碎片。所以对内质网的化学特征与生理功能的了解，主要来源于对微粒体的研究（图 6–2）。

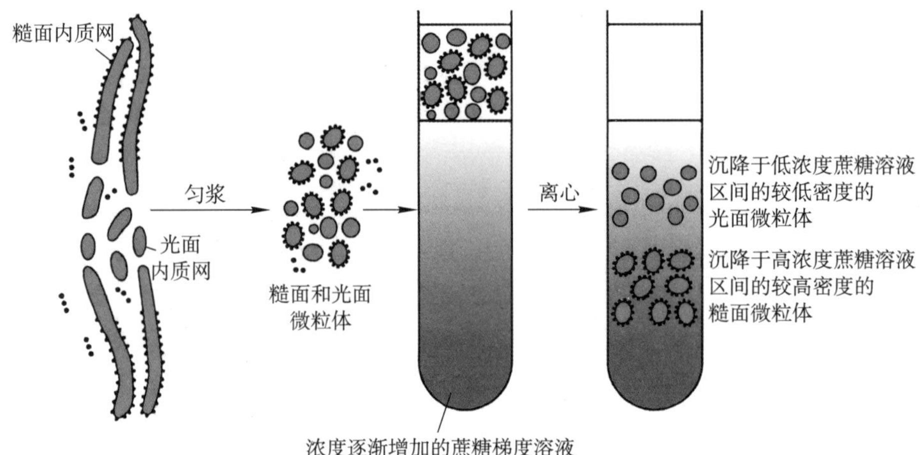


图 6–2　密度梯度离心法分离纯化糙面微粒体和光面微粒体

内质网的化学组成与细胞膜基本一致，即以蛋白质和脂质为主要成分，但各成分的种类及比例不尽相同。内质网膜脂质含量占 30%～40%，主要包括磷脂、中性脂、缩醛脂和神经节苷脂等，其中磷脂含量最高；而蛋白质和酶系占 60%～70%。除其标志酶葡萄糖 –6– 磷酸酶外，还含有：①与解毒功能相关的氧化反应电子传递酶系，如细胞色素 $P_{450}$、NADPH– 细胞色素 $P_{450}$ 还原酶、细胞色素 $b_5$、NADH– 细胞色素 $b_5$ 还原酶及 NADH– 细胞色素 c 还原酶等；②与脂质代谢相关的酶类，如脂肪酸 CoA 连接酶、磷脂醛磷酸酶、胆固醇羟基化酶、转磷酸胆碱酶及磷脂转位酶等；③其他与糖类代谢相关的酶类，如 β– 葡萄糖醛酸酶、葡萄糖醛酸转移酶和 GDP–甘露糖基转移酶等；④与蛋白质加工转运相关的酶类。除此之外，内质网腔还普遍存在网质蛋白（reticuloplasmin），主要包括内质蛋白（endoplasmin）、钙网蛋白（calreticulin）、钙连蛋白（calnexin）、蛋白质二硫键异构酶（protein disulphide isomerase，PDI）、免疫球蛋白重链结合蛋白（immunoglobulin heavy chain-binding protein）等。

## 二、内质网的类型

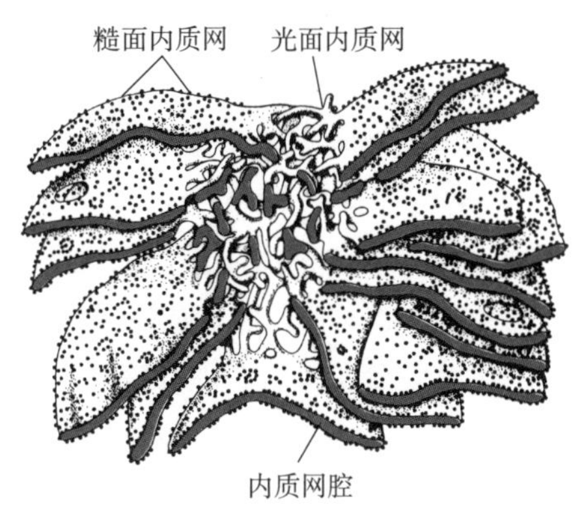


图 6-3 糙面内质网和光面内质网的形态特征

在不同的组织细胞或同一细胞的不同生理阶段，内质网的形态结构有较大差异。根据表面有无核糖体的附着，将内质网分为两种基本类型，即糙面内质网和光面内质网。

1. 糙面内质网（rough endoplasmic reticulum，rER，又称粗面内质网） 多为排列整齐的扁囊，因外表面（胞质面）附着大量核糖体而得名（图 6-3）。作为由内质网和核糖体共同形成的功能性结构复合体，糙面内质网参与分泌蛋白、膜蛋白及细胞器可溶性驻留蛋白的合成、加工及转运。因此，在具有肽类激素或蛋白质分泌功能的细胞中，糙面内质网高度发达，如胰腺外分泌细胞和浆细胞；而在未分化和分化程度低的细胞中相对少见，如肿瘤细胞、干细胞。

2. 光面内质网（smooth endoplasmic reticulum，sER，又称滑面内质网） 是由小管、小泡构成的网状结构，常与糙面内质网相通，膜外表面无核糖体附着。光面内质网是一种多功能的细胞器，不同细胞或同一细胞在不同生理状态下，其形态分布、发达程度存在差异，并可表现出完全不同的功能。如在肌细胞、肝细胞、肾上腺皮质细胞均含有发达的光面内质网，但其功能各异。其中肌细胞中的光面内质网特化为肌质网（sarcoplasmic reticulum），释放和回收钙离子以调节肌肉的收缩；肝细胞中的光面内质网与解毒功能相关；肾上腺皮质细胞中的光面内质网与类固醇激素合成功能相关。

以上两种类型的内质网在不同组织细胞中的分布状况各不相同，以不同比例共存，且在不同发育阶段或生理状态下发生相互转变。但也有的细胞中全部为糙面内质网，如分泌功能旺盛的胰腺外分泌细胞；有的细胞全部为光面内质网，如肌细胞。

3. 特殊组织细胞中的内质网衍生结构 除上述两种基本类型外，某些特殊组织细胞中还存在一些内质网局部分化、衍生的异型结构，如生殖细胞、快速增殖细胞、某些肿瘤细胞中的环孔片层（annulate lamella）结构。它们被称为内质网的第三种结构类型。

ⓔ 图集 6-1 内质网

## 三、内质网的功能

内质网不仅是蛋白质、脂质和糖类的重要合成场所，也参与物质运输、物质交换、解毒及对细胞的机械支持等作用。糙面内质网主要参与蛋白质的合成、加工修饰及转运，而光面内质网主要参与脂质代谢、糖类代谢及细胞解毒等。

### （一）糙面内质网的功能

1. 参与蛋白质合成 糙面内质网上的核糖体（附着核糖体）合成的蛋白质主要包括分泌蛋白（secretory protein），如肽类激素、细胞因子、抗体、消化酶、细胞外基质蛋白等；膜整合蛋白（integral protein），如膜抗原、膜受体，内质网、高尔基复合体、溶酶体的膜蛋白等；细胞器中的可溶性驻留蛋白（retention protein），如定位于内质网、高尔基复合体、溶酶体腔室发挥功能的可溶性蛋白。

细胞中所有蛋白质的合成均起始于细胞质基质中的游离核糖体，有些蛋白质刚起始合成不久便转移到内质网膜上，继续蛋白质的合成。这里仅以分泌蛋白为例，阐述新生肽链如何由信号肽介导，随核糖体一起转移并附着于内质网膜（糙面内质网形成），并不断延伸和跨膜转运到内质网腔的过程。

（1）信号肽与信号假说：1975年，G. Blobel等人提出信号假说（signal hypothesis），并因此获得1999年诺贝尔生理学或医学奖。该假说认为：新生肽链具有一段独特的序列，引导核糖体和多肽链附着于内质网膜上，该序列常位于分泌蛋白肽链的N端，一般由15～30个疏水性氨基酸组成，被称为信号肽或信号序列（signal peptide or signal sequence）。除发挥决定性作用的信号肽之外，分泌蛋白在附着核糖体上合成及转运到内质网腔过程中还依赖于细胞质基质中的信号识别颗粒（signal recognition particle，SRP）、内质网膜上的信号识别颗粒受体（SRP receptor，SRP-R）和易位子（translocon）（一类通道蛋白）等的协助。信号假说的主要过程如下：①新生分泌蛋白肽链N端的信号肽在细胞质基质中的游离核糖体上合成。然后，信号肽被细胞质基质中的SRP识别、结合。SRP是由6个多肽亚单位和1个7S的小分子RNA构成的核糖核蛋白复合体（图6-4）。SRP通过识别、结合信号肽从而结合于核糖体的A位，形成SRP-核糖体复合体。此时翻译暂停，多肽链的延长停止。②SRP识别、结合内质网膜上的SRP-R，引导核糖体向内质网膜转移，并附着于内质网膜上的蛋白复合体易位子上（图6-5）。至此SRP从复合体中解离，重返细胞质基质参与再循环，之前被阻滞的多肽链得以继续延伸。SRP-R作为一种膜整合蛋白，能够介导核糖体结合于内质网膜上，故又被称为停泊蛋白（docking protein）。而信号肽再次被易位子识别，发挥起始转运信号（start-transfer signal）的作用，介导后续肽链转入内质网腔。信号肽被SRP和易位子双重识别，也保证了被转运蛋白的特异性。③延伸中的多肽链通过易位子落入内质网腔。继续合成中的多肽链通过核糖体大亚基的中央管和易位子蛋白通道进入内质网腔，随后位于内质网膜的信号肽被内质网腔面的信号肽酶切除，并很快被内质网膜中的蛋白酶降解。④肽链继续延伸直至整个多肽链落入内质网腔。核糖体大、小亚基解聚，脱离内质网膜，在细胞质基质中参与再循环（图6-6）。

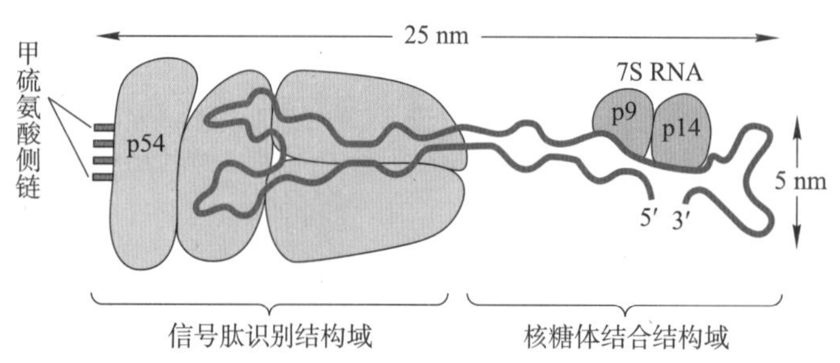


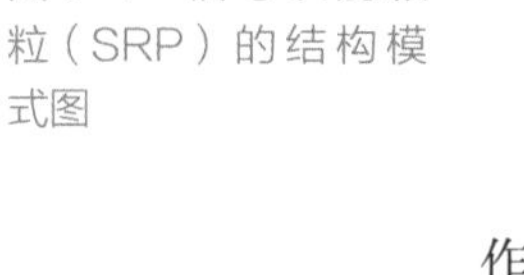
图6-4 信号识别颗粒（SRP）的结构模式图

视频6-1 以分泌蛋白为例说明信号假说

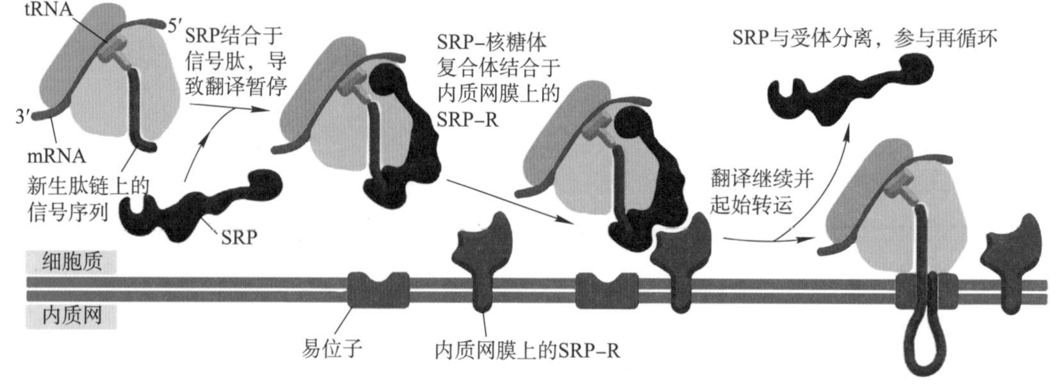


图6-5 信号假说模式图Ⅰ：信号肽、信号识别颗粒引导核糖体到内质网膜

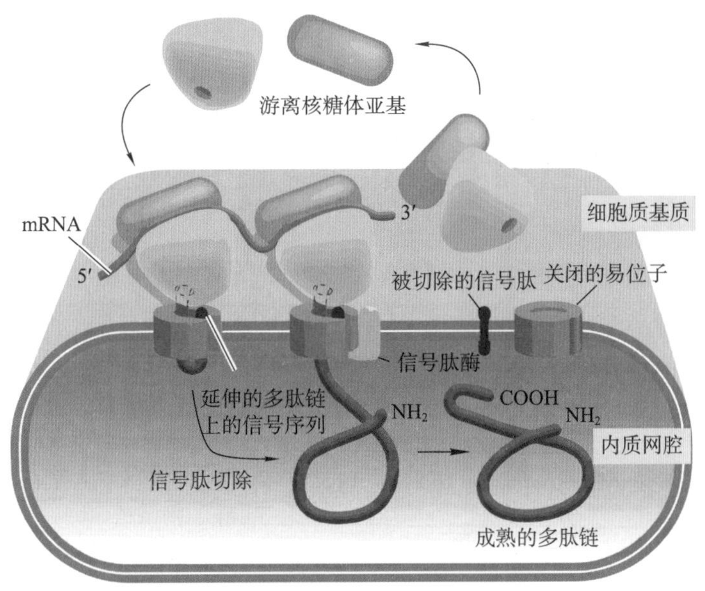


图 6-6 信号假说模式
图Ⅱ：蛋白质跨膜转入内质网腔

（2）跨膜蛋白多肽链插入内质网膜机制：某些多肽链内部含有一段疏水性终止转运信号（stop-transfer signal）。当该序列进入通道蛋白易位子复合体时，与之相互作用，使易位子由活化状态转为钝化状态而终止肽链转运，最终肽链不能完全进入内质网腔，形成跨膜驻留蛋白。蛋白质还有内信号肽（internal signal peptide）介导的插入机制。内信号肽是指位于多肽链内部的信号肽，与 N 端信号肽具有类似功能。当内信号肽抵达易位子时，会结合在脂分子层中而成为跨膜蛋白，阻止肽链全部进入内质网腔。跨膜蛋白插入膜具有确定的方向性，该方向性与内信号肽的氨基酸分布有关，即内质网膜外表面（胞质面）富含带正电荷的氨基酸，而内质网腔面则富含带负电荷的氨基酸。所以，若内信号肽氨基端带有的正电荷比羧基端多，则羧基端进入内质网腔，反之则氨基端进入内质网腔，从而形成有确定跨膜方向的跨膜蛋白。

ⓔ 视频 6-2 跨膜蛋白插入内质网膜的过程

ⓔ 图集 6-2 内信号肽插入内质网膜的机制

2. 蛋白质的折叠与装配　肽链的合成一般仅需几十秒到几分钟时间，但新合成的多肽链将在内质网腔停留更长时间，可长达几十分钟，主要用来完成蛋白质的正确折叠、多亚基寡聚体的进一步装配。多肽链按特定的方式盘旋、折叠形成高级三维空间结构后，才具有生物活性。

能够帮助多肽链折叠、装配和转运的结合蛋白被称为“分子伴侣”（molecular chaperone）。它不仅可与多肽链识别、结合来协助其折叠、装配和转运，还能识别错误折叠和装配的蛋白质并阻止其运输，但其本身并不参与最终产物的形成。分子伴侣在结构上的共同特点是：在羧基端有一段四肽滞留信号肽（retention signal peptide），即 Lys-Asp-Glu-Leu（KDEL）序列，而含该序列的蛋白质可与内质网膜上的相应受体结合，并滞留于内质网腔不被转运。目前，已知内质网腔中的分子伴侣有很多，如氧化型谷胱甘肽（GSSG）和内质网腔面的蛋白二硫键异构酶（PDI）。PDI 为二硫键的形成及多肽链快速折叠提供了保证。重链结合蛋白（heavy-chain binding protein，BiP）属于热休克蛋白（heat shock protein，hsp），它既能结合于未折叠蛋白的疏水区，也能识别错误折叠的多肽或尚未完成装配的蛋白质亚基，以促进它们的重新折叠与装配，并能与正确折叠、装配的蛋白质快速分离，促使其转运入高尔基复合体，防止蛋白质在转运过程中的断裂或变性。其他还有内质蛋白（endoplasmin）和钙网蛋白（calreticulin）等。

ⓔ 图集 6-3 蛋白质折叠

3. 蛋白质的糖基化修饰　在蛋白质合成同时或合成后，单糖或寡糖可在酶的催化下，以共价键连接于蛋白质多肽链的特定基团形成糖蛋白的过程称为糖基化（glycosylation）。起始于糙面

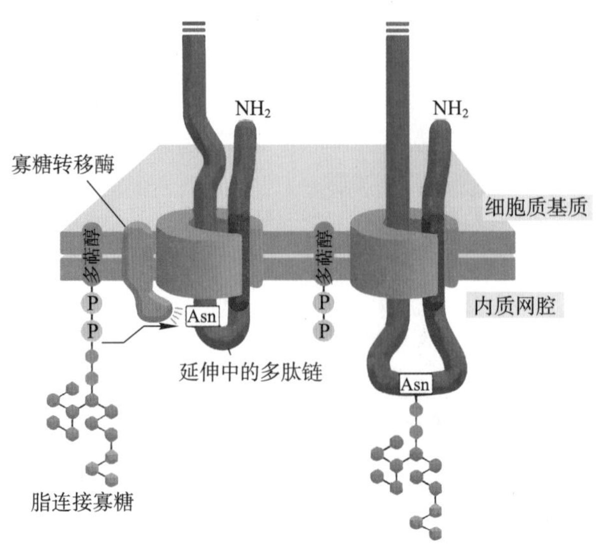


图 6-7　糙面内质网腔内 *N*- 连接的糖基化作用模式图

内质网的糖基化，主要是寡糖与蛋白质天冬酰胺（Asn）侧链上的游离氨基基团（$-NH_2$）的共价结合，所以也称之为 *N*- 连接的糖基化（*N*-linked glycosylation）。*N*- 连接的糖基化起始于内质网，以内质网膜上的磷酸多萜醇（dolichol）为载体，先合成一个共同的前体——由 *N*- 乙酰葡萄糖胺、甘露糖和葡萄糖组成的 14 寡糖。然后，在糖基转移酶催化下，寡糖从磷酸多萜醇转移到肽链的糖基化位点 Asn-X-Ser/Thr（X 为 Pro 以外的任何氨基酸）的天冬酰胺残基上，再经内质网特异的糖苷酶作用，形成高甘露糖的糖蛋白。最后转移到高尔基复合体完成进一步的修饰（图 6-7）。

蛋白质的糖基化修饰具有重要意义：①影响多肽的构象，促进蛋白质正确折叠；②增强蛋白质稳定性，保护其不被降解；③参与信号转导并引导蛋白质形成运输囊泡，以进行蛋白质的靶向运输；④形成细胞外被，在细胞膜的保护、细胞识别及细胞通信等生命活动中发挥重要作用。

4. 蛋白质的胞内运输　经糙面内质网加工和修饰的蛋白质，可被内质网膜包裹以“出芽”的方式形成膜性囊泡而被转运。具体运输途径包括：①以转运囊泡的形式进入高尔基复合体，经进一步加工，以分泌颗粒的形式胞吐到细胞外；②转运囊泡直接进入一种大浓缩泡，逐步发育成酶原颗粒后排出细胞，此途径只见于某些哺乳动物的胰腺外分泌细胞。

### （二）光面内质网的功能

1. 参与脂质的合成与运输　合成细胞所需的磷脂、胆固醇等几乎全部膜脂是光面内质网最为重要的功能之一。合成脂质所需的 3 种酶均定位于内质网膜上，其中催化作用在膜的胞质侧完成，合成脂质的底物来自细胞质基质，主要过程为：①磷脂酸（phosphatidic acid）的形成：由脂酰基转移酶（acyl transferase）催化脂酰辅酶 A 的 2 条脂肪酸链转移并结合到甘油 -3- 磷酸分子上而生成；②二酰甘油的形成：由磷酸酶（phosphatase）催化磷脂酸去磷酸化而生成；③双亲脂质分子的形成：由胆碱磷酸转移酶（choline phosphotransferase）催化二酰甘油添加和结合 1 个极性基团而生成（图 6-8）。

ⓔ 图集 6-4
光面内质网合成的脂质分子的 3 种转运方式
ⓔ 临床聚焦 6-1
光面内质网与脂肪肝

光面内质网合成的脂质分子在翻转酶（flippase）作用下，由细胞质基质侧转向内质网腔面（转位速度提高 10 万倍），然后通过 3 种可能机制向其他膜结构转运：①以“出芽”方式转运至高尔基复合体、溶酶体或细胞膜；②以水溶性小分子结合蛋白——磷脂交换蛋白（phospholipid exchange protein，PEP）为载体，即磷脂先与 PEP 结合形成水溶性复合体进入细胞质基质，然后通过自由扩散转移到靶膜，使磷脂分子被 PEP 释放并插入靶膜，实现从磷脂含量高的膜向磷脂含量低的膜（如线粒体和过氧化物酶体膜）转移。每种 PEP 只能识别一种磷脂。③供体膜与受体膜之间通过膜蛋白介导直接接触。

2. 参与糖原的代谢　肝细胞中的光面内质网参与糖原分解过程；而细胞质基质中糖原的降解产物葡萄糖 -6- 磷酸也会被葡萄糖 -6- 磷酸酶催化，使之去磷酸化形成游离葡萄糖，再经内质网跨膜运输至血液中。

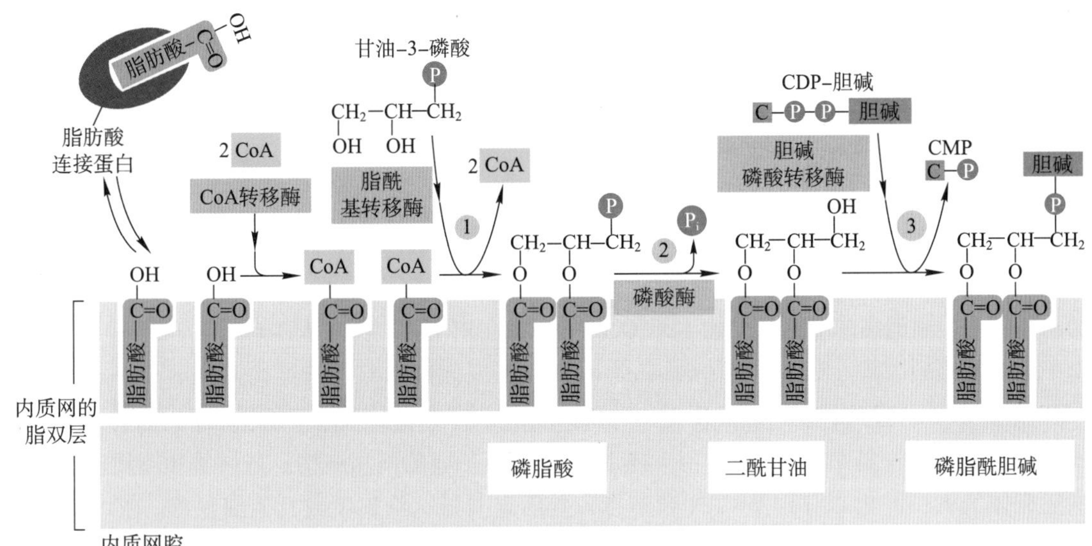


图 6-8 磷脂酰胆碱的合成过程示意图

3. 参与解毒作用（detoxification） 肝的解毒功能由肝细胞中光面内质网上的氧化酶系及电子传递酶系完成，如细胞色素 $P_{450}$ 家族酶系等。解毒机制一般是催化多种化合物的氧化和羟化：①使毒物或药物的毒性钝化或破坏；②羟化作用可增强化合物的极性，使其易于排泄。当然，有时这种氧化还原作用会使某些毒物的毒性增强。实验表明，给动物饲喂药物苯巴比妥后，肝细胞会大量合成与解毒作用有关的酶，而且光面内质网的面积也会成倍增加。

4. 参与 $Ca^{2+}$ 的储存和浓度调节 肌细胞中的肌质网是光面内质网的特化结构。一般来说，肌质网膜上的 $Ca^{2+}$-ATP 酶会把细胞质基质中的 $Ca^{2+}$ 泵入肌质网腔储存起来。内质网膜上也存在三磷酸肌醇（$IP_3$）受体，当受到神经冲动刺激或细胞外信号作用时，肌质网将 $Ca^{2+}$ 释放于细胞质基质，肌肉收缩。

5. 参与胃酸、胆汁的合成与分泌 在胃壁腺上皮细胞中，光面内质网可使 $H^+$ 和 $Cl^-$ 结合生成 HCl。肝细胞中，光面内质网与胆汁分泌有关。

## 第二节 高尔基复合体

1897 年，意大利学者 C. Golgi 用银染方法在光镜下观察神经细胞时发现，细胞核周围的细胞质基质中存在嗜银网状结构，1898 年将其命名为高尔基体（Golgi body），又称高尔基器（Golgi apparatus）。20 世纪 50 年代随着电镜和超薄切片技术的应用，证实了高尔基体普遍存在于各种细胞中，而且发现高尔基体是由大小不一、形态多变的囊泡体系组成的。1956 年将其更名为高尔基复合体（Golgi complex）。

### 一、高尔基复合体的形态结构与化学组成

#### （一）高尔基复合体是由一系列扁囊堆叠而成的细胞器

电镜下显示，扁平膜囊（cisternae）是高尔基复合体的主体结构。一般由 4～8 个扁平膜囊平

行堆叠形成高尔基体堆（Golgi stack）。扁平囊泡的直径一般为 0.5 ~ 1.0 μm，相邻的扁平膜囊间距 20 ~ 30 nm，囊腔宽 15 ~ 20 nm。扁平膜囊常弯曲呈弓形或半球形，膜囊周围有很多大小不等的囊泡。膜囊朝向细胞核的一面为凸面（convex），又称顺面或形成面（forming face）；朝向细胞膜的一面为凹面（concave），又称反面或成熟面（mature face）。顺面膜厚约 6 nm，与内质网膜厚度相近；反面膜厚约 8 nm，与细胞膜厚度接近。

ⓔ 图集 6-5
高尔基复合体

高压电镜下的三维结构显示，高尔基复合体是一个十分复杂、连续的整体结构，均有顺面（*cis* face）或入口面（entry face）和反面（*trans* face）或出口面（exit face），包括多个密切相关的功能区室：顺面高尔基网状结构（*cis* Golgi network，CGN）、顺面膜囊（*cis* cisternae）、中间膜囊（medial cisternae）、反面膜囊（*trans* cisternae）和反面高尔基网状结构（*trans* Golgi network，TGN）（图 6-9）。另外，在顺面和反面均有游离囊泡，其中顺面的为小囊泡，而反面的为大囊泡或称分泌泡。CGN 是来自内质网，由融合的泡状管簇形成的网状结构；蛋白质和脂质经过高尔基复合体的入口和出口分别是 CGN 和 TGN，然后定向抵达细胞膜或其他细胞器。CGN 和 TGN 均发挥重要的分选作用，其中 CGN 对来自内质网的货物分子进行分选，决定它们是进入顺面膜囊还是返回内质网；继续前行的分子经过顺面膜囊、中间膜囊，再到反面膜囊进行顺序性修饰、加工；反面膜囊和 TGN 相连通，TGN 具有重要的分选作用，决定着蛋白质的目的地是内体（详见第三节　溶酶体）、细胞膜还是以分泌泡的形式出胞，或者被遣返到之前的腔室，有些膜蛋白也可能滞留在高尔基复合体膜上发挥作用。所以高尔基复合体形成了一个货物分子的多级处理单元。

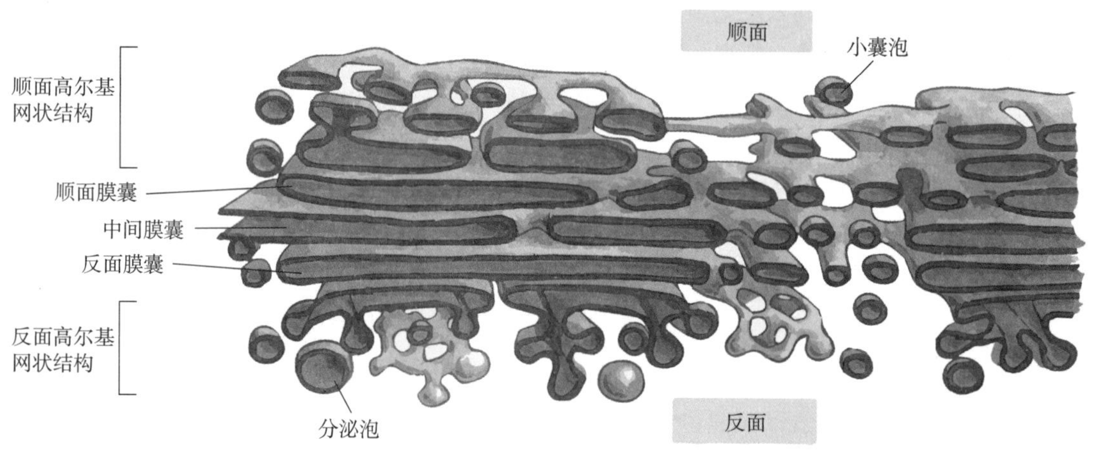


图 6-9　高尔基复合体结构模式图

实际上，对高尔基复合体各腔室的功能区分，源于对 *N*– 连接糖基化过程中各种酶的区室定位研究。如通过电镜组织化学染色法，发现甘露糖的去除、*N*– 乙酰葡萄糖胺的添加发生在顺面膜囊和中间膜囊，而半乳糖和唾液酸（主要成分为 *N*– 乙酰神经氨酸）的添加发生在反面膜囊和 TGN（图 6-10）。

### （二）高尔基复合体是具有极性的细胞器

1. 形态结构上的极性　高尔基复合体的顺面一般靠近细胞核或内质网，囊腔较小而狭，囊膜较薄，膜厚度接近内质网。随着从 CGN 向 TGN 的过渡，囊腔逐渐变大变宽，囊膜变厚，接近细胞膜厚度。中间膜囊是多层间隔囊、管结构复合体系，为连续、完整的膜囊体系。反面膜囊和

TGN 在形态结构和化学特性上存在显著的细胞差异性和多样性。因此，从发生和分化的角度看，扁平膜囊可看作是内质网和细胞膜的中间分化阶段。

2. 化学组成上的极性　高尔基复合体膜的脂质含量介于内质网膜与细胞膜之间，不同标志酶也呈差异性分布：顺面膜囊常呈嗜锇反应，溶酶体酶的磷酸化、*O*– 连接糖基化相关的酶主要在 CGN 或顺面膜囊，多数糖基的修饰、加工及糖脂的形成主要在中间膜囊，半乳糖的唾液酸化、蛋白质的硫酸化主要在反面膜囊或 TGN。

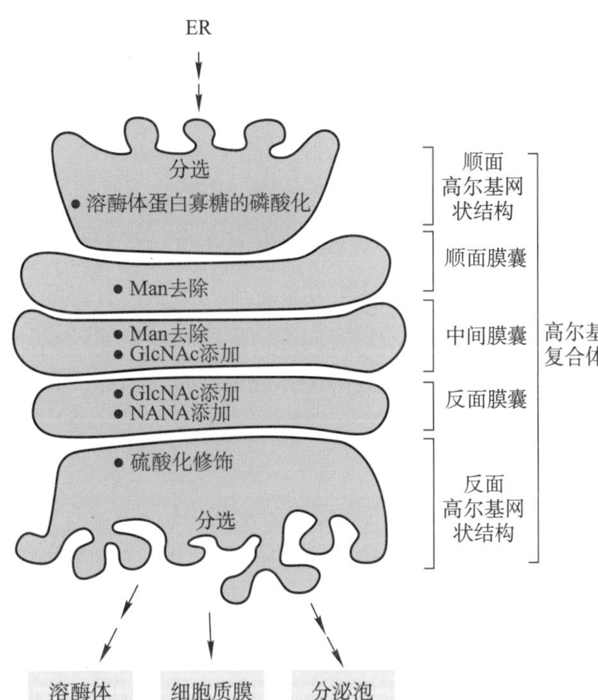


图 6-10　高尔基复合体对寡糖的分级修饰过程

Man：甘露糖；GlcNAc：*N*-乙酰葡萄糖胺；NANA：*N*-乙酰神经氨酸

3. 功能上的极性　如前述，顺面膜囊的主要功能为：①筛选来自内质网的蛋白质和脂质，并将其大部分转入中间膜囊，少部分被回收于内质网为驻留蛋白，KDEL（或 HDEL）为内质网驻留蛋白的特有信号序列；②进行蛋白质 *O*– 连接的糖基化修饰，不同于发生于内质网的 *N*– 连接的糖基化修饰，其寡糖连接于多肽链中丝氨酸、苏氨酸侧链的 –OH；③进行跨膜蛋白细胞质基质侧结构域的酰基化，溶酶体酶寡糖的磷酸化等。中间膜囊除与顺面膜囊相邻一侧对烟酰胺腺嘌呤二核苷酸磷酸（NADP）依赖的酶反应微弱外，其余各层对此酶均有较强反应，其主要功能是进行糖基化修饰和多糖及糖脂的合成。反面膜囊的主要功能是对蛋白质进行分选并单向转运。经过分选的蛋白质，或被分泌到细胞外，或被转运到溶酶体。此外，某些蛋白质的修饰也在此进行和完成，如蛋白质酪氨酸残基的硫酸化、半乳糖 α–2,6 位的唾液酸化及蛋白质的水解等。

### （三）高尔基复合体在不同组织细胞中的差异性分布

高尔基复合体的数量和发达程度因细胞的分化程度、细胞功能类型不同而存在较大差异，并随细胞生理状态的改变而变化。一般来说，发育成熟且分泌活动旺盛的细胞，其高尔基复合体较为发达。另外，在不同的组织细胞中高尔基复合体具有不同的分布特征，如在非极性的细胞中，高尔基复合体较集中分布于微管的负端，即微管组织中心（microtubule organizing center，MTOC）处；而在有生理极性的细胞中，高尔基复合体常分布于接近细胞核的一极。此外，细胞骨架蛋白在维持高尔基复合体的动态空间结构及膜泡运输中具有重要作用。

ⓔ 视频 6-3　光镜下兔脊神经节细胞结构解说——示高尔基复合体

### （四）高尔基复合体的化学组成

高尔基复合体膜的脂质、蛋白质成分及含量介于细胞膜与内质网膜之间，而蛋白质的复杂程度也介于内质网与细胞膜之间，这表明高尔基复合体是介导内质网和细胞膜之间相互联系的重要的过渡性细胞器。

高尔基复合体含有多种酶类，一般认为糖基转移酶（glycosyltransferase）为其标志酶，主要包括参与糖蛋白合成的糖基转移酶和参与糖脂合成的硫化（或磺化）糖基转移酶。高尔基复合体

研究进展 6-1
高尔基复合体叠层存在生化区隔化或房室化

的重要酶类还包括：① NADH- 细胞色素还原酶及其氧化还原酶；②以 5′- 核苷酸酶、腺苷三磷酸酶、硫胺素焦磷酸酶为主体的磷酸酶类；③溶血卵磷脂酰基转移酶和磷酸甘油磷脂酰转移酶；④由磷脂酶 $A_1$ 与磷脂酶 $A_2$ 组成的磷脂酶类；⑤酪蛋白磷酸激酶；⑥ α- 甘露糖苷酶等。

## 二、高尔基复合体的功能

深入学习 6-1
高尔基复合体参与细胞分泌活动

高尔基复合体的主要功能是参与细胞的分泌活动，并对来自内质网的蛋白质进行糖基化等加工、水解、分选，最后定向运输到细胞特定部位或分泌到细胞外；内质网合成的部分脂质也会通过高尔基复合体运输到溶酶体或细胞膜。因此，高尔基复合体相当于细胞内的“交通枢纽”或大分子转运的“集散地”。

### （一）细胞内蛋白质运输分泌的中转站

20 世纪 70 年代初，L. Caro 和 G. Palade 利用放射性示踪技术，将豚鼠的胰腺腺泡细胞进行放射性 $^3$H- 亮氨酸脉冲标记。在标记 3 min 后，标记物主要位于内质网；20 min 后，主要集中于高尔基复合体；120 min 后，则多位于分泌泡并开始向胞外释放。进一步研究发现，不仅分泌蛋白，其他多种蛋白质如溶酶体酶、细胞膜蛋白、胶原等细胞外基质成分的定向转运也是通过高尔基复合体完成的。

细胞的分泌活动分为组成性分泌（constitutive secretion）或固有分泌途径和调节性分泌（regulatory secretion）或受调分泌途径两大类。所有真核细胞均可以不受调节地分泌某些蛋白质；后者又称为非连续分泌，如某些特化的分泌细胞，其新合成的分泌蛋白在分泌泡聚集、储存，在特殊信号刺激下才会引发分泌活动。

### （二）蛋白质修饰与加工的重要场所

1. 蛋白质的糖基化修饰　由内质网合成并通过高尔基复合体转运的蛋白质，绝大多数需要糖基化修饰形成糖蛋白。其中起始于内质网的 *N*- 连接糖基化修饰还需在高尔基复合体内进一步完成，如大部分甘露糖的切除及其他糖残基的添加，以完成糖蛋白的合成。在高尔基复合体进行的是 *O*- 连接糖基化（*O*-linked glycosylation），主要是寡糖与丝氨酸、苏氨酸（或胶原蛋白的羟赖氨酸与羟脯氨酸）残基侧链的 -OH 基团共价结合及糖基化，形成 *O*- 连接糖蛋白。除蛋白聚糖第一个糖基通常为木糖外，几乎所有 *O*- 连接寡糖中与靶蛋白的 -OH 结合的第一个糖基都是 *N*- 乙酰半乳糖胺。另外，组成 *O*- 连接寡糖链中的单糖组分，是在糖链合成过程中逐个添加上去的。两种糖基化方式的主要区别见表 6-1。

**表 6-1　*N*- 连接糖基化与 *O*- 连接糖基化的主要区别**

| 区别点 | *N*- 连接糖基化 | *O*- 连接糖基化 |
|---|---|---|
| 发生部位 | 糙面内质网和高尔基复合体 | 高尔基复合体 |
| 与之结合的氨基酸残基 | 天冬酰胺 | 丝氨酸、苏氨酸、酪氨酸、羟赖（脯）氨酸 |
| 连接基团 | $-NH_2$ | -OH |
| 第一个糖基 | *N*- 乙酰葡萄糖胺 | *N*- 乙酰半乳糖胺等 |
| 糖链长度 | 5 ~ 25 个糖基 | 1 ~ 6 个糖基 |
| 合成方式 | 共同的寡糖前体 | 单糖逐个添加 |

蛋白质的糖基化具有重要作用：①促进蛋白质折叠，增强蛋白质的稳定性；②保护蛋白质免受酶的降解，如溶酶体膜蛋白的腔面糖基化修饰能保护其免受溶酶体酶的攻击；③作为信号标志，帮助蛋白质的转运与分选，如甘露糖 –6– 磷酸（mannose-6-phosphate，M6P）是溶酶体酶的分选信号；④介导细胞间的识别与通信，如细胞膜蛋白的糖基化作用形成的细胞外被。

2. 蛋白质的水解加工　某些蛋白质或酶类，只有在高尔基复合体中被特异性水解后，才能成熟或转变为具有生物活性的存在形式。如人类胰岛素，在内质网中，由 109 个氨基酸组成的前胰岛素原，在信号肽酶作用下水解成由 86 个氨基酸残基组成的胰岛素原，包含 A、B 肽段及中间起连接作用的 C 肽段；当被转运至高尔基复合体时，C 肽段被水解酶切除，成为有活性的胰岛素。另外，胰高血糖素和血清白蛋白等的成熟也都是在高尔基复合体中经历水解、修饰完成的。

#### （三）蛋白质分选和膜泡定向运输的枢纽

高尔基复合体通过对蛋白质的修饰、加工，使蛋白质添加上可被 TGN 上专一性受体识别的分选信号，进而通过选择和浓缩形成不同去向的运输泡和分泌泡。

被分选后的分泌泡主要有 3 种去向：①经高尔基复合体单独分选和包装的溶酶体酶，以有被囊泡的形式转运到溶酶体；②分泌蛋白以有被囊泡的形式向细胞膜运输，最终被释放到细胞外；③以分泌泡的形式暂时储存于细胞质基质，当机体需要时再被分泌释放到细胞外。

## 第三节　溶酶体

与其他细胞器不同，发现溶酶体的最早证据并非来自电镜的形态学观察，而是在应用差速离心技术分离鼠肝细胞组分时发现的。1949 年，比利时科学家 C. de Duve 等人在研究糖代谢相关酶的细胞器分布时发现，酸性磷酸酶并非与线粒体有关，而是来自比线粒体分区稍轻的颗粒分区。该意外发现促使他们对此开展研究，并最终于 1955 年在电镜下观察鼠肝细胞时，发现了一种富含多种酸性水解酶的囊状细胞结构，将其命名为溶酶体（lysosome）。

### 一、溶酶体的形态结构与化学组成

溶酶体是一种高度异质性的（heterogenous）细胞器，即溶酶体的形态大小、数量分布和所包含的水解酶种类都存在很大差异。

溶酶体普遍存在于各类组织细胞中，是由一层单位膜包裹的囊泡状细胞器，膜厚约 6 nm，常呈球形，其大小差异显著，一般直径为 0.1 ~ 1.2 μm，最小的仅为 0.025 μm，最大的可达数微米。典型的动物细胞中可含有几百个溶酶体，但在不同细胞中溶酶体的数量差异显著。溶酶体含有核酸酶、蛋白酶、糖苷酶、脂酶、磷酸酶和硫酸酯酶等 6 大类共 60 多种酸性水解酶。这些酶活性的最适 pH 为 4.6 左右，一般溶酶体 pH 为 3.5 ~ 5.5。溶酶体能分解机体中几乎所有的生物大分子。因此，溶酶体被称为细胞内的“消化器官”（图 6–11）。

相对于其他细胞器，溶酶体的膜也具有其独特特征：①嵌有发达的质子泵，利用 ATP 水解释放出的能量将 $H^+$ 逆浓度梯度泵入溶酶体内，以形成和维持溶酶体的酸性内环境；②含多种载

临床聚焦 6-2
先天性溶酶体病

体蛋白，将水解产物向外转运；③膜蛋白高度糖基化，糖链分布于溶酶体膜的腔面，保护溶酶体膜免受自身酸性水解酶攻击。

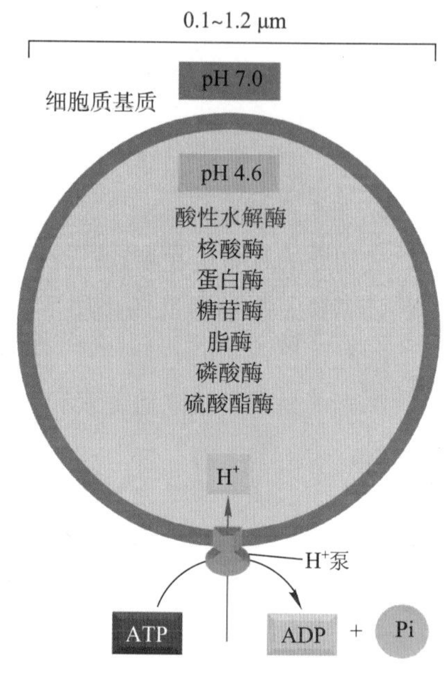

图 6-11 溶酶体的形态结构特征

## 二、溶酶体的类型

### （一）根据功能状态分类

依据功能状态的不同可将溶酶体划分为初级溶酶体、次级溶酶体和三级溶酶体。

1. 初级溶酶体（primary lysosome） 是指通过其形成途径刚产生的溶酶体，只含酶，不含底物，因此也被称为无活性溶酶体（inactive lysosome）。初级溶酶体膜厚约 6 nm，一般呈透明圆球状，内容物均一，不含明显的颗粒物。但在不同细胞或同一细胞的不同发育阶段，可呈现为电子密度较高的颗粒小体或带有棘突的囊泡。

2. 次级溶酶体（secondary lysosome） 初级溶酶体成熟后，接受来自细胞内、外的消化底物，并与之发生相互作用时，即成为次级溶酶体。因此，次级溶酶体实质上是溶酶体的一种功能状态，故又称消化泡（digestive vacuole）。

电镜下显示，次级溶酶体体积较大，直径可达几微米，形态多不规则，囊腔中含有正在被消化分解的生物大分子、颗粒、残损的膜碎片甚至细胞器。根据作用底物的性质和来源的不同，将次级溶酶体分为两类。

（1）自噬溶酶体（autophagolysosome）：由初级溶酶体与自噬体融合形成，其作用底物主要是细胞内损伤、衰老的细胞器碎片或局部细胞质。自噬体直径一般为 0.3 ~ 0.9 μm，平均 0.5 μm，囊泡内常见的包含物有胞质成分和某些细胞器，如线粒体、内质网、过氧化物酶体等。自噬体的半衰期很短，只有 8 ~ 10 min，说明自噬是细胞对环境变化的有效反应。当细胞缺乏营养时，自噬明显增多。

细胞自噬（autophagy）是细胞内的一种自食（self-eating）现象，是含细胞自身物质的双层膜囊泡与溶酶体融合而发生自身物质降解的自我消化过程。具体过程是，细胞内由双层膜结构包裹部分胞质和需降解的细胞器、蛋白质等成分形成自噬体（autophagosome）；自噬体外膜与溶酶体融合，自噬体内膜及内容物被溶酶体酶降解，涉及内容物组分（如氨基酸、核苷酸等）的循环再利用及细胞所需氨基酸和能量的提供（图 6-12），此即为自噬溶酶体的形成过程。目前认为，自噬体的双层膜结构来自内质网膜或细胞质中的膜泡，而通过自噬可实现细胞稳态和细胞器更新。

自噬是细胞正常生理状态与病理状态下均可发生的非选择性的降解机制。它既有“废品回收站”功能，又有“垃圾处理厂”功能，是细胞的防御和应激调控过程，其活化常发生在细胞应激状态下，主要发挥两个作用：①在营养缺乏或动物发育的特殊阶段，为细胞生长代谢提供必要的生物大分子和能量；②清除细胞内过剩或有缺陷的细胞器。

细胞自噬主要有三种形式：巨自噬（macroautophagy）、微自噬（microautophagy）和分子伴侣介导的自噬（chaperone-mediated autophagy，CMA）。巨自噬是最主要的一种，即通常所指的自噬，是由内质网来源的膜包裹待降解物形成自噬体，然后与溶酶体融合并降解其内容物。微自噬是指溶酶体膜直接包裹、吞噬局部细胞质基质的过程，如长寿命蛋白在溶酶体内的降解。分子

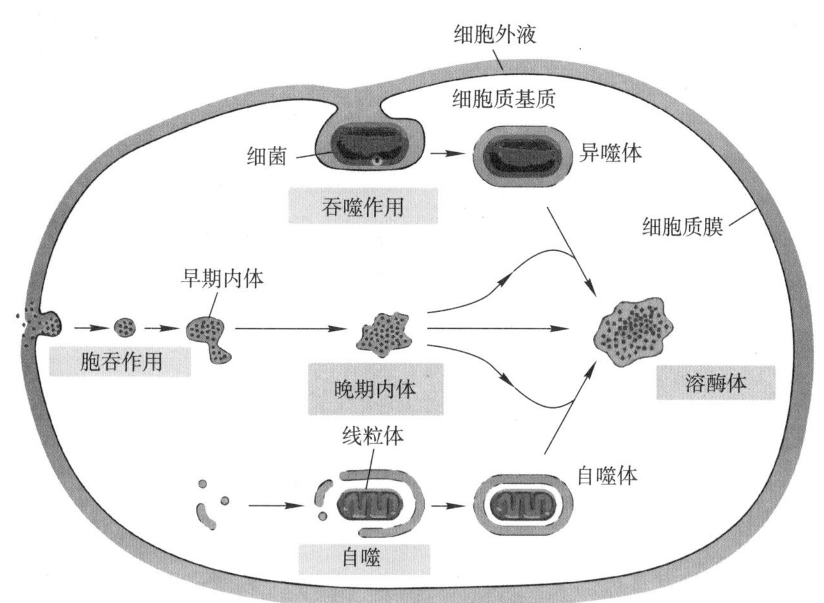


图 6-12　自噬溶酶体与异噬溶酶体形成过程示意图

伴侣介导的自噬为选择性自噬，是指分子伴侣热休克同源蛋白 70（heat shock cognate protein 70，Hsc70）通过识别含特定氨基酸的可溶性蛋白质底物并与之特异性结合形成分子伴侣 – 底物复合物。该复合物可通过与溶酶体膜上的受体结合将底物转位到溶酶体，并被消化降解。

相对于凋亡等细胞程序性死亡（programmed cell death，PCD），自噬可被视为细胞程序性存活，但自噬过度激活也会导致自噬性细胞死亡（autophagic cell death）。鉴于自噬在细胞生存和死亡中的双重作用，自噬激活过度或时间过长均可能导致细胞死亡，确定自噬激活的启动时间点和延续时程将成为颇具挑战性的治疗策略。

深入学习 6-2
细胞自噬

（2）异噬溶酶体（heterophagic lysosome）：由初级溶酶体与细胞通过胞吞作用所形成的异噬体（heterophagosome，包括吞噬体和吞饮囊泡）融合形成，其作用底物来源于细胞外的异物（图 6-12）。

3. 三级溶酶体（tertiary lysosome）　外源性或内源性底物经次级溶酶体消化分解后，不能被完全消化的物质残留在溶酶体膜内，此为溶酶体功能的终末状态，也称为后溶酶体（post-lysosome）、残余体（residual body）。三级溶酶体可通过胞吐排出细胞，也可能沉积于细胞内而不被外排。如神经细胞、肝细胞及心肌细胞内的脂褐质（lipofucin）；肿瘤细胞、某些病毒感染细胞、大肺泡细胞和单核吞噬细胞中的髓样结构（myelin figure）；机体摄入大量铁质时，肝、肾等器官组织的巨噬细胞中出现的含铁小体（siderosome）。

综上，溶酶体的三种类型是根据其功能状态而人为划分的，不同的溶酶体类型是同一种功能结构在不同功能状态下的表现。

### （二）根据形成过程分类

基于对其形成及发育过程的研究，有学者提出了溶酶体的另一分类体系，即把溶酶体分为内体溶酶体（endolysosome）和吞噬溶酶体（phagolysosome）。内体（endosome）是指细胞固有的或通过胞吞（饮）作用形成的一类异质性无包被囊泡，分为早期内体和晚期内体，晚期内体的酸性高于早期内体。内体溶酶体由高尔基复合体芽生的运输囊泡与晚期内体（late endosome）融合而成，其功能相当于初级溶酶体（图 6-13 A）。吞噬溶酶体由内体溶酶体与来自细胞内、外作用底

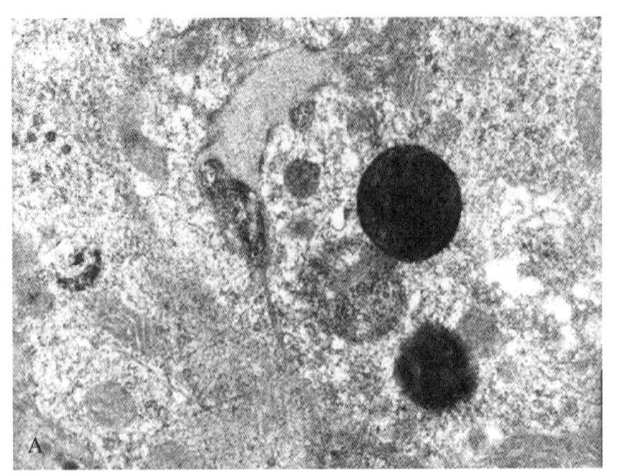


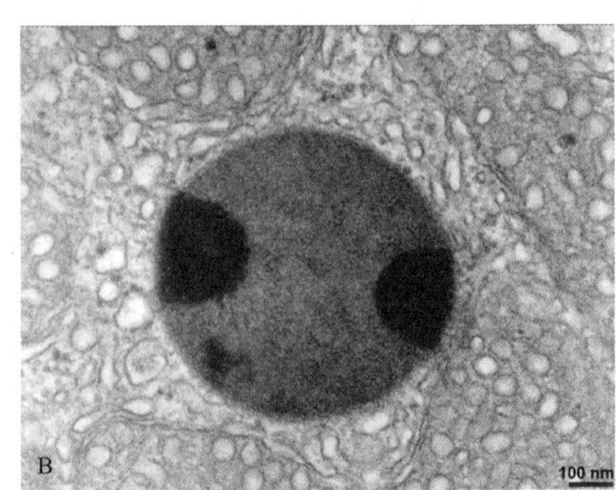


图 6-13 溶酶体电镜照片（组织化学法显示溶酶体内的酸性磷酸酶）
A. 内体溶酶体；B. 吞噬溶酶体

物相互融合而成，相当于次级溶酶体（图 6-13 B）。

## 三、溶酶体的生物发生

溶酶体的形成和成熟是内质网和高尔基复合体共同参与，集胞内物质合成、加工、包装、运输及结构转化为一体的复杂而高度有序的过程。溶酶体的形成起始于溶酶体酶在附着核糖体上的合成，主要经历以下几个阶段（图 6-14）。

1. 溶酶体酶在内质网中的加工与转运　根据信号假说，新合成的溶酶体酶进入内质网腔，经过加工及 *N*- 连接糖基化修饰后，从内质网芽生出囊泡，转运至高尔基复合体的顺面。

2. 溶酶体酶在高尔基复合体中的加工、分选与转运　在高尔基复合体顺面膜囊，经 *N*- 乙酰葡萄糖胺磷酸转移酶（*N*-acetylglucosamine phosphotransferase，GlcNAc-P-transferase）和磷酸二酯糖苷酶（phosphodiester glycosidase）的催化，寡糖链上的甘露糖残基被磷酸化形成甘露糖 -6- 磷酸（M6P），此为溶酶体酶分选的重要识别信号。当带有 M6P 标记的溶酶体酶前体到达高尔基复合体反面膜囊时，被 TGN 膜上的 M6P 受体特异性识别和结合，随即触发 TGN 膜局部出芽，其膜外胞质面的网格蛋白及衔接蛋白自发聚集，最终以网格蛋白包被囊泡的形式脱离 TGN。

3. 溶酶体的形成与成熟　分离后的网格蛋白包被囊泡快速脱去网格蛋白，形成无被转运囊

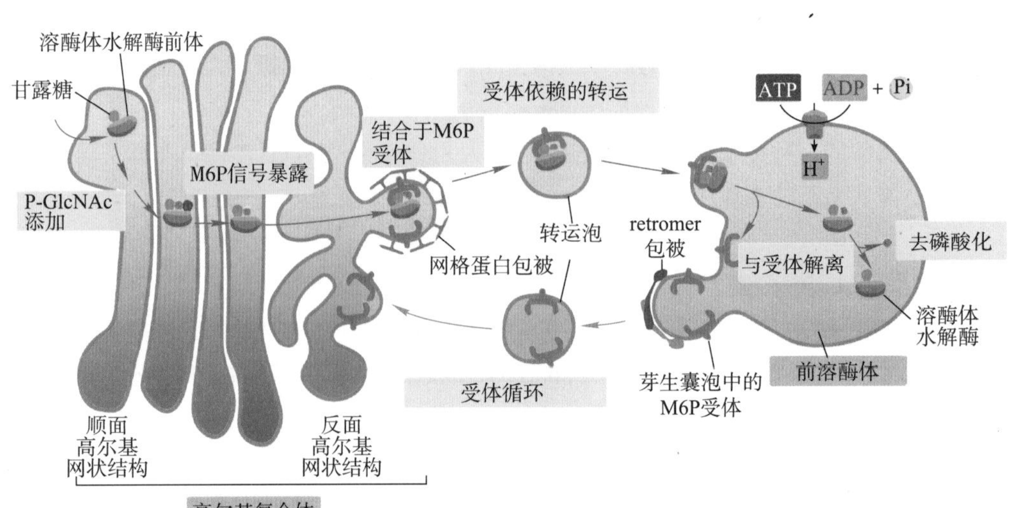


图 6-14 溶酶体的形成、成熟过程

泡。载有溶酶体酶的无被转运囊泡与晚期内体融合形成前溶酶体。前溶酶体膜上具有质子泵，可将细胞质中的 $H^+$ 泵入溶酶体内，使腔内的 pH 由 7.4 左右降为 6.0 左右。此时 M6P 受体与溶酶体酶分离，并通过出芽形成的运输囊泡返回高尔基复合体 TGN 膜上，参与再循环。

M6P 受体穿梭于高尔基复合体与前溶酶体之间，在高尔基复合体的中性环境中，M6P 受体与 M6P 结合，而一旦进入酸性环境的前溶酶体中，M6P 受体即与 M6P 分离并返回到高尔基复合体。M6P 受体从前溶酶体或内体向 TGN 的回收运输是由包被蛋白复合物 retromer 特异性介导的。同时，前溶酶体中溶酶体酶 M6P 的去磷酸化也利于其与 M6P 受体彻底分离。随着多种溶酶体酶的逐步积累及 M6P 受体的分离，前溶酶体逐步成熟为内体溶酶体。

总之，以 M6P 为标志的溶酶体酶分选机制是目前了解比较清楚的一条途径，但并非唯一途径。有实验表明，在某些细胞中还存在着非 M6P 依赖的其他分选机制。

ⓔ 视频 6-4
溶酶体的形成过程

## 四、溶酶体的功能

溶酶体的最基本功能是对细胞内物质的消化作用，其他功能无不建立在该功能之上。

### （一）对细胞内物质的消化及衰老、损伤细胞器的清除更新

真核细胞内的细胞器和生物大分子均有一定的半衰期，很多代谢产物也需要及时清除。细胞通过两种重要降解途径，即泛素－蛋白酶体通路和溶酶体通路，对蛋白质总量进行调节。其中溶酶体通过形成自噬溶酶体和异噬溶酶体，分别对细胞内衰老、损伤的细胞器或由胞吞作用摄入的各种外源性物质进行消化、降解，产生可被细胞重新利用的生物小分子物质，最终释放到细胞质基质，参与细胞的物质代谢。这有效保证了细胞器的及时更新和细胞内环境的稳定。因此，溶酶体发挥着“清道夫”的重要作用。

### （二）通过物质消化为细胞提供营养

溶酶体作为细胞内的消化器官，当细胞处于饥饿状态时，可通过分解细胞内的一些对细胞生存非必需的生物大分子物质，即通过自噬作用为细胞的生命活动提供营养和能量，维持细胞的基本生存状态。

### （三）对机体的防御和保护作用

防御是免疫系统的重要功能之一。在正常生理状态及某些病理情况下，免疫器官和免疫细胞溶酶体的自噬作用和异噬作用，对机体均可发挥防御保护作用。如巨噬细胞能够识别、吞噬入侵的病原体，利用发达的溶酶体消化细菌或病毒颗粒等有害物质，从而清除异己，发挥防御、保护作用。

### （四）对激素分泌的调控作用

溶酶体可参与机体某些腺体组织细胞的分泌活动。如甲状腺的滤泡上皮细胞以胞吞方式摄取滤泡腔内的碘化甲状腺球蛋白，成为胶质囊泡；胶质囊泡与溶酶体融合，使碘化甲状腺球蛋白被水解为大量四碘甲腺原氨酸（$T_4$，即甲状腺素）和少量三碘甲腺原氨酸（$T_3$），然后将其分泌到细胞外进入毛细血管。另外，在激素分泌受到抑制时，睾丸间质细胞、肾上腺皮质细胞的自噬作用明显增强，以清除多余的激素分泌颗粒。现已知几乎所有分泌肽类激素的细胞都具有这种作用。

（五）对个体发生与发育的调控作用

1. 溶酶体参与受精 受精是个体发生的前提条件。其中动物精子头部顶端的质膜下方有一个由膜包裹的囊状结构，称为顶体（acrosome），其实质是特化的溶酶体。在受精过程中，精子顶体中的溶酶体酶释放到细胞外，消化卵子外周的滤泡细胞，从而使卵子和精子的细胞质膜相互融合形成合子。精子冷冻保存的关键是要保护顶体的完整性。

2. 溶酶体参与个体发育 无尾两栖类动物个体变态发育过程中，蝌蚪尾巴的退化、吸收；脊椎动物生长发育过程中，骨组织的发生及骨质更新；哺乳动物断奶后乳腺的退化，哺乳动物胚胎发育过程中生殖管的选择性退化及衰老红细胞的清除等，所涉及的特定细胞程序性死亡及其清除，都与溶酶体有关。

## 第四节 过氧化物酶体

过氧化物酶体（peroxisome）是1954年由J. Rhodin首次发现于鼠肾小管上皮细胞中的一种独特结构。目前发现，该结构是普遍存在于各类细胞中的一种固有的细胞内结构小体。

### 一、过氧化物酶体的形态结构与化学组成

过氧化物酶体也是由一层单位膜包裹而成的膜性细胞器。形态上常呈圆形或卵圆形，其形态、大小与溶酶体相似，偶见半月形和长方形，直径在0.2～1.7 μm。电镜下，其不同于溶酶体等膜泡结构的最为显著的特征包括：①过氧化物酶体中常含有电子密度较高、排列规则的晶体结构，此为尿酸氧化酶的结晶，被称作类核体（nucleoid）或类晶体（crystalloid）（图6–15）；②在过氧化物酶体界膜内表面可见一条称之为边缘板（marginal plate）的高电子密度的条带状结构。该结构的位置与过氧化物酶体的形态有关，如果存在于一侧，过氧化物酶体会呈半月形；倘若分布在两侧，过氧化物酶体则为长方形。另外，过氧化物酶体与内体溶酶体在形态、大小、结构、功能及生物发生上的主要区别见表6–2。

过氧化物酶体也是一种异质性细胞器，表现在形态、大小、结构、功能及所含酶类不同等方面。迄今为止，已鉴定的过氧化物酶体的酶有40多种，但尚未发现一种过氧化物酶体含有全部40多种酶。过氧化物酶体是真核细胞中直接利用分子氧的细胞器，主要含有两类重要的酶：一是依赖黄素（FAD）的氧化酶类，占过氧化物酶体酶总量的50%～60%，主要包括尿酸氧化酶、D–氨基酸氧化酶、L–氨基酸氧化酶、L–α氨基酸氧化酶等。氧化酶的共同特征是，在氧化底物过程中，把氧还原为过氧化氢（$H_2O_2$），其反应通式为：$RH_2 + O_2 \rightarrow R + H_2O_2$。二是过氧化氢酶，约占酶总量的40%。因其几乎存在于各类细胞的过氧化物

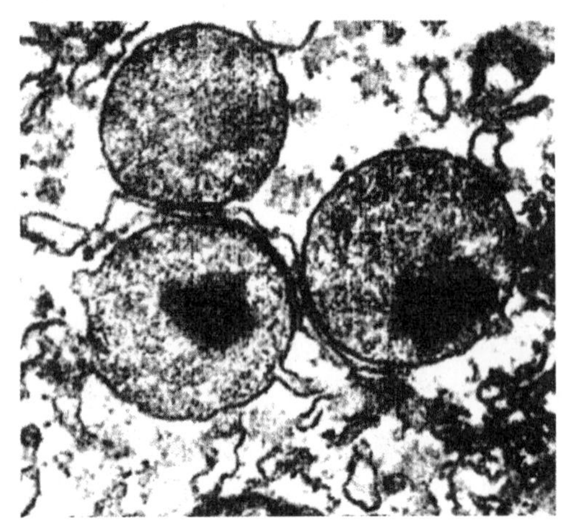

图6–15 过氧化物酶体的电镜图（示大鼠肝细胞中的过氧化物酶体）

表 6-2　过氧化物酶体和内体溶酶体的主要区别

| 区别点 | 过氧化物酶体 | 内体溶酶体 |
|---|---|---|
| 形态、大小 | 球形，直径 0.2 ~ 1.7 μm，常有类核体 | 球形，一般直径 0.2 ~ 0.8 μm，无类核体 |
| pH | 7.0 左右 | 3.5 ~ 5.5 |
| 标志酶 | 过氧化氢酶 | 酸性磷酸酶 |
| 是否需 $O_2$ | 是 | 否 |
| 酶种类 | 氧化酶类、过氧化氢酶 | 酸性水解酶 |
| 功能 | 氧化作用 | 消化作用 |
| 生物发生 | 酶在细胞质基质中合成、组装，分裂形成 | 酶在糙面内质网合成，高尔基复合体分选、出芽形成 |

酶体中，故被称为过氧化物酶体的标志酶。其作用是将过氧化氢分解为水和氧气，反应通式为：$2H_2O_2 \rightarrow 2H_2O + O_2$。此外，在过氧化物酶体中还含有过氧化物酶、苹果酸脱氢酶、柠檬酸脱氢酶等。

## 二、过氧化物酶体的发生

过氧化物酶体的发生可通过两条途径：一是由细胞内成熟的过氧化物酶体分裂增殖产生；二是由内质网芽生而来（图 6-16）。后一种途径认为，过氧化物酶体的装配起始于内质网，部分过氧化物酶体的膜蛋白先整合到内质网膜中，被包装成特殊的过氧化物酶体前体囊泡。随后，囊泡彼此融合，而其他大多数膜蛋白逐渐掺入，通过特有的机制生长为成熟过氧化物酶体。最后再分裂、增殖。

目前已发现 2 种过氧化物酶体蛋白的分选信号序列（peroxisomal targeting signal，PTS）或导肽（leader peptide），其中 PTS1 即 Ser-Lys-Leu 序列，位于很多过氧化物酶体基质蛋白的 C 端；还有些分选信号序列位于多肽链的 N 端。PTS 首先被细胞质基质中的可溶性受体蛋白 peroxin 识别，peroxin 利用 ATP 水解产生的能量参与蛋白质转运过程。随后，6 个不同的 peroxin 在过氧化物酶体膜上组装成直径可动态调节的蛋白转运体（protein translocator），介导过氧化物酶体蛋白转运。而当货物蛋白被释放入过氧化物酶体后，受体蛋白则重返细胞质基质再循环。

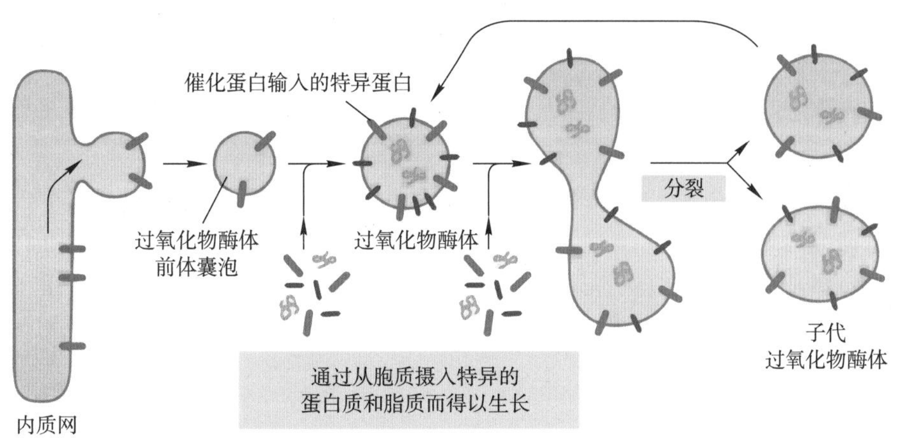


图 6-16　过氧化物酶体增殖及子代过氧化物酶体产生模式图

### 三、过氧化物酶体的功能

#### （一）清除细胞代谢所产生的过氧化氢及其他毒物

过氧化物酶体中的氧化酶类，可利用氧分子的氧化反应去除特异性有机底物上的氢原子，生成 $H_2O_2$；而过氧化氢酶一方面将对细胞有害的 $H_2O_2$ 分解为水和氧，另一方面又能利用 $H_2O_2$ 氧化诸如甲醛、甲酸、酚、醇等各种底物。该过程为氧化酶与过氧化氢酶催化作用的偶联，形成了一个由 $H_2O_2$ 协调的简单呼吸链，以有效消除细胞代谢过程中产生的 $H_2O_2$ 及其他毒物，从而发挥对细胞的保护作用。尤其在肝和肾细胞中，过氧化物酶体能将进入血流中的多种有毒分子有效解毒。如饮酒时进入人体的乙醇，主要就是通过此种方式被氧化为乙醛解毒的。慢性酒精中毒患者的肝细胞中，过氧化物酶体数量增多。

#### （二）对细胞氧张力的调节作用

虽然过氧化物酶体只占细胞内耗氧量的 20%，但其氧化能力会随氧浓度的增高而增强。因此，即便细胞出现高氧状态，也会通过过氧化物酶体的强氧化作用而得以有效调节，避免细胞遭受高浓度氧的毒性作用。

#### （三）参与脂肪酸等高能分子物质的代谢

过氧化物酶体可分解脂肪酸等高能分子，一方面通过 β- 氧化使其转化为乙酰辅酶 A，被转运到细胞质基质中，供生物合成反应利用；另一方面向细胞直接提供热能。

## 第五节　囊泡与囊泡转运

囊泡（vesicle）普遍存在于真核细胞中，是细胞内膜系统中不可或缺的结构功能组分。囊泡有多种类型，每种囊泡表面都有特殊的标志以保证将转运的物质运送至特定的细胞部位。囊泡转运（vesicular transport）是指囊泡以出芽（budding）的方式，从一种细胞器的膜脱离，然后逐步位移到另一种细胞器的膜并与之相互融合（fusion）的过程。它是真核细胞特有的细胞物质内、外转运形式，不仅涉及可溶性蛋白和膜蛋白的合成、修饰和装配，还涉及多种不同膜泡结构之间的定向运输及其复杂精密的调控机制。

### 一、囊泡的来源与类型

ⓔ 图集 6-6
囊泡电镜图

囊泡不是一种相对稳定的细胞内固有结构，而是细胞内物质定向运输的主要载体及功能表现形式。据研究推测，细胞内完成物质定向运输需要 10 种以上的囊泡，其中网格蛋白包被囊泡（clathrin-coated vesicle）、COP Ⅰ（coat protein Ⅰ）包被囊泡和 COP Ⅱ（coat protein Ⅱ）包被囊泡是目前了解最多的三类细胞内囊泡（图 6-17）。

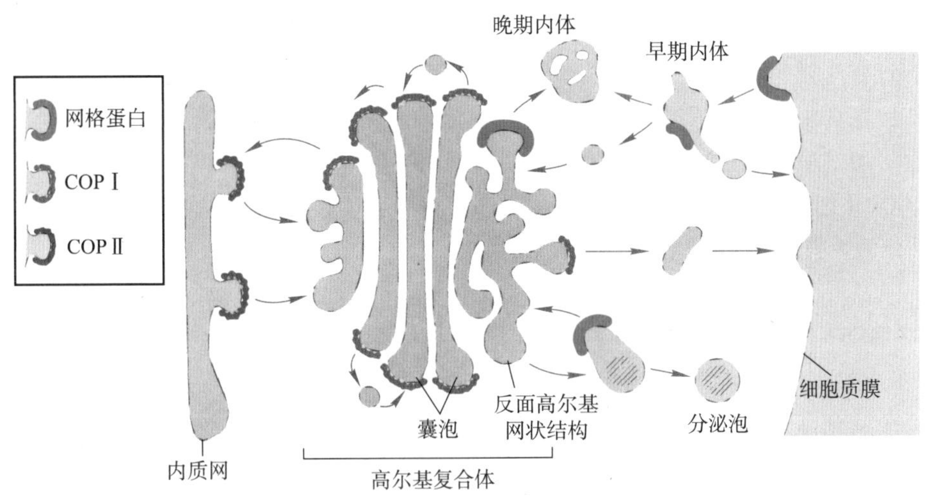


图 6-17　三种典型的包被囊泡及其介导的物质运输途径

（一）网格蛋白包被囊泡

网格蛋白包被囊泡来源于反面高尔基网状结构（TGN）和细胞膜，介导蛋白质从 TGN 向内体、溶酶体的运输；在受体介导的胞吞作用过程中，介导物质从细胞膜向细胞质或从内体向溶酶体运输。TGN 是网格蛋白包被囊泡形成的发源地，在功能上既是细胞分泌途径中物质转运的主要分选地，也是网格蛋白包被囊泡的组装地。

网格蛋白包被囊泡为双层包被的囊泡，直径一般在 50 ~ 100 nm，其结构特点如下（图 6-18）：

ⓔ 图集 6-7
网格蛋白包被囊泡

1. 外层　由网格蛋白（clathrin）构成蜂窝状网格，形成结构支架。每个网格蛋白包括 3 条长的多肽链（重链）和 3 条短的多肽链（轻链），一起形成三脚蛋白复合体（triskelion）。多个网格蛋白共同组装形成五角形或六角形的多面体篮形结构，在膜的胞质面形成有被小窝（coated pit）。

2. 内层　表面覆盖有衔接蛋白（adaptor，AP）复合体，面向胞质。衔接蛋白填充在网格蛋白外被与囊泡膜之间约 20 nm 的间隙，介导网格蛋白与囊泡跨膜蛋白受体的连接。衔接蛋白能够引发网格蛋白的组装，驱动膜出芽。目前已发现有 4 种衔接蛋白，即 $AP_1$、$AP_2$、$AP_3$ 和 $AP_4$，均为由 4 个不同亚基组成的异四聚体。每种 AP 复合物选择性地与不同受体 - 货物分子复合物结合，使货物分子被浓缩到网格蛋白包被囊泡中。

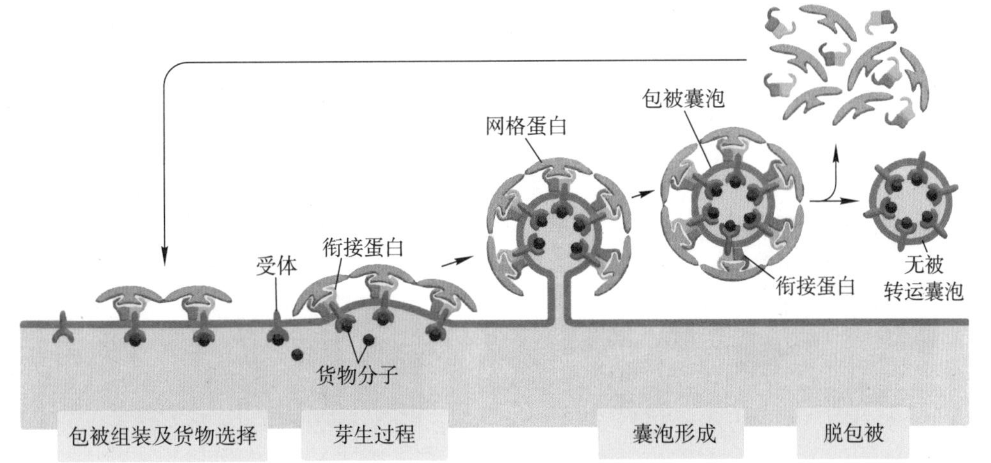


图 6-18　网格蛋白包被囊泡的组装及去组装过程示意图

3. 发动蛋白（dynamin） 除网格蛋白和衔接蛋白之外，发动蛋白在芽生囊泡的缢缩及断离供体膜的过程中发挥着关键作用。发动蛋白是细胞质基质中具有GTP酶（GTPase）活性的特殊蛋白质。在芽生囊泡形成时，发动蛋白在囊泡颈部聚合成环状，然后催化GTP水解，所释放的能量驱动发动蛋白变构，芽生囊泡缢缩并从供体膜断离、释放。目前尚未发现GTPase参与COPⅠ、COPⅡ包被囊泡的缢缩、断离过程。芽生囊泡一旦形成转运囊泡，便立即脱去网格蛋白外被，转化为无被转运囊泡，进而位移至靶膜。

### （二）COP Ⅱ包被囊泡

COPⅡ包被囊泡产生于糙面内质网，主要介导细胞内的顺向运输（anterograde transport），即负责从内质网到高尔基复合体的物质转运。最初在酵母细胞糙面内质网与胞质及ATP的共育实验中，发现内质网膜上形成包被囊泡。利用酵母细胞突变体进行研究鉴定，发现COPⅡ包被蛋白由Sar1、Sec23/Sec24复合物、Sec13/Sec31复合物、Sec16和Sec12构成。其中Sar1为GTPase，可通过交替与GTP或GDP结合，调节包被囊泡的组装或去组装。例如，当Sar1与GTP结合时，Sar1蛋白被激活而与内质网膜结合，同时引发其他蛋白亚基在内质网膜上的聚合、装配、出芽及断离形成COPⅡ包被囊泡（图6-19 A）。

实验证明，应用COP Ⅱ包被蛋白抗体，能有效阻止囊泡从内质网膜的出芽，但对分泌途径的其他阶段没有影响。例如，采用绿色荧光蛋白（green fluorescent protein，GFP）标记示踪技术观察发现：数个COP Ⅱ包被囊泡在向高尔基复合体转运过程中，常彼此先融合形成“内质网-高尔基体中间体”（ER-to-Golgi intermediate compartment，ERGIC），然后再沿微管继续前行，最终到达高尔基复合体的顺面。COP Ⅱ包被囊泡在抵达靶膜、与之融合前，由于GTP的水解，Sar1-GTP转变为Sar1-GDP，与膜的亲和力降低，引发包被蛋白去组装。Sar1-GDP从膜上的解离导致其他蛋白的释放，COPⅡ包被囊泡转变为无被转运囊泡（图6-19 B）。现已知，COPⅡ包被囊泡既可转运膜结合蛋白，又能通过膜受体识别、转运可溶性蛋白。物质转运的选择性主要取决于转运蛋白的靶向分选序列，即能够区分哪些膜蛋白或可溶性蛋白被包装、转运，哪些将作

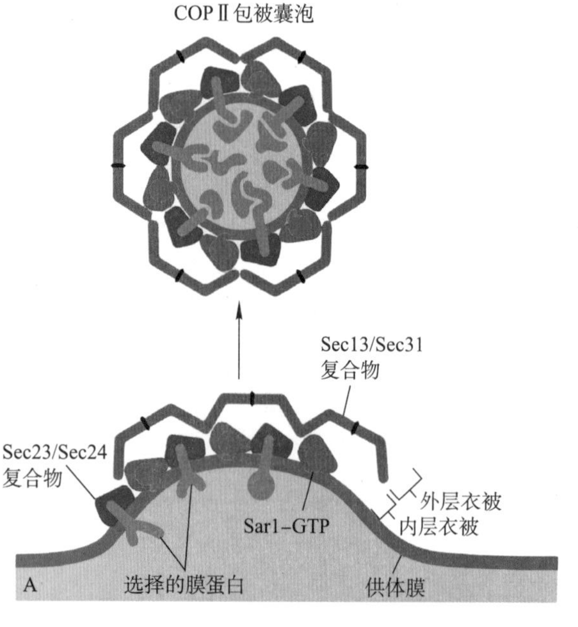


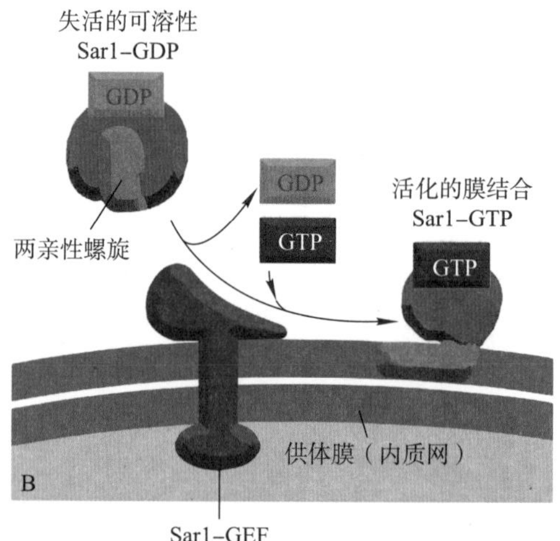


图6-19 COP Ⅱ包被囊泡的形成过程（A）及Sar1蛋白的活性调节（B）

为驻留蛋白被排除在外。

### （三）COPⅠ包被囊泡

COPⅠ包被囊泡介导细胞内的逆向运输（retrograde transport），负责从顺面高尔基网状结构（CGN）到内质网，或从反面高尔基复网状结构（TGN）到CGN的物质转运，具体包括内质网驻留的可溶性蛋白和膜蛋白、再循环的脂双层等，是内质网回收错误分选逃逸蛋白（escaped protein）的重要途径。

最近研究表明，COPⅠ包被囊泡也可行使从内质网到高尔基复合体的顺向转运。顺向转运通常不能直接完成，往往需要通过ERGIC中转。

COPⅠ包被蛋白覆盖于囊泡表面，也包含多个蛋白质亚基和装配反应因子（assembly reaction factor，ARF）。ARF类似于COPⅡ中的Sar1，是调节COPⅠ囊泡转运的GTPase，可作为分子开关，调控外被蛋白复合物的聚合、组装及去组装。ARF也参与网格蛋白包被囊泡的组装调节。一旦COPⅠ包被囊泡从CGN断离下来，COPⅠ蛋白随即解离，COPⅠ包被囊泡转化为无被转运囊泡运向靶膜。

## 二、囊泡转运

囊泡转运是一个复杂过程，酵母基因组中发现了30种以上与囊泡转运有关的基因，其主要过程包括以下步骤：①供体膜芽生的囊泡向特异的靶膜位移。囊泡向靶膜的位移常由微管介导，微管相当于细胞内的高速公路，负责把“货物”按既定的路径送达目的地。②囊泡束缚至靶膜。目前认为束缚是囊泡融合过程的早期阶段，具有特异性，可能是由Rab家族的不同成员特异性介导的。③囊泡锚定至靶膜。囊泡与靶膜融合过程中，首先是某些点的彼此紧密靠近，然后两种膜的整合蛋白相互作用，由关键蛋白可溶性*N*–乙酰基马来酰亚胺敏感因子附着蛋白受体（soluble *N*-ethyl maleimide-sensitive factor attachment protein receptor，SNARE）介导。④囊泡与靶膜融合，是由囊泡膜上的囊泡SNARE（vesicle-SNARE，v-SNARE）和靶膜上的靶SNARE（target-SNARE，t-SNARE）特异性识别、结合介导的。

### （一）囊泡转运是细胞物质定向运输的基本形式

细胞内囊泡的形成过程伴随着物质的转运，而囊泡的运行轨迹及归宿，取决于其所转运物质的特定靶点。如细胞通过胞吞作用摄入的各种外源性物质，总是以网格蛋白包被囊泡的形式，自外向内从细胞膜输送至内体或溶酶体；而在细胞内合成的各种外输性蛋白，总是先经内质网腔内的一系列修饰、加工及质量控制，以COPⅡ包被囊泡的形式输送到高尔基复合体，经进一步的修饰、加工，最终以胞吐作用释放到细胞外。其中，内质网驻留蛋白或错误折叠的外输性蛋白即使从内质网逃逸外流，在进入高尔基复合体后仍会被捕获，由COPⅠ包被囊泡遣返至内质网，所以内质网又被称为“开放的监狱”。可见，囊泡转运介导双向的物质运输，不仅是细胞物质定向运输的基本形式，也是细胞内、外物质交换和信号传递的重要途径。

囊泡转运是高度有序、受到严格选择和精密控制的物质转运过程。通过对已被分离的酵母*sec4*基因序列的研究表明，该基因编码一种与Rab同源的GTP结合蛋白，它在非网格蛋白包被囊泡的脱被、融合过程中具有重要调节作用。若*sec4*基因突变，此过程会失常，而融合前的网格蛋白解聚是所有囊泡转运的共同特点。

ⓔ 图集 6-8
囊泡转运的特异性锚泊

（二）特异性识别融合是囊泡准确转运的保障

被转运的囊泡抵达靶膜后与靶膜的融合是一个复杂的调控过程，涉及多种蛋白的识别与锚泊结合、装配与去装配，具有高度的特异性。主要包括两个关键步骤（图 6-20）。

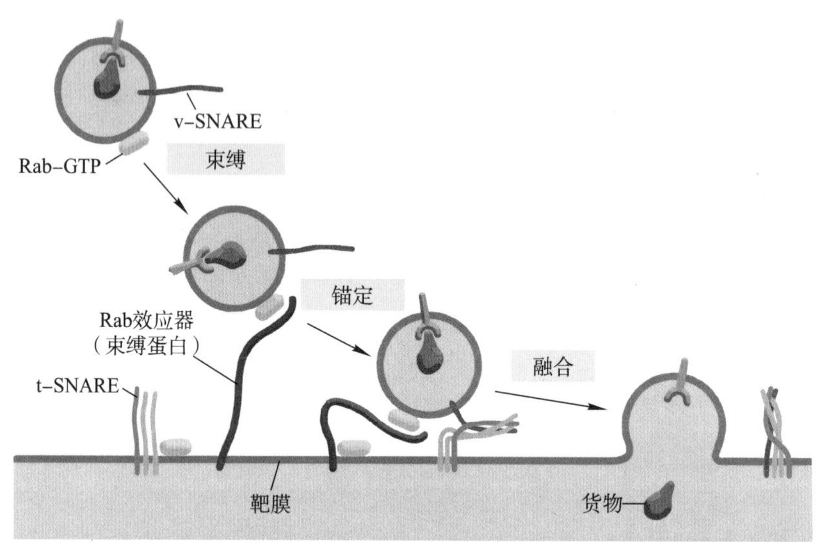


图 6-20 Rab 蛋白和 Rab 效应器介导的囊泡向靶膜的束缚过程

1. Rab 蛋白和 Rab 效应器（Rab efector）指导囊泡定向于靶膜的特异位点 Rab 蛋白对囊泡转运的特异性发挥关键作用，它是单亚基开关蛋白 GTPase 家族中最大的一个亚家族，已知有 60 多个成员。每种 Rab 蛋白对应于分泌或胞吞过程中的一种或多种细胞器膜，而每种细胞器膜的胞质面至少有一种 Rab 蛋白。这种高度选择性分布，使得 Rab 蛋白成为识别、引导不同类型囊泡转运的理想分子标志。在特异性鸟苷酸交换因子（guanine nucleotide exchange factor，GEF）催化下，游离于胞质中的 Rab-GDP 转变为活化状态的 Rab-GTP，并稳定结合于细胞器膜或转运囊泡膜上；然后，活化的 Rab 蛋白与 Rab 效应器即囊泡转运、束缚、融合的下游重要分子结合。GTP 水解的速度调节活性 Rab 蛋白的浓度及 Rab 效应器在膜上的丰度。随着 Rab-GTP 复合物中 GTP 的水解，Rab-GDP 被释放，进入下一个循环。

相对于 Rab 蛋白的高度保守结构，Rab 效应器的结构与功能变化很大。同一种 Rab 蛋白可结合多种不同的 Rab 效应器，效应器可能是马达蛋白（motor protein），也可能是束缚蛋白（tethering protein）。此外，Rab 效应器还能够和 SNARE 蛋白相互作用，以实现束缚与融合的偶联。如哺乳动物细胞中 Rab5 在内体上组装，且能够介导来自细胞膜的胞吞囊泡的捕获。实验性 Rab5 缺失突变体则会导致整个内体和溶酶体膜系统的消失，表明 Rab 蛋白在细胞器的生物发生及维持过程中发挥至关重要的作用。

2. SNARE 蛋白和 SNARE 调节蛋白介导脂双层膜的融合 一旦转运囊泡被束缚到靶膜上，就会进行膜融合以卸载货物分子。现已知，SNARE 蛋白可催化囊泡转运过程中的膜融合反应，且已发现动物细胞中至少有 35 种不同的 SNARE 蛋白。其中，在分泌或胞吞过程中，每种 SNARE 蛋白均与特定的细胞器膜相关。这些跨膜蛋白以互补对形式存在，即囊泡膜上的 v-SNARE 和靶膜上的 t-SNARE 能够特异性地识别、结合。v-SNARE 为单条的多肽链，而相应的 t-SNARE 常由 3 个蛋白组成。当二者相互作用时，它们共有的特征性螺旋结构相互缠绕形成四股螺旋束复合体。这种高度特异性结合形成的复合物将囊泡膜与靶膜锁定在一起，但膜融合的过程仍需要其他蛋白（如 Rab 效应器）的参与。实际上，Rab 蛋白及其效应器蛋白也参与调节 SNARE 的有效性，如能够解除 SNARE 抑制蛋白对 t-SNARE 的抑制作用。

一旦实现膜融合，SNARE 复合物便会解离，重新进入下一个循环。催化这一解离过程的关键蛋白是胞质中的可溶性 *N*- 乙酰基马来酰亚胺敏感因子（*N*-ethyl maleimide-sensitive factor，NSF）。NSF 是六亚基的 ATPase，能利用 ATP 水解的能量将紧密缠绕的 SNARE 复合物解开，从而使 SNARE 恢复活化状态。这种机制也能有效避免膜的随意性融合（图 6-21）。

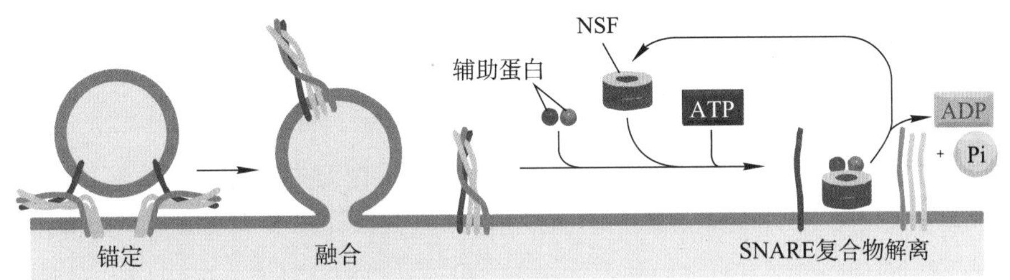


图 6-21　囊泡与靶膜之间的锚定、融合及后续的 SNARE 复合物解离过程

除了囊泡运输，其他的膜融合过程也是非常重要的。如受精过程中精卵的细胞膜融合，内质网网络结构和线粒体的动态融合、片段化等。所有的膜融合均需要特殊蛋白参与并受严格调控，以确保膜融合的特异性。

### （三）囊泡转运是驱动生物膜功能结构转换和代谢更新的纽带

囊泡转运伴随着物质运输和膜的流动，因为由内质网产生的转运囊泡逐步融汇至高尔基复合体，其囊膜便成为高尔基复合体顺面囊膜的一部分；由高尔基复合体反面囊膜持续产生和分化出不同的分泌囊泡，可被直接输送至细胞膜，或经由溶酶体最终流向并融入细胞膜；细胞膜来源的网格蛋白包被囊泡则以内体或吞噬（饮）体的形式与溶酶体发生融合转换。由此可见，在囊泡转运承载和介导细胞物质定向运输的同时，囊泡膜不断地被融汇、更替和转换，从一种细胞器膜（或细胞质膜）到另一种细胞器膜（或细胞质膜），形成膜流并驱动着细胞膜与内膜系统不同功能结构之间的相互转换与代谢更新（图 6-22）。

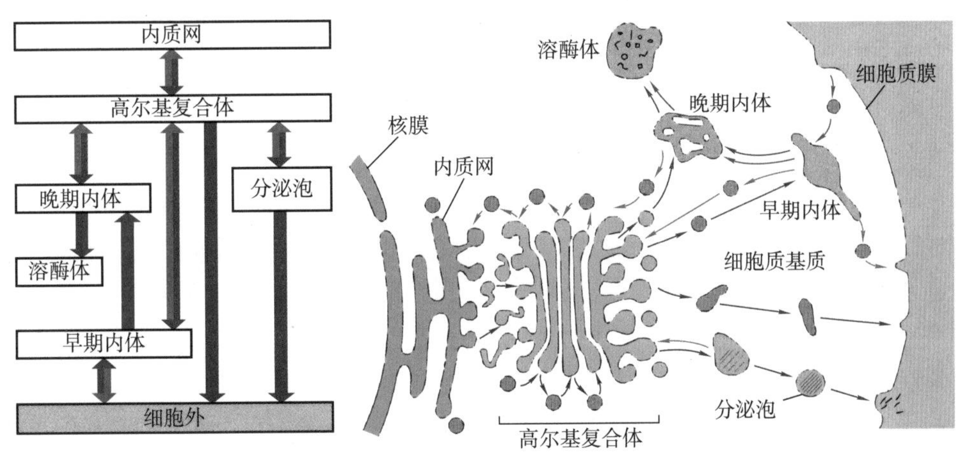


图 6-22　由囊泡介导的细胞内膜流示意图

### 三、细胞外囊泡

除细胞内各种囊泡外，所有细胞在正常生理及病理状态下均向细胞外分泌囊泡。目前细胞外囊泡（extracellular vesicle，EV）主要分为两大类，即核外颗粒体（ectosome）和外泌体（exosome）。其中核外颗粒体是由质膜直接向外出芽形成的直径 50 nm ~ 1 mm 的囊泡，包括微囊泡（microvesicle）、微粒（microparticle）和大囊泡（large vesicle）。外泌体是目前研究较多的一类细胞外囊泡，是指直径为 40 ~ 160 nm（平均约 100 nm）的杯状囊泡，起源于内体。其中，细胞膜的连续内陷形成的多泡体，进一步与细胞内的小泡或细胞器融合，促进了外泌体成分的多样性。

外泌体在大小、内容物、功能及来源等方面均具有异质性，其主要成分包括 DNA、RNA（如 mRNA、miRNA 等）、脂质、氨基酸、代谢物、胞质蛋白及细胞表面蛋白等。细胞可通过外泌体去除多余和（或）不必要的成分，以维持细胞的稳态。外泌体在细胞通讯中发挥重要作用，其组分进入受体细胞能有效改变它们的生物反应。另外，外泌体还与免疫反应、病毒致病性、妊娠、心血管疾病、中枢神经系统相关疾病及肿瘤进展有关。

## 第六节　细胞内膜系统功能异常与疾病

内膜系统是真核细胞中最为重要的结构功能体系之一，与细胞的一系列病理过程及多种人类疾病密切相关，所以内膜系统也是现代医学研究的重大领域之一。

### 一、内质网的病理性变化

内质网是比较敏感的细胞器，在诸多病理因素作用下，其形态、结构发生改变，从而导致功能异常。常见的有内质网肿胀、脱粒（糙面内质网上附着核糖体的脱落）、破裂、腔内形成异常包含物等多种病理改变。其中，低氧、辐射、离子失衡等多种因素均可导致内质网肿胀，并常伴随脱粒乃至破裂；药物或代谢障碍可致内质网中包含物增加；某些遗传性疾病会导致大量异常蛋白在内质网堆积；环孔片层也常见于肿瘤细胞中。因此，内质网可作为衡量细胞生理功能状态的一个重要指标。另外，内质网应激也与肿瘤、代谢性疾病、炎症性疾病、骨质疏松症及神经退行性疾病等有一定关联。

临床聚焦 6-3
光面内质网与新生儿黄疸

这里重点阐述内质网应激。内质网具有很强的内稳态体系，其内环境的稳定是保障功能实现的基本条件。当细胞受缺氧、氧化应激、异常糖基化、$Ca^{2+}$ 稳态失衡等内外因素影响时，内质网生理功能紊乱，导致未折叠或错误折叠的蛋白质在内质网腔中过度堆积，从而激活细胞中的相关信号通路，以应对不利环境，恢复内质网的稳态，此为内质网应激（endoplasmic reticulum stress，ER stress）。内质网应激是细胞的一种自我保护机制，是调控蛋白质正确折叠、装配及修饰的质量监控体系。内质网应激既可激活细胞存活程序，用以减轻细胞损伤，调节细胞稳态，同时也会启动细胞死亡程序以处理不能修复的损伤细胞，所以内质网应激事关细胞生死抉择。内质网应激主要包括 3 种机制（图 6–23）。

1. 未折叠蛋白应答反应（unfolded protein response，UPR）　未折叠和错误折叠的蛋白质在内质网腔中异常堆积，引发一系列分子伴侣和酶的表达水平上调，促进蛋白质的正确折叠，防止其过度积累，从而提高细胞在不利条件下的存活能力（图 6–24）。

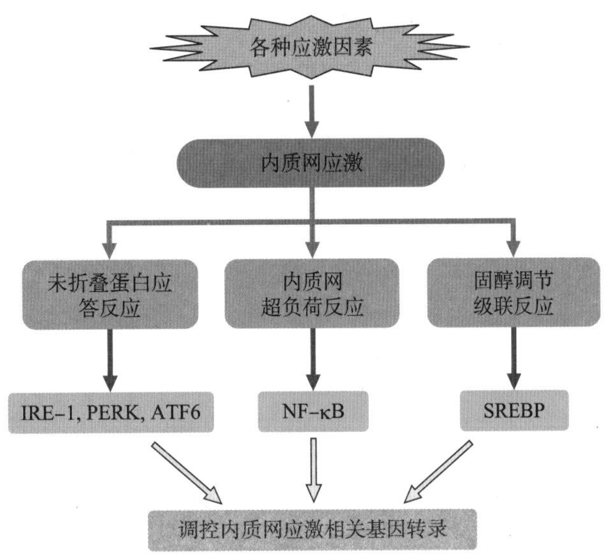


图 6–23　内质网应激反应的三种机制

一般用参与 UPR 的标志性分子来提示内质网应激的发生。PKR（双链 RNA 激活的蛋白激酶）类似的内质网激酶（PKR–like endoplasmic reticulum kinase，PERK）、肌醇需求酶 1（inositol requiring enzyme 1，IRE–1）、活化转录因子 6（activating transcription factor 6，ATF6）是内质网应激的重要感受器。正常生理状态下，分子伴侣 BiP/GRP78 与上述 3 种内质网应激感受器稳定结合，使后者处于非活化状态；而在内质网应激条件下，未折叠的蛋白质与 BiP/GRP78 竞争性结合，使感受器蛋白与 BiP/GRP78 解离而被活化，从而引发各自的下游信号通路即 UPR，以恢复内质网的正常功能。

其中当 IRE–1 与 BiP/GRP78 解离后，通过其二聚体的交互磷酸化而激活自身的核酸内切酶活性，从而能够切割基因调节蛋白 mRNA 前体，产生有功能的 mRNA，而有功能的成熟 mRNA 在翻译为基因调节蛋白（如 XBP1）后，再转入细胞核作为转录因子激活 UPR 相关基因的转录，

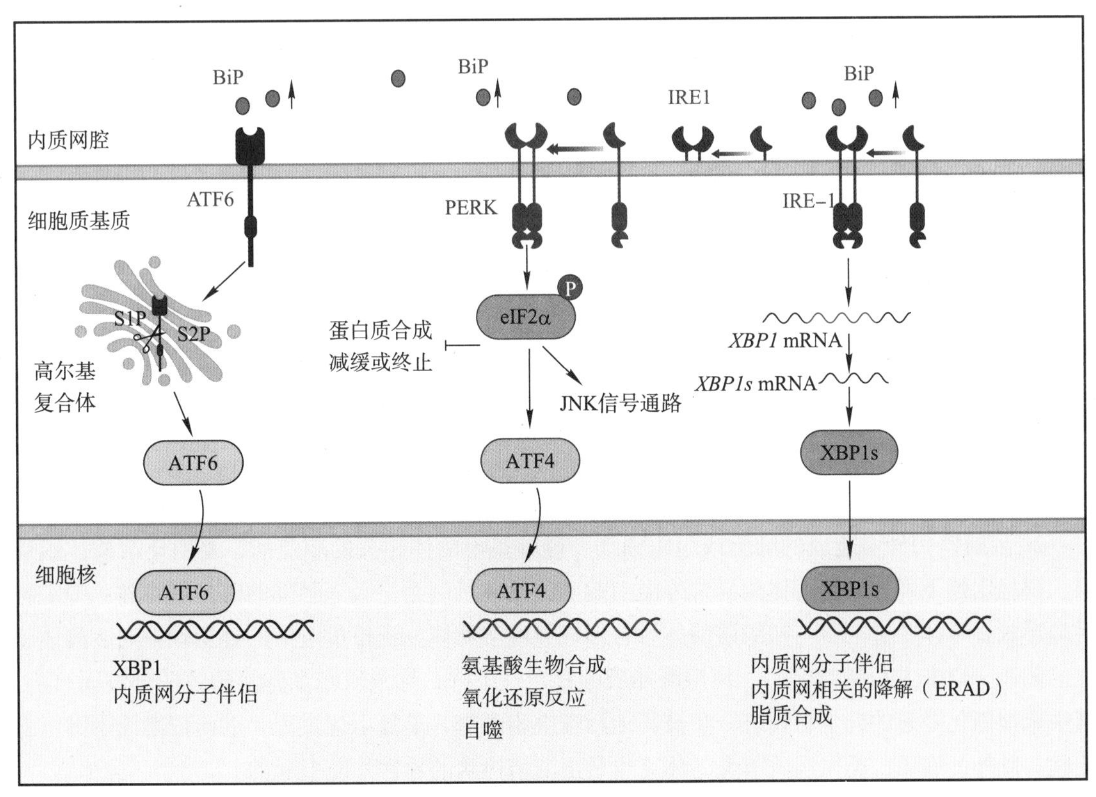


图 6–24　未折叠蛋白应答反应模式图

缓解内质网应激。上述这种 mRNA 加工发生于细胞质基质而非细胞核。另外，IRE-1α 还能切割 28S rRNA，并通过影响核糖体的装配而抑制蛋白质合成。

同样，PERK 也是通过其二聚体的交互磷酸化被激活，使其下游的真核细胞翻译起始因子 2α（eukaryotic translation initiation factor 2α，eIF2α）被磷酸化而失活，导致细胞内绝大部分蛋白质的翻译、合成被终止。同时 PERK 还可激活 JNK（c-Jun NH-terminal kinase）及 p38 信号通路，诱导 UPR 相关基因的转录上调。

ATF6 作为内质网跨膜蛋白被合成，并以共价键与内质网膜结合，使其不能在细胞核中发挥转录因子活性。当错误折叠的蛋白质在内质网堆积时，ATF6 转位到高尔基复合体并被 S1P 和 S2P 蛋白酶切割从而被激活，活化的 ATF6 入核并激活含顺式作用元件 ERSE（ER stress response element）的转录因子（如 XBP1）及 BiP/GRP78 的基因转录。

2. 内质网超负荷反应（endoplasmic reticulum overload response，EOR） 当正确折叠的蛋白质尤其是膜蛋白在内质网腔内过度堆积时，细胞也会启动促存活机制以应对内质网应激。如通过激活核因子 κB（NF-κB）引发内质网超负荷反应，激活细胞存活、凋亡和细胞分化等相关信号通路。

3. 固醇调节级联反应（sterol mediated cascades） 当内质网膜合成的胆固醇异常损耗时，细胞会通过固醇调节元件结合蛋白（sterol regulatory element binding protein，SREBP）介导的信号途径，调节特定基因的表达。

4. 凋亡信号通路（apoptosis signaling pathway） 当内质网功能持续紊乱时，细胞则启动凋亡程序清除细胞。有关细胞凋亡机制详见第十五章。

## 二、高尔基复合体的病理形态变化

高尔基复合体形态、结构及其功能的改变，也是判断细胞处于正常生理或病理状态的重要指标。如当细胞分泌功能亢进时，高尔基复合体出现代偿性肥大；酒精性脂肪肝患者的肝细胞中，高尔基复合体萎缩或损坏，其合成、分泌脂蛋白的功能减退或丧失；肿瘤细胞中高尔基复合体的改变与其分化状态相关，即低分化肿瘤细胞的高尔基复合体少而简单，而高分化肿瘤细胞的高尔基复合体发达而复杂。

## 三、溶酶体与疾病

1. 先天性溶酶体病 目前已知 40 多种先天性溶酶体病是由于某些溶酶体酶的缺乏或缺陷引起的。如泰－萨克斯病（Tay-Sachs disease）又称黑矇性痴呆，是由于患者先天性缺乏氨基己糖酶 A 导致神经节苷脂 GM2 代谢障碍，从而使其大量沉积在脑及神经系统、心脏、肝等组织。

临床聚焦 6-4 溶酶体与硅肺
临床聚焦 6-5 溶酶体与痛风
临床聚焦 6-6 溶酶体与休克

2. 溶酶体酶外溢造成的细胞或组织损伤 硅肺是溶酶体相关的职业病，是由于溶酶体膜受损、膜稳定性下降导致溶酶体酶异常外溢引起的。具体机制为，吸入肺部的硅尘颗粒被巨噬细胞吞噬形成吞噬体，进一步与初级溶酶体融合形成异噬溶酶体。当带负电荷的硅尘颗粒与溶酶体膜上的阳离子以非共价键结合后，使溶酶体膜的稳定性下降，导致巨噬细胞溶酶体酶外溢而自溶，其中未被消化降解的硅尘颗粒进一步被其他巨噬细胞吞噬，重复上述过程，进而侵袭周围肺组织细胞。此外，痛风、类风湿关节炎、休克也是由溶酶体酶的异常外溢引起的。

## 四、过氧化物酶体与疾病

1. 原发性过氧化物酶体疾病　这类疾病多为遗传病，如遗传性无过氧化氢酶血症，是由于患者细胞内缺乏过氧化氢酶，导致抗感染能力下降，易发生口腔炎等疾病。又如常染色体隐性遗传病脑肝肾综合征（Zellweger syndrome），是由于患者肝、肾细胞中过氧化物酶体及过氧化氢酶缺乏导致琥珀酸脱氢酶－黄素蛋白与辅酶 Q 之间电子传递障碍。临床表现为严重肝功能障碍、重度骨骼肌张力减退、脑发育迟缓及癫痫等综合征。

临床聚焦 6-7
过氧化物酶体与脑肝肾综合征

2. 过氧化物酶体病理性改变引起的疾病　过氧化物酶体病理性改变可表现为数量、形态、体积等多种异常，如甲状腺功能亢进症、慢性酒精中毒或慢性缺氧性疾病患者的肝细胞内过氧化物酶体数量增多；而患脂肪肝或高脂血症时，过氧化物酶体数量减少、老化或发育不全。

（刘晓颖）

复习思考题

1. 试述蛋白质糖基化修饰的基本类型及主要区别。
2. 以分泌蛋白为例，说明信号假说的主要内容。
3. 光面内质网的主要功能是什么？
4. 试述高尔基复合体的结构特征及功能。
5. 试述溶酶体的类型及功能。
6. 试述溶酶体的生物发生过程。
7. 试述细胞内囊泡的主要类型及各自介导的物质运输途径。

网上更多……

本章小结　重点名词　自测题　思考题解答　教学 PPT

第七章

# 线粒体

关键词

| 线粒体 | ATP | 线粒体的半自主性 | 有氧呼吸 |
|---|---|---|---|
| 呼吸链 | ATP 合酶 | 氧化磷酸化 | 结合变构机制 |


线粒体是真核动物细胞质中唯一具有核外遗传系统的细胞器，含有 mtDNA 及相关的基因表达系统。线粒体是细胞进行物质氧化和能量转换的主要场所，生成人体生命活动中所需约 95% 的 ATP，因此线粒体常被称为细胞的“动力工厂”。研究发现，线粒体是细胞凋亡的调控枢纽、重要的钙库和活性氧生成中心等。基因突变、代谢障碍和某些致病因子常导致线粒体结构、功能异常，引起线粒体疾病。目前，为更好地治疗和预防线粒体疾病，线粒体医学迅速兴起，已成为医学研究的重点。

思维导图

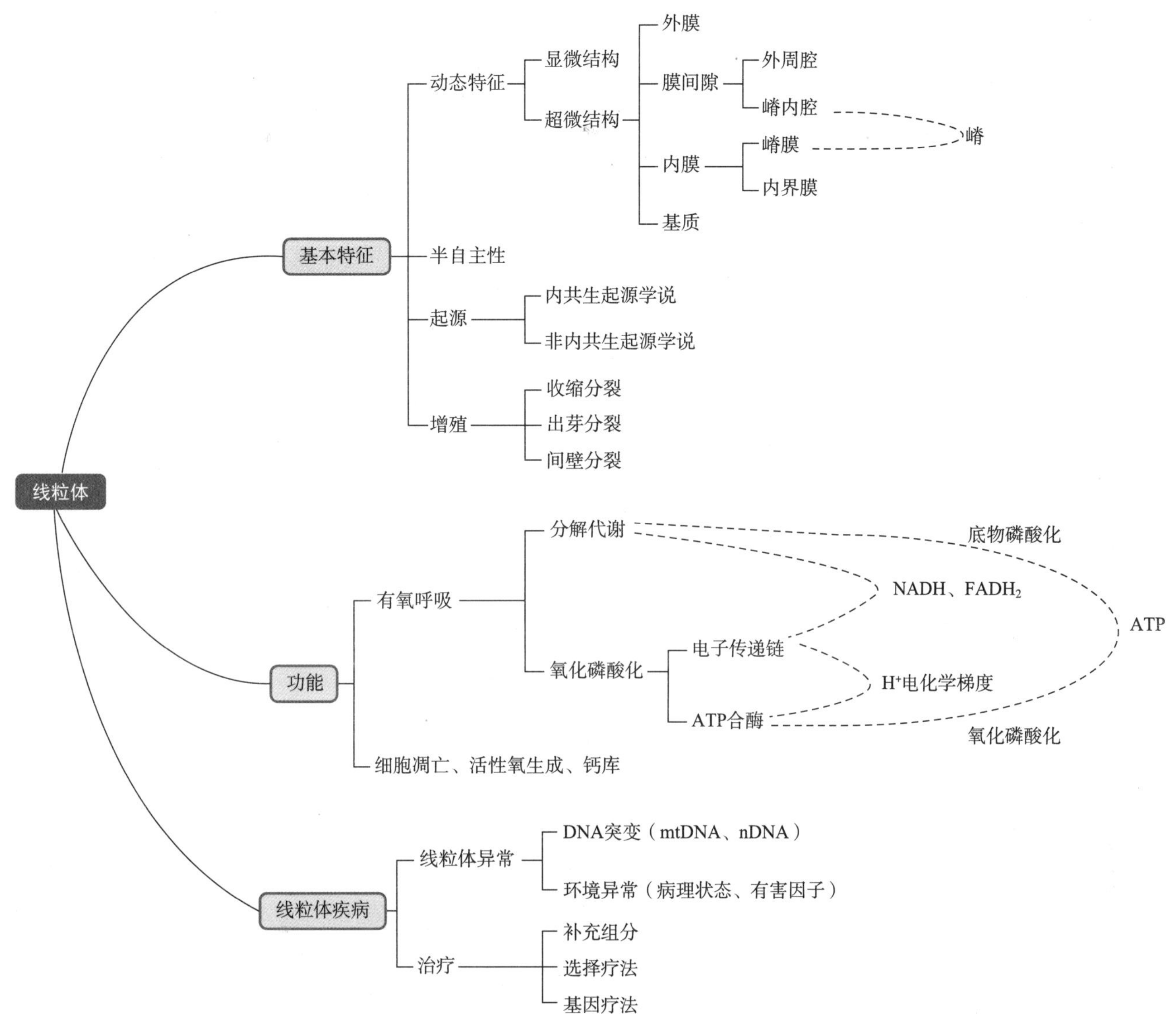

线粒体
基本特征
动态特征
显微结构
超微结构
外膜
膜间隙
外周腔
嵴内腔
内膜
嵴膜
内界膜
嵴
基质
半自主性
起源
内共生起源学说
非内共生起源学说
增殖
收缩分裂
出芽分裂
间壁分裂
功能
有氧呼吸
分解代谢
底物磷酸化
NADH、FADH$_2$
ATP
氧化磷酸化
电子传递链
H$^+$电化学梯度
ATP合酶
氧化磷酸化
细胞凋亡、活性氧生成、钙库
线粒体疾病
线粒体异常
DNA突变（mtDNA、nDNA）
环境异常（病理状态、有害因子）
治疗
补充组分
选择疗法
基因疗法

线粒体（mitochondrion）广泛存在于真核细胞，是细胞能量供应的主要场所。根据内共生起源学说，含有线粒体的真核细胞可充分利用营养物质的能量，演化出现今复杂多样的真核生物世界。线粒体除作为“能量工厂”之外，还是细胞凋亡的枢纽、活性氧的生成中心等。此外，线粒体还参与三羧酸循环等物质代谢。

自发现线粒体以来，因其具有细菌的许多特性而不同于其他细胞器，引起科学家们对其起源研究的浓厚兴趣。目前，内共生起源学说和非内共生起源学说是线粒体起源的两大主流假说，而现代分子生物学的实验证据更倾向于支持前者。

## 第一节 线粒体的基本特征

### 一、线粒体的形态结构及化学组成

线粒体的发现可以追溯至 19 世纪 50 年代病理学家 Kollicker 在横纹肌中发现的沿肌原纤维排列的颗粒状结构。直至 1890 年，德国生物学家 Altmann 用品红对标本进行染色观察，发现线粒体与细菌相似，认为它是细胞内独立生活的生命颗粒，称之为生命小体（bioblast）。1897 年，Benda 通过大量观察，发现大多数“生命小体”呈线状或颗粒状，将其命名为线粒体[mitochondrion，源于希腊文的 mito（线）和 chondrion（颗粒）]。

#### （一）线粒体的超微结构和化学组成

线粒体是由内、外两层单位膜套叠成的封闭膜囊结构。其超微结构包含外膜、内膜、膜间隙和基质（图 7–1）。

1. 外膜（outer membrane） 是位于线粒体最外围的一层光滑生物膜，在空间上把线粒体从细胞质中分隔开。孔蛋白（porin）分布于外膜，其 β 片层结构形成直径 2 ~ 3 nm 的亲水性桶状通道，通道大小可随细胞生理状态进行调节。相对分子质量小于 1000 的分子可以自由穿过外膜，如腺苷三磷酸（adenosine triphosphate，ATP）、烟酰胺腺嘌呤二核苷酸（nicotinamide adenine dinucleotide，$NAD^+$）、辅酶 A（coenzyme A，CoA）等；在孔蛋白通道完全打开时，相对分子质量达 5000 的分子可选择性通过。所以，外膜的通透性很高。

线粒体外膜的脂质和蛋白质含量约各占 50%。外膜含有脂肪酸链延长酶类，能进行部分脂质的合成。外膜还含有参与色氨酸降解、肾上腺素氧化、营养物质初步分解的酶类。线粒体外膜

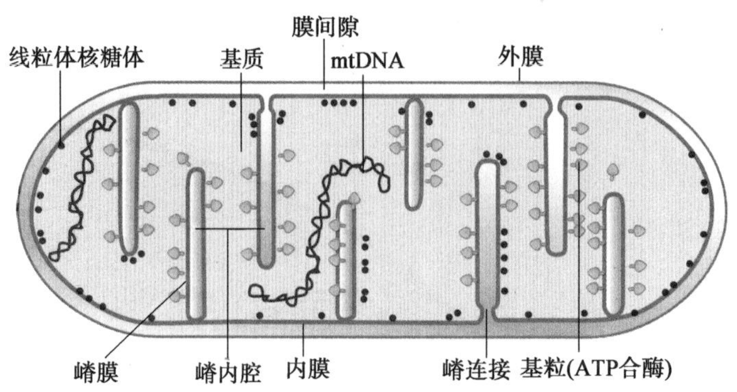


图 7–1 线粒体超微结构模式图

的标志酶是单胺氧化酶（monoamine oxidase，MAO），通过脱氨作用终止肾上腺素、多巴胺等神经递质的作用。

2. 内膜（inner membrane） 是线粒体外膜内侧的一层封闭性单位膜。内膜的蛋白质含量高达 80%，脂质仅占 20% 左右。内膜缺乏胆固醇，但富含心磷脂（cardiolipin）。心磷脂约占内膜磷脂总量的 20%，是线粒体参与加工而成的，含有 4 个脂肪酸链，与内膜对物质的高度不通透性（impermeability）有关。内膜仅允许相对分子质量小于 150 的非极性分子自由通过，而限制大分子或离子自由通过，如 $H^+$、ATP、ADP 和丙酮酸等必须在膜转运蛋白的帮助下穿过内膜（表 7-1）。线粒体内膜的高度不通透性是氧化磷酸化的基础，如果该特性消失或者降低，线粒体将不能建立正常的 $H^+$ 梯度，导致氧化磷酸化受阻或者线粒体的内含物进入细胞质，而诱导细胞死亡。

**表 7-1 线粒体内膜中的部分转运蛋白及其转运对象**

| 转运蛋白 | 细胞质 | 转运方向 | 线粒体基质 |
|---|---|---|---|
| α- 酮戊二酸转运蛋白 | 苹果酸 | $\rightleftarrows$ | α- 酮戊二酸 |
| 酸性氨基酸转运蛋白 | 谷氨酸 | $\rightleftarrows$ | 天冬氨酸 |
| 磷酸盐转运蛋白 | $H_2PO_4$-$H^+$ | $\rightarrow$ | $H_2PO_4$-$H^+$ |
| 腺苷酸转运蛋白 | ADP | $\rightleftarrows$ | ATP |
| 丙酮酸转运蛋白 | 丙酮酸 | $\rightleftarrows$ | $OH^-$ |
| 三羧酸转运蛋白 | 苹果酸 | $\rightleftarrows$ | 柠檬酸 |
| 碱性氨基酸转运蛋白 | 鸟氨酸 | $\rightleftarrows$ | 瓜氨酸 |
| 肉碱转运蛋白 | 脂酰肉碱 | $\rightleftarrows$ | 肉碱 |

线粒体内膜向内延伸折叠成许多嵴（cristae），构成嵴的内膜称为嵴膜（crista membrane），与线粒体外膜平行的内膜称为内界膜（inner boundary membrane）。嵴与内界膜的连接处缢缩成管状或孔状的嵴连接（crista junction）。嵴连接限制嵴中分子或离子的自由扩散，形成稳定的功能分区。电子传递链成分、ATP 合酶主要分布于嵴膜，而内界膜富含协助线粒体蛋白质输入的膜转运蛋白。嵴的形成显著增加了线粒体内膜的表面积，据测算，肝细胞内膜表面积可达外膜的 5 倍。嵴的形状、长度、数量等具有多态性。在高等动物组织中，绝大多数线粒体嵴呈扁层状，而肾上腺皮质细胞、黄体细胞和睾丸间质细胞的嵴以小管状为主，心肌细胞的线粒体嵴较肝细胞的密而长。

内膜是线粒体合成 ATP 的重要场所。1964 年，H. Fernandez Moran 利用负染技术在内膜的嵴上发现大量纽扣状小颗粒，称为基粒（elementary particle）。基粒由头（head）、柄（stalk）和基片（base piece）三部分组成。基粒的头呈球状颗粒，直径 8～9 nm，具有合成 ATP 的功能，所以基粒也称为 ATP 合酶（ATP synthase）。基片嵌入线粒体内膜，通过杆状结构的柄与基粒的头连接。柄含有使 ATP 合酶对寡霉素敏感的蛋白质，即寡霉素敏感授予蛋白（oligomycin sensitive conferring protein，OSCP）。所以，寡霉素可阻断 $H^+$ 通道，抑制 ATP 合酶的功能。

呼吸链（electron transport chain）的主要成分分布于内膜。在把高能电子递给 $O_2$ 生成 $H_2O$ 的过程中，呼吸链利用电子能量把线粒体基质中的 $H^+$ 泵到嵴内腔，建立内膜两侧的 $H^+$ 电化学梯度。内膜的标志酶是细胞色素氧化酶（cytochrome oxidase）。

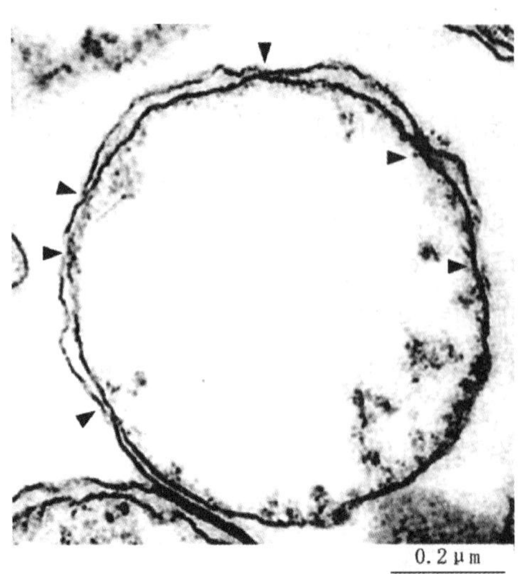

图7-2　线粒体转位接触点的透射电镜图

3. 膜间隙（intermembrane space）　是线粒体内膜和外膜之间的腔隙，包括外周腔（peripheral space）和嵴内腔（intracristal space）。外周腔是线粒体外膜和内界膜平行相对的空间，嵴内腔是嵴膜包围的空间。嵴连接可限制嵴内腔富集的 $H^+$ 等向外周腔扩散，从而更有效地完成氧化磷酸化。线粒体某些区域的外周腔极其狭窄，其内膜和外膜靠拢形成转位接触点（translocation contact site）（图7-2）。免疫电镜观察发现，转位接触点有线粒体前体蛋白聚集，是线粒体蛋白进入线粒体的位点。膜间隙充满液态介质，包含各类可溶性酶类、底物和其他辅助因子。因外膜的高通透性，外周腔的pH和部分化学组成与细胞质相似。膜间隙的标志酶为腺苷酸激酶（adenylate kinase）。

4. 基质（matrix）　是线粒体内膜包围的封闭空间，富含高浓度（可达500 mg/mL）的水溶性蛋白质，呈凝胶状。基质具有特定的pH和渗透压，可为线粒体完成内部生化反应提供稳定的环境。基质还含有闭环双链DNA、RNA聚合酶、核糖体和tRNA等，构成线粒体独立的遗传系统。线粒体基质还包括参与三羧酸循环（tricarboxylic acid cycle，TCA循环）、氨基酸分解、脂肪酸氧化等代谢的酶类及相关底物和中间产物，如脂肪酸β氧化酶、脂肪酸、氨基酸、丙酮酸等。基质的标志酶是苹果酸脱氢酶（malate dehydrogenase）。

线粒体的复杂功能与酶的种类和分布密切相关（表7-2）。线粒体内膜含有呼吸链成分和ATP合酶，是氧化磷酸化的主要场所。线粒体基质含有TCA循环的绝大多数酶系，是TCA循环的主要场所。

**表7-2　线粒体各区域中主要酶类的分布**

| 部位 | 酶 |
|---|---|
| 外膜 | 单胺氧化酶*，NADH-细胞色素c还原酶，核苷二磷酸激酶，犬尿氨酸羟化酶，酰基辅酶A合成酶，3-磷酸甘油酰基转移酶 |
| 内膜 | 细胞色素氧化酶*，NADH脱氢酶，琥珀酸脱氢酶，ATP合酶，β-羟丁酸脱氢酶，肉毒碱酰基转移酶，丙酮酸氧化酶 |
| 膜间隙 | 腺苷酸激酶*，核苷酸激酶，核苷二磷酸激酶 |
| 基质 | 苹果酸脱氢酶*，TCA循环酶系，脂肪酸β氧化酶，谷氨酸脱氢酶，谷草转氨酶（天冬氨酸转氨酶），蛋白质和核酸合成酶系，丙酮酸脱氢酶复合物 |

注：*表示该区域的标志酶。

### （二）线粒体的动态特征

线粒体的可塑性很强，其形状、大小、数目和分布等特征高度动态变化，是维持细胞正常生理功能的需要，其异常可导致阿尔茨海默病、帕金森病等疾病。研究发现，线粒体的融合和分裂发生频繁，并伴随功能低下线粒体的及时清除，与线粒体自噬（mitochondrial autophagy）一起参与线粒体动态变化的调节。

1. 线粒体的形状、大小、数目和分布　在光学显微镜下，线粒体一般呈粒状、短杆状或线状等，直径 0.3 ~ 1 μm，长 1.5 ~ 3.0 μm。在不同的生理状态和发育阶段，线粒体的形态显著不同。例如，线粒体在高渗环境中伸长为线状，在低渗环境中又可膨大如泡状；在人胚胎发育早期的肝细胞中呈短棒状，在发育晚期呈长棒状。正常细胞还存在哑铃形、环形或分叉状的线粒体。1998 年，Rizzuto 利用计算机合成三维图像技术，发现 HeLa 细胞中的线粒体相互连接成巨大的动态管网状结构，直观展示出线粒体形态的可塑性。线粒体在人成纤维细胞中可长达 40 μm，在胰外分泌细胞中长达 10 ~ 20 μm，称为“巨线粒体”（megamitochondria）。

线粒体的数目与物种、细胞类型或生理状态有关。一般来说，低等生物细胞的线粒体数量少，如衣藻和红藻等只含 1 个线粒体，而高等动物细胞内通常含数百甚至数千个线粒体。人体不同类型细胞中的线粒体数目也不尽相同。其中，在代谢旺盛的肝、肾近端小管、肾上腺皮质和心肌等组织和器官中，细胞内的线粒体数目较多。例如，一个正常肝细胞中含有 1 000 ~ 2 000 个线粒体，约占细胞体积的 1/5；心肌细胞中的线粒体可占到细胞总体积的 1/2；哺乳动物成熟的红细胞没有线粒体。此外，肌细胞中的线粒体数目随生理状态发生变化。例如，人骨骼肌受到适量重复性收缩刺激后，肌细胞中的线粒体数目可增加 5 ~ 10 倍；甲状腺功能亢进症患者，肌细胞中的线粒体数目也明显增多。

通常，线粒体更多分布在细胞内能量需求旺盛的区域，如心肌细胞中肌原纤维附近及螺旋缠绕在精子鞭毛的中轴（图 7–3）。细胞的生理状态影响线粒体的分布，如细胞进行有丝分裂时，大量线粒体分布到纺锤丝周围；肾小管细胞主动交换旺盛时，膜内缘有大量线粒体分布。线粒体常沿微管呈链状排列，通过马达蛋白提供动力，以微管为“导轨”，完成在细胞内的重分布，以满足细胞生理活动的需要。

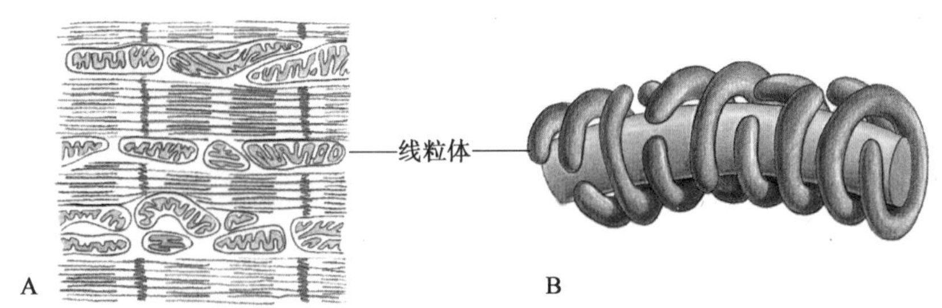

图 7–3 线粒体的分布
A. 心肌细胞；B. 精子尾部

在病理状态下，线粒体的形态可发生明显改变。例如，在中毒、感染、辐射、缺氧等条件下，线粒体可肿胀至正常体积的 4 倍，甚至破裂。

2. 线粒体的融合与分裂 最新研究发现，动、植物细胞频繁发生着线粒体的融合与分裂。即多个颗粒状的线粒体融合为较大的线状、片层状或网络状结构；反之，线粒体也可以分裂成多个较小的颗粒状线粒体（图 7–4）。线粒体的数量和分布，与其融合和分裂的平衡密切相关。线粒体融合的证据最早来自酵母实验。1975 年，Clark Walker 等把两种不同突变型的有氧呼吸障碍酵母进行杂交，重新获得了有氧呼吸正常的线粒体，提示线粒体通过融合产生了遗传物质的互补效应。可见，线粒体频繁地融合与分裂，把细胞内的线粒体联系成不连续的动态整体，是线粒体间共享遗传信息的重要途径。线粒体融合和分裂还有其他重要的生理意义，例如，线粒体分裂成小颗粒状时，有

研究进展 7–1
线粒体融合与分裂的分子机制

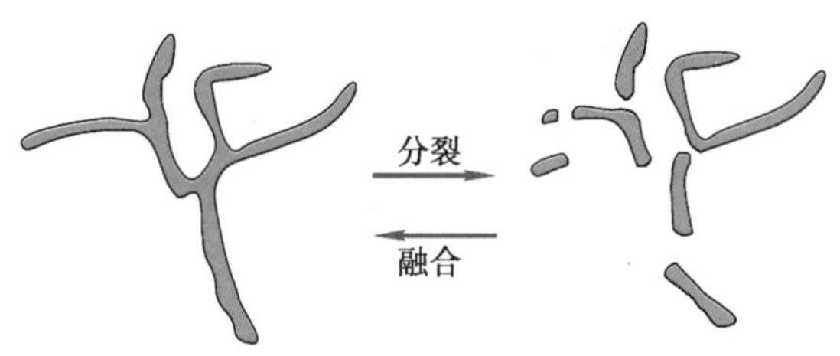

图 7–4 线粒体融合与分裂示意图

利于沿着细胞骨架快速移动到能量需求旺盛的区域；融合成体积较大的线粒体时，则适合固定于某一区域。

3. 线粒体自噬　在细胞自噬中，选择性降解受损线粒体的机制称为线粒体自噬。这种选择性细胞自噬具有重要的生理意义，其异常可引起疾病。例如，帕金森病患者的神经细胞常检测到突变蛋白 Parkin，该突变可引起线粒体自噬缺陷，患者神经细胞因不能及时清除受损的线粒体而死亡。过度的线粒体自噬也可导致细胞自吞噬死亡（autophagic cell death）。例如，某种浦肯野细胞退化（Purkinje cell degeneration，PCD）小鼠的浦肯野细胞在出生 3 周后几乎消失，表现出神经共济失调症状。研究发现，其线粒体自噬现象明显增多，线粒体过度降解，最终引起浦肯野细胞大量死亡。

研究进展 7-2
线粒体自噬的分子机制

## 二、线粒体的半自主性

1963 年，M. Nass 和 S. Nass 首次在鸡胚肝细胞的线粒体中报道了 DNA 状物质。随后，人们在其他生物的线粒体中也发现该物质，即线粒体 DNA（mitochondrial DNA，mtDNA）。科学家们在线粒体中先后检测到 DNA 聚合酶、RNA 聚合酶、RNA（mRNA、tRNA、rRNA）、核糖体、氨基酸活化酶等成分，表明线粒体具有较完整的遗传系统，表现出自主性的一面。

线粒体基因组编码的蛋白质种类非常有限，如哺乳动物 mtDNA 仅含 13 个蛋白质编码基因，而从线粒体中分离出约 1500 种蛋白质。显然，线粒体遗传系统合成的蛋白质远不能满足其正常生理活动的需求，大部分线粒体蛋白质是核基因组编码，在细胞质核糖体合成后转运而来。真核细胞的核基因组为线粒体编码了完成其功能所需的绝大部分蛋白质，如线粒体 DNA 聚合酶、RNA 聚合酶、核糖体蛋白、氨酰 tRNA 合成酶等。所以，线粒体的生长、增殖等活动受到细胞核遗传系统的严格控制，其自主性是有限的。线粒体受到线粒体基因组和核基因组两套遗传系统的控制，称为半自主性细胞器（semiautonomous organelle）。

另外，线粒体的中间代谢产物或信号分子可反馈至细胞核遗传系统，调控相关核基因的表达。线粒体和细胞核中遗传物质还存在相互转移的现象，例如，真核细胞的核基因组常含有线粒体基因的同源序列，但多为假基因；线粒体基因组也含有从核基因组转移来的碱基序列，但数量很少。

### （一）mtDNA

高等动物细胞的线粒体基质含 1 个或数个 mtDNA，其碱基组成、基因结构等明显不同于核 DNA（nuclear DNA，nDNA），但与细菌基因组更为相似。mtDNA 呈双链闭合环状，不含组蛋白。线粒体基因组排列紧凑，无内含子序列，少有非编码区。人类线粒体基因组存在基因片段部分重叠的现象，分别是编码复合物Ⅰ中的 NADH–CoQ 氧化还原酶 4（NADH–CoQ oxidoreductase 4，ND4）和 *ND4L* 基因部分重合，以及复合物Ⅴ中的 ATP 合酶第 6 亚基（A6）和第 8 亚基（A8）的基因部分重合。

在 CsCl 溶液密度梯度离心时，mtDNA 的两单链呈现出不同的密度，其中含有较多鸟嘌呤、较少胞嘧啶的单链密度大，称为重链（heavy strand，H 链）；另一条密度较小的单链称为轻链（light strand，L 链）（图 7–5）。

不同物种的 mtDNA 碱基组成有一定差异，但都含有 rRNA、细胞色素 b（Cyt b）和细胞色素氧化酶亚基 COXⅠ和 COXⅢ等基因。1981 年，Anderson 等首次测出人类线粒体基因组全序

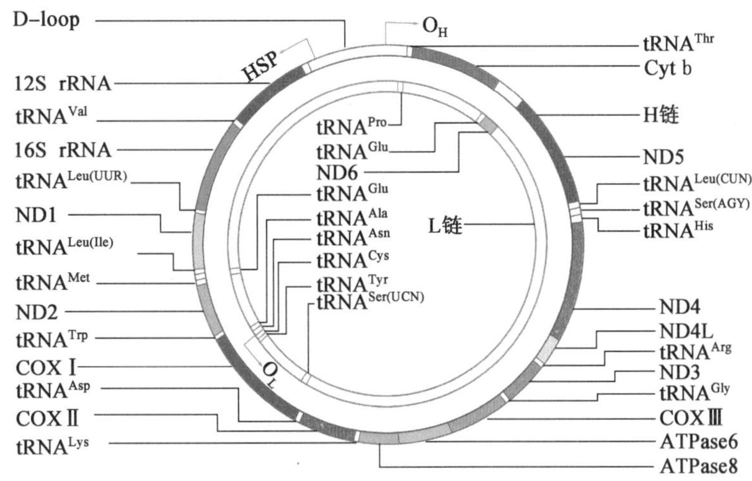

图 7-5　人线粒体基因组示意图

列，共 16 569 bp，称为剑桥参考序列（Cambridge reference sequence，CRS）（图 7-5）。1999 年，Anderson 发表了修正版的剑桥参考序列（revised CRS，rCRS），更正了 11 个错误，包括第 3107 位错误的 1 个碱基插入。人 mtDNA 共编码 37 个基因产物。H 链编码大部分基因，包括 12 种蛋白质亚基：NADH-CoQ 氧化还原酶 1（NADH-CoQ oxidoreductase 1，ND1）、ND2、ND3、ND4、ND4L、ND5、细胞色素 c 氧化酶 1（cytochrome c oxidase Ⅰ，COX Ⅰ）、COX Ⅱ、COX Ⅲ、Cyt b、A6、A8；2 种 rRNA 基因：12S rRNA 和 16S rRNA 基因；以及 14 种 tRNA 基因。L 链仅编码一种 ND6 蛋白质亚基和其他 8 种 tRNA。这 13 种蛋白质分别定位于线粒体内膜中的复合物Ⅰ、复合物Ⅲ、复合物Ⅳ和 ATP 合酶 $F_o$（图 7-6）。

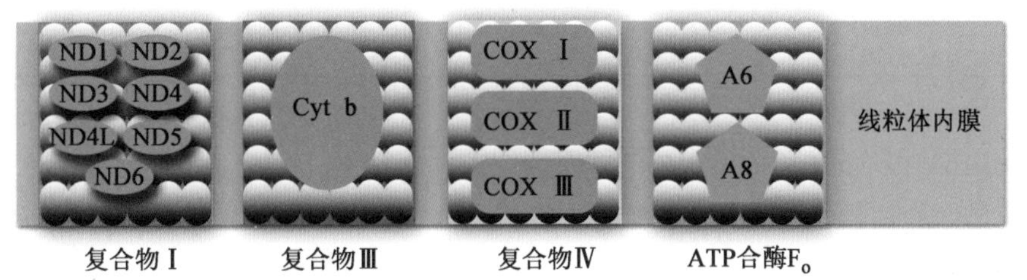

图 7-6　人线粒体 DNA 所编码蛋白质的定位

人类 mtDNA 为母系遗传，即子代的线粒体主要来源于卵细胞。受精时，精子尾部中段环绕的线粒体不传递给下代，只将精子头部高度浓缩的核遗传物质传递给下代。目前，解释线粒体母系遗传机制的假说包括受精前精子 mtDNA 消除，受精时精子尾部线粒体不进入卵细胞，受精后精子来源的线粒体被吞噬，胚胎期线粒体分配不均衡等。

临床聚焦 7-1
线粒体遗传病

Shadle 研究小组首先准确描述了 mtDNA 半保留复制机制。mtDNA 复制首先发生在 H 链复制起始点（origin of heavy-strand replication，OH），以亲代 L 链为模板合成互补的子代 H′ 链，此时与被置换出的游离的亲代 H 链形成“D”环结构，故 mtDNA 复制模式称为 D 环复制（D-loop replication）。当 H′ 链合成到一定长度后，子代 L′ 链开始合成。

（二）线粒体的蛋白质合成系统

线粒体的蛋白质合成系统与细胞质差异明显，但与原核细胞相似。主要表现在以下几方面：

1. 线粒体的蛋白质翻译过程可被氯霉素、红霉素、链霉素等药物抑制。氯霉素等药物可以抑制细菌的蛋白质合成，但不能抑制真核细胞细胞质中蛋白质的合成。另外，用于抑制真核细胞细胞质中蛋白质合成的药物，如放线菌酮等，不能抑制线粒体中的蛋白质合成。

2. 在线粒体基质中，RNA 转录、蛋白质翻译几乎同时进行，具有时间和空间上交联的特点。

临床聚焦 7-2
氨基糖苷类抗生素引起的耳聋

3. 线粒体核糖体包含线粒体 rRNA 和线粒体核糖体蛋白（mitochondrial ribosomal protein，MRP）。前者由线粒体基因组中 16S rRNA 和 12S rRNA 基因编码；后者包含约 80 种蛋白质，由核基因组编码。线粒体 rRNA 在核糖体中所占比例介于真核细胞和原核细胞之间。人类线粒体核糖体的结构与细菌类似，12S rRNA 基因突变可导致耳蜗细胞中的线粒体核糖体易受氨基糖苷类抗生素的攻击，引起耳聋。

4. 在线粒体中，蛋白质翻译起始密码子与原核生物类似，AUA 对应 *N*– 甲酰蛋氨酰 –tRNA 携带的甲酰甲硫氨酸。

5. 线粒体与细胞核的遗传密码子有差异（表 7–3）。如 AGA 和 AGG 在核基因组中编码精氨酸，但在人类线粒体中为终止密码子。编码色氨酸的密码子在核基因组中是 UGG，在人类线粒体中是 UGG 和 UGA。

**表 7–3 人线粒体基因组和核基因组间的遗传密码子差异**

| 编码含义 | 核基因组密码子 | 线粒体基因组密码子 |
|---|---|---|
| 甲硫氨酸（起始） | AUG | AUG、AUA |
| 异亮氨酸 | AUU、AUC、AUA | AUC |
| 色氨酸 | UGG | UGG、UGA |
| 终止密码子 | UAA、UAG、UGA | UAA、UAG、AGA、AGG |
| 精氨酸 | CGU、CGC、CGA、CGG、AGA、AGG | CGU、CGC、CGA、CGG |

（三）核基因编码的线粒体蛋白质的跨膜定位转运

深入学习 7-1
线粒体蛋白质跨膜转运的其他途径

约 99% 的线粒体蛋白质是核基因编码，它们首先在细胞质核糖体中翻译成可溶性的、未成熟的线粒体前体蛋白（mitochondrial precursor protein），然后在分子伴侣等协助下转运到线粒体相应亚微结构执行功能。

核基因编码的线粒体蛋白质含有信号序列，这是其从细胞质进入线粒体的关键。目前已发现多种信号序列，在转运完成后被切除或者保留。其中，研究较多的基质导入序列（matrix targeting sequence，MTS）也称为前序列（presequence），是位于线粒体前体蛋白 N 端的一段几十个氨基酸残基组成的信号序列。它可介导前体蛋白从细胞质转运到线粒体基质，并在转运完成后被基质作用蛋白酶（matrix processing protease，MPP）水解。MTS 通常富含精氨酸、赖氨酸等正电荷氨基酸，少有天冬氨酸和谷氨酸。MTS 折叠成的双亲媒性 α 螺旋二级结构是前体蛋白转运时与受体识别的关键结构域。

有些核基因编码的线粒体蛋白质会被转运到内膜、外膜和膜间隙执行功能，这类线粒体蛋白除具有 MTS 外，通常还有第 2 类信号序列。线粒体蛋白从细胞质转运到线粒体的过程需要转运蛋白协助。例如，定位于线粒体外膜的 TOM（translocator of the outer mitochondrial membrane）复合体、SAM（sorting and assembly machinery）复合体，以及定位于线粒体内膜的 TIM（translocator of inner mitochondrial membrane）复合体、OXA（oxidase assembly）复合体等（图 7–7）。TOM 复合体可识别细胞质中的线粒体前体蛋白，协助其穿过外膜进入膜间隙或者插入外膜。TIM 复合体包括 TIM22 复合体和 TIM23 复合体等，其中 TIM23 复合体主要介导线粒体前体蛋白穿过内膜进入线粒体基质或者协助其插入内膜。

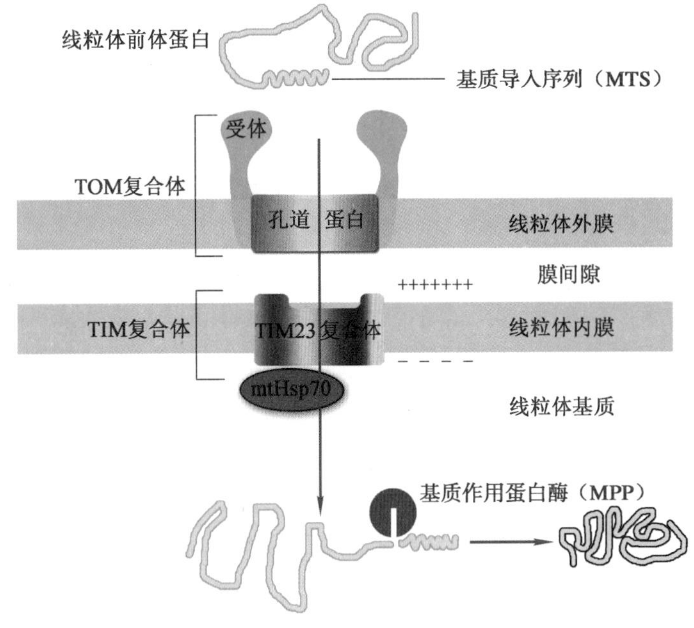


图 7-7 线粒体蛋白质转运复合体

核基因编码的线粒体蛋白大多在线粒体基质中执行功能，这类线粒体蛋白首先在细胞质核糖体合成，然后通过以下 3 个步骤转运到线粒体基质。

1. 线粒体前体蛋白与分子伴侣结合 在细胞质中，分子伴侣迅速与新合成的线粒体前体蛋白结合，阻止其折叠、聚集，或协助其转运。例如，热激蛋白 Hsp70 阻止前体蛋白聚集，新生多肽相关复合物（nascent-associated complex，NAC）提升前体蛋白转运的准确性。

2. 线粒体前体蛋白穿过线粒体膜 线粒体前体蛋白首先到达线粒体外膜，与其结合的分子伴侣解离。例如，Hsp70 首先通过水解 ATP 离开前体蛋白，暴露出的 MTS 被外膜上的 TOM 复合体识别。然后，通过跨膜转运通道 GIP（general import pore）穿过线粒体外膜，进入膜间隙。最后，内膜中的 TIM 复合体与 MTS 识别，利用内膜两侧的 $H^+$ 电化学梯度，驱动前体蛋白从 TIM 复合体通道穿过内膜。

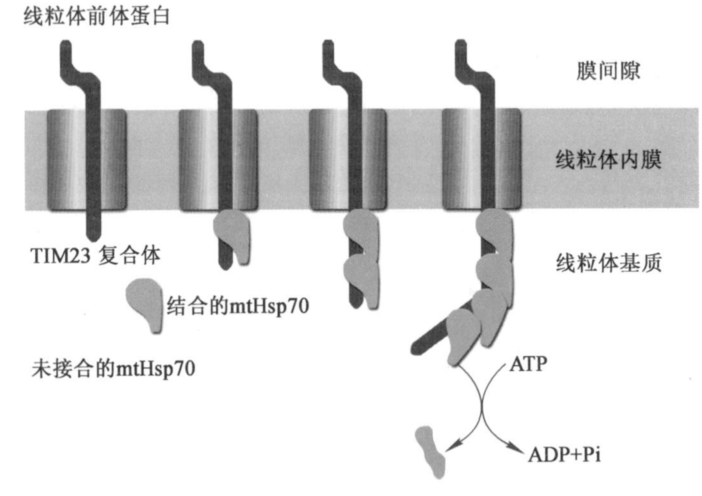


图 7-8 布朗棘轮模型

线粒体前体蛋白在穿过内膜过程中，基质中的线粒体 Hsp70（mitochondrial Hsp70，mtHsp70）立即与之结合以协助转运。S. M. Simon 等提出的布朗棘轮模型（Brown ratchet model）认为，线粒体前体蛋白在穿过内膜转运通道时做布朗运动，其前端刚穿过通道进入线粒体基质时，mtHsp70 立即与之结合，以防止穿过通道的前体蛋白退回；同时，mtHsp70 水解 ATP 发生构象改变，向基质侧牵拉前体蛋白；新进入线粒体基质中的多肽链立即与其他 mtHsp70 结合，重复前面步骤，直至线粒体前体蛋白完全进入线粒体基质（图 7-8）。电子显微镜观察发现，线粒体前体蛋白主要是在转位接触点穿过线粒体膜的。

3. 线粒体蛋白质的加工成熟 线粒体前体蛋白转运到线粒体基质后，MTS 被 MPP 水解，并折叠为成熟的线粒体蛋白。在这步多肽链折叠过程中，通常需要基质中分子伴侣的协助，如 mtHsp70、mtHsp60、mtHsp10、DnaJ 家族等。

## 三、线粒体的起源与发生

### （一）线粒体的增殖

关于线粒体的生物发生有过很多争论。直至 1965 年，D. Luck 用 $^3$H- 胆碱标记链孢霉胆碱缺陷型突变体，发现其子代线粒体都具有放射性标记，提出线粒体是从细胞中已存在的线粒体分裂而来的。线粒体分裂增殖的方式主要包括3种：① 收缩分裂，即线粒体自中部收缩，整个线粒体呈哑铃形向两端拉长，横缢部位断离后产生两个子代线粒体。② 出芽分裂，即线粒体芽生出一球状小体，随后与母体脱离，生成一个子代线粒体。③ 间壁分裂，即线粒体内膜首先向中心内褶形成基质间隔，然后线粒体外膜一分为二，形成两个子代线粒体。无论哪种分裂增殖方式，线粒体分裂都是不均等的。

1975年，G. M. Attardi等提出线粒体的增殖分为2个阶段。第一阶段，线粒体进行生长、mtDNA复制等，直至完成分裂。第二阶段，子代线粒体进行自身分化，建立氧化磷酸化等重要的功能活动。这两个阶段都受到细胞核和线粒体两套遗传系统的控制。

### （二）线粒体的起源

在发现线粒体遗传物质前，P. Porteir和I. E. Wallin分别于1918年和1922年提出了内共生起源学说（endosymbiosis theory）。该学说认为，原始真核细胞是一种具吞噬能力，通过糖酵解获取能量的巨大厌氧细胞。线粒体祖先是一种可分解丙酮酸，具有TCA循环酶系和电子传递链系统的革兰氏阴性菌。在偶然条件下，这种细菌与吞噬它的原始真核细胞演化成互利共生关系，即该细菌在宿主细胞中获得稳定的生存环境，宿主细胞通过该细菌更有效地利用供能物质。1974年，T. Uzzell等提出非内共生起源学说（non-endosymbiosis theory），他们认为真核细胞的祖先是一种体积较大的好氧细菌，通过细胞膜的内褶、扩张和分化，逐渐演化出具有氧化磷酸化功能的线粒体。目前，更多实验证据倾向于支持内共生起源学说，其证据包括：①线粒体具有mtDNA、线粒体核糖体等遗传系统。② mtDNA为双链闭合环状，不与组蛋白结合，基因编码紧凑等，类似原核生物的基因组。③专性抑制细菌核糖体的氯霉素和四环素等抗生素也能抑制线粒体核糖体功能。④线粒体内膜的蛋白质/脂质比值远大于外膜，更接近细菌质膜。⑤线粒体分裂增殖方式与细菌类似，包括出芽、收缩和间壁分裂。⑥线粒体Cyt c氨基酸序列和呼吸方式等与反硝化副球菌或紫色非硫光合细菌更接近。

## 第二节　线粒体的功能

作为真核细胞能量生成中心，线粒体通过有氧呼吸产生生命活动所需的大部分ATP。同时，线粒体还具有其他重要功能：①线粒体与细胞凋亡密切相关，是细胞凋亡信号转导通路的中心环节。②线粒体参与调节细胞质$Ca^{2+}$浓度，是细胞内重要的钙库。③线粒体是活性氧生成的重要场所，同时具有超氧化物歧化酶（supeoxide dismutase，SOD）等组成的抗氧化防御体系，是影响衰老的重要因素。④线粒体还参与TCA循环、脂肪酸β氧化等代谢过程，以及尿素、血红素、心磷脂的合成等。所以，线粒体是真核细胞中重要的细胞器。

### 一、线粒体与有氧呼吸

深入学习7-2
活化载体分子

细胞氧化供能物质，并获取能量的过程称为细胞呼吸（cellular respiration）或细胞氧化（cellular oxidation）。人类属于异养型需氧生物，需要从外界摄取食物和氧气为机体提供能量。在有氧条件下，细胞逐步分解供能物质，生成$CO_2$和$H_2O$，同时释放大量能量的过程，称为有氧呼吸（aeroic respiration）或有氧氧化（aerobic oxidation）。有氧呼吸生成重要的活化载体（activated carrier）分子ATP，为生命活动提供能量。

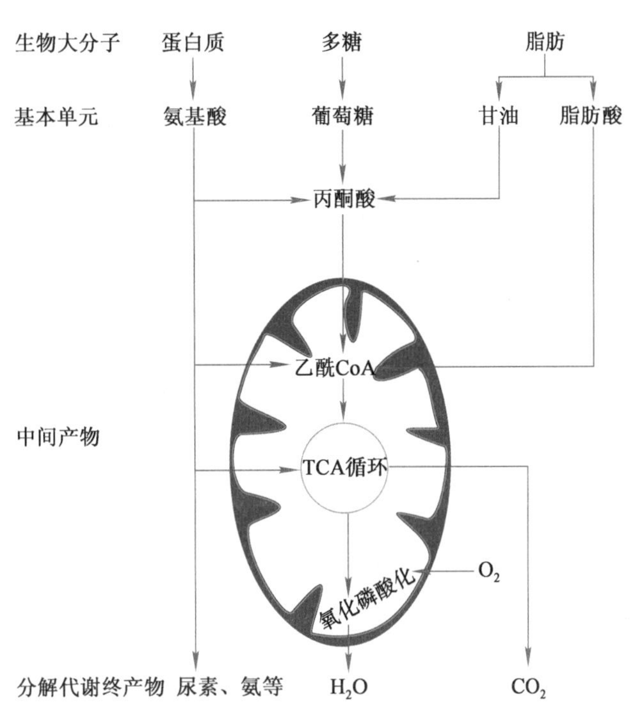

图7-9　供能物质分解代谢示意图

人体摄入的多糖、脂肪和蛋白质是主要的供能物质。首先通过消化作用将供能物质转化为易于吸收和进一步分解代谢的小分子单元，如多糖分解成单糖，蛋白质分解成氨基酸，脂肪分解成甘油和脂肪酸等（图7-9）。通常，这些小分子单元最终在细胞质、线粒体中完成氧化分解。在分解代谢中，供能物质仅生成少量ATP，其释放的自由能主要储存在活化载体分子中，如还原型烟酰胺腺嘌呤二核苷酸（NADH）、还原型黄素腺嘌呤二核苷酸（$FADH_2$）。线粒体通过氧化磷酸化将NADH、$FADH_2$的能量转化成ATP。

葡萄糖是人体细胞重要的供能物质，下面以葡糖糖分子为例介绍有氧呼吸的基本过程。

### （一）糖酵解

在细胞质基质糖酵解酶系的作用下，1分子葡萄糖可分解成2分子丙酮酸，释放出部分自由能，生成2分子ATP和2分子NADH，该过程为糖酵解（glycolysis）。反应式如下：

$$C_6H_{12}O_6 + 2NAD^+ + 2ADP + 2Pi \xrightarrow{\text{糖酵解酶系}} 2CH_3COCOOH + 2NADH + 2H^+ + 2ATP$$

类似糖酵解，带有高能的底物在其代谢反应中所释放的能量使ADP磷酸化生成ATP的过程，称为底物水平磷酸化（substrate-level phosphorylation）。其中，在厌氧环境中生活的低等真核生物、处于缺氧状态下的高等动物组织主要通过糖酵解合成ATP。生物在缺氧条件下通过糖酵解产生能量的途径称为发酵（fermentation），而电子载体$NAD^+$的循环再生是通过发酵持续生成ATP的关键。在缺氧环境下，NADH中的电子转移给丙酮酸，将其还原为乳酸或乙醇和$CO_2$，以此完成$NAD^+$再生；在有氧代谢中，糖酵解生成的NADH不用于丙酮酸的还原，而是选择苹果酸－天冬氨酸穿梭途径（malate-aspartate shuttle）或甘油－3－磷酸穿梭途径（glycerol-3-phosphate shuttle）被转运至线粒体基质。

深入学习7-3
肌肉收缩中的无氧代谢和有氧代谢

深入学习7-4
穿梭途径

### （二）乙酰CoA的生成

丙酮酸进入线粒体基质，在丙酮酸脱氢酶系作用下，1分子丙酮酸脱羧生成的乙酰基团转移到CoA生成1分子乙酰CoA，同时生成1分子NADH和1分子$CO_2$。反应式如下：

$$CH_3COCOOH + HSCoA + NAD^+ \xrightarrow{\text{丙酮酸脱氢酶系}} CH_3CO\text{-}SCoA + CO_2 + NADH + H^+$$

除糖类外，脂肪和蛋白质等也是供能物质。脂肪通过氧化磷酸化释放的能量大于同等质量糖原的2倍，其储备可以维持人较长时间生存。脂肪分解代谢产生的脂肪酸进入线粒体，经过多轮循环完全分解，每轮循环生成乙酰CoA、NADH、$FADH_2$各1分子。构成蛋白质基本单位的氨基酸通过分解代谢生成乙酰CoA或TCA循环的中间体，参与TCA循环。

### （三）三羧酸循环

在线粒体基质中，1分子乙酰CoA通过与草酰乙酸结合生成柠檬酸，进入TCA循环，最终彻底分解为$CO_2$，其释放的自由能主要储存在1分子GTP（可转换为1分子ATP）、3分子NADH和1分子$FADH_2$中。具体反应式如下：

$$CH_2COSCoA + 3NAD^+ + FAD + GDP + Pi + 3H_2O \xrightarrow{\text{三羧酸循环酶系}} 2CO_2 + 3NADH + 3H^+ + FADH_2 + HSCoA + GTP$$

### （四）氧化磷酸化

供能物质在分解代谢中通过底物水平磷酸化只生成少量ATP，释放的大部分自由能储存在NADH和$FADH_2$中，然后通过氧化磷酸化生成ATP。在线粒体或细菌中，物质氧化时释放的能量供给ADP与无机磷合成ATP的偶联反应，称为氧化磷酸化（oxidative phosphorylation）。氧化磷酸化有呼吸链和ATP合酶的参与。

深入学习7-5 氧化还原电位

1. 呼吸链与电子传递　在氧化磷酸化过程中，线粒体内膜上有序的电子转移过程称为电子传递。在电子传递过程中，接受或释放电子的分子和原子称为电子载体（electron carrier）。氧化还原电位逐级增高的电子载体系列组成电子传递链（electron transport chain），它存在于细菌质膜、线粒体内膜和叶绿体类囊体膜。在线粒体中，电子传递链将还原性供体的电子传递给$O_2$，最终生成$H_2O$。所以，线粒体的电子传递链也称为呼吸链（respiratory chain）。实验证明，电子载体按照氧化还原电位从低到高顺序排列成呼吸链，以保证电子逐级传递及电子能量的逐级释放和转换。线粒体呼吸链中的电子载体主要有5种：黄素蛋白、细胞色素、铜原子、铁硫蛋白、泛醌（ubiquinone，UQ）或称辅酶Q（coenzyme Q，CoQ）。除CoQ外，其他4种电子载体的氧化还原中心均位于蛋白质辅基中。在呼吸链中，醌类、细胞色素体系和铁硫蛋白等载体只能传递电子，称为电子传递体；而烟酰胺腺嘌呤二核苷酸（NAD，即辅酶Ⅰ）、黄素单核苷酸（FMN）、黄素腺嘌呤二核苷酸（FAD）和烟酰胺腺嘌呤二核苷酸磷酸（NADP，即辅酶Ⅱ）等能传递质子和电子，称为递氢体或者氢传递体。

目前，用离子型去污剂脱氧胆酸（deoxycholate）破坏线粒体内膜后，除CoQ和细胞色素c（cytochrome c，Cyt c）外的其他电子载体均组装在4种膜蛋白复合物中，分别命名为复合物Ⅰ、复合物Ⅱ、复合物Ⅲ和复合物Ⅳ（图7-10）。CoQ溶于线粒体内膜，可以从脂双层的一侧移动到另一侧，传递电子和质子。Cyt c位于线粒体内膜胞质侧，可在内膜外表面移动，传递电子。

深入学习7-6 线粒体电子传递

实验证明，复合物Ⅰ、Ⅱ、Ⅲ、Ⅳ和CoQ、Cyt c组成2条典型的呼吸链。复合物Ⅰ位于呼吸链Ⅰ的链首，从NADH获取1对高能电子；复合物Ⅱ位于呼吸链Ⅱ的链首，从$FADH_2$获取1对高能电子。复合物Ⅰ、Ⅱ把获得的电子传递到CoQ。复合物Ⅲ、Ⅳ分别催化电子从CoQ转移到Cyt c、从Cyt c转移到$O_2$。复合物Ⅰ、Ⅲ、Ⅳ在传递电子时，利用电子能量把线粒体基质中$H^+$泵入嵴内腔，具有质子泵功能。

动画7-1 线粒体电子传递

复合物Ⅰ称为NADH-CoQ还原酶或NADH脱氢酶复合体，呈"L"形。它是呼吸链中最大的脂蛋白复合体，也是呼吸链Ⅰ的链首。复合物Ⅰ可从NADH获取1对高能电子，经内部电子载体传递给CoQ，同时利用电子释放的能量把线粒体基质的$H^+$泵到嵴内腔。

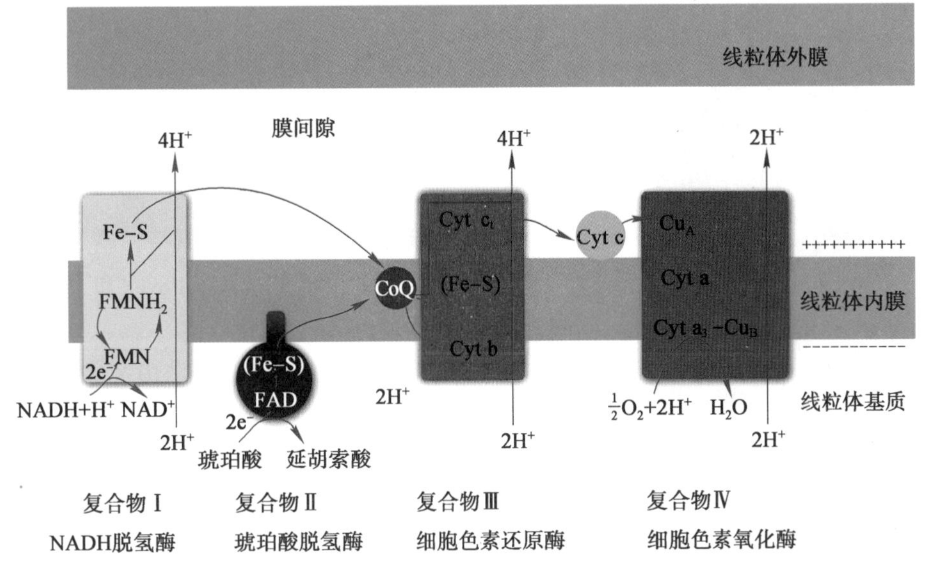


图 7-10 线粒体内膜电子传递复合物组成的 2 条电子传递链

复合物Ⅱ称为琥珀酸 -CoQ 还原酶或琥珀酸脱氢酶，它是呼吸链Ⅱ的链首，在 TCA 循环中可催化琥珀酸脱氢生成延胡索酸，并将琥珀酸中 1 对高能电子传给 CoQ。该过程释放的电子能量较少，并以热能形式散失。在有氧呼吸中，呼吸链Ⅱ只生成约 5% 的 ATP，但在调节机体体温时发挥重要作用。

复合物Ⅲ称为 $CoQH_2$-Cyt c 还原酶、细胞色素还原酶或 Cyt $bc_1$ 复合酶，常以二聚体形式存在。复合物Ⅲ催化电子从 CoQ 传递给 Cyt c，同时把线粒体基质的 $H^+$ 泵入嵴内腔。CoQ 为双电子载体，而复合物Ⅲ是单电子载体，所以 CoQ 的 1 对电子不能直接同时传递给复合物Ⅲ的电子载体，必须通过 Q 循环（Q cycle）完成。

深入学习 7-7 Q 循环

复合物Ⅳ称为细胞色素氧化酶或 Cyt c 氧化酶，常以二聚体形式存在。复合物Ⅳ催化 1 对电子从 Cyt c 转移到 $O_2$，生成 $H_2O$，该过程不仅消耗有氧呼吸摄入的大部分 $O_2$，同时也利用电子释放的能量把线粒体基质的 $H^+$ 泵到嵴内腔。

NADH 和 $FADH_2$ 中的高能电子分别经呼吸链Ⅰ和呼吸链Ⅱ传给 $O_2$，生成 $H_2O$。其中，电子在传递过程中逐步释放能量，而复合物Ⅰ、Ⅲ、Ⅳ可利用释放的能量把线粒体基质的 $H^+$ 泵到嵴内腔，以在线粒体内膜两侧形成 $H^+$ 浓度梯度和膜电位。线粒体内膜两侧的 $H^+$ 梯度（或 pH 梯度）和膜电位形成的使 $H^+$ 回流的合力，称为 $H^+$ 电化学梯度。其中，$H^+$ 梯度和膜电位所存储的总电化学梯度自由能，称为质子动力势（proton-motive force）。

深入学习 7-8 质子动力势

线粒体内膜两侧形成的 $H^+$ 电化学梯度主要驱动氧化磷酸化生成 ATP，此外也可直接驱动细胞其他生理活动。例如，在维持细胞质 ATP/ADP 高比值时，载体蛋白利用 $H^+$ 电化学梯度驱动 ATP、ADP 及 Pi 的逆浓度梯度转运。$H^+$ 电化学梯度也用于驱动 $Ca^{2+}$、丙酮酸和线粒体蛋白等从细胞质进入线粒体。

2. ATP 合酶与 ATP 生成 在线粒体研究中，氧化磷酸化的偶联机制最为关键。科学家们曾提出多种假说，如化学偶联假说（chemical coupling hypothesis）、构象偶联假说（conformational coupling hypothesis）、化学渗透假说（chemiosmotic hypothesis）和结合变构机制（binding change mechanism）等。1961 年，英国化学家 P. Mitchell 因提出的化学渗透假说获得 1978 年诺贝尔化学奖。该假说认为，呼吸链各组分在线粒体内膜呈不对称分布，在电子沿呼吸链传递过程中，线粒体基质中的 $H^+$ 被泵至膜间隙，在完整的内膜两侧形成 $H^+$ 梯度和膜电位。$H^+$ 在其电化学梯度的

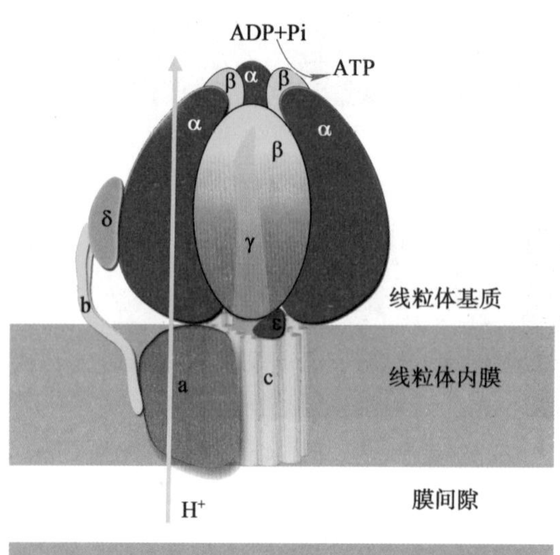


图 7-11 细菌 ATP 合酶的分子结构示意图

驱动下回流到线粒体基质，同时驱动 ATP 合酶生成 ATP。化学渗透假说强调定向反应和内膜的完整性。1979 年，美国科学家 P. Boyer 提出的结合变构机制阐释了 $H^+$ 回流时驱动 ATP 合酶生成 ATP 的分子机制，随后获得了英国科学家 J. Walker 的实验支持。鉴于在 ATP 合酶研究中的重要贡献，P. Boyer 和 J. Walker 获得了 1997 年诺贝尔化学奖。

（1）ATP 合酶分子结构：ATP 合酶（ATP synthase）也称为 $F_oF_1$-ATP 酶、复合物 V（complex V）或 F 型 ATP 酶。ATP 合酶存在于线粒体内膜、叶绿体的类囊体膜和古细菌质膜等。不同来源的 ATP 合酶都由多个亚基装配形成相似分子结构，线粒体 ATP 合酶包括突向线粒体基质的球状 $F_1$ 头部和嵌于线粒体内膜的 $F_o$ 基部（图 7-11）。

$F_1$ 又称偶联因子 1（coupling factor 1），是美国科学家 E. Racker 从线粒体内膜分离到的基粒头部。它由水溶性蛋白质组成，从内膜突向线粒体基质，易脱离。细菌 ATP 合酶中 $F_1$ 的化学组成是 $\alpha_3\beta_3\delta\gamma\varepsilon$，其中 α 亚基和 β 亚基相间排列成“橘瓣”状结构。$F_1$ 催化 ATP 合成，但在缺乏 $H^+$ 梯度时也能水解 ATP。实验证实，$F_1$ 中仅 β 亚基的核苷酸结合位点具有催化 ATP 合成或水解的功能，而 γ 亚基的一端插入 $F_1$“橘瓣”状结构的中心腔，与 β 亚基相互作用；另一端和 ε 亚基一起附着于 $F_o$。已知，ε 亚基具有抑制 ATP 水解、减少 $H^+$ 泄漏的功能；γ 亚基插入“橘瓣”中心腔处的不对称结构是 ATP 合酶完成催化功能的关键；δ 亚基连接 $F_1$ 和 $F_o$。

$F_o$ 又称偶联因子 0（coupling factor 0），主要部分嵌于线粒体内膜，部分亚基装配形成跨内膜的 $H^+$ 通道。细菌 $F_o$ 的化学组成是 $ab_2c_{10\sim12}$。多拷贝的 c 亚基组装成一个环状结构，a 亚基排列在该环状结构外侧，2 个 b 亚基与 $F_1$ 的 δ 亚基相连接。不同物种 $F_o$ 结构与细菌的类似，但具体组分有差异。例如，人 $F_o$ 包括 8 个 c 亚基和各 1 个 a 亚基、b 亚基、d 亚基、$F_6$ 亚基和 OSCP 亚基。此外，还包括其他附属蛋白质亚基，如 e、f、g 和 A6L 亚基等。b、d、$F_6$ 亚基和 OSCP 亚基形成外周柄（peripheral stalk）。在化学组成上，$F_1$ 比 $F_o$ 更为保守。

深入学习 7-9
ATP 合酶中“转子”的旋转实验

ATP 合酶的亚基分别装配成“转子”和“定子”两部分。细菌 ATP 合酶 $F_1$ 的 γ 亚基、ε 亚基和 $F_o$ 中多拷贝 c 亚基组装成的环状结构紧密接触，构成“转子（rotator）”；$F_o$ 中的 a、b 和 $F_1$ 中的 $\alpha_3$、$\beta_3$、δ 组装成“定子（stator）”。嵴内腔的 $H^+$ 通过 a 亚基和 c 亚基环状结构之间的质子半通道回流时，驱动“转子”旋转。

（2）ATP 合酶的结合变构机制学说：为阐述 $H^+$ 电化学梯度驱动 ATP 合酶生成 ATP 的分子机制，美国科学家 P. Boyer 在 1979 年提出了结合变构机制（图 7-12）。直至 1994 年，英国科学家 J. Walker 等发表的牛心线粒体 $F_1$ 头部 0.28 nm 分辨率的晶体结构，从结构学上为结合变构机制提供了重要支持，该学说随后被广泛接受。

ATP 合酶的结合变构机制学说认为：① $H^+$ 回流时释放的能量主要用于 ATP 合酶从催化位点释放 ATP，而不是驱动 ADP 磷酸化为 ATP。②在任何时刻，ATP 合酶中 3 个 β 亚基的催化位点分别处于 3 种不同构象，对核苷酸具有不同的亲和性。当某 β 亚基催化位点处于 L（loose）构象

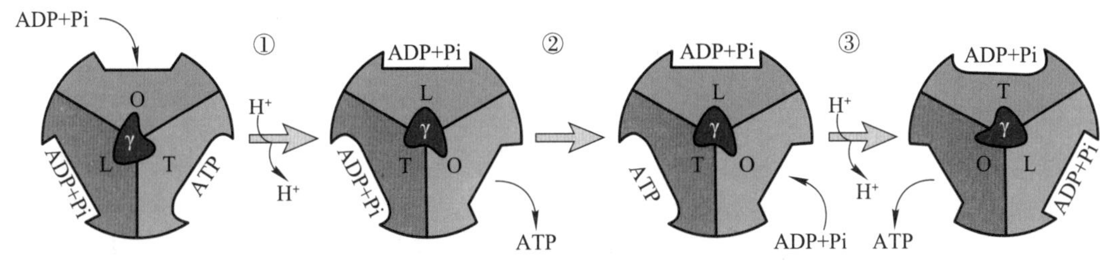


图 7-12 ATP 合酶生成 ATP 的结合变构机制

时，该位点与 ADP 和 Pi 松散结合。此时，其他两个 β 亚基的催化位点分别处于 T（tight）构象和 O（open）构象。其中，处于 T 构象的 β 亚基催化位点与核苷酸（ADP+Pi 底物或 ATP 产物）紧密结合，而紧密结合的 ADP 和 Pi 生成 ATP；处于 O 构象的 β 亚基催化位点对核苷酸的亲和性降低，有利于释放该 β 亚基前构象（T 构象）中形成的 ATP 产物。③通过旋转催化作用，$F_1$ 头部相对于中央轴 γ 亚基的旋转，导致 β 亚基催化位点的构象顺序经历 L→T→O 变换，催化 ATP 合成。$F_o$ 质子半通道的 $H^+$ 回流推动“转子”旋转，该过程消耗线粒体内膜两侧的质子动力势。γ 亚基每旋转 1 周，$F_1$ 中每个 β 亚基都顺序经历上述 3 个构象，生成 1 个 ATP 分子。ATP 合酶是自然界中能量转换效率很高的“分子马达”。

总之，有氧呼吸通过供能物质的分解代谢和氧化磷酸化合成 ATP。分解代谢中，底物水平磷酸化所生成的 ATP 分子数比较直观，而氧化磷酸化生成的 ATP 分子数与质子回流相关，不具有化学反应方程式中严格的数量关系。通常，1 分子葡萄糖通过有氧呼吸完全氧化净生成约 30 个 ATP 分子。

## 二、线粒体的其他功能

### （一）线粒体与细胞凋亡

细胞凋亡是一种受基因控制的主动的细胞死亡形式，普遍存在于多细胞生物的生命活动中，在参与个体发育、维持正常生理功能和自身稳态等方面具有重要作用。机体在正常发育、生长等过程中，通过细胞增殖和细胞死亡维持精确的动态平衡，而细胞凋亡增多或者障碍可打破该动态平衡，导致疾病发生。

深入学习 7-10
细胞死亡有关的线粒体机制

研究表明，线粒体与细胞凋亡关系密切。目前在哺乳动物中发现两条主要的胱天蛋白酶（caspase）依赖的细胞凋亡信号转导通路：一条由细胞表面死亡受体介导，另一条以线粒体为核心。细胞凋亡信号转导通路作用到线粒体时，线粒体膜通透性发生改变，引起线粒体释放 Cyt c、凋亡诱导因子、凋亡蛋白激活因子等，释放的 Cyt c 活化 caspase 等凋亡相关酶类，导致细胞凋亡。定位于线粒体膜的 Bcl-2 蛋白家族成员中，Bcl-2 通过阻止线粒体释放 Cyt c 抑制细胞凋亡；Bax 通过与线粒体膜通道结合促进 Cyt c 释放而引起细胞凋亡。

### （二）线粒体与细胞内 $Ca^{2+}$ 平衡

$Ca^{2+}$ 是细胞内重要的第二信使，参与许多重要的生理活动。线粒体和内质网是细胞内重要的钙库，正常状态下，细胞质基质中 $Ca^{2+}$ 浓度低于细胞外。已知，线粒体膜存在多种钙转运系统，如 $Ca^{2+}$–$2H^+$ 转运体和 $Ca^{2+}$–$2Na^+$ 转运体等。它们参与 $Ca^{2+}$ 的存储和释放，调节细胞质 $Ca^{2+}$ 浓度。用电子显微镜可观察到线粒体与内质网紧密接触，两者协同作用，控制细胞质中 $Ca^{2+}$ 浓度的动态平衡。当线粒体摄入的 $Ca^{2+}$ 浓度超过自身承载能力时，产生 $Ca^{2+}$ 过载，导致线粒体损伤，引起线粒体膜电位改变、Cyt c 释放，诱导细胞凋亡。

（三）线粒体与活性氧生成

深入学习 7-11
线粒体与活性氧

活性氧（reactive oxygen species，ROS）是过氧化氢（$H_2O_2$）、羟自由基（·OH）、超氧阴离子（·$O^{2-}$）、单线态氧和各种过氧化物等含氧自由基的统称，在生物体中广泛参与氧化损伤、细胞信号转导和多种生理、病理过程。目前认为，在线粒体氧化磷酸化过程中，呼吸链中复合物Ⅰ和复合物Ⅲ发生电子泄漏时易生成活性氧，所以线粒体也是生成活性氧的主要场所。

活性氧化学性质活泼，具有较强的参与反应作用。它可通过直接攻击核酸、蛋白质和膜脂等生物分子，损伤线粒体。同时，它也可攻击其他细胞结构，对细胞造成破坏，导致细胞提前衰老，甚至死亡。正常细胞存在抗氧化防御系统，包括过氧化氢酶（catalase，CAT）、过氧化物酶（peroxidase，POD）、超氧化物歧化酶（superoxide dismutnse，SOD）等酶系统和维生素 C、谷胱甘肽（glutathione，GSH）等非酶系统。抗氧化防御系统能清除过多的活性氧等氧化物质，维持细胞内氧化还原平衡。线粒体受损或呼吸链受阻可导致细胞内氧化水平增高，引起氧化应激反应，甚至氧化应激损伤和细胞死亡。

## 第三节　线粒体与疾病

线粒体是真核细胞中重要的半自主性细胞器，不仅是细胞能量代谢的中心，还参与细胞死亡通路、$Ca^{2+}$ 平衡及机体衰老等生理活动，在细胞生命活动中发挥着重要作用。所以，线粒体与疾病的关系成为现代医学一个重要的研究领域。

### 一、DNA 突变与线粒体功能障碍

（一）mtDNA 突变与线粒体疾病

由于线粒体基质中的氧化水平较高，DNA 修复系统很弱，mtDNA 没有组蛋白的结合保护等，mtDNA 容易发生突变且难以修复，使 mtDNA 突变率比核 DNA（nDNA）高。已知，mtDNA 突变包括碱基替换、插入、缺失、倒位、重排及 mtDNA 拷贝数目突变。突变的 mtDNA 可通过生殖细胞传递给下一代或者随体细胞分裂传递给子代细胞，当突变积累到阈值时将导致线粒体疾病。

mtDNA 突变常导致呼吸链或 ATP 合酶相关亚基功能异常，引起氧化磷酸化障碍。当 ATP 生成减少时，正常生理状态下耗能较多的神经和肌肉等系统容易最先受到影响，这类线粒体疾病统称为线粒体脑肌病（mitochondrial encephalomyopathy，ME）。已知，莱伯遗传性视神经病（Leber hereditary optic neuropathy，LHON）是最早确诊的人类线粒体疾病。其临床表现为母系遗传，好发于青少年时期，且多为男性患者；急性或亚急性发病，无疼痛；具中心性视觉丧失导致中心盲点，且有视神经和视网膜神经元变性等病理特征。1988 年，Wallace 首先发现，LHON 患者 mtDNA 第 11 778 位点的 G 突变为 A，导致 NADH 脱氢酶亚基（ND4）第 340 位的精氨酸突变为组氨酸是引起该病发生的根本原因。至 2018 年 3 月，已发现与 LHON 相关的 mtDNA 突变有 30 多种，分布于 *ND1*、*ND2*、*ND4*、*Cyt b*、*ATP6*、*COIII* 等 10 个基因，但各突变类型的发病率与病情严重程度不同。目前，已发现 mtDNA 突变与几十种线粒体疾病有关。

### （二）nDNA 突变与线粒体疾病

约 99% 的线粒体蛋白质由 nDNA 编码，nDNA 突变可能导致线粒体结构和功能异常，引起线粒体疾病。例如，丙酮酸脱氢酶 E1-α 缺乏症（pyruvate dehydrogenase E1-alpha deficiency，PDHAD）患者常表现出乳酸性酸中毒、眼部异常和中枢神经系统退化等临床症状。由于丙酮酸脱氢酶复合体是线粒体基质中重要的酶系，而 PDHAD 的致病基因 *PDHA1* 编码的是丙酮酸脱氢酶复合体的 E1-α 亚基，且定位于 Xp22.12，呈 X 连锁隐性遗传。在某些物理、化学或者生物因素的作用下，部分 mtDNA 被转移到细胞核并与 nDNA 整合，可引起细胞癌变等疾病。此外，现已知，帕金森病可由 mtDNA 片段缺失引起，有些患者与定位于 1p36.12 的突变基因 *PINK1* 有关，而基因 *PINK1* 的蛋白质产物定位于线粒体中，这提示帕金森病可能是 mtDNA 和 nDNA 共同作用所致。

## 二、环境异常与线粒体功能障碍

线粒体与细胞生理活动密切相关，其异常可导致多种疾病。同时，线粒体也是敏感多变的细胞器。在机体处于病理状态或有害环境时，线粒体的形态结构、代谢和功能发生异常，影响细胞正常生理代谢活动，引起细胞病理性改变，导致疾病的发生或者恶化。所以，线粒体是某些疾病临床诊断或者环境监测的指标。

正常细胞在供氧充足时主要通过氧化磷酸化生成 ATP，但肿瘤细胞偏好糖酵解的产能方式，如果肿瘤细胞线粒体生成过量的活性氧，会引起膜受损，导致线粒体膜的通透性增加、流动性下降、膜受体失活等。实验还发现，人原发性肝癌细胞中线粒体嵴的数目逐渐减少，最终成为液泡状线粒体。

机体衰老过程中常检查到线粒体异常，如氧化磷酸化功能下降、$Mn^{2+}$-SOD 活性降低、活性氧积累、mtDNA 片段缺失等。此外，细胞内氧化还原平衡破坏和 mtDNA 突变等也能加速细胞衰老或死亡。有实验证明，适量有氧运动或者热量限制（calorie restrict，CR）饮食可以延缓衰老。热量限制是在保证生物体不发生营养不良情况下，只提供必需的营养成分，同时限制其摄取的总热量的饮食方式。热量限制可降低 ROS 水平，在一定程度上延缓衰老和延长寿命。

如果机体组织缺血缺氧时间过长，线粒体的结构和功能将出现不可逆病变。例如，内膜通透性改变，基质变性为不规则絮状物，线粒体出现肿胀、凝集，甚至解体。维生素 C 缺乏病患者的病变组织中，可以观察到 2 ~ 3 个线粒体融合成一个大的线粒体球。

在一定强度的微波照射下，线粒体容易出现粘连、缺嵴、空化等亚微结构改变，导致功能异常。常见的氰化物、CO 和叠氮化物等毒物可阻止呼吸链中电子传递，导致氧化磷酸化中断，引起中毒死亡。

深入学习 7-12
氧化磷酸化的抑制剂

## 三、线粒体与疾病治疗

在临床上，线粒体中的某些组分可被应用于疾病治疗，以改善线粒体功能，达到缓解或治疗疾病的目的。例如，Cyt c 常用作治疗组织缺氧的急救或辅助药物，所治疾病包括 CO 中毒、高山缺氧、新生儿窒息、肺功能不全、心肌炎等；CoQ 可用于治疗肌肉萎缩、牙周病、高血压等；$NAD^+$ 用于治疗进行性肌肉萎缩和肝病等。

线粒体疾病治疗包括补充疗法、选择疗法和基因疗法等。在补充疗法中，患者摄入呼吸链所需的辅酶，如CoQ、Cyt c、$NAD^+$等，对心肌病或者其他呼吸链复合物缺陷所致疾病具有一定的疗效，且可提高抗氧化水平，缓解衰老。选择疗法主要通过药物促进细胞排斥缺陷线粒体，提高正常线粒体比例，把细胞氧化磷酸化水平提高到阈值之上。例如，氯霉素是ATP合酶的抑制剂，连续低剂量使用此药可促进细胞清除缺陷线粒体。基因疗法是将正常线粒体基因导入患者体内，弥补缺陷mtDNA，表达出正常产物。另外，在进行体外受精和胚胎移植（in vitro fertilization-embryo transfer，IVF-ET）时，卵细胞质移植或线粒体置换疗法可纠正母亲卵细胞质中异常的mtDNA，生出正常后代。

（田　明）

复习思考题

1. 线粒体内膜对物质有高度不通透性，那么线粒体如何与细胞质进行物质转运？该特性对线粒体生理功能有何重要影响？
2. 为什么说线粒体是半自主性细胞器？
3. 以葡萄糖为例，描述线粒体氧化磷酸化和能量转移过程。
4. ATP合酶生成ATP的机制已经基本研究清楚，请阐述这一理论。

网上更多……

本章小结　重点名词　自测题　思考题解答　教学PPT

第八章

# 细胞骨架与细胞运动

关键词

细胞骨架　微丝　微管　中间纤维　细胞运动
肌肉收缩　肌动蛋白　微管蛋白　中间纤维蛋白　动力蛋白
驱动蛋白

细胞骨架是细胞中存在的蛋白纤维网架结构，是细胞重要的组成成分。它不同于一般意义上的“骨骼”，是一种高度有序的结构，赋予细胞以一定的形状；同时它又是细胞内动态的结构体系，在细胞运动、物质运输、能量和信息传递、细胞分裂等活动中发挥重要作用。细胞骨架主要包括微丝、微管和中间纤维。微管从细胞核出发向细胞的周边呈放射状伸延，中间纤维遍布于整个细胞，微丝主要分布于质膜胞质侧，三者结构上互相配合，功能上相互呼应。当外界各种因素，包括激素、药物、毒物和离子等与活细胞质膜作用后，通过相应受体引起细胞内环腺苷酸、肌醇三磷酸、钙离子和钙调素等第二信使一系列的连锁反应，调节骨架蛋白质及其结合蛋白质的合成，使细胞骨架按照细胞生理和周期的需要，发挥各系统独特的功能。

思维导图

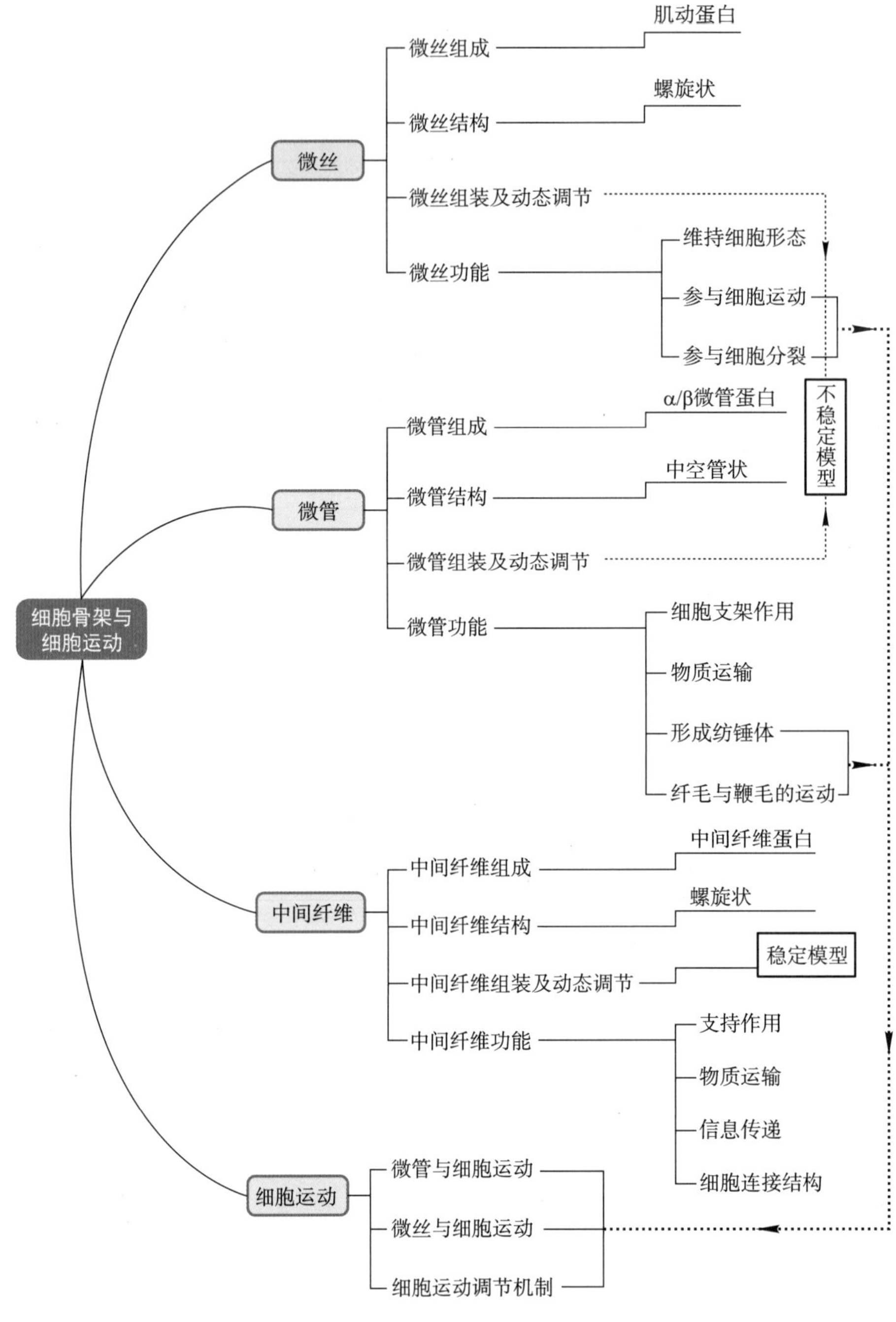

细胞骨架与细胞运动
微丝
微丝组成
肌动蛋白
微丝结构
螺旋状
微丝组装及动态调节
微丝功能
维持细胞形态
参与细胞运动
参与细胞分裂
不稳定模型
微管
微管组成
α/β微管蛋白
微管结构
中空管状
微管组装及动态调节
微管功能
细胞支架作用
物质运输
形成纺锤体
纤毛与鞭毛的运动
中间纤维
中间纤维组成
中间纤维蛋白
中间纤维结构
螺旋状
中间纤维组装及动态调节
稳定模型
中间纤维功能
支持作用
物质运输
信息传递
细胞连接结构
细胞运动
微管与细胞运动
微丝与细胞运动
细胞运动调节机制

细胞骨架（cytoskeleton）是细胞质内存在的纤维网架结构，是细胞的重要组成成分。它不同于一般意义上的“骨骼”，即它不仅赋予细胞一定形状，还是一种高度有序结构，是细胞活动中动态的结构体系，在细胞各种运动、细胞物质运输、能量和信息传递、基因表达和细胞分裂中起重要作用。细胞骨架主要包括微丝、微管和中间纤维。微丝主要分布于质膜胞质侧，微管主要分布于核周围，而中间纤维主要分布于整个细胞中。细胞骨架与数目众多的结合蛋白相互作用是细胞结构与功能相统一的分子基础。细胞骨架结合蛋白不仅调节骨架网络系统，而且调节与其他细胞结构的关系，进一步影响细胞的生物学功能。

## 第一节　微丝

微丝（microfilament）是由肌动蛋白（actin）组成的细丝，普遍存在于真核细胞中。肌动蛋白是真核细胞中含量最丰富的蛋白质。在肌细胞中，肌动蛋白占细胞总蛋白的 10%；而在非肌细胞中仅占 1%～5%。微丝在细胞形态维持及细胞运动中起重要作用。动物细胞的多种运动尤其是与细胞表面有关的运动，均离不开微丝的作用，如细胞沿着某一表面爬行，细胞的吞噬作用，以及细胞的有丝分裂。微丝是不稳定的，但它在有的细胞中也能形成稳定结构，如肌肉中的收缩单位。在不同类型的细胞内，甚至是在同一细胞的不同部位，不同微丝结合蛋白赋予微丝网络不同的结构特征和功能。

### 一、微丝的组成

微丝主要成分是肌动蛋白，它是微丝结构和功能的基础。肌动蛋白单体外观呈哑铃形，称为球形肌动蛋白，又称 G 肌动蛋白。每个 G 肌动蛋白亚基与 4 个相邻的亚基相互作用（上下各 1 个，侧面 2 个），其中 1 分子核苷酸（ATP 或 ADP）和 1 分子二价阳离子（$Mg^{2+}$ 或 $Ca^{2+}$）结合于肌动蛋白分子中间的裂缝中（图 8-1A），是肌动蛋白 ATPase 的活性部位。与肌动蛋白结合的核苷酸可自由地与周围介质中游离的核苷酸交换，但由于 ATP 与肌动蛋白的结合力更强，游离的 G 肌动蛋白通常结合的是 ATP。另外，细胞质中游离的 $Mg^{2+}$ 浓度远高于 $Ca^{2+}$，所以肌动蛋白的

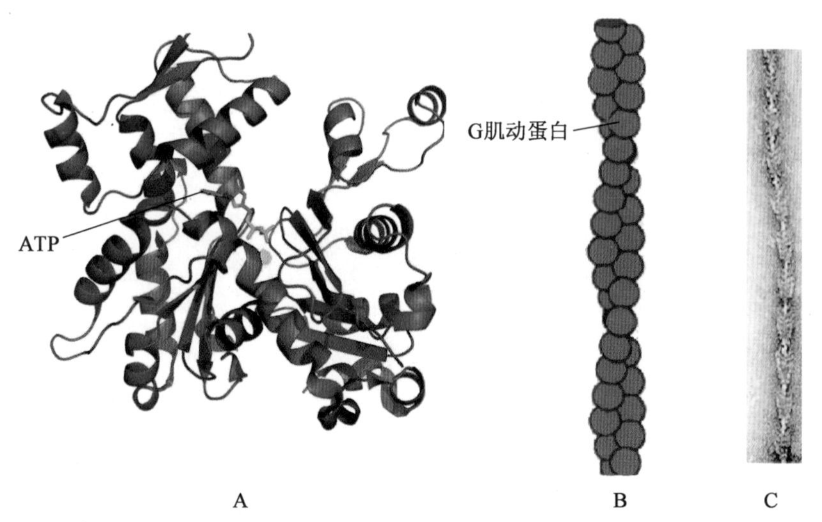


图 8-1　肌动蛋白和微丝的结构
A. 肌动蛋白单体的三维结构，1分子的ATP和1分子的$Mg^{2+}$结合于G肌动蛋白分子中间的裂缝中；B. 微丝的结构模型，微丝中1个G肌动蛋白亚基与4个相邻的亚基相互作用；C. 微丝负染后的电镜图像

二价阳离子结合位点通常被 $Mg^{2+}$ 占据。

微丝是由肌动蛋白单体形成的多聚体，也称为 F 肌动蛋白（纤维形肌动蛋白）（图 8-1 B）。肌动蛋白单体具有极性，装配时首尾相接，故微丝也有极性。微丝由 2 条平行的肌动蛋白单链盘绕形成，所有的肌动蛋白亚基具有同一个方向。肌动蛋白具有催化 ATP 水解的酶活性，其中游离的肌动蛋白单体水解作用进行得很慢，但当肌动蛋白结合到肌动蛋白纤维上时会加速水解 ATP。肌动蛋白在真核细胞进化过程中相当保守，存在于所有真核细胞中。

## 二、微丝的结构

微丝又称肌动蛋白纤维丝，较细且短，更富韧性。在电镜下，微丝是一种细丝状结构，直径 7 nm。整根微丝在外观上类似于由两股纤维呈右手螺旋盘绕而成，其螺距为 36 nm，可成束分散在细胞质中，从而比孤立单根纤维要结实（图 8-1C）。在细胞中，微丝可以稳定地永久存在，也可以不稳定存在。前者如肌细胞中的肌动蛋白纤维和上皮细胞微绒毛中的轴心微丝，后者如细胞分裂时形成的收缩环结构等。在不同的细胞类型中，微丝可组成不同的结构，如张力丝（tonofilament）、肌丝（myofilament）和神经丝（neurofilament）等。张力丝存在于上皮细胞的细胞膜内表面，且微丝束的基部可参与构成细胞连接结构。这类微丝起着支架作用，并使细胞具有一定韧性和弹性。肌丝存在于肌细胞中，具有收缩作用。神经丝存在于神经细胞树突和轴突中，具有支架作用，且与神经细胞内的物质运输有关。在细胞中多种微丝结合蛋白与微丝的表面相互作用，调节微丝结构和功能。

## 三、微丝的组装及动态调节

### （一）微丝的组装

微丝组装知识多来自体外实验结果。在试管中，微丝组装和去组装与溶液中所含肌动蛋白状态（结合 ATP 或 ADP）、离子种类及浓度等参数相关。通常，只有结合 ATP 的肌动蛋白才能参与组装。一般情况下，当溶液中含有适当浓度的 $Ca^{2+}$，而 $Na^{+}$、$K^{+}$ 浓度很低时，微丝趋于解聚；而当溶液中含有 ATP、$Mg^{2+}$ 和较高浓度的 $Na^{+}$ 及 $K^{+}$ 时，肌动蛋白单体则装配成微丝。

微丝组装可以在任何一端以添加肌动蛋白单体方式增长。纤维两端在结构上存在差异，使微丝具有极性。新肌动蛋白单体加到微丝两端的速度不同，速度快的一极为正端（+），速度慢的一极为负端（–）。裸露的微丝不稳定，两端都可以去组装，其中正端解聚速度比负端要快得多。每一个游离的肌动蛋白单体都带有一个紧密结合的 ATP，一旦肌动蛋白单体聚合到肌动蛋白丝上它就水解为 ADP。肌动蛋白丝中的 ATP 水解为 ADP 减弱了单体之间的结合力，从而降低了聚合体的稳定性，因此核苷酸水解促进了解聚，当微丝组装速度和去组装速度趋于相等时，微丝长度趋于稳定，我们把这种组装模型称为踏车行为（treadmilling）。

肌动蛋白单体组装成微丝的过程大体上可以分为 3 个阶段（图 8-2）：首先是成核阶段（nucleation phase），即形成至少 2 个肌动蛋白单体组成的寡聚体。这个过程需要肌动蛋白相关蛋白参与，然后才能开始多聚体组装。当聚合作用只在含有肌动蛋白单体，而没有纤维状肌动蛋白的试管中进行时，组装起始过程相当缓慢。G 肌动蛋白必须先形成一个具有数个亚基的低聚物，才能进一步延长。肌动蛋白具有 ATP 酶活性，能催化 ATP 水解，但由于肌动蛋白与 ATP 结合力更强，通常情况下游离肌动蛋白带有 ATP。微丝延长到一定长度后就进入肌动蛋白纤维快速

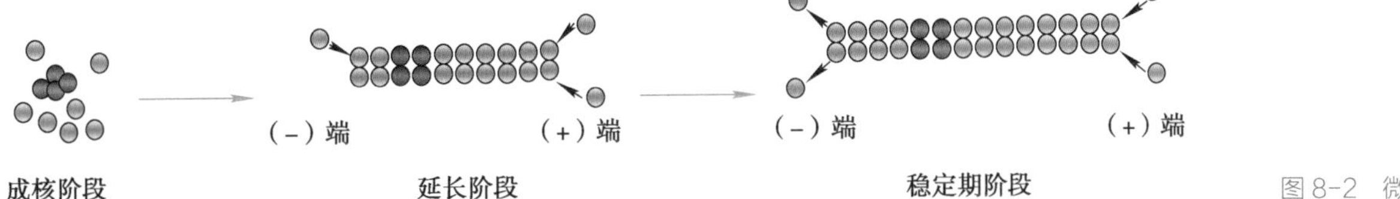


图 8-2 微丝组装过程

延长阶段（elongation phase）。随着系统中肌动蛋白单体浓度下降，组装过程达到一个稳定状态，即肌动蛋白纤维正端组装速度与负端解聚速度相同，纤维长度保持不变，称为稳定期阶段（steady-state phase）。肌动蛋白纤维的成核作用发生在质膜，因而在很多细胞中肌动蛋白纤维在质膜下的一层往往密度很高，称为细胞皮质层，可决定细胞表面的形状和运动。依靠一些附属蛋白质，肌动蛋白可形成许多细胞表面特化结构，包括微绒毛（microvilli）、线状伪足（filopodium）和片状伪足（lamellipodium）等。

### （二）影响微丝组装的药物

一些药物可以改变肌动蛋白聚合状态，从而影响细胞内微丝网络结构。细胞松弛素（cytochalasin）是真菌所分泌的代谢产物，可结合在肌动蛋白纤维正端，抑制肌动蛋白聚合，阻止细胞运动，导致细胞各种活动瘫痪，包括细胞移动、吞噬作用、胞质分裂等。鬼笔环肽（phalloidin）是从毒蕈提取的剧毒生物碱，可与肌动蛋白纤维结合，抑制微丝的解聚，使其保持稳定状态。用荧光标记的鬼笔环肽染色可清晰显示细胞内微丝分布，而如果将鬼笔环肽注射到细胞内，同样也能阻止细胞运动。其他药物（如 swinholide）能切断肌动蛋白纤维，使之解聚；latrunculin 能结合在 G 肌动蛋白亚基上，阻断它们聚合成微丝。可见微丝的功能依赖于肌动蛋白的组装和去组装的动态平衡。

### （三）微丝结合蛋白

同样的微丝在细胞内功能不一致，有的使细胞运动，有的支撑细胞，还有的行使更为复杂的功能，这在很大程度上与细胞质存在多种微丝结合蛋白（microfilament-associated protein）有关。它们与肌动蛋白相结合，控制着肌动蛋白的构型和行为。微丝结合蛋白中有些只在特定细胞中存在，有的是细胞所共有的，其名称根据对微丝结构和组装的影响而定。不同细胞，甚至是同一细胞的不同部位，由于微丝结合蛋白的种类和存在状态不同，微丝的网络结构可能完全不同。

细胞内微丝具有复杂的三维网络结构，有些微丝结构相当稳定，如肌细胞的细丝及小肠上皮细胞微绒毛中的轴心微丝束等；而另一些微丝结构是暂时性的，如胞质分裂环是由微丝和肌球蛋白形成的收缩环，无脊椎动物精子顶体反应过程中出现的微丝束也是暂时性结构。实际上，在大多数非肌细胞中，微丝是一种动态结构，它们持续地进行组装和去组装。微丝的这种动态不稳定与其功能相适应。细胞内微丝网络的组织形式和功能通常取决于微丝结合蛋白，而不是微丝。人们从各种组织细胞中分离到了 100 多种不同的微丝结合蛋白，根据微丝结合蛋白作用方式的不同，可以将其分成表 8-1 中的类型。

## 四、微丝的功能

真核细胞中，肌动蛋白在肌动蛋白结合蛋白协助下，形成独特的微丝骨架结构，与细胞中许

表 8-1 各种类型的微丝结合蛋白及其功能

| 微丝结合蛋白 | 作用方式 |
|---|---|
| 单体隔离蛋白 | |
| 抑制蛋白（profilin） | 结合在肌动蛋白 ATP 结合位点的对侧面，并结合到延长的微丝正端，阻碍肌动蛋白单体的负端与微丝正常结合 |
| 胸腺素（thymosin） | 起到隔绝肌动蛋白单体的作用，使肌动蛋白不能结合到微丝的正端或负端，封闭肌动蛋白的结合位点 |
| 丝切蛋白（cofilin） | 按 1∶1 的比例与肌动蛋白单体结合，使肌动蛋白不稳定 |
| 切割蛋白 | |
| 凝溶胶蛋白（gelsolin） | 结合在微丝的侧面，将子域伸入相邻肌动蛋白间隔中，将肌动蛋白纤维切断 |
| 交联蛋白 | |
| 细丝蛋白（filamin） | 形成“V”形连接，横向交联相邻微丝，使微丝成束成网，并介导微丝连接到质膜上 |
| 血影蛋白（spectrin） | 横向连接相邻微丝形成二维网络，并通过外周膜蛋白结合位点将该网络与质膜相连，形成坚实的细胞皮质层 |
| 封端蛋白 | |
| CapZ | 定位在肌细胞 Z 线，阻止肌动蛋白纤维正端解聚，维持肌动蛋白纤维稳定 |
| ARP（actin-related proteins）复合物 | 负端的封端蛋白，负责微丝成核作用 |
| 侧面结合蛋白 | |
| 肌球蛋白Ⅰ（myosinⅠ） | 又称 110K 蛋白，侧向连接肌动蛋白，可以产生动力使小泡移远 |
| 马达蛋白 | |
| 肌球蛋白Ⅱ（myosinⅡ） | 存在于应力纤维和可收缩结构中，使微丝产生相对滑动 |
| 成束蛋白 | |
| 丝束蛋白（fimbrin） | 在平行的微丝间形成连接，以相同的极性使微丝成束 |
| α 辅肌动蛋白（α-actinin） | 在应力纤维中比较多，在正端的微丝间形成连接，使正端微丝成束 |
| 绒毛蛋白（villin） | 一种钙调微丝结合蛋白，帮助 20 ~ 30 条肌动蛋白纤维形成紧密的微丝束 |

多重要功能活动有关，如肌肉收缩、变形运动、胞质分裂等。近年的研究表明，微丝网络结构还与细胞内信号传递有关，而有些肌动蛋白结合蛋白，如纽蛋白，还是蛋白激酶及癌基因产物的作用底物。此外，微丝还参与蛋白质合成过程。

（一）维持细胞形态

许多细胞质膜下存在一层特殊的细胞质，称为细胞皮质层（cell cortex），也称为外质或胞质凝胶层。皮质层中含有大量肌动蛋白纤维丝，与质膜相连且平行排列形成网络结构，以保证质膜具有一定强度和韧度。这些肌动蛋白纤维丝对于维持细胞外形、驱动胞质环流（cyclosis）和促进细胞运动等均具有重要意义。

1. 微绒毛（microvilli） 是一些动物细胞表面的指状突起。微绒毛长度为 1～3 μm，直径为 0.1 μm，其轴心由几十个平行排列的肌动蛋白纤维束组成，正端指向微绒毛尖端，负端止于端网结构（terminal web）（图 8-3）。微绒毛常存在于具有物质吸收功能的组织表面，如小肠和肾小管。每一个微绒毛含有大约 25 个肌动蛋白纤维，并结合有绒毛蛋白和丝束蛋白。肌球蛋白Ⅰ（myosin Ⅰ）位于微绒毛的肌动蛋白束和细胞质膜之间，功能尚不清楚。一个肠上皮细胞表面有几千个微绒毛，它们的存在大大增加了肠上皮表面积，有利于吸收营养物质。

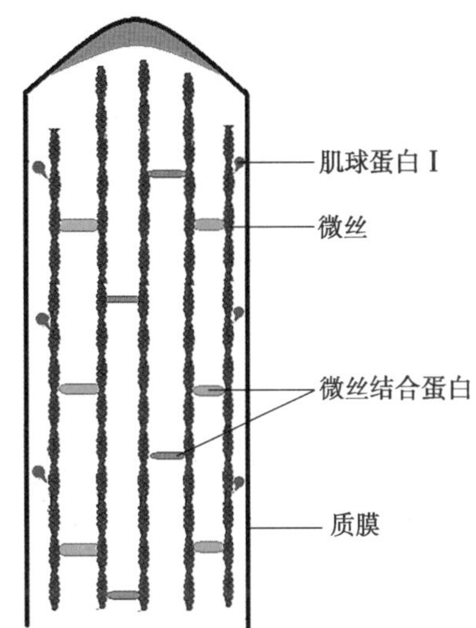


图 8-3 微绒毛中微丝和微丝结合蛋白

2. 肌动蛋白纤维（actin fiber） 细胞质膜下的肌动蛋白纤维可维持细胞形态和影响细胞发育。在卵裂过程中，紧贴在细胞质膜下面的肌动蛋白纤维可使细胞形态发生变化。而在胚胎发育期，组织或器官形成过程中也要发生一些细胞形态变化，如神经板要发育成神经沟时，神经板会变长，远端变细。这些细胞在形态上的变化与肌动蛋白纤维的收缩有关。用细胞松弛素处理具有不对称形态的细胞，细胞会变成圆形，说明肌动蛋白束在维持细胞的形态方面具有重要作用。

3. 应力纤维（stress fiber） 将细胞放在培养瓶中进行培养时，细胞需要同培养瓶底接触，形成一种特殊的紧密的黏着斑。黏着斑的细胞质膜下方有肌动蛋白成束状排列，这种结构就是应力纤维（图 8-4）。应力纤维是真核细胞中广泛存在的一种较为稳定的束状纤维结构，由大量平行排列的肌动蛋白组成，还包含肌球蛋白Ⅱ、原肌球蛋白、细丝蛋白和 α 辅肌动蛋白等。应力纤维具有收缩功能，它在细胞形态发生、细胞分化和组织形成中具有重要作用。由整联蛋白介导的细胞外基质同细胞内的连接也通过应力纤维完成。培养的成纤维细胞中具有丰富的应力纤维，并通过黏着斑固定在基质上。在体内，应力纤维使细胞具有抗剪切力，当细胞受到外界刺激开始运动时，细胞内的应力纤维发生变化或消失。

临床聚焦 8-1
肌动蛋白及相关蛋白基因的突变与遗传性心脏疾病

（二）参与细胞运动

细胞运动是一个高度协调的复杂过程，除肌细胞中微丝的功能是收缩作用之外，非肌细胞中微丝的作用也与细胞运动有关，其运动方式与微丝的类型和位置密切相关：细胞质膜下呈网络性排布的微丝负责细胞定向运动、蠕动、内吞和外吐，细胞质中呈束状排列的绒毛性微丝与微

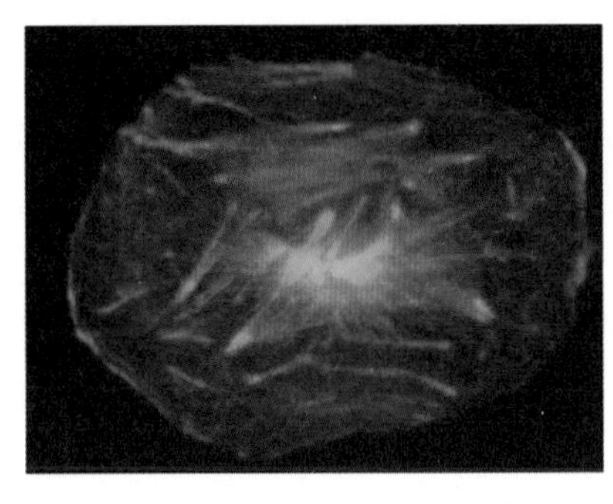

A

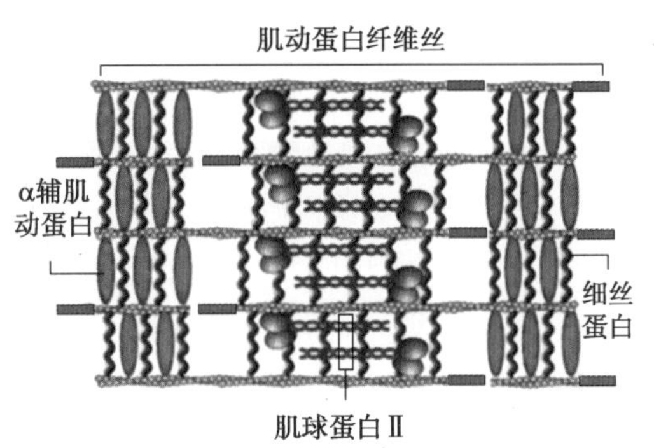


B

图 8-4 应力纤维形态及组成
A. 培养的上皮细胞中的应力纤维；B. 应力纤维结构模型

绒毛的伸缩功能有关。在细胞分裂过程中，细胞核周围呈反向排列的收缩环和应力纤维中的微丝，主要与细胞分裂和细胞分化时的运动有关。关于微丝与细胞运动的机制详见本章第四节内容。

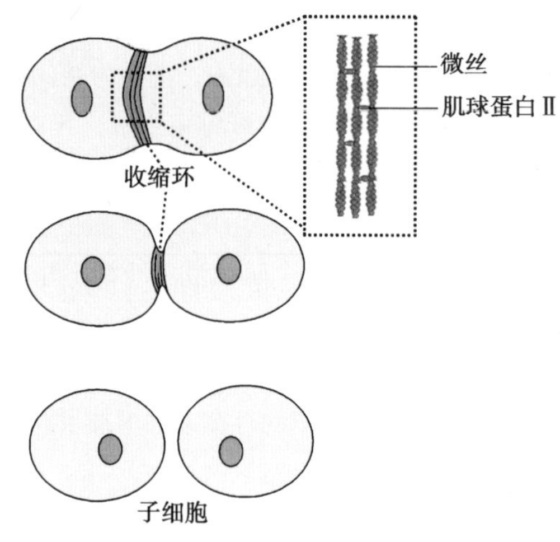


图 8-5 胞质分裂中收缩环的形成及作用

（三）参与细胞分裂

细胞有丝分裂末期，在两个即将分离的子细胞之间，形成大量平行排列但方向不同的肌动蛋白和肌球蛋白形成的纤维束，称为收缩环（contractile ring）。通过收缩环的逐渐收紧，两个子细胞被分开，完成胞质分裂。收缩环收紧的动力来自纤维束中肌动蛋白和肌球蛋白的相互滑动。在细胞松弛素存在的情况下，不能形成胞质收缩环，从而导致胞质无法正常分裂，形成双核细胞或多核细胞。通过荧光标记的抗肌球蛋白Ⅰ和肌球蛋白Ⅱ的抗体研究细胞有丝分裂发现，肌球蛋白Ⅰ位于细胞极，而肌球蛋白Ⅱ位于收缩环，从而表明肌球蛋白Ⅱ在胞质分裂过程中起作用。肌动蛋白在细胞赤道处装配成环状结构，通过肌球蛋白作用进行环形收缩形成分裂沟，最后将细胞一分为二（图 8-5）。

## 第二节　微管

微管（microtubule）是细胞骨架系统中另外一种重要成分，存在于所有真核细胞中，属于真核细胞特有的保守性结构。在细胞质内的微管，呈网状或束状分布，参与维持细胞形态、细胞极性、细胞运动、胞内物质运输及细胞有丝分裂和减数分裂等重要生理过程。真核细胞内大多数微管在细胞质内形成暂时性结构，如细胞分裂时形成纺锤丝微管，而细胞分裂后纺锤丝微管消失；另外，一些微管在细胞内可形成相对稳定的“永久性”结构，如纤毛和鞭毛的轴丝微管、神经元的轴突微管。

### 一、微管的组成

#### （一）微管蛋白

临床聚焦 8-2
β 微管蛋白Ⅲ和 Tau 蛋白与肿瘤耐药

微管蛋白（tubulin）是组成微管的结构性蛋白，包括 α 微管蛋白（α-tubulin）和 β 微管蛋白（β-tubulin）。这两种微管蛋白具有相似的三维结构，能紧密结合成异二聚体。这种 α/β 微管蛋白二聚体是细胞质内游离微管蛋白的主要存在形式，也是微管组装的基本结构单位（图 8-6A、B）。α 微管蛋白由 450 个氨基酸组成，而 β 微管蛋白由 455 个氨基酸组成，它们的相对分子质量约为 $5.5\times10^4$。这两种亚基有 35%～40% 的氨基酸序列同源，表明编码它们的基因可能由同一原始祖先演变而来。α 微管蛋白和 β 微管蛋白均为直径为 4 nm 的球形分子，由此组成的异源二聚体长度为 8 nm。

每一个微管蛋白二聚体由结构相似的 α 和 β 球蛋白构成，有 2 个 GTP 结合位点，一个位于

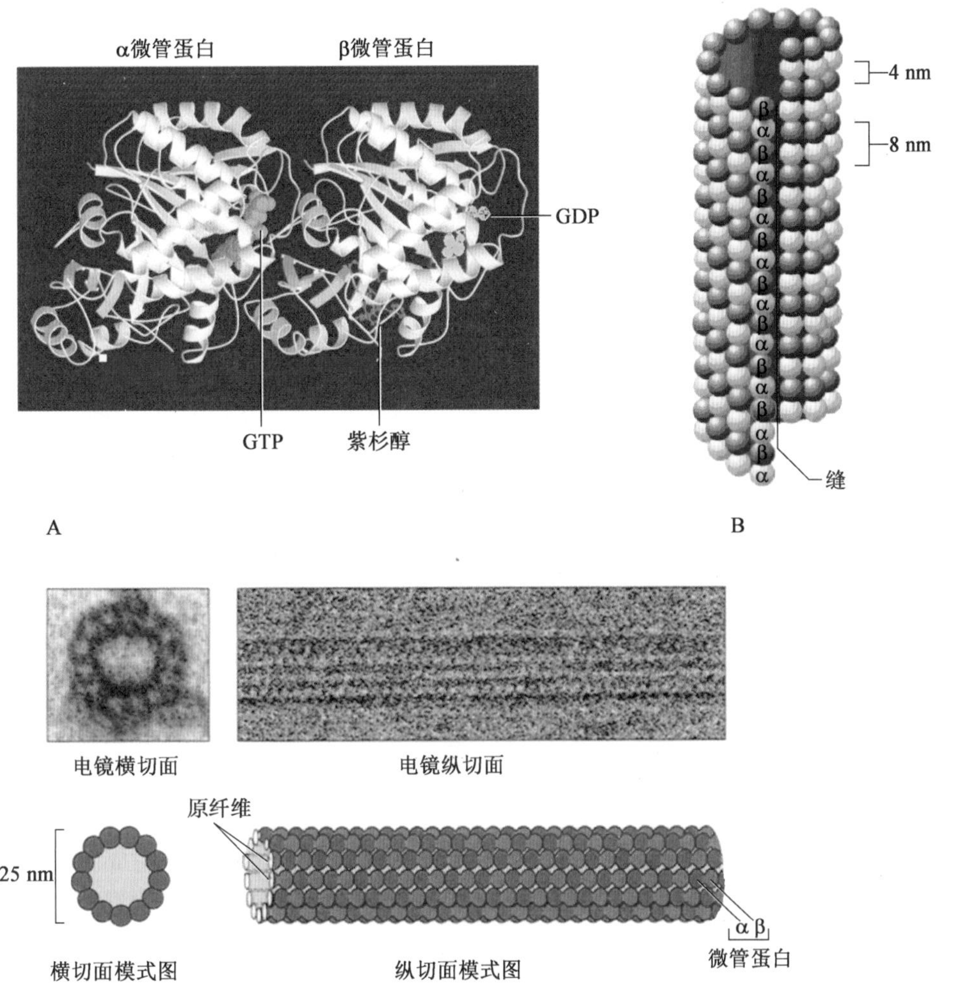


图 8-6 微管和微管蛋白
A. 微管蛋白分子模型；B. 微管结构模式图；C. 微管电镜及横切面和纵切面模式图

α 亚基，另一个位于 β 亚基。α 亚基上的 GTP 结合位点是不可逆的结合位点，其上的 GTP 从不发生水解或交换，是 α 微管蛋白的固有组成部分，因而被称为不可交换位点（nonexchangeable site，N 位点）。结合在 β 亚基上的 GTP 能够被水解成 GDP，而结合的 GDP 又可交换为 GTP，可见 β 亚基是一种 G 蛋白，而这个位点又称为可交换位点（exchangeable site，E 位点），它可调节微管的组装和去组装。此外，微管蛋白异二聚体上还存在二价阳离子、秋水仙碱和紫杉醇的结合位点。

### （二）微管结合蛋白

微管结合蛋白（microtubule associated protein，MAP）分子至少包含一个结合微管的结构域和一个向外突出的结构域（图 8-7）。突出部位伸到微管外与其他细胞组分（如微管束、中间纤维、质膜）结合。MAP 主要功能：① 促进微管聚集成束。② 增加微管稳定性或强度。③ 促进微管组装。微管结合蛋白包括 Ⅰ 型和 Ⅱ 型两大类：Ⅰ 型对热敏感，如 MAP1a、MAP1b，主要存在于神经细胞；Ⅱ 型热稳定性高，包括 MAP2a、MAP2b、MAP2c、MAP4 和 Tau 蛋白，其中 MAP2 只存在于神经细胞，而 MAP2a 含量减少则影响树突生长。

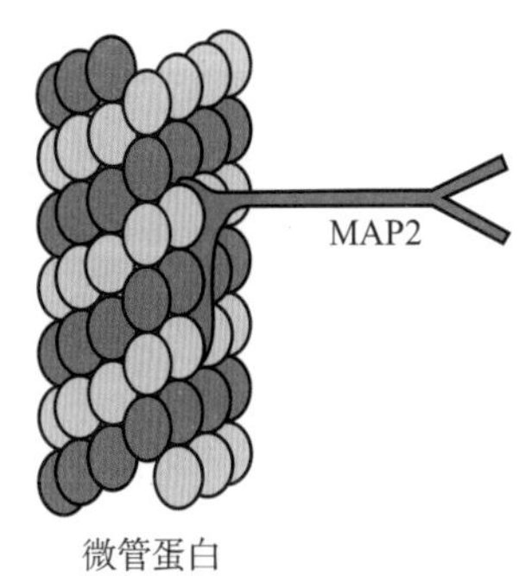


图 8-7 微管蛋白和微管结合蛋白

## 二、微管的结构

微管是由微管蛋白装配而成的中空管状结构，内、外径分别约为 15 nm 和 25 nm。微管长度变化不定，从几微米到几厘米不等，如中枢神经系统运动神经元，其微管可达几厘米。微管在细胞内有两种存在形式：稳定状态（如中心体、纤毛和鞭毛）及不稳定状态（如纺锤体）。不稳定状态的微管是指微管在细胞需要时进行组装，当功能完成后被解聚，这是微管的重要特征之一。微管在细胞质中形成网络结构，可充当运输路轨和起支撑作用。

微管是由 13 条原纤维构成的中空管状结构（图 8-6C）。α 微管蛋白和 β 微管蛋白头尾相连形成的异二聚体称为原纤维（protofilament）。每一条原纤维由微管蛋白二聚体线性排列而成，其中 α 微管蛋白和 β 微管蛋白的排列呈一定顺序，由此形成了微管的方向性和极性。微管的极性有两层含义，一是组装的方向性，即微管的一端是 α 微管蛋白亚基组成的环称为负端，而另一端是 β 微管蛋白亚基组成的环称为正端；二是生长速度的快慢，微管两端的组装速度是不同的，正端生长速度快，负端慢。

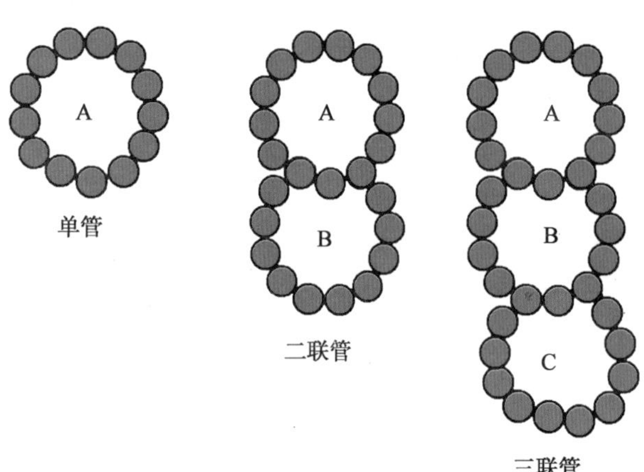


图 8-8　三种微管排列方式（横切面）

细胞内微管可组装成单管、二联管和三联管 3 种类型（图 8-8）。大部分细胞质中的微管是单管（singlet），它在低温、$Ca^{2+}$ 和秋水仙碱作用下容易解聚，属于不稳定微管。虽然绝大多数单管是由 13 根原纤维组成的管状结构，但在极少数情况下，也有由 11 根或 15 根原纤维组成的微管，如线虫神经节微管就是由 11 或 15 条原纤维组成的。二联管（doublet）常见于特化的细胞结构，如构成纤毛和鞭毛的鞭杆的周围小管（图 8-9），是运动类型的微管，它对低温、$Ca^{2+}$ 和秋水仙碱都比较稳定。纤毛和鞭毛由基体和鞭杆两部分构成。鞭杆区微管是“9+2”结构，即 9 组二联管加中央一对单管。组成二联管的单管分别称为 A 管和 B 管，其中 A 管由 13 根原纤维组成，B 管由 10 根原纤维组成，因此二联管是由两个单管融合而成的，一个二联管有 23 根原纤维。三联管（triplet）见于中心粒及纤毛和鞭毛的基体（图 8-9），由 A、B、C 三个单管组成，其中 A 管由 13 根原纤维组成，B 管和 C 管都由 10 根原纤维组成，中央没有单管，是“9+0”结构，因此一个三联管共有 33 根原纤维。三联管对于低温、$Ca^{2+}$ 和秋水仙碱的作用稳定。

## 三、微管的组装及动态调节

除了形成特化细胞结构的微管，大多数细胞质微管都不稳定，能够很快组装和去组装。低温，提高 $Ca^{2+}$ 浓度，用某些化学试剂（如秋水仙碱）处理活细胞都会破坏细胞质微管的动态变化，这些化学试剂与微管蛋白亚基或微管多聚体结合，阻止微管的组装或去组装。

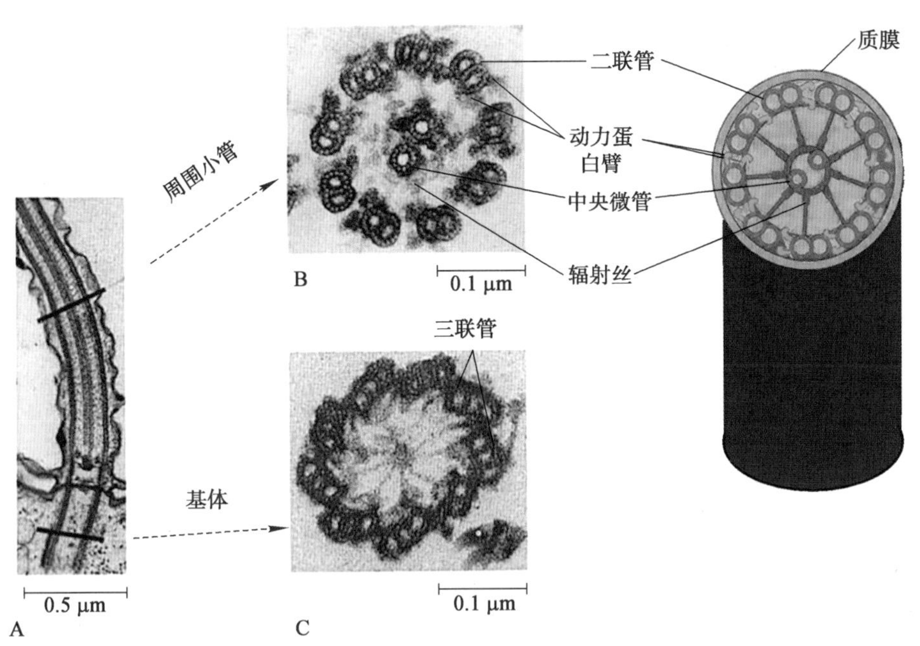


图 8-9　纤毛结构模式图（二联管和三联管）
A. 纤毛；B. 二联管；C. 三联管

（一）微管组织中心

微管组织中心（microtubule organizing center，MTOC）是决定微管在生理状态或实验处理解聚后重新组装的结构，它存在于细胞质中。纤毛和鞭毛的基体、着丝粒、中心体及植物细胞的成膜体均具有微管组织中心的功能。基体是鞭毛和纤毛与细胞的连接部位，由 9 组三联管组成，是纤毛和鞭毛的微管组织中心。中心体是动物细胞中主要的微管组织中心。研究发现，在中心粒基质中存在一种含量很低的微管蛋白，即 γ 微管蛋白。在电子显微镜下，这种复合物似一个环，又称为 γ 微管蛋白环状复合物（γ-tubulin ring complex，γ-TuRC）。γ-TuRC 像一个基座，参与微管蛋白的核化。α/β 异二聚体结合在此核心上，微管即开始生长和延长。

MTOC 的主要作用是帮助大多数细胞质微管组装过程中的成核反应，即微管从 MTOC 开始生长（图 8-10），这是细胞质微管组装的一个独特性质。

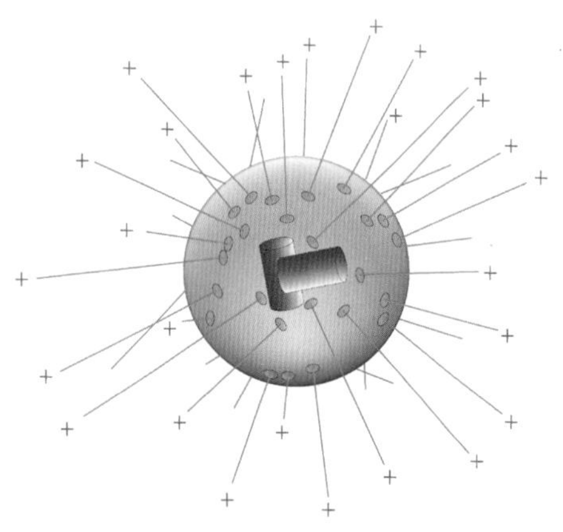

图 8-10　微管从微管组织中心向外生长

（二）中心体

中心体（centrosome）是动物细胞中决定微管形成的一种细胞器。中心体会随细胞周期发生周期性变化。在 $G_1$ 期和 S 期位于细胞核附近的中心体复制，$G_2$ 期中心体成熟，在有丝分裂期两个新的中心体分离，位于纺锤体两极，有丝分裂完成后分别进入两个子细胞，又开始一个新的周期过程。中心体主要结构为中心粒（centriole），它成对存在，且互相垂直成“L”形排列（图 8-11A）。中心体周围是一些无定形或纤维形、高电子密度物质，称为中心粒周物质（pericentriolar material，PCM）。中心粒直径为 0.2 μm，长为 0.4 μm，是中空短圆柱状结构。圆柱壁由 9 组间距均匀的三联管组成，三联管的每个微管包埋在致密的基质中。在组成三联管的 3 个微管 A、B、C 管中，A 管伸出两个短臂，一个伸向中心粒的中央，另一个反方向连

研究进展 8-1
中心体和 γ 微管蛋白在医学中的研究进展
研究进展 8-2
中心体异常与肿瘤的关系

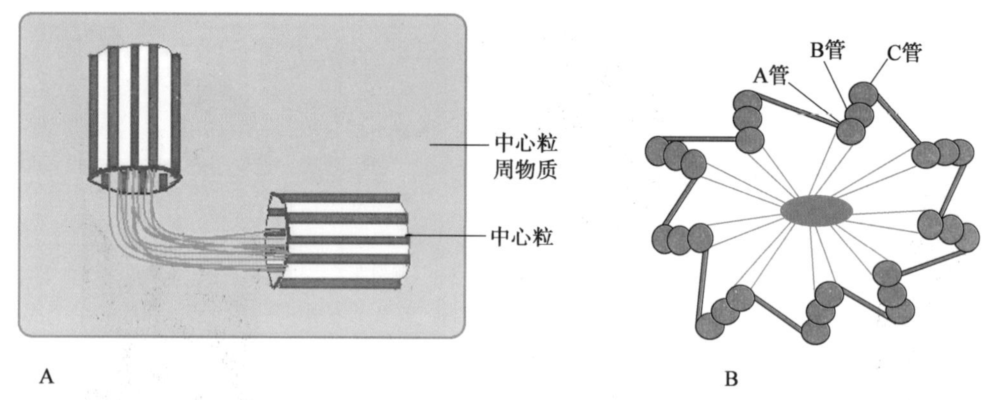


图8-11　中心体和中心粒结构
A. 中心体；B. 中心粒

深入学习 8-1
极光激酶与中心体扩增

到下一个三联管的C管。9组三联管串联在一起，形成一个由短臂连起来的齿轮状环形结构（图8-11B）。

（三）微管组装过程

深入学习 8-2
γ微管蛋白成核模型

由于微管内部结构及蛋白质组分相当复杂，有关微管组装方面的资料主要来源于体外实验。1972年，R. Weisenberg首次在体外组装微管获得成功，他在试管中加入微管蛋白、GTP、$Mg^{2+}$等，置于微酸性环境（pH 6.9）及适宜温度下，发现微管蛋白能自发组装成微管，但这种微管只有11条原纤维，可能是因为没有γ微管蛋白作用的结果。

微管在体外组装过程可分为成核、延伸和平稳期三个阶段。由于缺乏中心体，微管在体外的成核过程比较特别。一些微管蛋白二聚体首先纵向聚合成短的丝状结构，即所谓的成核反应，然后通过在两端及侧面增加二聚体而扩展成片状，当片状聚合物加宽到大致13根原纤维时，即合拢成一段微管。新的微管蛋白二聚体不断组装到这段微管两端，使之延长。与其他生化反应一样，微管的组装同样与其底物（携带GTP的α/β微管蛋白二聚体）的浓度有关。底物浓度较高，微管末端组装的速度就快，微管延长。当微管蛋白二聚体组装到微管末端后，结合在β微管蛋白末端上的GTP则水解成GDP，使末端带有GDP帽，而带GTP帽的微管则因组装而延长。当组装体系中结合GTP的微管蛋白二聚体浓度较高，且微管末端的组装速度大于GTP水解速度时，可在微管的末端形成一个结合GTP的帽，从而使微管稳定地延伸（图8-12）。当底物浓度接近微管正端所需的临界浓度时，正端组装速度与负端解聚速度相同，微管长度不变，即所谓的踏车行为。随着微管组装，底物浓度下降，微管的组装速度开始小于β微管蛋白GTP的水解速度，从而使末端暴露出结合GDP的微管蛋白，微管趋于解聚。微管的组装和去组装是一种动态过程，这一现象是微管组装的动力学特征，即“动态不稳定性”（dynamic instability）。

研究进展 8-3
抗癌药物紫杉醇对微管的作用

（四）微管组装和去组装的影响因素

1. 体外组装的基本条件　1972年，R. Weisenberg在进行微管体外组装研究时发现，当降低温度时，微管去组装；而恢复至37℃时，微管又重组装。若在反应系统中添加微管碎片，则能加速微管的组装，因为加入的微管碎片可起“种子”的作用。

2. GTP在组装中的作用　微管的组装不需要GTP水解成GDP，但发现α/β微管蛋白二聚体加入微管之后不久，所结合的GTP就被水解成GDP，表明聚合过程需要GTP，且GTP常与β亚基结合。去组装过程中释放出来的α/β微管蛋白二聚体上的GDP要与GTP交换，使α/β微管蛋白二聚体重新结合上GTP，继续进行微管的组装。

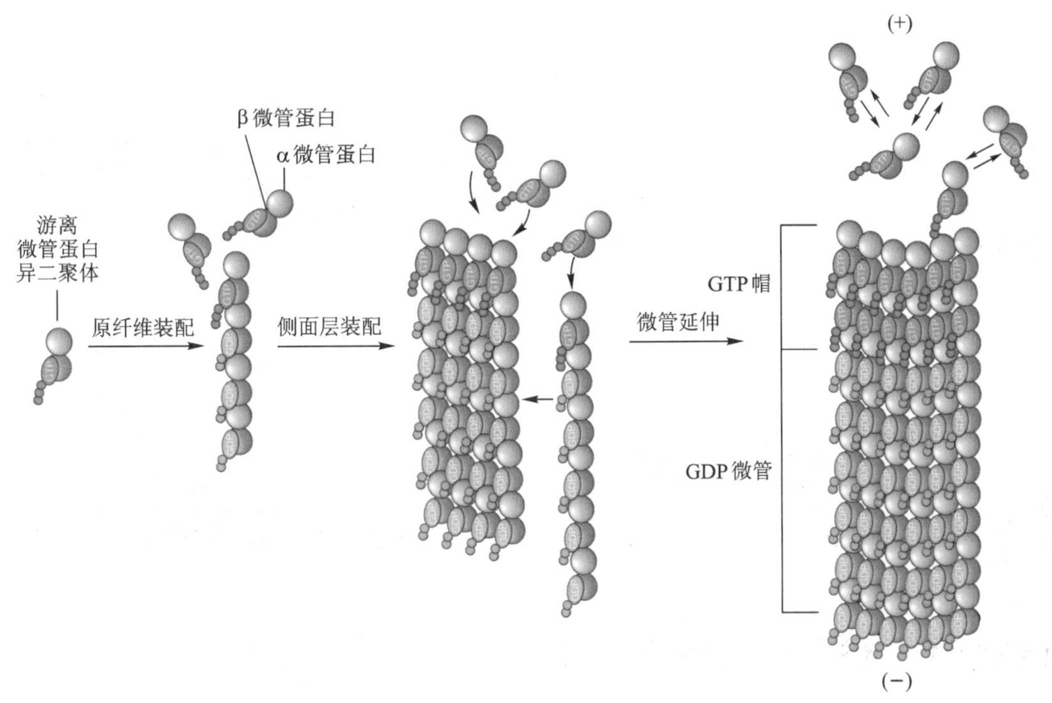


图 8-12　微管聚合模式图

## 四、微管的功能

1. 细胞支架作用　细胞中的微管就像混凝土中的钢筋一样，起支撑作用。在培养细胞中，微管呈放射状排列在核外，其正端指向质膜，形成平贴在培养皿上的形状（图 8-13）。在神经细胞的轴突和树突中，微管束沿长轴排列，起支撑作用。其中，在胚胎发育阶段微管帮助轴突生长，突入周围组织；而在成体细胞的轴突中，微管是物质运输的路轨。

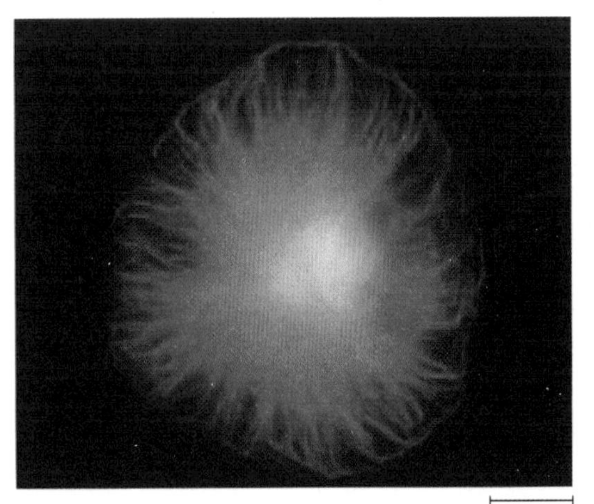


图 8-13　以细胞核为中心向外放射状排列的微管纤维

2. 物质运输　微管起细胞内物质运输的路轨作用，破坏微管会抑制细胞内的物质运输。已知与微管结合而起运输作用的马达蛋白有两大类，即驱动蛋白（kinesin）和动力蛋白（dynein），两者均需 ATP 提供能量。

驱动蛋白发现于 1985 年，是由 2 条轻链和 2 条重链构成的四聚体（图 8-14），外观具有两个球形的头（具有 ATP 酶活性）、一个螺旋状的柄和两个扇子状的尾。通过结合和水解 ATP，导致颈部发生构象改变，使两个头部交替与微管结合，从而沿微管“行走”，并将“尾部”结合的“货物”（运输泡或细胞器）转运到其他地方。据估计，哺乳动物中类似驱动蛋白的蛋白（kinesin-like protein，KLP 或 kinesin-related protein，KRP）超过 50 种，大多数 KLP 能向着微管正端运输小泡，也有些如 Ncd 蛋白（一种着丝点相关蛋白）趋向微管的负端。

临床聚焦 8-3
Tau 蛋白与阿尔茨海默病

动力蛋白发现于 1963 年，因与鞭毛和纤毛的运动有关而得名。动力蛋白的相对分子质量巨大（接近 $1.5 \times 10^6$），由 2 条相同的重链和一些种类繁多的轻链及结合蛋白构成（鞭毛二联微管

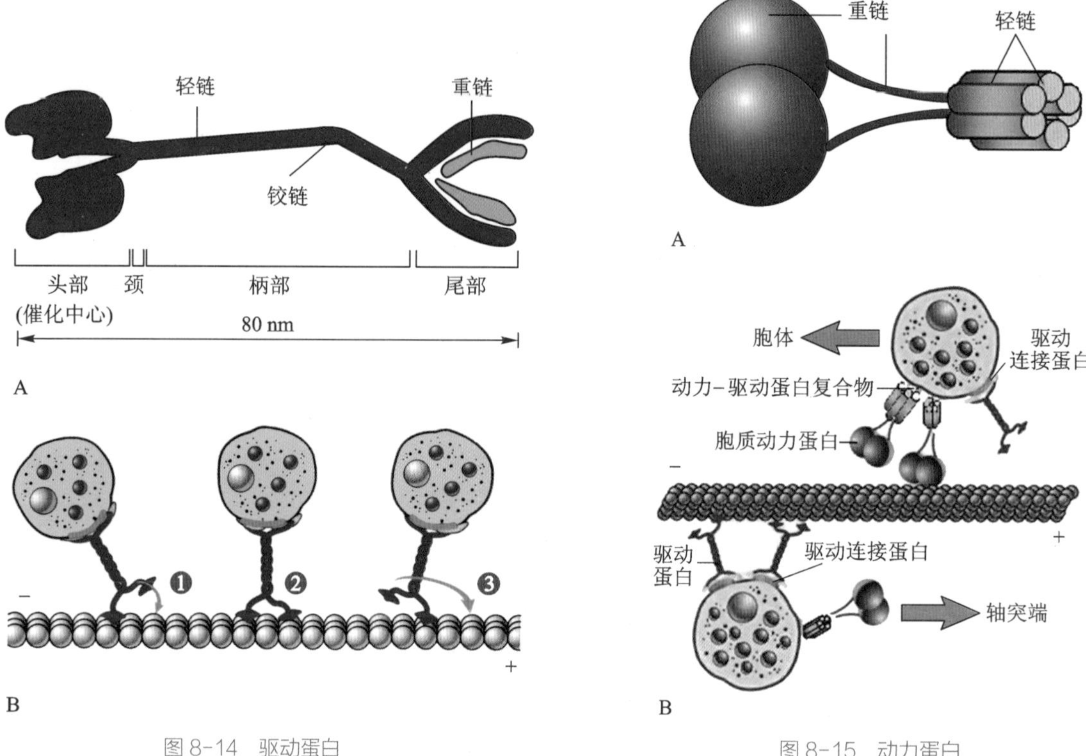


图 8-14 驱动蛋白

图 8-15 动力蛋白

外臂的动力蛋白具有 3 条重链）。其作用主要包括：① 在细胞分裂中推动染色体的分离。② 驱动鞭毛运动。③ 向微管负端运输小泡（图 8-15）。

研究进展 8-4
Tau 抗体药物
深入学习 8-3
锌元素与阿尔茨海默病有关

3. 形成纺锤体 纺锤体是由微管构成的动态结构，其作用是在细胞分裂中牵引染色体到达细胞分裂极。

4. 纤毛与鞭毛的运动 纤毛与鞭毛是相似的两种细胞外长物。前者较短，5 ~ 10 μm；后者较长，约 150 μm，两者直径相似，为 0.15 ~ 0.3 μm。其运动机制见本章第四节。

## 第三节 中间纤维

中间纤维又称中间丝，是在哺乳动物细胞中发现的，直径约为 10 nm，因其直径介于粗肌丝与细肌丝之间，故命名为中间纤维（intermediate filament，IF），它是一种坚韧耐久的蛋白纤维。与微管不同的是，中间纤维是最稳定的细胞骨架成分，主要起支撑作用。它不易受药物，如秋水仙碱、细胞松弛素等影响。中间纤维分布具有严格的组织特异性，因而常被应用于临床诊断，如鉴定肿瘤细胞来源等。

### 一、中间纤维的组成

中间纤维在细胞中围绕着细胞核分布，成束成网，并扩展到细胞质膜且与之相连。中间纤维蛋白是组成中间纤维的亚基。与微丝和微管不同，不同类型细胞及同一类型细胞的不同部位的中间纤维，其亚基组成有可能不同，成分比微丝和微管都复杂。

## 二、中间纤维的结构和类型

### （一）中间纤维的结构

中间纤维由具有 α 螺旋的中间纤维蛋白装配而成，直径约 10 nm。在中间纤维肽链中部有由 310 个氨基酸残基组成的一段高度保守的 α 螺旋杆状区，两端有非螺旋化的球形头部（N 端）和尾部（C 端），其中 N 端亚基和 C 端亚基长度不等。杆状区是高度保守区，由螺旋 1 和螺旋 2 构成。每个螺旋区又分为 A、B 两个亚区，它们之间由非螺旋式的连接区连接在一起（图 8-16）。

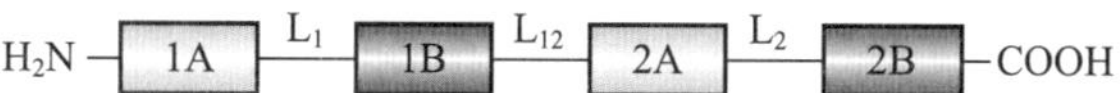


图 8-16　中间纤维的通用结构图

在同一类型的中间纤维保守 α 螺旋区内，蛋白质不仅种类非常相似，而且其氨基酸序列的同源性也很高（为 30%～70%），但不同类型中间纤维蛋白的同源性则低于 30%。相邻的两条中间纤维蛋白多肽链以 α 螺旋区相互对应，盘成双股超螺旋二聚体，即长 40～50 nm 的杆状区。该区域是中间纤维聚合的部分，其长度和氨基酸的序列高度保守。杆状区两端的 N 端头部区和 C 端尾部区的氨基酸组成和化学性质差异很大。因此，不同细胞内中间纤维相对分子质量大小和性质上的差异主要取决于两端的氨基酸序列（图 8-17）。

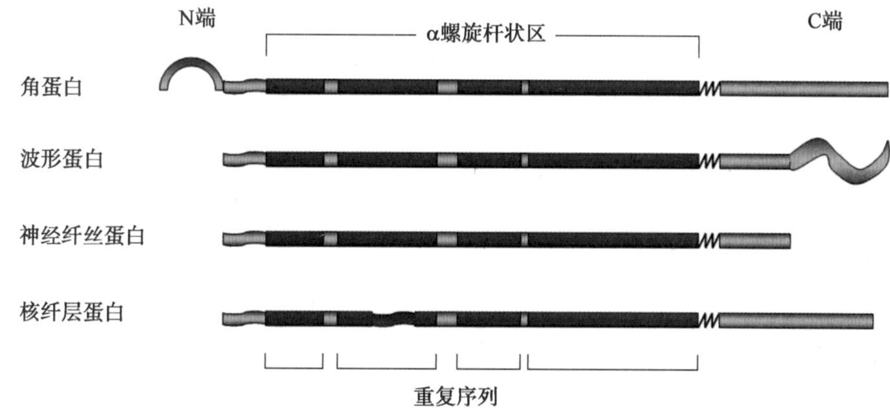


图 8-17　几种中间纤维模式图

### （二）中间纤维的类型

根据组织来源的免疫原性，可将中间纤维分为 5 类：角蛋白、结蛋白、胶质原纤维酸性蛋白、波形蛋白和神经纤丝蛋白，此外，细胞核中的核纤层蛋白（lamin）也是一种中间纤维。

1. 角蛋白（keratin）　相对分子质量为 $4\times10^4$～$7\times10^4$，主要存在于表皮细胞。在人类上皮细胞中，共有 20 多种角蛋白，分为 α 和 β 两类。β 角蛋白又称胞质角蛋白（cyto-keratin），常分布于体表、体腔的上皮细胞中；α 角蛋白则为头发、指甲等坚韧结构所具有。目前，根据组成氨基酸的不同，亦可将角蛋白分为酸性角蛋白（Ⅰ型）和中性或碱性角蛋白（Ⅱ型）。角蛋白组装时必须由Ⅰ型和Ⅱ型以 1∶1 的比例混合组成异二聚体，才能进一步形成中间纤维。

2. 结蛋白（desmin）　又称骨骼蛋白（skeletin），相对分子质量约 $5.2\times10^4$，存在于肌细胞中，主要功能是使肌纤维连在一起。

3. 胶质原纤维酸性蛋白（glial fibrillary acidic protein） 又称胶质原纤维（glial filament），相对分子质量约 $5 \times 10^4$，存在于星形神经胶质细胞和周围神经的施万细胞，主要起支撑作用。

4. 波形蛋白（vimentin） 相对分子质量约 $5.3 \times 10^4$，广泛存在于间充质细胞及中胚层来源的细胞中，它一端与核膜相连，另一端与细胞表面的桥粒或半桥粒相连，主要作用是将细胞核和细胞器维持在特定空间。

5. 神经纤丝蛋白（neurofilament protein） 是由 3 种相对分子质量不同的多肽 NF-L、NF-M 和 NF-H 组成的异聚体，其功能是提供弹性使神经纤维易于伸展和防止断裂。

中间纤维具有组织特异性，即不同类型细胞含有不同中间纤维蛋白质，因此可用中间纤维相关抗体来鉴定细胞来源。如肿瘤细胞转移后仍保留源细胞中间纤维，而乳腺癌和胃肠道癌若含有角蛋白，即可断定它来源于上皮组织。大多数细胞中都含有一种中间纤维，但也有少数细胞含有 2 种以上，如骨骼肌细胞含有结蛋白和波形蛋白。

#### （三）中间纤维结合蛋白

中间纤维结合蛋白（intermediate filament associated protein，IFAP）是可分别与特定中间纤维结合的蛋白，例如，flanggrin 使角蛋白纤维交联成束，plectin 将波形蛋白纤维与微管交联在一起，ankyrin 把结蛋白纤维与质膜连在一起。目前，中间纤维结合蛋白已知约 15 种，其共同特点是：① 具有中间纤维特异性；② 表达有细胞专一性；③ 不同的中间纤维结合蛋白可存在于同一细胞中，与不同的中间纤维组织状态相联系；④ 在细胞中某些中间纤维结合蛋白的表达与细胞的功能和发育状态有关。中间纤维结合蛋白的功能是使中间纤维交联成束、成网，并把中间纤维交联到质膜或其他骨架成分上。

### 三、中间纤维的组装及动态调节

中间纤维亚基合成后，基本上全部用于组装成中间纤维，游离的单体很少。但是在某些进入有丝分裂的细胞和刚刚结束有丝分裂的细胞中，也能看到中间纤维的动态平衡现象。在这些细胞中，组成核纤层的蛋白质在有丝分裂前解聚，而在有丝分裂后可在子细胞中重新装配。在另外一些细胞（如含有角蛋白的表皮细胞）中，整个细胞分裂过程中的中间纤维都保持聚合状态。中间纤维装配的调控机制与其蛋白质 N 端头部结构域内的特殊丝氨酸残基的磷酸化有关。

#### （一）中间纤维的组装

中间纤维的装配过程与微管和微丝相比，较为复杂。根据 X 线衍射、电镜观察和体外装配的实验结果推测，中间纤维的装配可分 4 个步骤（图 8-18）：①两个中间纤维蛋白单体以相同方向组成一个双股螺旋的二聚体（角蛋白为异二聚体）；②两个二聚体以相反的方向组装成四聚体；③四聚体组装加工成原纤维；④ 8 根原纤维形成中间纤维，最后形成的中间纤维在横切面上共有 32 条多肽。由于二聚体反向平行排列成四聚体，在四聚体及由其形成的高级结构的中间纤维均没有极性。

#### （二）中间纤维的动态调节

由于中间纤维是由反向平行的 α 螺旋组成的，与微丝和微管不同的是，它没有极性。另外，细胞内的中间纤维蛋白绝大部分组装成中间纤维，而不像微丝和微管那样存在蛋白库。再者中间

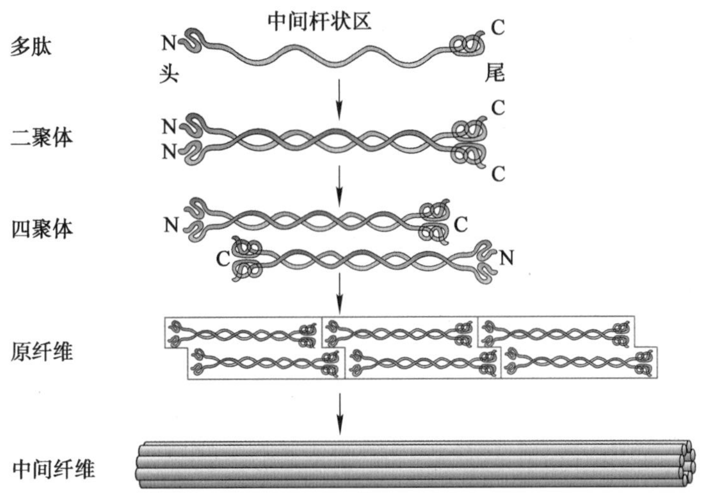


图 8-18　中间纤维的组装

纤维的装配与温度和蛋白浓度无关，且不需要 ATP 或 GTP。

### （三）细胞骨架三种组分比较

三种细胞骨架的结构和功能各异，但三者存在密切联系，在细胞质内形成相互交织的网络结构，维持细胞的生物学功能。三种细胞骨架的组分、结构及组装过程的差异见表 8-2。

**表 8-2　细胞骨架三种组分比较**

| 比较点 | 微丝 | 微管 | 中间纤维 |
|---|---|---|---|
| 单体 | 肌动蛋白 | α、β 微管蛋白 | 杆状蛋白 |
| 结合核苷酸 | ATP | GTP | 无 |
| 纤维直径 | 约 7 nm | 约 25 nm | 约 10 nm |
| 结构 | 双链螺旋 | 13 根蛋白丝围成中空管状结构 | 8 个四聚体组成纤维束 |
| 极性 | 有 | 有 | 无 |
| 组织特异性 | 无 | 无 | 有 |
| 蛋白库 | 有 | 有 | 无 |
| 踏车行为 | 有 | 有 | 无 |
| 动力结合蛋白 | 肌球蛋白 | 动力蛋白、驱动蛋白 | 无 |
| 特异性药物 | 细胞松弛素、鬼笔环肽 | 秋水仙碱、长春碱、紫杉醇 | 无 |

## 四、中间纤维的功能

近年来，采用转基因和基因敲除小鼠研究中间纤维蛋白的功能证实，中间纤维在细胞的生命过程中具有多方面的功能，并起相当重要的作用，具体功能如下：

### （一）支持作用

中间纤维在细胞质内形成一个完整的支撑网络系统，并可直接与微丝、微管及其他细胞器相连，因此，中间纤维赋予了细胞一定的强度和机械支持力。例如，结缔组织中的波形蛋白纤维从细胞核到细胞膜形成一个精致的网络，这种网络可与质膜或微管锚定在一起，从而保证细胞的完整。中间纤维对细胞的支持作用还体现在：① 在分裂间期的上皮细胞中，细胞膜下的角蛋白纤维参与支持细胞的作用，使细胞保持特定形状；② 红细胞内的中间纤维头部富含精氨酸序列，与红细胞膜下的锚定蛋白相互作用，使中间纤维连到膜下的血影蛋白与肌动蛋白构成的骨架网上，为红细胞膜起支撑作用；③ 细胞核内膜下面的核纤层蛋白形成网络结构，对于细胞核形态的维持具有重要作用。

（二）物质运输

中间纤维与微丝和微管协同作用，参与细胞内的物质运输，如神经细胞中的神经纤丝蛋白参与神经轴突营养物质的运输。

（三）信息传递

中间纤维在细胞质中形成精细发达的纤维网络，外与细胞膜及细胞外基质的纤维粘连蛋白相连，内与核纤层有直接联系，推测中间纤维可能充当信息分子传递信息，可将信息从细胞膜传至细胞核，也可将信息由细胞核传至细胞膜。中间纤维参与核内信息传递假说认为，当外界信号如激素、外源凝集素、免疫球蛋白、生长因子等与细胞膜上受体作用时，即启动 $Ca^{2+}$ 的流入，$Ca^{2+}$ 浓度升高引起级联反应，导致 $Ca^{2+}$/ 钙调蛋白依赖性蛋白激酶的激活，中间纤维蛋白的 N 端被水解，水解产物进入细胞核内，通过与组蛋白和 DNA 的作用来调节基因复制和转录。

临床聚焦 8-4
角蛋白基因突变与单纯型大疱性表皮松解症
研究进展 8-5
中间纤维 – 波形蛋白异常与疾病

（四）在相邻细胞及细胞与基膜之间形成连接结构

角蛋白纤维参与桥粒形成和维持。研究表明，角蛋白纤维网络对于维持上皮组织细胞间的连接及上皮组织结构的完整性极为重要；而结蛋白纤维是肌纤维 Z 盘的重要结构组分，对维持肌细胞收缩起重要作用。在结蛋白缺失实验中，肌纤维排列异常，收缩力减弱，说明结蛋白在肌纤维分化和形态发生中起重要作用。

## 第四节　细胞运动

细胞运动（cell motility）是生命进化最重要的成果之一。原始细胞不能主动运动，它们漂浮在周围液体环境中。随细胞体积增大及功能越来越复杂，细胞内形成了负责物质流动的转运系统。这些系统同时也构成细胞运动器，使细胞能够转移到更适合其生长的地点。

### 一、微管与细胞运动

（一）鞭毛和纤毛运动

单细胞生物可依赖纤毛和鞭毛摆动在液态环境中移动其体位，多细胞生物通过纤毛摆动运送物质。高等动物精子运动，基本上也属于这一类。例如，哺乳动物的输卵管内摆动的纤毛能将卵细胞推向子宫方向；人体气管纤毛摆动，可使混悬在液体中的固体颗粒在细胞表面运行。纤毛

(cilium)和鞭毛(flagella)是突出细胞表面的特化结构，外被质膜，内部由微管组成的轴丝(axoneme)形成。纤毛和鞭毛鞭杆区二联管的A管对着相邻B管伸出两束动力蛋白臂(图8-19)，动力蛋白臂的头部具有ATP酶活性，可为纤毛与鞭毛运动提供动力。鞭毛和纤毛运动是通过微管相互之间滑动造成其轴心弯曲而产生的。鞭毛和纤毛的基体由三联管组成，与中心粒相似。

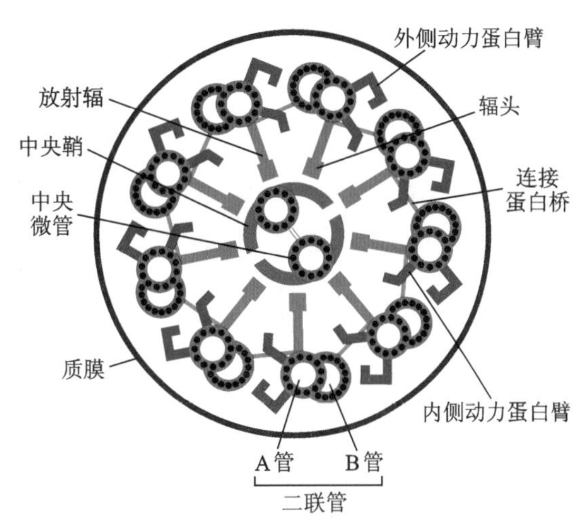


图8-19　鞭毛轴丝模式图

所有真核细胞纤毛和鞭毛在结构上是一致的，由细胞膜包绕一束由微管组成的轴丝，通过A管动力蛋白臂水解ATP释放能量，促使动力蛋白沿相邻B管向负端走动，从而引起二联管之间相互滑动(图8-20 A)。纤毛和鞭毛摆动的特征是从基体产生滑动，沿着轴丝将弯曲传递到尾部。因此，二联管之间的滑动必须转换为弯曲运动。当轴丝上任意两点的滑动速率不等时，滑动即可转换为弯曲(图8-20 B)。这种滑动速率的差异主要来自维持轴丝结构的连结蛋白，如放射辐和丝连蛋白等，它们在一定程度上限制了二联管的自由滑动；在某一时间和位置，只有部分动力蛋白臂被激活，被激活的动力蛋白臂使轴丝朝向一边弯曲。两条动力蛋白臂的作用不同，内臂产生滑动，导致轴丝弯曲，而外臂可加快滑动速度。

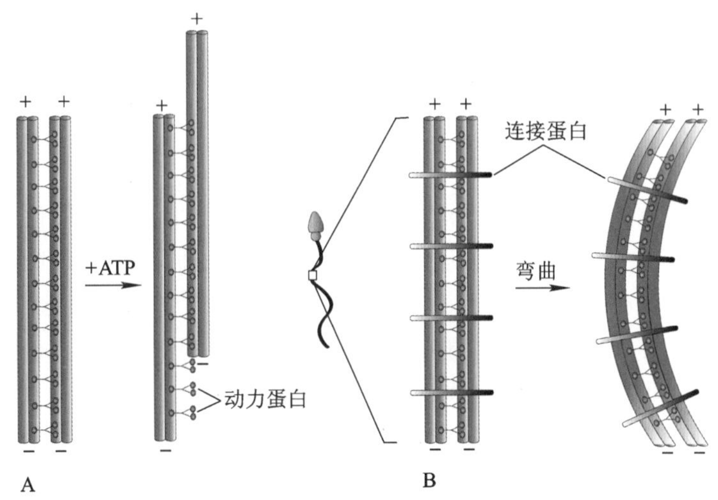


图8-20　鞭毛摆动

(二)染色体分离

微管是构成有丝分裂器的主要成分，可介导染色体运动。染色体分离包含微管组装动力学和动力蛋白水解ATP两种机制。

1. 有丝分裂器(mitotic apparatus)　细胞的有丝分裂器是一种动态结构(图8-21)，在动物细胞中是纺锤体(spindle)。细胞分裂中期纺锤体包括3种微管：与染色体着丝点处动粒(kinetochore)结合的动粒微管(kinetochore microtubule)，来自细胞两极彼此相搭的极间微管(polar microtubule)，位于细胞两极呈放射状的星体微管(astral microtubule)。

2. 有丝分裂器的组装　动物细胞有丝分裂器在细胞分裂前期开始组装，是在马达蛋白和微

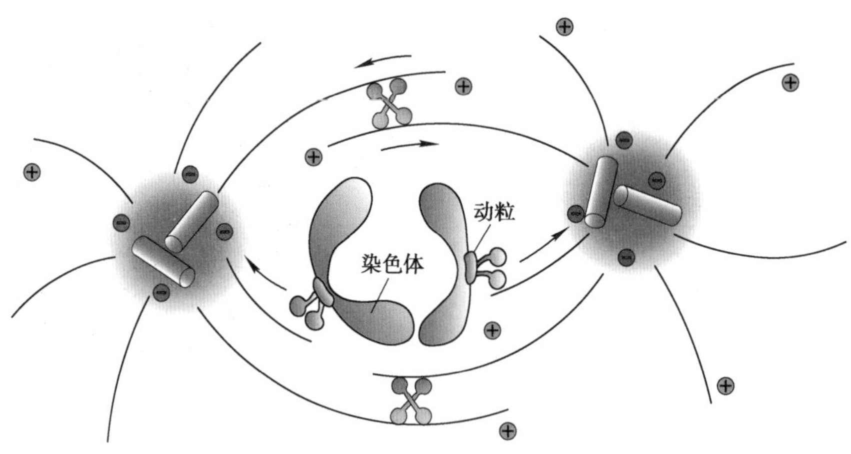


图 8-21 有丝分裂器

管组装共同作用下进行的。细胞分裂前期结束后，核膜破裂，染色体分散于细胞质，两极中心体发出的微管表现出高度不稳定性，正端通过微管蛋白聚合和解聚快速伸长和缩短，在胞质内“搜寻”染色体，直至微管的自由端与染色体动粒结合而将其俘获，形成动粒微管。染色体与动粒微管结合后在细胞内剧烈振荡，当两侧相反方向力量达到平衡后，染色体排列在赤道板（中期）。

3. 染色体分离　染色体在细胞分裂后期分离，并移向细胞两极。有丝分裂后期分为两个阶段：①后期 A，动粒微管缩短拉动染色体朝细胞两极运动。体外研究表明，在没有 ATP（或其他能量来源）情况下，动粒微管正端（近动粒）解聚能产生足够力量拉动染色体移向负端。②后期 B，该时期的特征是纺锤体伸长，两极离得更远。这个阶段需要微管动力蛋白参与，即极间微管相互滑动、延长，同时星体微管也产生拉动力量，姐妹染色单体分离。

## 二、微丝与细胞运动

### （一）肌肉收缩

1. 肌肉组成　肌细胞具有收缩运动特性，是躯体和四肢运动及体内消化、呼吸、循环、排泄等生理活动的动力来源。肌细胞分为横纹肌（骨骼肌、心肌）和平滑肌两种。横纹肌纤维（myofiber）呈长圆柱形，由肌原纤维（myofibril）束整齐排列而成，肌原纤维几乎纵向贯穿肌纤维的全长。电镜观察显示，肌原纤维由粗肌丝和细肌丝组成。粗肌丝由肌球蛋白组成；细肌丝主要是肌动蛋白丝，上面结合原肌球蛋白和肌钙蛋白。两条 Z 线之间为一个肌小节单位，其中 I 带仅由细肌丝构成；A 带的两端由粗肌丝和细肌丝构成，而中央仅由粗肌丝构成称为 H 区，其中央为 M 线（图 8-22）。平滑肌也含有粗、细肌丝，但它们的排列不像横纹肌那样有周期性，而是松散地聚集在细胞质中的致密小体处。

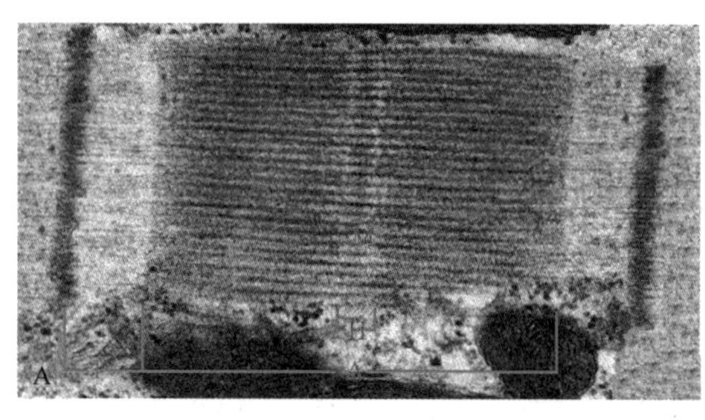


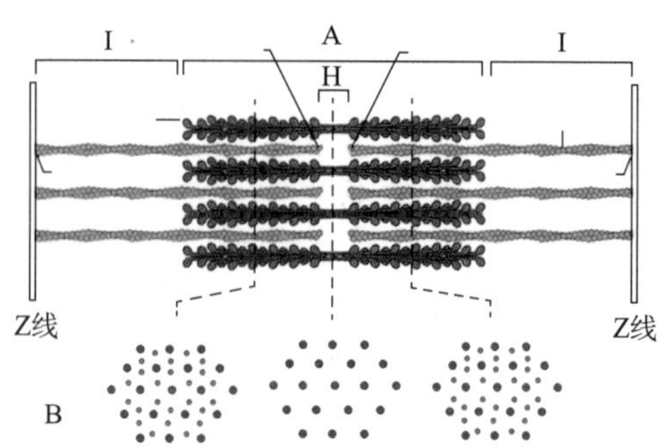


图 8-22 肌小节
A. 肌纤维电镜照片；
B. 肌小节模式图

（1）肌球蛋白（myosin）：属于马达蛋白，可利用 ATP 产生的机械能，趋向微丝正端。肌球蛋白Ⅱ最早发现于肌肉组织，19 世纪 70 年代后逐渐发现了许多非肌细胞的肌球蛋白。目前已知的肌球蛋白有 15 种类型（肌球蛋白Ⅰ-ⅩⅤ）。其中，肌球蛋白Ⅱ是构成肌纤维的主要成分之一，由 2 条重链和 4 条轻链组成。重链形成一个双股 α 螺旋，一半呈杆状，另一半与轻链一起折叠成 2 个球形区域，位于分子一端，球形的头部具有 ATP 酶活性（图 8-23）。肌球蛋白Ⅴ的结构类似于肌球蛋白Ⅱ，但重链有球形尾部。肌球蛋白Ⅰ由 1 条重链和 2 条轻链组成。肌球蛋白Ⅰ、Ⅱ、Ⅴ都存在于非肌细胞中，其中肌球蛋白Ⅱ参与形成应力纤维和胞质收缩环，肌球蛋白Ⅰ和肌球蛋白Ⅴ结合在膜上与膜泡运输有关，神经细胞富含肌球蛋白Ⅴ。

深入学习 8-4
肌球蛋白的工作原理

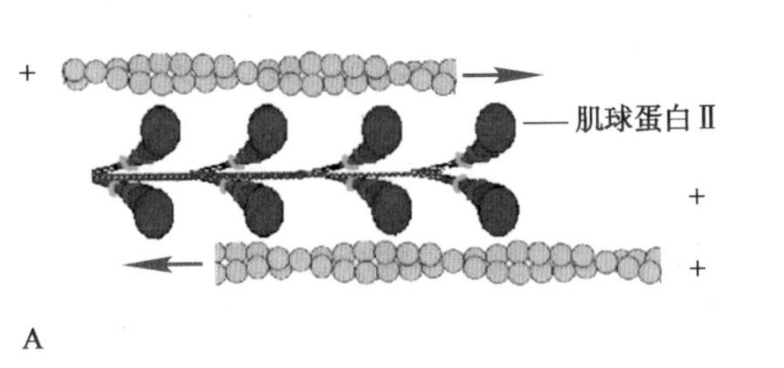


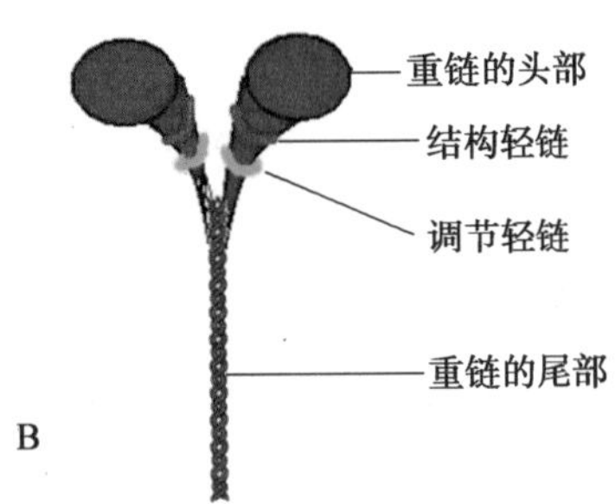


图 8-23　肌球蛋白Ⅱ
A. 肌球蛋白Ⅱ的功能；B. 肌球蛋白Ⅱ结构模型

（2）原肌球蛋白（tropomyosin，Tm）：占收缩蛋白的 10%，相对分子量为 $6.4 \times 10^4$，由 2 条平行的多肽链扭成螺旋。每个原肌球蛋白的长度相当于 7 个肌动蛋白，呈长杆状。原肌球蛋白与肌动蛋白结合，位于肌动蛋白双螺旋的沟中，主要作用是加强和稳定肌动蛋白纤维，抑制肌动蛋白与肌球蛋白结合（图 8-24）。

（3）肌钙蛋白（troponin，Tn）：是一种特大球蛋白，相对分子量为 $8 \times 10^4$，含 3 个亚基，其中，肌钙蛋白 C 特异性地与钙结合；肌钙蛋白 T 与原肌球蛋白有高度亲和力；肌钙蛋白 I 抑制肌球蛋白的 ATP 酶活性，并抑制肌动蛋白与肌球蛋白头部接触。细肌丝中每隔 40 nm 就有一个肌钙蛋白复合体。

2. 肌肉收缩机制　肌细胞上的动作电位引起肌质网 $Ca^{2+}$ 电压门控通道开启，肌质中 $Ca^{2+}$ 浓度升高，肌钙蛋白与 $Ca^{2+}$ 结合，引发原肌球蛋白构象改变，暴露出肌动蛋白与肌球蛋白的结合位点。此时，肌动蛋白通过结合和水解 ATP，不断发生周期性的构象改变，引起粗肌丝和细肌丝的相对滑动。

研究进展 8-6
肌动蛋白甲基化状态影响细胞动力学特征

## （二）细胞变形运动

细胞变形运动又称为阿米巴样运动，是原生动物阿米巴（amoeba）进行运动的主要方式。在高等动物中，巨噬细胞和部分白细胞等也进行类似运动。该运动先是细胞膜伸向细胞前方形成宽大的伪足；当伪足与基底接触后，伪足迅速被流入的细胞质充满；最后细胞的尾部被拉向细胞体。与成纤维细胞相比，其移动速度更快，因此细胞变形运

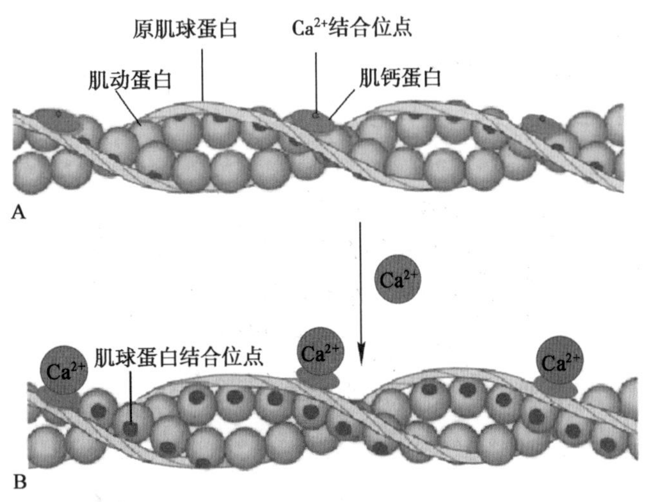


图 8-24　原肌球蛋白稳定细肌丝
A. 肌球蛋白结合位点被阻挡，肌肉不能收缩；B. 肌球蛋白结合位点暴露，肌肉收缩

动可更强有力地驱使细胞膜和细胞质向前移动。

细胞变形运动可分四步：①伸展，微丝纤维生长使细胞表面突出形成片状伪足；②黏附，在片状伪足与基质接触的位置形成黏着斑；③移位，在肌球蛋白作用下，微丝纤维滑动使细胞主体前移；④去黏附，解除细胞后方的黏着点。如此不断循环，细胞向前移动（图 8-25）。

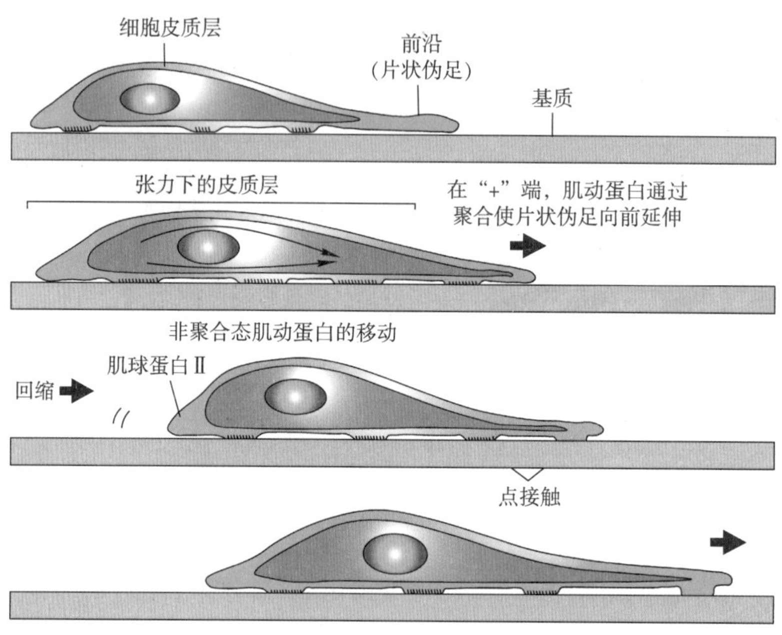


图 8-25　细胞变形运动

（三）成纤维细胞运动

细胞位置迁移是各部位协调运动的结果。利用特殊显微照相技术和计算机程序，已能够重建细胞在移动过程中的三维形状，了解细胞运动的主要特点。细胞移动有快慢之分，成纤维细胞属于慢速移动的细胞，而白细胞和阿米巴是快速移动的细胞。

（四）胞质分裂

胞质分裂是有丝分裂的最后一步，也是子代细胞生命周期的开始。胞质分裂通常在有丝分裂后期染色体分别到达细胞两极时开始。在即将完成有丝分裂细胞的中央，两个子代核之间，由微丝与肌球蛋白Ⅱ形成收缩环。在肌球蛋白作用下，微丝相对滑动，使细胞膜产生凹陷，形成与纺锤体轴相垂直的分裂沟。随着分裂沟越陷越深，可将细胞一分为二。研究证实，在细胞松弛素存在的情况下，有丝分裂细胞不能形成胞质收缩环，而形成双核细胞。

（五）顶体反应

顶体是覆盖于精子头部细胞核前方、介于核与质膜间的囊状细胞器。精子获能后，与卵膜或卵表面接触，顶体释放顶体酶，溶解卵子外围的放射冠及透明带，称为顶体反应（acrosomal reaction）。通过顶体反应，精子能够通过卵外的各层膜进入卵内。海参卵表面覆盖着一层厚 50 μm 的胶状物，为了越过这道屏障，精子细胞首先伸出一根长 80 μm 的顶体突起，穿透胶质层和卵黄层，使精、卵细胞膜融合而完成受精。顶体突起由一束微丝支撑，这些微丝束是在顶体反应开始后才聚合组装的。肌动蛋白丝从一小段微丝核心的正端不断聚合而延长，推动顶体突起的细胞膜向前伸长。顶体反应后，精子核进入卵细胞，并在精卵结合时，微丝使顶体突出穿入卵子的胶质。融合后的受精卵细胞表面积增大形成微绒毛，而微丝参与形成的微绒毛有利于吸收营养。

#### （六）细胞形态学改变

体内大多数细胞的位置相对固定，但它们能表现出形态学改变，如肌纤维收缩、顶体反应、神经元轴突生长、细胞表面突起（微绒毛、伪足等）、胞质分裂时细胞膜凹陷等。细胞形态发生改变时往往伴随细胞移动，如神经板形成神经沟、胰开始隆起和原肠形成等，这是微丝收缩的结果。当然，微管也参与细胞形态改变，如精细胞形成精子时，细胞核变得很长，细胞中出现大量规则排列的微管与细胞核相互缠绕在一起。故维持细胞形状的细胞骨架，不是一个被动的支架，而是非常复杂的动态网络，从而使细胞能通过形状改变及其他运动形式适应其功能状态。

#### （七）细胞内的运动形式——胞质环流

体积较大的圆柱状藻类植物，如丽藻（Nitella）和轮藻（Chara）中，很容易观察到胞质环流（cytoplasmic streaming），即细胞质以大约 4.5 mm/min 的速率进行快速环流。细胞代谢物主要通过胞质环流实现在细胞内的扩散。研究发现，胞质流动的速率从细胞中央到细胞壁逐渐增大，说明胞质环流的力量位于细胞膜。实验证实，在细胞质中有成束的微丝存在并与环流方向平行。

#### （八）细菌在宿主细胞内的运动

单胞李斯特菌（*Listeria monocytogenes*）感染哺乳动物细胞后，在宿主细胞质内以约 11 μm/min 的速度移动。荧光染色显示，肌动蛋白纤维丝形成类似火箭尾的结构，该“尾巴”不断有肌动蛋白脱落，与此同时，不断有新的肌动蛋白单体加入，说明“肌动蛋白尾”的组装推动了细菌在细胞内的不断向前移动。

### 三、细胞运动调节机制

细胞运动有两种基本机制。第一种机制需要马达蛋白参与。马达蛋白能水解 ATP 获得能量，沿着微丝或微管移动。第二种机制是通过微管蛋白或肌动蛋白聚合，组装成束状或网络而引起细胞运动。这两种机制可共同参与细胞运动。细胞的主动运动不是随机进行的，是在特定时间、特定部位发生的细胞运动，并受到精密调控。微管和微丝的极性、动力蛋白运动的方向性、信号的调节等也会影响细胞运动方向。

#### （一）G 蛋白作用

静息状态的成纤维细胞接受生长因子刺激后，开始生长分裂。首先聚合成肌动蛋白纤维丝，使细胞前端的膜出现皱褶。随后通过形成张力丝紧密贴附于基底层。有证据表明，生长因子激活了 G 蛋白相关的信号转导通路。Rho 和 Rac 等是 Ras 相关的 G 蛋白，在细胞信号转导通路中作为信号转换器或分子开关，作用于细胞骨架而产生生物学效应。目前观点认为，Rac 能激活磷脂酰肌醇 -4,5- 二磷酸（phosphatidylinosital-4,5-biphosphate，$PIP_2$）代谢途径，是引起细胞运动的早期事件，如肌动蛋白聚合和膜变皱等；Rho 激活酪氨酸激酶，是引起细胞运动的后期事件，如张力丝、黏着斑形成等。Rac 对 Rho 的调节机制目前不明。

### （二）细胞外分子趋化作用

在某些情况下，细胞外的化学分子能指引细胞运动方向，导致细胞产生趋化性（chemotaxis）。许多分子都可以作为趋化因子，如糖、肽、细胞代谢物、细胞壁和膜脂等。所有趋化因子的作用机制相似：趋化因子结合细胞表面受体，激活 G 蛋白介导的信号转导通路，通过激活或抑制肌动蛋白结合蛋白影响细胞骨架结构。

### （三）$Ca^{2+}$ 浓度梯度

研究发现，在含有趋化分子梯度的溶液中，运动细胞的胞质中 $Ca^{2+}$ 的分布也具有梯度，即在运动细胞前部 $Ca^{2+}$ 浓度最低，后部 $Ca^{2+}$ 浓度最高。当改变细胞外趋化因子浓度梯度时，细胞内 $Ca^{2+}$ 的浓度梯度分布也随之发生改变，按照新的 $Ca^{2+}$ 浓度梯度运动。$Ca^{2+}$ 浓度梯度决定细胞趋化性。许多肌动蛋白结合蛋白受 $Ca^{2+}$ 浓度调节，如肌球蛋白Ⅰ和Ⅱ、凝溶胶蛋白（gelsolin）、丝束蛋白（fimbrin）和 $\alpha$ 辅肌动蛋白等。因此，$Ca^{2+}$ 可以调节细胞运动中的凝－溶转换（gel-sol transition），细胞前部的低 $Ca^{2+}$ 环境有利于形成肌动蛋白网络，而后部的高 $Ca^{2+}$ 环境则导致肌动蛋白网络解聚形成溶胶。

### （四）影响细胞骨架与运动的药物

一些特殊药物可改变肌动蛋白的聚合状态，影响细胞生物特性。例如，细胞松弛素是由真菌分泌的代谢产物，它可与肌动蛋白丝正端结合，阻止肌动蛋白分子聚合，使细胞运动瘫痪。鬼笔环肽是从毒蕈提取的剧毒生物碱，具有稳定微丝、抑制解聚特性。由于它不易通过细胞膜，必须将它注射入细胞内才能发挥效用，从而阻断变形虫和培养细胞的迁移运动。鬼笔环肽只与聚合的微丝结合，而不与肌动蛋白单体分子结合。

纺锤体微管对有些药物很敏感，如秋水仙碱。每分子秋水仙碱能与一个微管蛋白分子结合，以阻止其聚合。因此，细胞分裂时加入秋水仙碱，会引起有丝分裂纺锤体消失，几分钟内就阻止细胞分裂。当这些药物去除后，纺锤体很快出现，有丝分裂重新形成。由于这些药物能破坏纺锤体的微管，使快速分裂的细胞很快被杀死，因此抗分裂药物，如长春新碱或长春碱可广泛地用于抗癌治疗。除了上述抑制微管聚合的药物外，还有一些药物，如紫杉醇，能紧密地与微管结合，起到稳定微管、抑制微管解聚的作用，使分裂期的细胞停止分裂。细胞运动实例的相关机制见表 8–3。

**表 8–3 细胞运动实例的机制总结**

| 实例 | 机制类型 | 马达蛋白类型 | 细胞骨架类型 |
|---|---|---|---|
| 轴突运输 | 第一种 | 肌球蛋白、驱动蛋白 | 微丝、微管 |
| 纤毛和鞭毛运动 | 第一种 | 动力蛋白 | 微管 |
| 顶体反应 | 第二种 | | 微丝 |
| 染色体分离 | 第一种、第二种 | 动力蛋白、驱动蛋白 | 微管 |
| 胞质分裂 | 第一种 | 肌球蛋白 | 微丝 |
| 肌肉收缩 | 第一种 | 肌球蛋白 | 微丝 |
| 成纤维细胞运动 | 第二种 | | 微丝 |
| 白细胞运动 | 第二种 | | 微丝 |

## 第五节　细胞骨架与疾病

细胞骨架对细胞形态维持、物质运输、细胞分裂与分化等具有重要作用，是生命活动不可缺少的细胞结构，它们的异常可引起很多疾病，包括肿瘤、一些神经系统疾病和遗传性疾病等。不同细胞骨架成分在细胞内的特异性分布为一些疑难疾病诊断提供手段，也可以根据细胞骨架与疾病的关系来设计药物。

### 一、细胞骨架与遗传性疾病

一些遗传性疾病患者常有细胞骨架异常或细胞骨架蛋白基因的突变。纤毛和鞭毛是细胞表面的特化结构，具有运动功能。组成其轴丝的周围二联管中由 A 管发出的动力蛋白臂是一种具有 ATP 酶活性的高分子蛋白，是纤毛和鞭毛产生运动的关键蛋白。动力蛋白臂缺乏可引起严重的纤毛和鞭毛运动性疾病，即卡塔格内综合征（Kartagener syndrome）。这种纤毛不动综合征又称支气管扩张 – 鼻窦炎 – 内脏转位综合征。由于鞭毛和纤毛没有动力蛋白臂，其结构和功能产生异常，导致呼吸道分泌物不能有效排出，形成反复感染和炎性刺激，引起支气管扩张并伴有鼻窦炎。一些成年患者还会出现精子没有活力，导致不育；卵子排出受阻，影响生育；耳蜗毛细胞上纤毛功能异常，导致传导性耳聋等。患者纤毛异常一般以内、外动力蛋白臂的缺失为常见，故许多学者认为动力蛋白臂的缺失对纤毛运动障碍患者的诊断具有特异性。有报道，患者纤毛动力蛋白臂中 ATP 酶缺乏、代谢异常及微管滑行缺乏能量，可使纤毛摆动受阻，而微管的异常组合亦将影响纤毛的清除功能。

人类遗传性疾病单纯型大疱性表皮松解症（epidermolysis bullosa）是表皮细胞角蛋白基因突变破坏了细胞角蛋白中间纤维网，使细胞连接结构出现异常，轻微挤压便可使皮肤起疱。此外威斯科特 – 奥尔德里奇综合征（Wiskott-Aldrich syndrome，WAS）是 X 连锁隐性遗传性免疫缺陷病，微丝异常导致 T 淋巴细胞、血小板、微绒毛异常，临床表现为血小板减少、湿疹、反复感染等。

### 二、细胞骨架与肿瘤

肿瘤的浸润和转移是恶性肿瘤的生物学特征之一。肿瘤细胞活跃的移动能力是浸润生长的重要因素，具有高度侵袭力的肿瘤细胞往往同时具有活跃的移动能力。微管分散在细胞质中，在正常细胞运动、肿瘤侵袭和转移中起着重要作用。许多微管抑制物能抑制肿瘤细胞的转移，起到抗肿瘤作用。例如，秋水仙碱能与 α 微管蛋白和 β 微管蛋白结合，阻止二聚体形成；长春碱可破坏已形成的微管；抗癌药柔红霉素能破坏细胞微管成分。观察显示，细胞伪足是运动和侵袭部分，去核的伪足细胞虽然不能保持长久存活，但仍表现出对刺激的感受和朝向刺激物方向的运动能力。

### 三、细胞骨架与神经系统疾病

许多神经系统疾病与细胞骨架异常有关。研究发现，阿尔茨海默病（AD）患者大脑新皮质和海马中的突触丧失，中断了脑内很多功能通路的联系，引起多方面功能障碍，尤其严重的是认知和记忆衰竭。因此，突触丧失是该病的生物学最合理原因。已有学者提出，不正常的、有缺陷的轴浆流（axoplasmic flow）所引起的营养障碍可导致神经炎和轴突死亡。轴浆流是神经活动的基本机制，通过这种机制，基质和细胞器从胞体运出，经轴突和树突运送至这两种突起的末梢；而其他产物从末梢运回至胞体。实验证明，这一运输过程主要依赖于完整无损的微管，一旦微管崩解，轴浆运输就立即终止。在 AD 患者神经元中，微管缺乏或扭曲变形。动力蛋白异常也可导致轴浆流减少，引起 AD 突触丧失。Tau 蛋白是一种微管结合蛋白，过度磷酸化的 Tau 蛋白与微管亲和力下降，影响微管稳定性，导致 AD 患者的神经元中存在微管聚集缺陷，但微管蛋白数量并没有发生变化。

（杨宏新）

复习思考题

1. 试述细胞骨架功能。怎样理解“骨架”的概念？
2. 纤毛和鞭毛的结构特点及运动机制是什么？
3. 试述肌肉收缩原理。
4. 如何理解细胞骨架在体内的动态组装过程，对生物体有何生物学意义？

网上更多……

本章小结　重点名词　自测题　思考题解答　教学 PPT

# 第九章
# 细胞核

关键词

| | | | | |
|---|---|---|---|---|
| 细胞核 | 核膜 | 核仁 | 核骨架 | 染色质 |
| 染色体 | 核小体 | 核孔复合体 | 核纤层 | 核型 |

细胞核是真核细胞遗传物质储存、复制和转录的场所，是细胞生命活动的控制中心。原核细胞没有核，其DNA等物质位于细胞质的局部，称为拟核。细胞核的出现是生命进化的重要一步，也是真核生物与原核生物最大的区别。真核细胞的核膜将遗传物质包裹在核内，使之与细胞内的其他活动分开，保证了细胞遗传的稳定性。更重要的是使真核细胞中遗传信息的转录和翻译过程在不同的时间和空间上进行，转录发生在核中，而加工、翻译过程在细胞质中进行。这使真核细胞RNA前体在进行蛋白质合成前，可进行有效的剪切和修饰，为基因表达的调控提供了方便，赋予真核细胞更复杂的功能。

思维导图

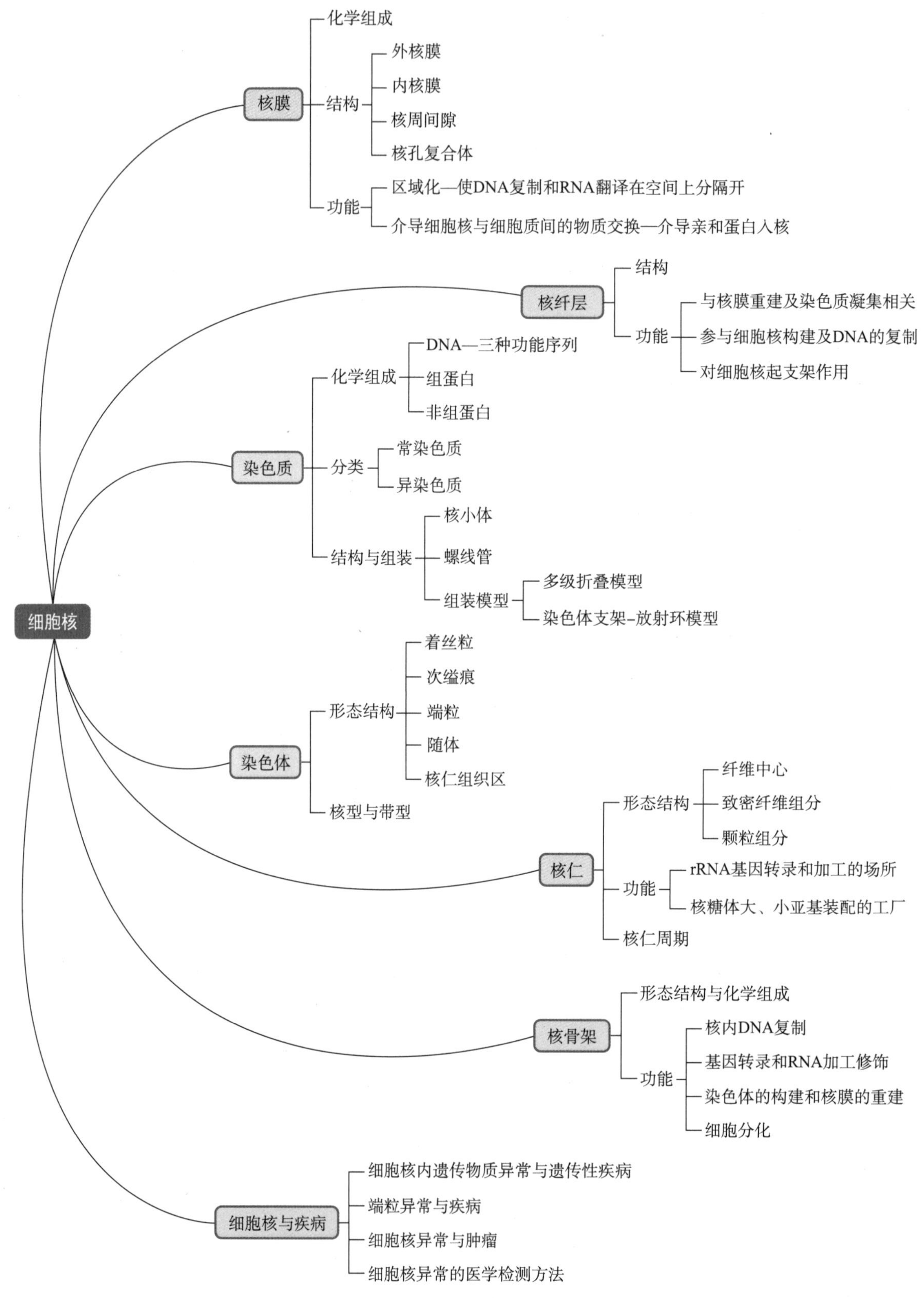

细胞核
核膜
化学组成
结构
外核膜
内核膜
核周间隙
核孔复合体
功能
区域化—使DNA复制和RNA翻译在空间上分隔开
介导细胞核与细胞质间的物质交换—介导亲和蛋白入核
核纤层
结构
功能
与核膜重建及染色质凝集相关
参与细胞核构建及DNA的复制
对细胞核起支架作用
染色质
化学组成
DNA—三种功能序列
组蛋白
非组蛋白
分类
常染色质
异染色质
结构与组装
核小体
螺线管
组装模型
多级折叠模型
染色体支架-放射环模型
染色体
形态结构
着丝粒
次缢痕
端粒
随体
核仁组织区
核型与带型
核仁
形态结构
纤维中心
致密纤维组分
颗粒组分
功能
rRNA基因转录和加工的场所
核糖体大、小亚基装配的工厂
核仁周期
核骨架
形态结构与化学组成
功能
核内DNA复制
基因转录和RNA加工修饰
染色体的构建和核膜的重建
细胞分化
细胞核与疾病
细胞核内遗传物质异常与遗传性疾病
端粒异常与疾病
细胞核异常与肿瘤
细胞核异常的医学检测方法

细胞核的形态、大小、数目和位置常因细胞类型不同而异。一个细胞通常只有一个核，有些特殊的细胞有双核甚至多核，如肝细胞、肾小管细胞有双核，破骨细胞有 6～50 个核，骨骼肌细胞可达数百个核。细胞核的形态往往与细胞的形态相适应，球形、方形的细胞，细胞核呈球形，位于细胞的中央；梭形的细胞如平滑肌细胞，细胞核为杆状；扁平的细胞如上皮细胞，其细胞核为卵圆形或扁圆形。少数细胞的细胞核为不规则形，如白细胞，其细胞核有分叶现象；一些异常的细胞如肿瘤细胞，其细胞核也不规则，称为异型核。细胞核的大小因细胞种类、发育情况不同而有很大的差异，高等动物细胞核的直径通常在 5～10 μm。生长旺盛的细胞，如卵细胞、肿瘤细胞，细胞核较大；分化成熟的细胞则细胞核较小。细胞核常与细胞质的体积呈一定的比例，称为核质比（nucleoplasmic index，NP）。一般细胞的核质比为 0.5，分化程度较低的细胞，如胚胎细胞、淋巴细胞及肿瘤细胞，核质比较大；分化程度较高的细胞，如表皮角质化细胞及衰老的细胞，其核质比较小。相对而言，刚分裂形成的年幼细胞较年老细胞核质比增大。对于某一特定的细胞，核质比比较恒定，数值的改变可作为细胞病变的指标，如临床上常以核质比作为细胞癌变的指标之一。

细胞增殖过程中，细胞核形态呈现周期性变化。细胞分裂期，核膜裂解，各种成分重新分配，只有在间期细胞中，才能观察到细胞核的完整结构。处于间期的细胞核称为间期核，其基本结构包括核膜、核仁、染色质和核基质（图 9–1）。

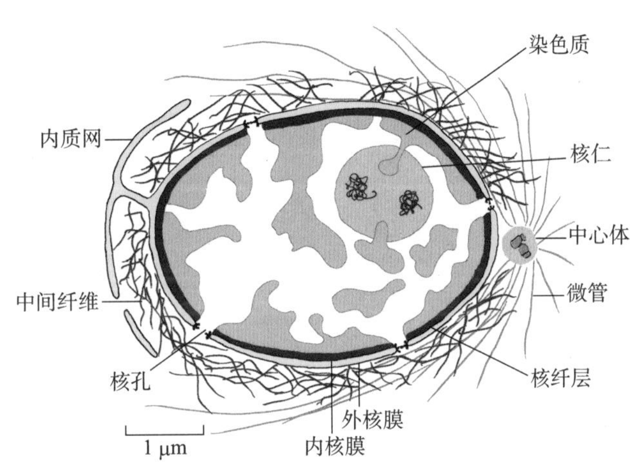


图 9–1 间期细胞核结构模式图

## 第一节 核膜

核膜（nuclear membrance）又称核被膜（nuclear envelope），是整个内膜系统的一部分，它的出现使原核细胞的拟核演化成真核细胞完整的细胞核，使真核细胞具有更加完善的遗传信息的复制、转录、翻译等功能。核膜是不对称的双层膜，由内、外两层膜组成，只有在电子显微镜下才能看清核膜的细微结构。

### 一、核膜的化学组成

核膜的化学成分与糙面内质网极为相似，主要为蛋白质和脂质，蛋白质占 60%～75%，脂质占 25%～40%（多为磷脂），糖类占 5% 左右，此外，还有微量的 DNA、RNA 和金属离子等。核膜的蛋白质有 20 多种，包括组蛋白、基因调节蛋白、DNA 和 RNA 聚合酶、RNA 酶及与电子传递有关的酶等。核膜所含的酶类与内质网的极为相似，如作为内质网标志酶的葡萄糖 –6– 磷酸酶也见于核膜；与电子传递有关的酶类，如 NADH– 细胞色素 c 还原酶、NADH– 细胞色素 b5 还原酶、细胞色素 P450 等，均见于内质网及核膜上，说明两者在酶的成分上有相似性，但其浓度有差异。如细胞色素 P450 的浓度，内质网高于核膜。在内核膜中还含有核纤层蛋白。核膜中所含的脂质也与内质网相似，都含有不饱和脂肪酸和磷脂酰乙醇胺，此外，均有胆固醇和三酰甘油等。

## 二、核膜的结构与区域化作用

### （一）核膜的结构

电镜下，核膜由两层平行但不连续的非对称的单位膜构成（图 9-2），厚度为 7.5 nm。外核膜（outer nuclear membrance）为面向细胞质的一层膜，内核膜（inner nuclear membrance）为面向核质的一层膜。两层膜之间的间隙称为核周间隙（perinuclear space）；两层膜常在某些部位相互融合形成环状开口，称为核孔（nuclear pore），是细胞核与细胞质之间物质交换的通道。

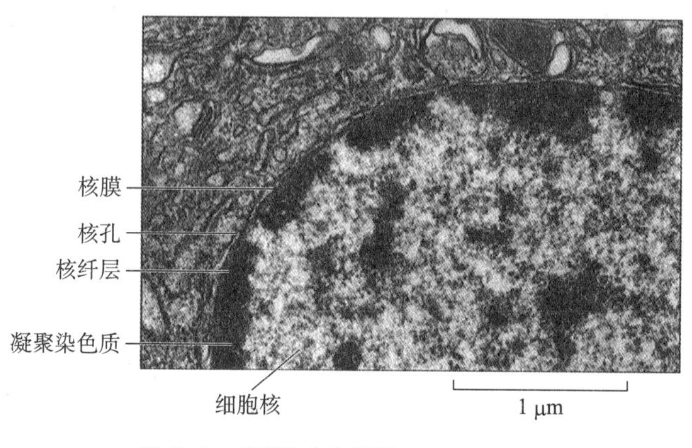


图 9-2　核膜结构电镜图

1. 外核膜　在形态及生化行为上与糙面内质网相似，表面附着核糖体颗粒，并与糙面内质网膜连续，使核周间隙与内质网腔相通。因此，外核膜被认为是糙面内质网的特化区域，可进行蛋白质的合成。在外核膜的细胞质面可见由中间纤维形成的细胞骨架网格，与细胞核在细胞内的定位有关。

2. 内核膜　是核膜中面向核质的一层膜，与外核膜平行排列。其外表光滑，无核糖体颗粒附着，内表面附着一层纤维状的蛋白网格状结构，称为核纤层，与染色质及核骨架相连。核纤层对内核膜具有支持作用。内核膜上有特异蛋白，如核纤层蛋白 B 受体，为核纤层蛋白 B 提供结合位点，从而将核膜固定在核纤层上。

3. 核周间隙　为内、外核膜之间宽 20 ~ 40 nm 的腔隙，与内质网腔相通，含有多种蛋白质、酶及离子等。核周间隙的宽度随细胞种类不同而异，即使在同一细胞核的不同部位也不完全一致，并且随细胞的功能状态而改变。

4. 核孔　为内、外两层核膜局部融合形成的小孔。核孔在核膜上的密度一般为 35 ~ 36 个 /$\mu m^2$。一个典型的哺乳动物细胞核膜上有 3000 ~ 4000 个核孔，占膜面积的 8% 以上。核孔的数目与细胞类型和生理状况有关。在分化程度较低、合成代谢旺盛的细胞中，核孔数目较多；反之较少。如两栖类动物卵母细胞，核孔可达百万个；高度分化但代谢活跃的肝、肾等细胞中核孔数为 12 ~ 20 个 /$\mu m^2$；代谢低或增殖不活跃的红细胞核孔数仅为 1 ~ 3 个 /$\mu m^2$；许多成熟精子的核膜上，几乎看不到核孔。核孔在核膜上可平均分布、成簇分布或平行排列，其分布排列的方式随生物种类和细胞类型而异。在电镜下，核孔并不是简单地由内外两层核膜融合形成的小孔，而是由蛋白质构成的复杂结构，即核孔复合体。

### （二）核膜的动态变化

在真核细胞的细胞周期中，核膜随着细胞周期的运转进行着有规律的解体和重建。在分裂间期，细胞开始大量合成RNA或DNA，此时核膜完整，且面积迅速扩大；在有丝分裂前期，核膜快速崩解成小膜泡，核区域消失；但到分裂末期，小膜泡互相融合形成新的核膜，核膜又将围绕染色体重新形成核区域，如此周而复始。

### （三）核膜的区域化作用

核膜的区域化作用使得DNA的复制、RNA的转录和蛋白质的翻译在空间上加以分离（图9-3）。核膜构成了核、质间的一道天然选择性屏障，将细胞分为细胞核、细胞质两大结构区与功能区。核膜的出现在稳定细胞核的形态与成分方面发挥重要作用，使细胞核有相对稳定的内环境，保证了DNA的复制、RNA的转录与加工在核内进行，而蛋白质的合成则局限在细胞质中完成，使遗传信息的传递在不同的空间进行，避免了彼此的干扰。RNA前体在细胞核内先进行有效的剪切以去除内含子，并进行必要的修饰，加工成熟的mRNA才能进入细胞质并指导蛋白质的合成，确保了真核生物基因表达的准确性与高效性。而原核细胞则无核膜分隔，其RNA的转录与蛋白质的合成均在同一空间进行，即RNA分子未完成转录前，已经开始与核糖体结合并指导蛋白质的合成。

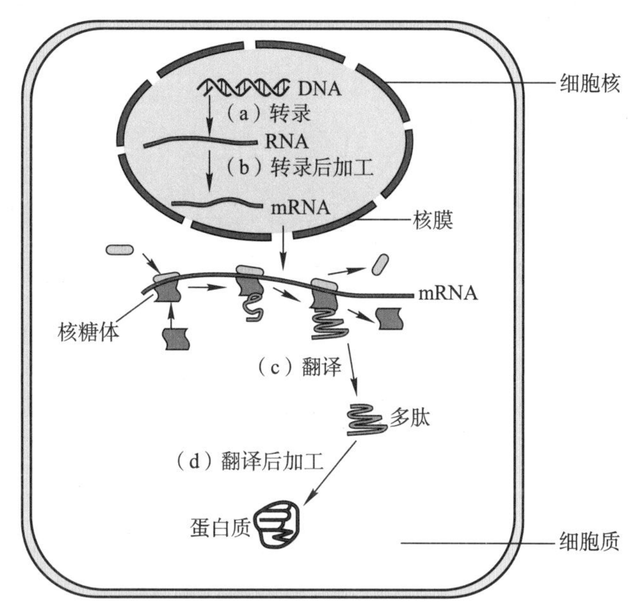

图9-3 核膜的区域化作用

## 三、核孔复合体与核-质间的物质运输

核孔并不是一个简单的孔洞，而是一个相对独立的复杂结构。1959年，M. L. Watson将这种结构命名为核孔复合体。核孔复合体在核膜上的数量、分布密度与分布形式随细胞类型、细胞核的功能状态而有很大的差异。一般来说，转录功能活跃的细胞，其核孔复合体数量较多。

### （一）核孔复合体的结构与成分

电镜下可见核孔上镶嵌有复杂的结构，它是由一组蛋白质颗粒以特定方式排列形成的复杂的环状结构，称为核孔复合体（nuclear pore complex，NPC）。靠近核孔处的核膜在化学组成上与其他处的核膜不同，特称为孔膜区。目前比较普遍接受的结构模型为捕鱼笼式（fish-trap）核孔复合体模型（图9-4），该模型认为，核孔复合体主要由胞质环、核质环、辐和中央栓4部分组成：①胞质环（cytoplasmic ring），位于核孔边缘胞质面一侧，与外核膜相连，环上有8条细长纤维对称分布伸向胞质。②核质环（nuclear ring），位于核孔边缘核质面一侧，与内核膜相连，环上有对称伸向核质的8条细长纤维，纤维末端形成一个由8个颗粒组成的小环，构成捕鱼笼样结构，称为“核篮”（nuclear basket）。③辐（spoke），是由核孔边缘伸向核孔中心的结构，呈辐射状八重对称，主要由3部分构成：一是位于核孔边缘，起支撑作用，连接胞质环与核质环的柱状亚基；二是穿过核膜伸入双层核膜的核周间隙的腔内亚基；三是位于柱状亚基内侧，靠近核孔中央的环状亚基。④中央栓（central plug），又称中央颗粒，位于核孔中央，呈棒状或颗粒状，在

ⓔ图集9-1
核孔复合体电镜图

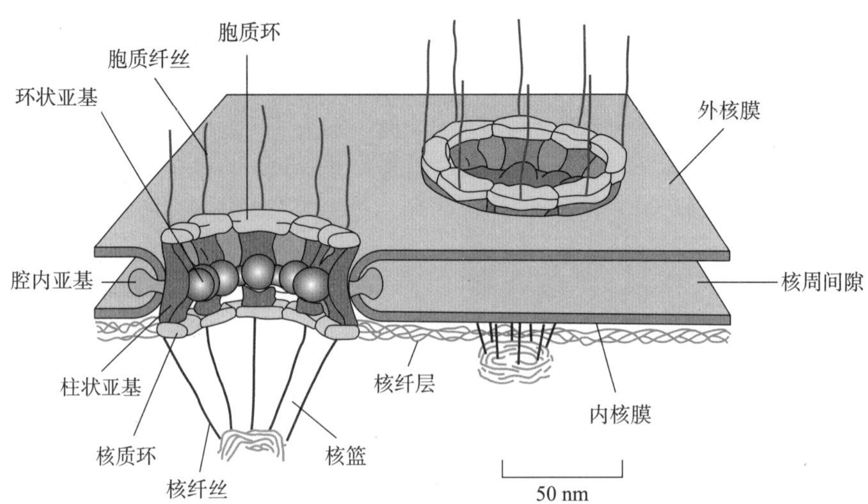


图9-4　核孔复合体结构模型

核质交换中发挥一定作用。核孔复合体相对于垂直于核膜通过核孔中心的轴呈辐射状八重对称结构，而相对于平行于核膜的平面则是不对称的，即核孔复合体在核质面与胞质面两侧的结构明显不对称，这与其在功能上的不对称是一致的。

核孔复合体主要由蛋白质组成，估计有50～100种蛋白质。在酵母中已鉴定出了30多种核孔蛋白（nucleoporin，Nup）。迄今已鉴定的脊椎动物核孔复合体蛋白成分也达到10多种。其中gp210和p62是最具代表性的两种成分。核孔复合体在进化上高度保守。免疫交叉反应的结果表明，从酵母到人，核孔蛋白之间具有很高的同源性，而且核孔复合体的整个结构在进化上也具有很高的保守性。

（二）核孔复合体的功能

1. 核孔复合体介导细胞核与细胞质之间的物质交换　核孔复合体是细胞核与细胞质之间物质交换的双向选择性亲水通道，是一种特殊的跨膜运输蛋白复合体。其双向性表现在既介导蛋白质的入核转运，又介导RNA与核糖核蛋白（ribonucleoprotein，RNP）颗粒的出核转运。核孔复合体可通过主动运输和被动运输两种方式实现核－质间的物质运输，其转运方式取决于被转运物质的大小。

（1）被动运输物质的形式：核孔复合体的有效直径为9～10 nm，因此离子、小分子及直径小于10 nm的物质原则上都可以自由进出核孔。但它对$Na^+$等少数离子仍有一定的屏障作用，某些小分子也可能因与其他大分子结合而不能自由通过。

（2）主动运输物质的形式：核孔复合体最重要的功能之一是主动运输，其主动运输是一个信号识别与载体介导的过程，具有双向性的特点，既能把复制、转录、染色体构建和核糖体前体组装等所需要的各种因子，如DNA聚合酶、RNA聚合酶、组蛋白及核糖核蛋白等运输到核内，又能将翻译所需要的RNA、组装好的核糖体亚基等从核内运输到细胞质。

2. 核定位信号介导亲核蛋白入核　亲核蛋白（karyophilic protein）是一类在细胞质中合成后，需要或能够进入细胞核发挥功能的蛋白质，如组蛋白、DNA聚合酶、RNA聚合酶等。亲核蛋白具有较大的头部和细长的尾部两个不同的结构域，尾部具有核定位信号（nuclear localization signal，NLS），或称核输入信号（nuclear import signal，NIS）。核定位信号是一段含有4～8个氨基酸的短肽序列，富含Arg、Lys、Pro等碱性氨基酸，可以位于蛋白质的任何部位，具有定向或定位作用，并可保证与之相连的整个蛋白质通过核孔复合体，从而进入细胞核。亲核蛋白的入核主动运输过程除了需要自身的 NLS 之外，还需要核转运受体（nuclear transport receptor），它们既可与核孔复合体结合，又可与被转运物质结合。在细胞质中，亲核蛋白首先与入核素 α 结合，后者与入核素 β 结合形成 NLS 蛋白 – 入核素 α/β 复合体，入核素 β 通过与核孔复合体伸向细胞质的核孔蛋白 FG 重复序列结合，将 NLS 蛋白 – 入核素 α/β 复合体定位于核孔复合体的胞质侧纤维，通过与 FG 重复序列的反复结合与分离，NLS 蛋白 – 入核素 α/β 复合体经核孔转运入核。该复合体在通过核孔复合体时，Ran–GTP 酶水解 GTP，为核转运提供能量；同时激活入核素 β，释放入核素 α 和 NLS 蛋白，继而亲核蛋白沿核内骨架被运至核内。核内入核素 β 与 Ran–GTP 酶结合成二聚体被运回细胞质后解离，入核素 α 也通过较为复杂的出核转运过程回到细胞质，它们均可参与下一轮亲核蛋白的入核转运（图 9–5）。RNA 和核糖核蛋白颗粒等大分子物质经核孔的出核转运与亲核蛋白的入核转运过程相似。

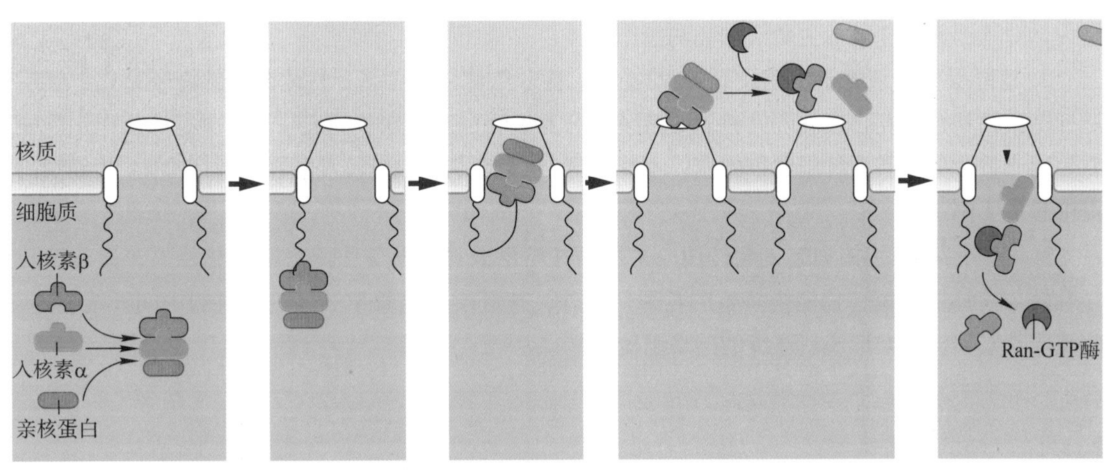


图 9–5　亲核蛋白通过核孔复合体输入细胞核的过程

## 四、核纤层的结构与功能

### （一）核纤层的结构

核纤层（nuclear lamina）是紧贴于核膜内层的纤维状蛋白网架结构。核纤层位于内核膜与染色质之间，整体观呈球形，切面观呈片层结构，厚 10 ~ 100 nm（图 9–6）。核纤层普遍存在于高等真核细胞间期细胞核中，在分裂期的细胞中核纤层解体并以蛋白单体形式存在于细胞质中。

组成核纤层的纤维蛋白称为核纤层蛋白（lamin）。哺乳动物和鸟类细胞的核纤层蛋白含 3 种多肽，分别称为核纤层蛋白 A、B、C，其相对分子质量为 $6\times10^4$ ~ $7\times10^4$。核纤层蛋白 A 与核纤层蛋白 C 是同一基因编码的不同加工产物，并且 A 和 C 两种核纤层蛋白装配成的纤维与中间纤维很近似，所以认为核纤层蛋白实际上是一种中间纤维。核纤层蛋白 A 和 C 仅见于分化的细胞中，而核纤层蛋白 B 则存在于所有体细胞中。

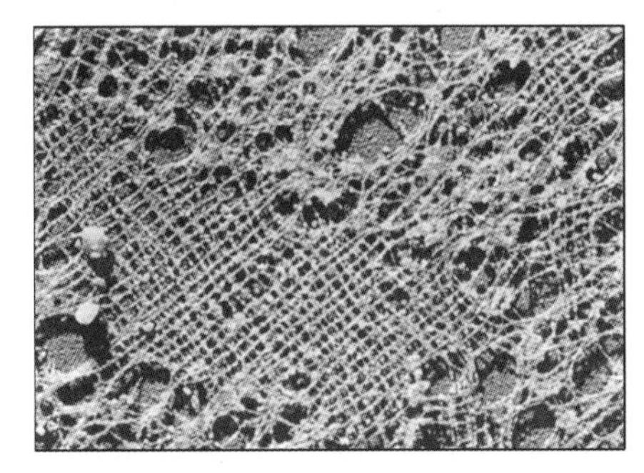


图 9–6　核纤层的超微结构

### （二）核纤层的功能

根据核纤层的结构、位置和生化行为，推测其功能与核膜、染色体及细胞核的构建有关。核纤层能够为核膜提供支架，并且参与间期染色质的核周锚定与构建、DNA 和 mRNA 的分选，以及有丝分裂过程中核膜的崩解和重建，因而核纤层在细胞核的形态构成和功能行使中发挥重要作用。

1. 核纤层与核膜重建及染色质凝集相关　核纤层在细胞分裂过程中发生可逆性解聚和重新装配，对核膜的崩解与重建有调节作用。核纤层在细胞分裂时呈现周期性变化，在分裂前期结束时，核纤层被磷酸化而解聚，核膜崩解为核膜小泡，其中核纤层蛋白 B 与核膜小泡结合，核纤层蛋白 A 和 C 则分散于细胞质中；在分裂末期，核纤层蛋白去磷酸化重新组装，核膜小泡被引导至染色体表面，经膜融合后构成围绕染色体的新核膜。采用点突变方法改变核纤层蛋白的磷酸化位点可干扰核纤层解聚及核膜崩解。因此，核纤层与核膜的周期性变化密切相关。在细胞间期，核纤层与染色质上的一些特殊位点结合，为染色质提供了核周锚定的位点，使染色质紧紧地结合于核纤层的内侧，阻碍染色质螺旋化形成染色体。细胞分裂前期，随着核纤层解聚，失去与染色质的联系，染色体形成。可见核纤层在细胞周期中的解聚与重组可维持和稳定染色质的有序结构，对基因表达和其他生命活动起调控作用。

2. 核纤层参与细胞核构建及 DNA 的复制　在非细胞体系中选择性地除去核纤层蛋白，能广泛抑制核膜和核孔复合体围绕染色体的组装，可见核纤层对间期核的组装具有决定性的作用。研究表明，重建的没有核纤层的细胞核，不能进行 DNA 复制，表明核纤层在染色质 DNA 的复制过程中起重要作用。

3. 核纤层在细胞核中起支架作用　采用高盐溶液及核酸酶等去除大部分核物质，只有核孔复合体与核纤层存留，仍能维持核的轮廓。此外，核纤层与核骨架及穿过核膜的中间纤维相连，使胞质骨架和核骨架形成一连续的网络结构。

## 第二节　染色质与染色体

染色质与染色体都是遗传物质在细胞中的储存形式，是同一遗传物质在细胞周期不同阶段、执行不同生理功能时的不同存在形式。电镜下，染色质是细胞间期核内伸展开的 DNA- 蛋白质纤维，呈细微纤丝状，弥散在细胞核内；染色体是细胞进入分裂过程，细微纤丝状的染色质经过盘绕折叠形成高度螺旋化和折叠的 DNA- 蛋白质纤维，最终凝集形成形态特定的条状或棒状结构。

### 一、染色质的化学组成及种类

#### （一）染色质的化学组成

染色质的主要成分是 DNA、组蛋白、非组蛋白和少量 RNA。DNA 和组蛋白的含量比较稳定，非组蛋白和 RNA 的含量常随细胞生理状态不同而改变。DNA 和组蛋白的含量接近 1∶1 的比例，两者总量占染色质总化学组成的 98% 以上。

1. DNA　正常情况下，每一物种不同的间期体细胞中 DNA 分子结构及含量都是一致的，而不同的物种之间，细胞内 DNA 的含量、长度均有很大差异。真核细胞中染色质 DNA 序列根据其在基因组中分子组成的差异分为单一序列、中度重复序列和高度重复序列。单一序列（unique sequence）在基因组中一般只有单一拷贝或少数几个拷贝，一般为具有编码功能的基因。中度重复序列（middle repetitive sequence）重复拷贝数在 $10 \sim 10^5$，序列长度有几百到几千个碱基对

(bp)不等，多数是不编码蛋白质的序列，构成基因内和基因间的间隔序列，在基因调控中起重要作用。但中度重复序列也有一些是有编码功能的基因，如rRNA编码基因、tRNA编码基因、组蛋白编码基因、核糖体蛋白编码基因等。高度重复序列(highly repetitive sequence)长度较短，一般为几个至十几个碱基对，但重复拷贝数超过$10^5$，分布在染色体的端粒、着丝粒区。

一条构成染色质的DNA必须包括三类不同的功能序列(图9-7)：复制源序列、着丝粒序列及端粒序列。复制源序列(replication origin sequence)是DNA进行复制的起始点，真核细胞一条DNA分子上可以同时存在多个被激活的复制源，可在不同部位同时进行复制；着丝粒序列(centromere sequence)是真核生物在细胞分裂时，两个姐妹染色单体连接的区域，两个姐妹染色单体从着丝粒分离，保证均等分配两个子代染色单体；端粒序列(telomere sequence)存在于真核生物染色体的末端，是在序列组成上十分相似、在进化中高度保守的串联重复序列。

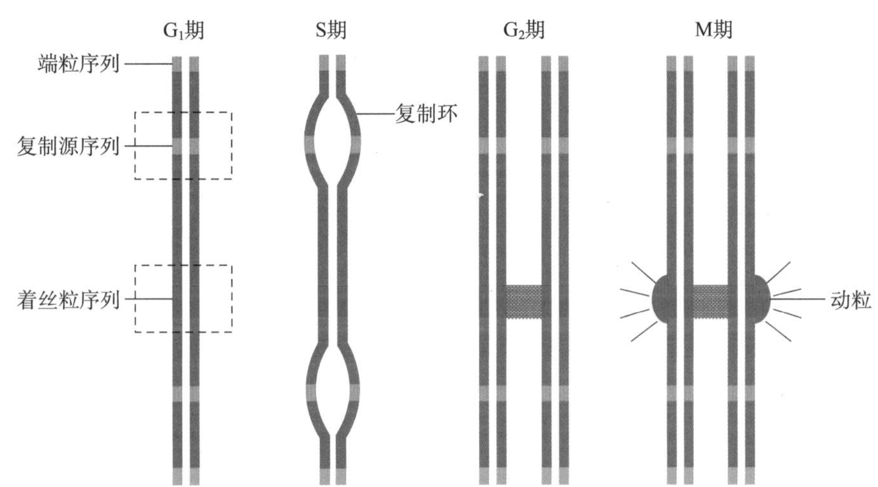


图9-7　染色体三类功能序列示意图

2. 组蛋白(histone)　是真核生物染色体的基本结构蛋白，其总量与染色体DNA大致相等。组蛋白富含带正电荷的精氨酸和赖氨酸等碱性氨基酸，等电点一般在pH 10.0以上，属碱性蛋白质，可以与带有负电荷的DNA分子紧密结合。根据组蛋白的精氨酸/赖氨酸的比值，可以将组蛋白分为5种：$H_1$、$H_2A$、$H_2B$、$H_3$和$H_4$。5种组蛋白在功能上分为两大类：①核小体组蛋白(nucleosome histone)，包括$H_2A$、$H_2B$、$H_3$和$H_4$ 4种，核小体组蛋白各2分子组成八聚体，构成核心颗粒。核小体组蛋白在进化上高度保守，无种属及组织特异性。② $H_1$组蛋白，不如核小体组蛋白那么保守，有一定的种属和组织特异性，如哺乳动物细胞的$H_1$组蛋白约有6种亚型。$H_1$组蛋白在构成核小体时起连接作用，它赋予染色质极性，与染色体高级结构的构建相关。每个核小体只有一个$H_1$组蛋白，分布在封闭DNA进入和离开组蛋白八聚体核心的位点上。通过乙酰化可使组蛋白与DNA的结合减弱，DNA解旋，从而有利于DNA复制及转录的进行；通过甲基化则可增强组蛋白与DNA的相互作用，降低DNA的转录活性。组蛋白在细胞周期的S期与DNA同时合成。组蛋白在细胞质中合成后即转移到细胞核内，与DNA紧密结合，装配形成染色质。

3. 非组蛋白(nonhistone)　是染色质中除组蛋白外的所有蛋白质的总称，为带负电荷的酸性蛋白质，富含天冬氨酸、谷氨酸等。该类蛋白质数量少，种类多，目前已分离出500多种。多数非组蛋白能识别并结合特异性DNA序列，启动并促进基因的复制及转录，调控基因表达。此外，非组蛋白还能促进核小体结构中DNA分子进一步盘曲、折叠，在染色体的构建中发挥作用，并由此形成有利于DNA复制、转录的结构域。其含量常因细胞的类型及生理、病理状态的不同而变化，一般功能活跃组织的染色质中非组蛋白含量比不活跃组织的高。非组蛋白的重要特性之一，是在细胞周期的不同时相或基因表达的不同阶段中发生高度的磷酸化，非组蛋白的磷酸化修饰被认为是基因表达调控的重要环节。

### （二）染色质的种类

在细胞间期，染色质根据其折叠盘曲程度及功能，分为常染色质和异染色质两大类。

1. 常染色质（euchromatin） 是染色质的主要成分。间期核中，染色质折叠压缩程度低，处于伸展状态，用碱性染料染色时着色浅的、具有转录活性的染色质即常染色质。其 DNA 成分主要是单一序列 DNA 和中度重复序列 DNA。活性表达状态的基因一定处于常染色质中；但常染色质中的基因并非全处于活性表达状态，通常只有一小部分基因在进行转录。因此，位于常染色质内是基因表达的必要条件，但不是充分条件。电镜下可见常染色质在核内均匀分布（图 9-8）。

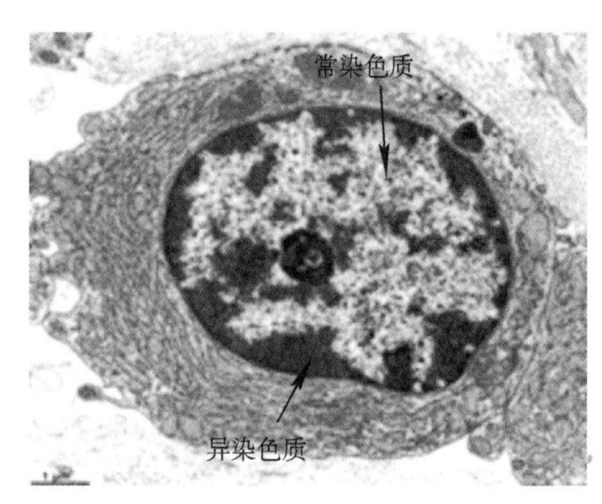

图 9-8　异染色质（深染区）和常染色质（浅染区）

2. 异染色质（heterochromatin） 是在间期核中，染色质纤维折叠压缩程度高，处于聚缩状态，用碱性染料染色时着色深，一般不具有转录活性的染色质。电镜下可见异染色质多位于核周近核膜处。异染色质可分为组成性异染色质和兼性异染色质两类。

（1）组成性异染色质（constitutive heterochromatin）：是各类细胞，除复制期以外，整个发育过程中都处于凝集状态的染色质。此类染色质多位于着丝粒区、端粒、次缢痕及染色体臂的凹陷部位。由相对简单、高度重复的 DNA 序列构成，不具有转录活性，是异染色质的主要类型。与常染色质相比，其复制行为表现为晚复制、早凝缩。

（2）兼性异染色质（facultative heterochromatin）：是在某些细胞类型或一定的发育阶段，原来的常染色质聚缩，并丧失基因转录活性，变为异染色质，这种异染色质可向常染色质转变，恢复转录活性，故称为兼性异染色质。两者的转化可能是关闭基因活性的一种途径。例如，女性细胞含 2 条 X 染色体，在胚胎发育的前 16 天，2 条 X 染色体在间期细胞都属于常染色质；16～18 天，其中一条仍为有转录活性的常染色质，而另一条成为无活性的异染色质，即异固缩状态的 X 小体。女性上皮细胞 X 小体位于核的边缘，也称巴氏小体（Barr body），检查巴氏小体是早期胎儿性别鉴别的方法之一。

ⓔ 图集 9-2
不同形态的性染色质

## 二、染色质的结构及组装

### （一）核小体

核小体（nucleosome）是染色质的基本结构单位，为直径 11 nm、高 6 nm 的圆盘状颗粒，由核心颗粒和 200 bp 左右的 DNA 长链构成。核心颗粒由 $H_2A$、$H_2B$、$H_3$、$H_4$ 4 种组蛋白各 1 对聚合成的八聚体构成，包括 $H_2A \cdot H_2B$ 异二聚体和 $H_3 \cdot H_4$ 异二聚体各 2 个。其中 2 个 $H_2A \cdot H_2B$ 异二聚体位于核心结构中央，2 个 $H_3 \cdot H_4$ 异二聚体位于四聚体两侧。在其表面上，DNA 以左手螺旋缠绕在核心颗粒表面，每圈 80 bp，共 1.75 圈，约 146 bp，这些 DNA 不易被核酸酶消化。相邻的2个核小体之间由一段长约60 bp的DNA链相连，称为连接DNA。组蛋白$H_1$位于缠绕组蛋白八聚体的DNA双链的进出端，锁合DNA，起稳定核小体的作用（图9-9）。核小体紧密连接在一起，均匀、独立地分布在未打结的DNA链上，形成念珠样结构，常被称为染色质一级结构（图9-10）。核小体念珠的形成，使DNA分子长度压缩了约7倍。

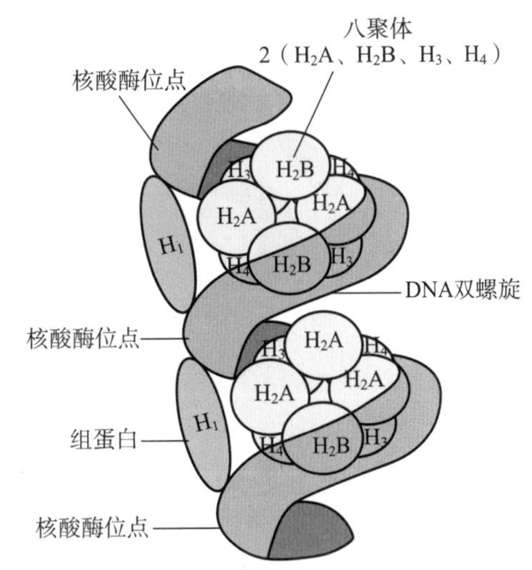

图9-9 核小体结构模式图

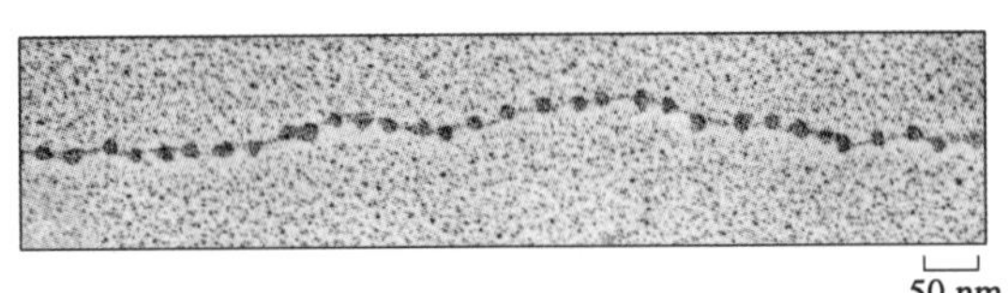

图9-10 电镜下核小体念珠样结构

（二）螺线管

在电镜下观察发现，大多数染色质以一种30 nm染色质纤维样的形式存在，它是在核小体的基础上，在$H_1$组蛋白参与下使每个核小体紧密连接，螺旋缠绕，形成中空结构的螺线管。螺线管（solenoid）是染色质组装的二级结构，每圈含有6个核小体，螺距11 nm，外径30 nm，内径10 nm（图9-11）。每个$H_1$组蛋白分子由一个球形中心区和存在于氨基酸末端和羧基末端的两个臂组成。每个$H_1$组蛋白分子通过球形中心区结合到核小体的特殊位点，两个臂与相邻核小体组蛋白核心上的其他位点作用，使核小体组装成有规则的重复排列结构。$H_1$组蛋白位于螺线管的内部，对螺线管的稳定起重要作用。螺旋化的形成使核小体念珠样结构压缩了6倍。

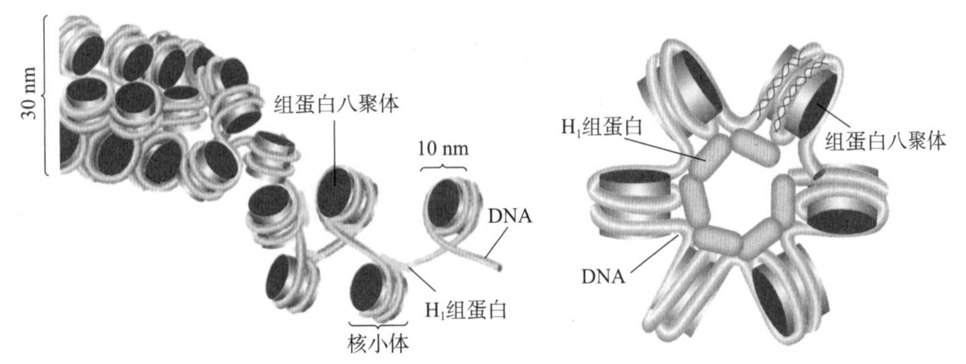

图9-11 螺线管的结构模式图

（三）染色质的包装

关于染色质的包装，由DNA和组蛋白包装成核小体并进一步形成螺线管方面，研究者们已基本取得一致的看法，但对直径30 nm的螺线管如何进一步压缩、包装成染色体尚有不同意见。对此曾提出过多种模型，其中有两种模型解释染色质到染色体的高度有序结构被广泛接受，即多级折叠模型和染色体支架－放射环模型。

1. 多级折叠模型（multiple coiling model） 30 nm的螺线管进一步螺旋折叠压缩形成直径为0.2～0.4 μm的筒状结构，称为超螺线管（supersolenoid）。超螺线管使螺线管结构压缩了40倍，构成染色质的三级结构。超螺线管进一步螺旋折叠形成染色单体，超螺线管被压缩了5倍，构成染色质的四级结构（图9-12）。四级包装过程使DNA长度共压缩了8 400倍。

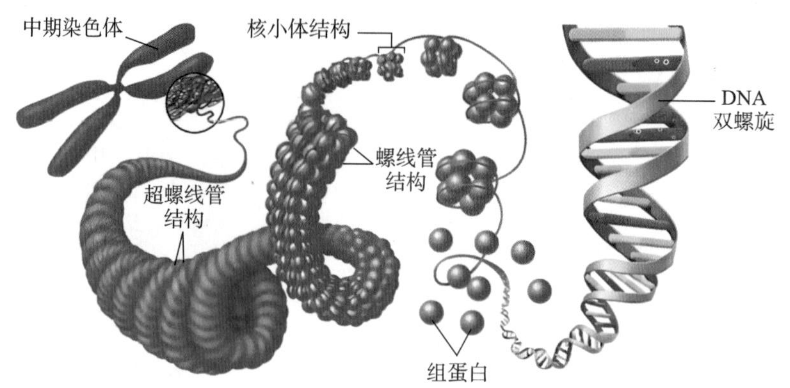


图 9-12 染色体组装的多级折叠模型

2. 染色体支架－放射环模型（scaffold-radial loops structure model） 该模型认为，在染色体中有一个由非组蛋白构成的支架，称为染色体支架（chromosome scaffold）。2 条染色单体的非组蛋白支架在着丝粒区域相连。直径 30 nm 的螺线管一端与支架的某一点结合，另一端向周围辐射呈环状迂回后再回到结合点处，两个结合在支架上的点靠得很近，这样的环状螺线管称为袢环。袢环包含 315 个核小体，每 18 个袢环以染色体支架为轴心，呈放射状排列于同一平面上向四周伸出，形成微带。微带是染色体高级结构单位，大约 106 个微带沿轴心支架纵向排列，构建成染色单体（图 9-13）。袢环是染色质独立的功能单位，即 DNA 复制和转录的单位。因此，袢环结构是间期染色质的基本存在形式。该模型与细胞分裂中期染色体电镜下的形态相吻合。

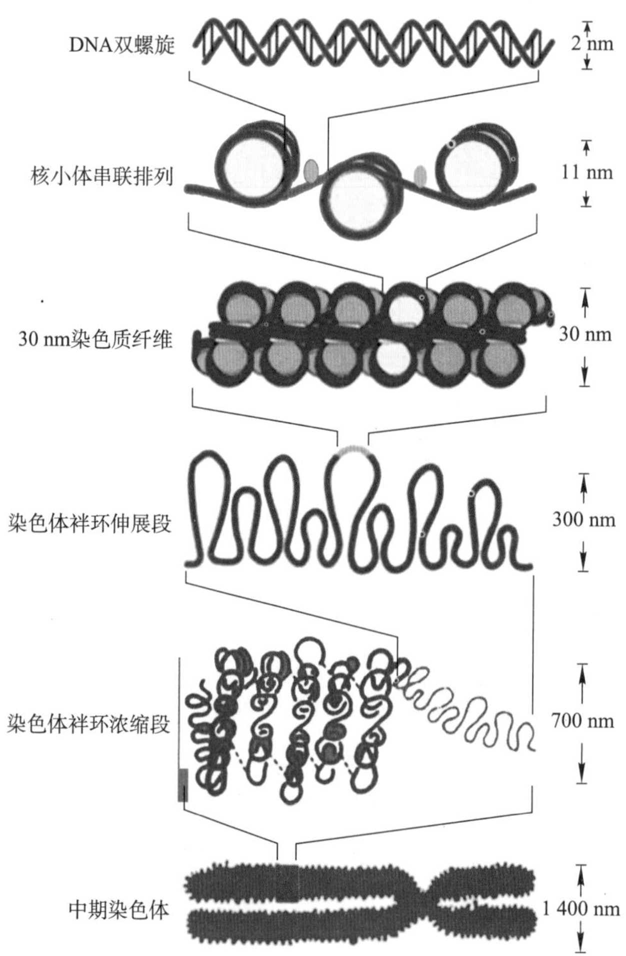


图 9-13 染色体组装的染色体支架－放射环模型

## 三、染色体的形态结构

在有丝分裂中期，染色体螺旋化程度达到顶峰，形成高度凝缩的染色体，称为中期染色体。中期染色体的形态特征最为典型，因此常用中期染色体进行染色体研究及染色体病的诊断。在细胞分裂间期，组成染色体的DNA和组蛋白经过复制和组装，完成了遗传物质载体染色体的加倍。因此，每条中期染色体由2条相同的染色单体组成，每一条染色单体由一条DNA双链经过盘曲折叠形成，两者在着丝粒处相连，这两条染色单体互称姐妹染色单体（sister chromatid）。染色体被着丝粒分为长臂和短臂，在两臂上可见到主缢痕、次缢痕、随体和端粒等不同的结构域（图9-14）。

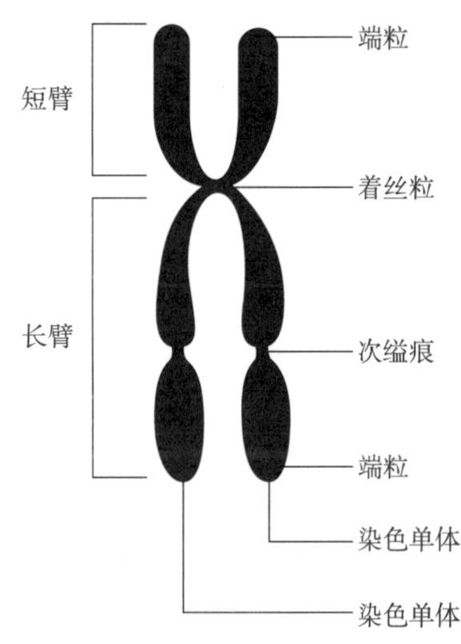

图9-14　中期染色体的结构模式图

### （一）着丝粒

着丝粒（centromere）位于两条染色单体的连接处，此处有一个向内凹陷、染色较浅的缢痕，称为主缢痕（primary constriction）。着丝粒是指主缢痕处的染色质部分，由高度重复的异染色质组成。在主缢痕两侧有已特化的圆盘状结构，称为动粒（kinetochore），由蛋白质构成，是细胞分裂时纺锤丝动力微管的附着位点，每一动粒上可连接4～40条微管，参与细胞分裂后期染色体向两极的移动。若着丝粒缺失，则在细胞分裂时，染色体不能与纺锤丝相连，导致染色体分裂后期延滞而丢失。

染色体主缢痕区域的结构为着丝粒－动粒复合体，该区域可划分为3种结构域：①动粒结构域（kinetochore domain），位于着丝粒的外表面，由动粒和围绕动粒外层的纤维冠组成。电镜下呈3层板状结构，即致密的外层、低密度的中层和致密的内层。纤维冠主要由促使染色体分离的马达蛋白组成，与纺锤丝微管连接，支配染色体的运动和分离。②中央结构域（central domain），位于动粒结构域内表面，含高度重复序列DNA，对着丝粒－动粒复合体结构的形成和功能活性的维持有重要作用。③配对结构域（pairing domain），位于中央结构域内表面，姐妹染色单体在此相互连接（图9-15）。在此区域发现两种蛋白质，即内着丝粒蛋白和染色单体蛋白。以上三种结构域共同作用，确保了细胞有丝分裂过程中染色体与纺锤丝的整合及染色体的有序分离。

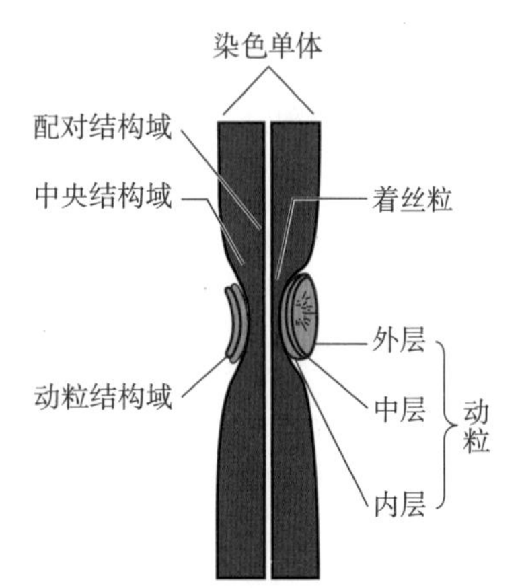

图9-15　着丝粒－动粒复合体的结构模式图

着丝粒将染色体划分为短臂（p）和长臂（q）两部分。将染色体纵向分为8等份，根据着丝粒在染色体上的位置，将中期染色体分为4类（图9-16）：①近中央着丝粒染色体，着丝粒位于或靠近染色体中央（1/2～5/8），长、短臂基本相等；②亚中央着丝粒染色

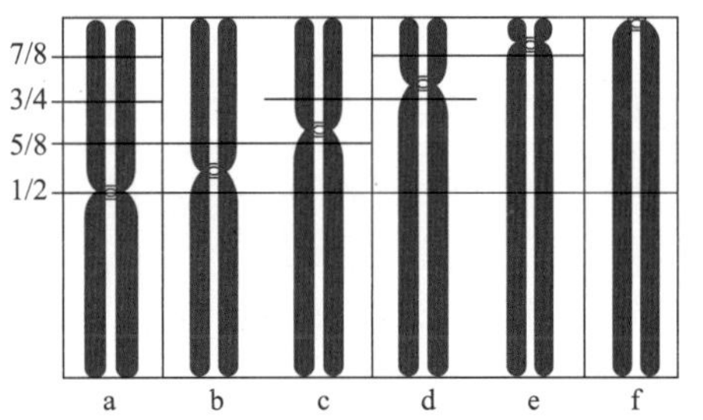

图9-16　染色体的4种类型
a、b. 近中央着丝粒染色体；c、d. 亚中央着丝粒染色体；e. 近端着丝粒染色体；f. 端着丝粒染色体（某些动物有）

体，着丝粒略偏向一端（5/8 ~ 7/8），长、短臂差异明显；③近端着丝粒染色体，着丝粒接近染色体端部（7/8 ~ 末端），短臂微小，通常具有随体和次缢痕；④端着丝粒染色体，着丝粒位于染色体末端，染色体中只有长臂。人类染色体只有前三种类型，没有端着丝粒染色体。

#### （二）次缢痕

次缢痕（secondary constriction）是染色体上除主缢痕以外的缢缩狭窄浅染部位。次缢痕并非存在于所有染色体上，但它是某些染色体特有的形态表现。次缢痕在染色体上的位置和大小是恒定的，故可作为鉴别特定染色体的一个标志。

#### （三）端粒

临床聚焦 9-1
端粒、端粒酶与肿瘤

端粒（telomere）是染色体两端的特化结构，通常由富含鸟嘌呤核苷酸（G）的端粒 DNA 和蛋白质构成。一个基因组内所有端粒都是由相同的短串联重复序列构成的，不含有功能基因，该重复序列具有种属特异性，在进化上高度保守。哺乳动物和其他脊椎动物端粒的重复序列中的保守序列为 TTAGGG，串联重复 500 ~ 3000 次，序列长度在 2 ~ 20 kb 不等。端粒蛋白则可保护端粒免受酶类等的降解。

研究进展 9-1
端粒和端粒酶的发现及端粒概念的提出

端粒的功能主要与维持染色体的稳定性，保证 DNA 的完整复制，参与染色体在核内的分布及减数分裂时同源染色体配对有关。染色体丢失端粒后，容易和无端粒的其他染色体末端或同一染色体另一末端连接，形成各种染色体结构畸变。端粒起细胞分裂计时器的作用，其核苷酸每复制一次减少 50 ~ 100 bp，随细胞分裂而变短，缩短到一定程度时，使细胞退出细胞周期而分化或死亡。可见每条染色体需有一个着丝粒和两个端粒才能保证其稳定性和完整性。

#### （四）随体

随体（satellite）是指位于某些染色体末端的球状或棒状染色体节段，通过次缢痕与染色体的主要部分相连。随体与短臂间的细丝样结构称为随体柄，应属于次缢痕区，此处是核糖体 RNA（rRNA）编码基因存在的部位。其表达产物与构成核仁及维持核仁结构和形态相关，又称为核仁组织区。随体主要由异染色质组成，不具备常染色质那样的功能活性。随体的形态、大小及其在染色体上的位置总是固定的，是识别染色体的重要形态特征之一。

#### （五）核仁组织区

核仁组织区（nucleolar organizing region，NOR）位于有随体染色体的次缢痕部位（并非所有的次缢痕都是 NOR），即含有 rRNA 编码基因的一段染色体区域，是 rRNA 编码基因所在部位（5S rRNA 编码基因除外），合成 18S、5.8S 和 28S rRNA，与核仁的形成有关，故称为核仁组织区。核仁是 NOR 中的基因活动形成的可见的球体结构。具有 NOR 的染色体数目依不同细胞种类而异，人有 5 对染色体，即 13、14、15、21、22 号染色体上有 NOR。

### 四、染色体的核型与带型

#### （一）染色体的核型

研究进展 9-2
人类染色体数的确定

人体细胞含有 46 条染色体，依照染色体的大小和着丝粒的相对位置，配为 23 对，并将 23 对染色体分为 7 组（A ~ G 组），A 组最大，G 组最小。其中 1 ~ 22 对为男女共有，称为常染色体

(autosome);剩余1对与性别有关,称为性染色体(sex chromosome),分别用X和Y表示(表9-1)。正常男性拥有1条X染色体和1条Y染色体,正常女性拥有1对相同的X染色体。

核型(karyotype)是指某一个体细胞全部染色体所构成的图像,具有独特的染色体形态和数目。核型分析(karyotype analysis)是指将待测细胞的染色体按照一定的体制配对、排列后,分析确定其数目和形态是否与正常核型完全一致。人类正常女性核型为:46,XX;正常男性核型为:46,XY。

深入学习9-1
不同物种的染色体数目

表9-1 人类染色体分组与形态特征

| 组别 | 染色体编号 | 大小 | 着丝粒位置 | 副缢痕 | 随体 |
|---|---|---|---|---|---|
| A | 1～3 | 最大 | 近中央、亚中央着丝粒 | 1号可见 | 无 |
| B | 4～5 | 大 | 亚中央着丝粒 | 无 | 无 |
| C | 6～12,X | 中等 | 亚中央着丝粒 | 9号可见 | 无 |
| D | 13～15 | 中等 | 近端着丝粒 | 无 | 有 |
| E | 16～18 | 较小 | 近中央、亚中央着丝粒 | 16号可见 | 无 |
| F | 19～20 | 小 | 近中央着丝粒 | 无 | 无 |
| G | 21～22,Y | 最小 | 近端着丝粒 | 无 | 21,22有;Y无 |

(二)染色体的带型

染色体经过一定程序的处理,用特定染料染色,使染色体沿其长轴显现出宽窄不一、明暗交替或深浅相间的一系列横纹,这些横纹称为染色体的带(band)。每一条染色体都有其独特而恒定的带纹,构成了每条染色体的带型。这样的染色体称为显带染色体,能显示染色体带的技术称为染色体显带技术,由显带染色体构成的核型即染色体显带核型。用显带染色体进行核型分析极大地提高了染色体研究的精确性,能检测染色体的微小变化,如缺失、异位等,对探讨人类遗传病的发病机制、物种间的亲缘关系及远缘杂交的鉴定都有重要意义。染色体显带技术分为两类:一类是整条染色体的显带技术,如Q带、R带和G带;另一类是染色体局部显带技术,如C带、T带和N带。根据巴黎国际染色体命名会议规定命名,将具有恒定而明显的形态学特征,如着丝粒、端粒和特殊的染色体带作为界标(landmark),界标把染色体臂划分为若干个区,每个区又划分为若干条带。区和带的命名从着丝粒的一侧开始,向长、短臂的远端依次分别编号。标定一条染色体特定带时,需标明4项内容:①染色体号。②臂的名称。③区号。④带号。用符号表示,如1p36表示1号染色体、短臂、3区、6带(图9-17)。高分辨显带技术的应用,使染色体核型分析更加精确,有助于发现更细微的染色体结构异常。

深入学习9-2
人类的显带核型分析

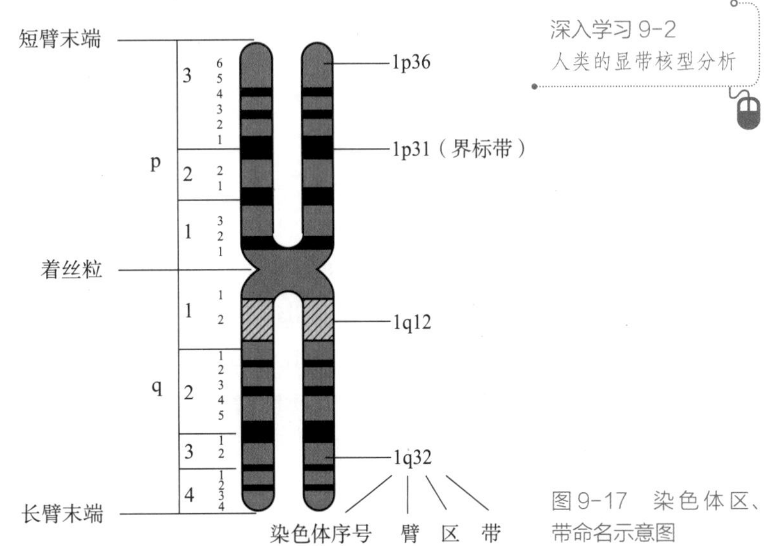


图9-17 染色体区、带命名示意图

# 第三节 核仁

核仁（nucleolus）是真核细胞间期核中最明显的结构，核仁的形态、大小和数目随生物体的种类、细胞的类型及生理状态的变化而不同。在蛋白质合成旺盛、生长活跃的卵母细胞和分泌细胞中，核仁很大；在蛋白质合成不活跃的肌细胞和精子细胞中，核仁很小或没有。核仁在细胞中的位置通常不固定，可以位于任何部位，但在生长比较旺盛的细胞中，常趋向细胞核的边缘，即发生"核仁趋边"的现象。这种分布可能有利于核内、外物质的交换。

## 一、核仁的形态结构和化学组成

在电镜下，核仁的结构没有被膜包裹，是由多种成分构成的一种大网格结构；可以看到 3 个不完全分隔的区域：纤维中心、致密纤维组分、颗粒组分（图 9-18）。核仁的主要化学组成为 DNA、RNA、酶类和蛋白质等。其中蛋白质含量较高，占 80%，DNA 占 8%，RNA 占 11%。具有核仁周期，在细胞分裂期核仁解体，在间期重新装配。

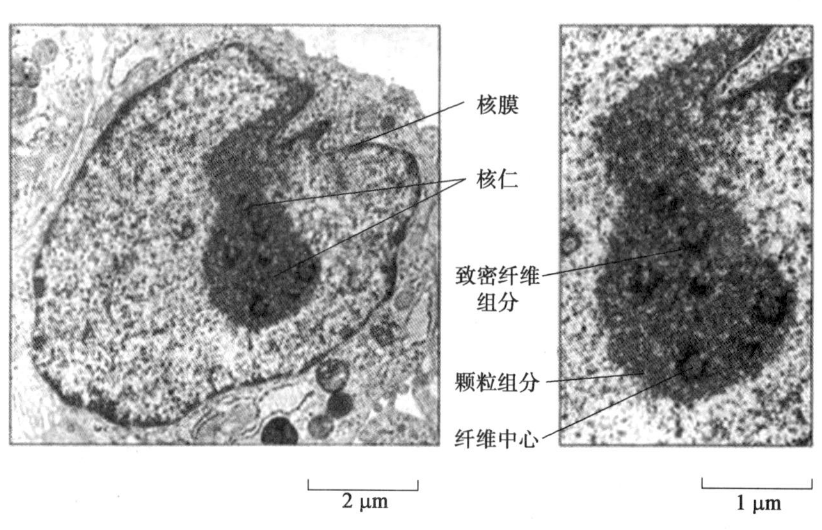


图 9-18 人成纤维细胞的核仁电镜图

### （一）纤维中心

纤维中心（fibrillar center，FC）是电镜下被致密纤维组分不同程度地包围着的一个低电子密度的圆形区域，是 rRNA 编码基因 rDNA 的存在部位。rDNA 是由数条染色体上伸出的 DNA 袢环组成的，在袢环上 rRNA 编码基因串联排列，并进行高速转录，产生 rRNA，最后形成核仁。因此，每一个 rRNA 编码基因的袢环称为一个核仁组织区。通常 rRNA 编码基因分布于几条不同的染色体上，人类的 rRNA 编码基因位于 5 条染色体上，即 13、14、15、21、22 号染色体。因此，在二倍体细胞的 46 条染色体上，就有 10 条染色体上含有 rRNA 编码基因，它们共同构成的区域称为核仁组织区（图 9-19）。

### （二）致密纤维组分

致密纤维组分（dense fibrillar component）是电镜下核仁内电子密度最高的区域。染色深，由紧密排列的直径为 5～10 nm 的纤维丝构成，主要含有正在转录的 rRNA 分子。此外，该区域还存在一些特异性的 RNA 结合蛋白，如核仁蛋白（nucleolin）、核仁纤维蛋白（fibrillarin）等，使核仁能被特异性地银染。

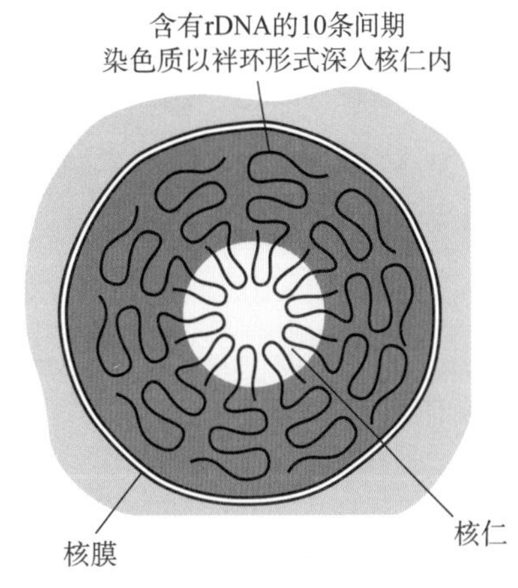

图 9-19　核仁组织区及 10 条染色体的 rDNA 袢环

### （三）颗粒组分

电镜下核仁中的颗粒组分（granular component）呈致密的颗粒，颗粒直径 15～20 nm，分布在致密纤维组分的外侧直到核仁边缘。这些颗粒是 rRNA 编码基因转录产物进一步加工、成熟的处于不同阶段的核糖体亚基的前体颗粒。间期核中核仁的大小主要由颗粒组分数量的多少所决定。

在核仁中除上述 3 种核仁的基本组分外，还可见到包围在核仁周围的异染色质，称为核仁周围染色质（perinucleolar chromatin），它们与含 rDNA 的常染色质统称为核仁相随染色质（nucleolar associated chromatin）。此外，核仁中含有一些无定形的蛋白质液体物质，称为核仁基质（nucleolar matrix）。

## 二、核仁的功能

核仁是 rRNA 合成、加工及核糖体亚基装配的场所。真核生物中的 rRNA，除 5S rRNA 在核仁外染色体上合成外，其余都在核仁内合成。此外，构成核糖体亚基的 70 多种蛋白质在细胞质中合成后都被转移至核仁，并在此装配成核糖体亚基，然后再转运到细胞质参与蛋白质的合成。

### （一）核仁是 rRNA 编码基因转录和加工的场所

哺乳动物核仁中串联重复排列的 rRNA 编码基因，在 RNA 聚合酶 I 的作用下进行转录，每个基因都转录出长度为 13 000 bp 的初始转录产物，即 45S rRNA。由于 rRNA 编码基因分布于很小的核仁组织区，成簇串联重复排列，这种组织方式及高密度分布使 RNA 聚合酶 I 能够连续工作，在前一个基因转录完成后直接活化下一个基因的转录，保证转录的高效进行。应用染色质铺展技术，可在电镜标本上观察到 rDNA 转录为 rRNA 的形态学过程：沿 rDNA 长轴垂直方向，伸展出一系列新生的 rRNA 链，沿着转录的方向，其长度逐渐增长，形成类似“圣诞树”的形状（图 9-20）。转录而成的 45S rRNA 前体紧接着被进一步加工，形成成熟的 rRNA。哺乳动物 45S rRNA 前体经过加工修饰，最终形成 5.8S rRNA、18S rRNA、28S rRNA。其中小核仁 RNA（small nucleolar RNA，snoRNA）在这一加工过程中起着非常重要的作用。需要指出的是，参与核糖体形成的 5S rRNA，编码基因不存在于核仁的 rDNA 区域，而是位于染色体的其他区域。5S rRNA 编码基因也串联成簇排列，但不是 RNA 聚合酶 I 催化的，而是由 RNA 聚合酶Ⅲ负责转录的，经加工后被转运至核仁参与核糖体亚基的组装。

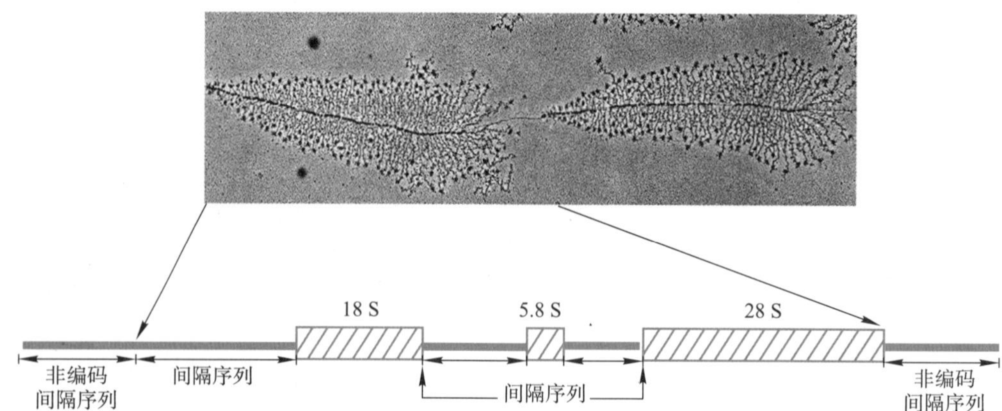


图 9-20 rRNA 基因转录的形态和示意图

（二）核仁是核糖体大、小亚基装配的工厂

细胞内 rRNA 前体的加工成熟过程是以核糖核蛋白（RNP）复合体的形式进行的。在核仁，新合成的 45S rRNA 前体很快与来自细胞质的 80 多种蛋白质结合形成 RNP 复合体，在酶的催化下，失去一些 RNA 和蛋白质，裂解形成 28S rRNA、18S rRNA 和 5.8S rRNA，其中 28S rRNA、5.8S rRNA 连同来自核仁外的 5S rRNA 与 49 种蛋白质装配成 60S 大亚基，18S rRNA 与 33 种蛋白质装配成 40S 小亚基。最后在核仁中形成的大、小亚基被运输到细胞质，在细胞质中进一步装配为成熟的功能性核糖体（图 9-21）。

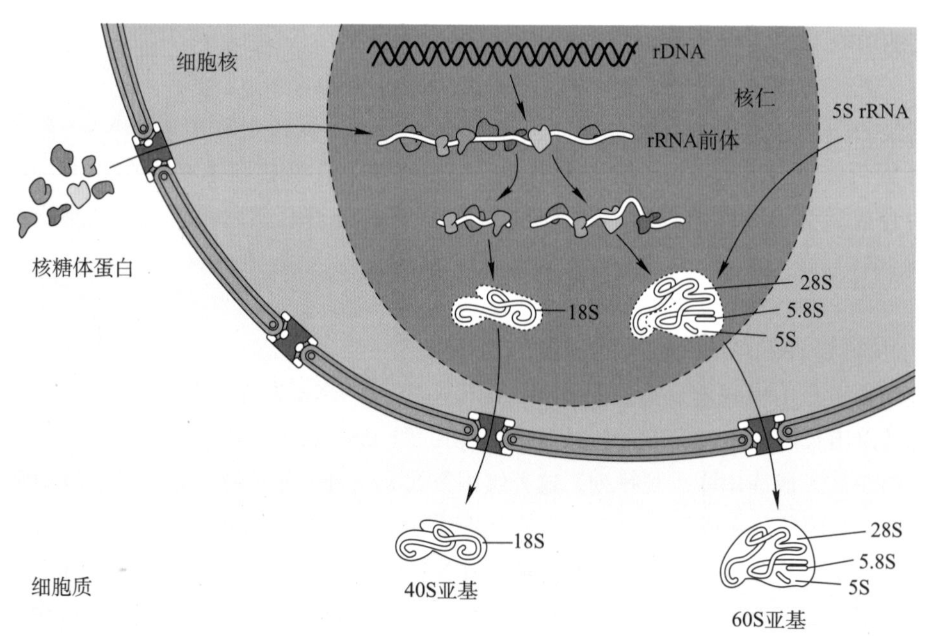


图 9-21 核糖体亚基的组装

三、核仁周期

在进行有丝分裂的细胞中，核仁是一个高度动态的结构。在细胞周期过程中，核仁出现一系列结构与功能的周期性变化，称为核仁周期（nucleolar cycle）。当细胞进入有丝分裂时，核仁首先变形和变小；之后随着染色质凝集，所有 rRNA 合成停止，含 rRNA 编码基因的 rDNA 袢环逐渐收缩回到相应染色体的核仁组织区；至中期和后期核仁消失；在有丝分裂末期，核仁组织区的 rDNA 解凝集，rRNA 重新开始合成，组成核仁的物质聚集成数个分散的前核仁体，并在染色体核仁组织区附近融合成极小的核仁，它们进一步融合，最终形成核仁。人类细胞中，最初在含有 10 个 rRNA 编码基因的 rDNA 袢环上形成 10 个小核仁，而后小核仁相互融合成一个大核仁。研究表明，rRNA 编码基因活性和 RNA 聚合酶 Ⅰ 在间期细胞核仁结构的维持及有丝分裂后核仁结构的重建方面起重要作用。

## 第四节　核骨架

核骨架（nuclear skeleton）又称核基质（nuclear matrix），是指真核细胞间期核中除核膜、染色质和核仁以外的部分，是一个以非组蛋白为主构成的纤维网架结构。它的基本形态与细胞质中的细胞骨架相似，并存在一定的联系，因此被称为核骨架。核骨架是一种动态结构，可随生理、病理状态的不同而发生可逆的变化，这种变化与细胞核的功能状态密切相关。

### 一、核骨架的形态结构与化学组成

核骨架为充满整个核空间的三维蛋白网架。电镜下，核骨架由粗细不均、直径为 3 ~ 30 nm 的纤维组成，纤维单体的直径为 3 ~ 4 nm，较粗的纤维是单体纤维的聚合体。核骨架分布于整个核空间，纤维交错排列，构成网架结构，同时与核纤层纤维和核孔复合体相互连接，构成核内互为关联的骨架系统。核骨架的化学组成主要是核糖核蛋白（RNP），蛋白成分多为纤维蛋白，含量在 90% 以上，其中相当部分是含硫蛋白，相对分子质量在 40 000 ~ 60 000；此外还有少量的 RNA，这些 RNA 对于维持核骨架三维网络结构的完整性是必要的。在分离的核骨架中有少量的小片段双链 DNA，长度在 2 ~ 22 kb，核骨架 DNA 含量占核 DNA 总量的 1% ~ 2%，其与核骨架紧密结合而受到核骨架蛋白质的保护，免受 DNase 的破坏。目前已确定的核骨架蛋白有 200 余种，多数为非组蛋白性的纤维蛋白。核骨架蛋白可分为两类：一类是核基质蛋白（nuclear matrix protein），是各类细胞共有的蛋白成分；另一类是功能性的核基质结合蛋白（nuclear matrix associated protein），其组成与细胞类型、分化状态、生理及病理状态有关。

### 二、核骨架的功能

核骨架是细胞核内一个非常重要的纤维网络结构，它参与细胞核的构成，在维持细胞核的形态、染色体的组装、DNA 的复制与转录、细胞分裂和分化、细胞信号转导及细胞凋亡等一系列生命活动中发挥重要作用。

#### （一）核骨架与核内 DNA 复制

研究表明，DNA 环普遍存在于间期细胞核和分裂期染色体中。DNA 环的根部结合在核骨架纤维上，DNA 以环的形式与 DNA 复制的酶及因子锚定在核骨架上，形成 DNA 复制复合体（DNA replication complex）进行 DNA 复制。核骨架可能是 DNA 复制的空间支架，DNA 聚合酶通

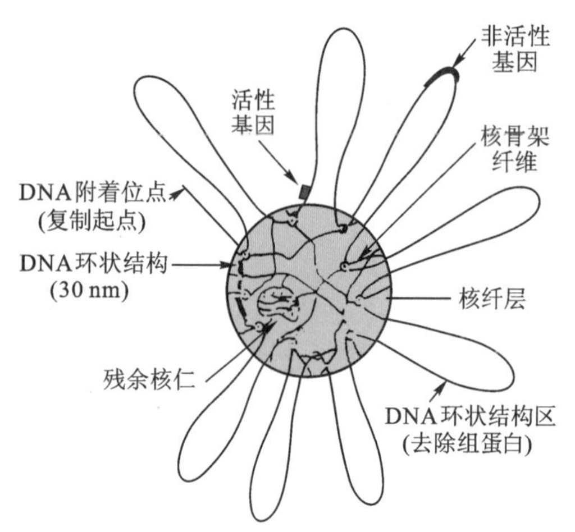


图 9-22 细胞核骨架支撑下的细胞核内部结构

过结合于核骨架上而被激活，DNA 拓扑异构酶Ⅱ、DNA 引物酶也结合在核骨架上（图 9-22）。20 世纪 80 年代初，Pardoll 等对来自体外培养的大鼠肝细胞和 3T3 细胞进行研究，以 $^{3}$H-TdR 进行脉冲标记，然后分离核骨架进行测定，在核骨架上发现了大量被标记的 DNA 分子，表明核骨架是构成 DNA 复制的空间支架。近年有相关实验显示，DNA 聚合酶和 DNA 拓扑异构酶在核骨架上有特定的结合位点，DNA 和参与 DNA 复制的酶及因子锚定于核骨架上，形成 DNA 复制复合体，进行 DNA 复制。DNA 复制点连续不断地结合在核骨架上，才能进行精准而高效地复制，这进一步证实了核骨架可能是 DNA 复制的支撑物。

### （二）核骨架参与基因转录和 RNA 加工修饰

研究表明，RNA 合成是在核骨架上进行的，核骨架与基因的转录及转录后 RNA 加工修饰和定向运输密切相关。20 世纪 80 年代初，Jackson 等在以 Hela 细胞为实验材料的研究中发现，核内 RNA 是在核骨架上进行合成的。新合成的 RNA 紧密结合在核骨架上，核骨架上富含有转录活性的基因，核内基因只有结合在核骨架上才能进行转录。1985 年，Small 和 Nelkin 等在总结前人工作的基础上，以鸟类和哺乳动物细胞为实验材料，也认为只有结合在核骨架上的基因才有转录活性。近年的研究发现，核内 ADP 核苷转移酶及核苷三磷酸酶结合于核骨架上，说明核骨架是参与 RNA 合成的生化基础。hnRNA 的加工与核骨架也有一定的关系，核骨架可能是细胞核内 hnRNA 加工的场所。研究指出，hnRNA 上的 poly A 区可能就是 hnRNA 在核骨架中的附着点。由此推测，核骨架参与了 RNA 转录后的加工修饰，提示核骨架在基因表达中具有重要作用。

### （三）核骨架参与染色体的构建和核膜的重建

近年来的研究表明，DNA 放射环能通过其两端的核骨架结合序列锚定在核骨架上。由此推断，核骨架可能对核内 DNA 的空间构型起着维系和支架作用，参与 DNA 超螺旋化的稳定和高度有序化过程。

核骨架也参与有丝分裂后期核膜的重建。研究发现，核膜重建过程中需要核基质相关蛋白 AKAP149（A-kinase anchoring protein 149）与 PP1（protein phosphatase 1）的结合，阻止两者结合就会抑制核膜重建。AKAP 是一类附着在核骨架上的核基质相关蛋白，已经发现的 AKAP 成员有近 200 个，它们广泛参与细胞核内进行的各种生理活动。

### （四）核骨架的结构和功能改变导致细胞分化

核骨架作为一种动态结构，与细胞分化有密切关系。核骨架发达状况与核内 RNA 合成能力呈正相关。由于核内转录活性与核骨架密切相关，细胞分化过程中核骨架结构和功能的改变，势必影响核内基因的选择性转录活动，从而导致细胞分化。

临床聚焦 9-2
核基质蛋白在肿瘤诊断学中的应用

此外，核骨架蛋白在肿瘤发生过程中也起一定的作用，与正常细胞相比，某些肿瘤细胞中含有特异性核骨架蛋白成分。如白血病细胞与正常骨髓细胞相比，就出现了一些新的核骨架蛋白成分，而缺少正常骨髓细胞所拥有的某些核骨架蛋白；在膀胱癌、肝癌及胃癌等肿瘤中也发现了核骨架蛋白的改变。

## 第五节　细胞核与疾病

细胞核是真核细胞遗传与代谢活动的控制枢纽，细胞核结构和功能的异常都将造成细胞遗传物质复制、转录的改变，从而引起细胞增殖、分化过程等的异常，导致疾病的发生。人类衰老、遗传性疾病和肿瘤的发生、发展都与细胞核结构和功能的异常有密切关系。现代医学技术可以通过细胞遗传学、分子生物学及高通量检测技术发现细胞核物质的异常，诊断和干预相关疾病。

### 一、细胞核内遗传物质异常与遗传性疾病

#### （一）基因异常导致遗传性疾病

由基因突变引起的遗传性疾病称为基因病，根据致病原因可分为单基因病和多基因病。单基因病的发生主要受一对等位基因控制，根据基因所在染色体不同又分为常染色体遗传、X 连锁遗传和 Y 连锁遗传。根据基因性质不同分为显性遗传和隐性遗传。常见的单基因病有并指、多指、先天性耳聋、先天性白内障、苯丙酮尿症、血友病等。此外，人类的一些遗传病并不取决于一对等位基因，而是多对等位基因的累加作用，同时还受环境因素的影响，这类遗传性疾病称为多基因病，如糖尿病、哮喘、精神分裂症、冠心病、原发性高血压等。

#### （二）染色体异常导致遗传性疾病

化学因素、物理因素、生物因素和怀孕母亲年龄等诸多因素都可能引起体细胞或生殖细胞内染色体发生异常改变从而引起严重的遗传病，称为染色体病。目前发现的染色体病有 500 多种。染色体病可分为染色体数目异常和染色体结构异常两大类。

临床聚焦 9-3
染色体病临床症状和筛查

人类染色体数目成倍数地增加，称为整倍体畸变。研究表明自发流产胎儿中，42% 有染色体畸变，其中三倍体占 18%，四倍体占 5%。另一种染色体数目异常不以整数倍存在，而是染色体数目增加或减少一条或数条，称为非整倍体畸变，是临床最常见的染色体畸变类型。常染色体和性染色体都可发生数目异常，患者常有生长发育迟缓、智力低下和明显的先天性多发畸形的临床表现，在常染色体病中，最常见的是唐氏综合征（21 三体综合征），其次为 18 三体综合征、13 三体综合征。

染色体结构异常主要是在多种因素影响下，染色体发生断裂，然后断裂片段重接，当断裂片段未在原位重接，就会导致断裂片段移动位置与其他片段相接或丢失，引起染色体结构畸变，进而引起疾病的发生。临床上常见的染色体结构畸变有缺失、重复、易位、倒位和环状染色体等。

现代医学发现，某些综合征涉及以序列为基础的邻接基因重排机制，因而将由基因重排而导致的微缺失与微复制所引起的疾病称为基因组病（genomic disorders）。如史密斯－马盖尼斯综合征（Smith-Magenis syndrome），这种疾病由 17p11.2 缺失引起，会影响身体多个部位，导致智力缺陷、面部表情异常、睡眠障碍及行为问题。猫眼综合征（cat-eye syndrome）可由 22q11.2 重复导致，患者出生时即表现轻度眼距增宽、小眼、睑裂向下、斜视、单侧或双侧的垂直虹膜缺损（呈

猫眼状），同时伴有不同程度的生长迟缓、轻度智力障碍等。

## 二、端粒异常与疾病

端粒与端粒结合蛋白一起构成了特殊的“帽子”结构，起到保持染色体的完整性和控制细胞分裂周期的作用。正常细胞端粒较短，且每次分裂，端粒就会变短，当端粒变得太短时，细胞进入衰老状态。临床发现，一类患有“遗传性心肌病”的心脏病患者心肌细胞中的端粒异常短，随后在小鼠研究中证实端粒缩短引发DNA损伤反应，损害线粒体的功能，使心肌细胞不能有效地将血液泵到全身。另外还发现，端粒的突变与肺部疾病存在关联。同时，端粒酶活性增高在胶质瘤等多种肿瘤中被发现，肿瘤细胞分裂增殖但端粒不缩短也被认为是肿瘤细胞永生的机制之一。越来越多的研究表明，端粒结构、功能的异常与肿瘤、遗传病、衰老、自身免疫病等密切相关。

## 三、细胞核异常与肿瘤

与正常细胞相比，肿瘤细胞的细胞核有一些明显的形态特征：细胞核体积大于正常细胞，是正常细胞核的1～5倍，同时异质性较大，同一视野下的肿瘤细胞核增大程度不均一，相差悬殊；由于肿瘤细胞核增大，造成细胞核质比失常，肿瘤细胞分化越差，核质比失常越明显；肿瘤细胞核形状改变，边缘出现凹陷、长芽、结节状、分叶状等，核膜增厚、皱褶，核孔数目增加；肿瘤细胞核内染色质增多，颗粒变粗，且分布不均，核仁增大、深染。

细胞核内染色体异常也被认为是肿瘤细胞的一大特征，几乎所有的肿瘤细胞都有染色体的畸变，包括数目异常和结构异常。如费城（Ph）染色体常见于慢性粒细胞白血病（chronic myelocytic leukemia，CML）患者细胞中，它是一种染色体易位的产物，由22号染色体长臂与9号染色体长臂之间部分区段的易位形成，大约95%的CML有Ph染色体，所以可作为诊断的依据之一，是该病的标记染色体。

## 四、细胞核异常的医学检测方法

现代医学技术不仅可以通过高分辨率光学显微镜检测到苏木精-伊红染色后细胞核形态及结构变化，还能够应用共聚焦荧光显微镜（confocal fluorescence microscopy，CFM）系统平台对外科手术中取到的组织进行更快、更准确的诊断。同时，随着芯片和测序技术的发展，除了应用染色体区带染色分析和荧光原位杂交（FISH）以外，基于DNA芯片的比较基因组杂交技术（array-based comparative genomic hybridization，aCGH）和单核苷酸多态性阵列（single nucleotide polymorphism array，SNP array）的广泛应用，补充了传统技术无法检测微小染色体异常的缺点，提高了诊断的全面性和精确度。PCR和Sanger测序、多重连接探针扩增技术（multiplex ligation-dependent probe amplification，MLPA）、变性高效液相色谱法（denaturing high performance liquid chromatography，DHPLC）作为已知致病基因的突变检测技术已非常成熟。近年来，基于二代测序技术（next generation sequencing，NGS）产生的对一类疾病致病基因检测的Panel检测和全外显子组测序（whole exome sequencing）的应用，为大样本量基因突变筛查及新致病基因的发现提供了更为快速准确的检测手段。

（罗　阳）

## 复习思考题

1. 如何保证细胞生命活动在细胞核内有序地进行？
2. 核仁在电子显微镜下由哪些部分组成？核仁为什么会出现周期性变化，有什么意义？
3. 常染色质与异染色质在结构和功能上有何差异？
4. 试述核小体的结构。
5. 讨论核骨架与肿瘤的关系。
6. 染色质如何组装形成染色体？

## 网上更多……

本章小结　重点名词　自测题　思考题解答　教学 PPT

## 第十章

# 细胞外基质

**关键词**

细胞外基质　糖胺聚糖　蛋白聚糖　胶原　弹性蛋白
纤连蛋白　层粘连蛋白　基膜　相互作用

将不同的细胞连接在一起，形成组织、器官的物质基础是体内无处不在的细胞外基质。在简单的多细胞生物系统中，细胞外基质可能仅是基膜结构。在较为复杂的动物机体中，细胞外基质有多种存在形式。细胞外基质赋予各种组织、器官基本结构和形状，也赋予其力学性质。近年来的研究表明，细胞外基质还在人体的发育、细胞分化与移行、信号转导等生理过程，以及炎症、损伤与修复、免疫应答和肿瘤转移等病理过程中具有重要的作用。了解细胞外基质的组成、作用及其与疾病发生发展的关系，可以加深对细胞生命活动本质的认识，也可为研制遗传性疾病、衰老、肿瘤等药物提供新思路。

思维导图

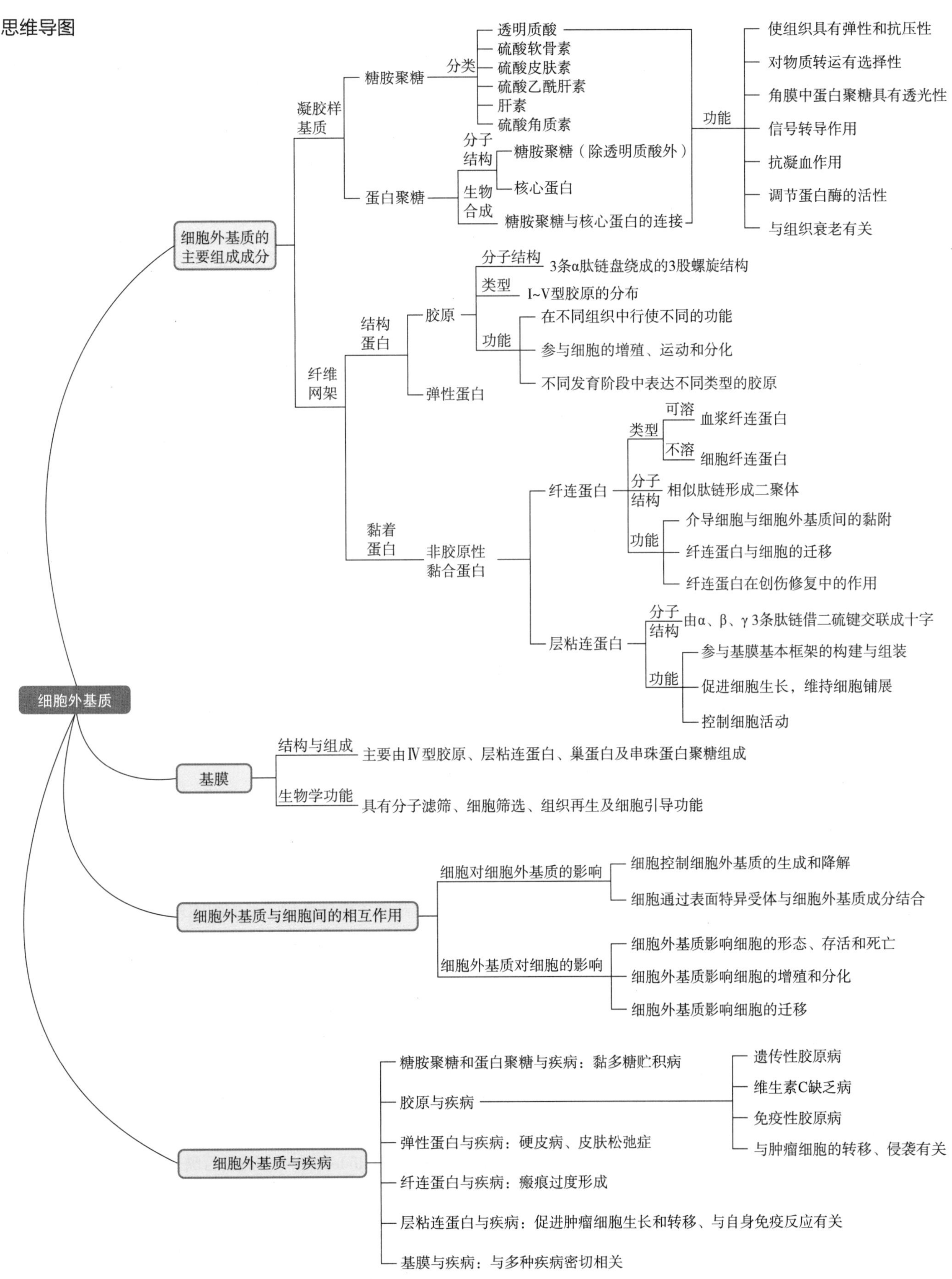

细胞外基质
细胞外基质的主要组成成分
凝胶样基质
糖胺聚糖
分类
透明质酸
硫酸软骨素
硫酸皮肤素
硫酸乙酰肝素
肝素
硫酸角质素
蛋白聚糖
分子结构
糖胺聚糖（除透明质酸外）
核心蛋白
生物合成
糖胺聚糖与核心蛋白的连接
功能
使组织具有弹性和抗压性
对物质转运有选择性
角膜中蛋白聚糖具有透光性
信号转导作用
抗凝血作用
调节蛋白酶的活性
与组织衰老有关
纤维网架
结构蛋白
胶原
分子结构
3条α肽链盘绕成的3股螺旋结构
类型
I~V型胶原的分布
功能
在不同组织中行使不同的功能
参与细胞的增殖、运动和分化
不同发育阶段中表达不同类型的胶原
弹性蛋白
黏着蛋白
非胶原性黏合蛋白
纤连蛋白
类型
可溶
血浆纤连蛋白
不溶
细胞纤连蛋白
分子结构
相似肽链形成二聚体
功能
介导细胞与细胞外基质间的黏附
纤连蛋白与细胞的迁移
纤连蛋白在创伤修复中的作用
层粘连蛋白
分子结构
由α、β、γ 3条肽链借二硫键交联成十字
功能
参与基膜基本框架的构建与组装
促进细胞生长，维持细胞铺展
控制细胞活动
基膜
结构与组成
主要由Ⅳ型胶原、层粘连蛋白、巢蛋白及串珠蛋白聚糖组成
生物学功能
具有分子滤筛、细胞筛选、组织再生及细胞引导功能
细胞外基质与细胞间的相互作用
细胞对细胞外基质的影响
细胞控制细胞外基质的生成和降解
细胞通过表面特异受体与细胞外基质成分结合
细胞外基质对细胞的影响
细胞外基质影响细胞的形态、存活和死亡
细胞外基质影响细胞的增殖和分化
细胞外基质影响细胞的迁移
细胞外基质与疾病
糖胺聚糖和蛋白聚糖与疾病：黏多糖贮积病
胶原与疾病
遗传性胶原病
维生素C缺乏病
免疫性胶原病
与肿瘤细胞的转移、侵袭有关
弹性蛋白与疾病：硬皮病、皮肤松弛症
纤连蛋白与疾病：瘢痕过度形成
层粘连蛋白与疾病：促进肿瘤细胞生长和转移、与自身免疫反应有关
基膜与疾病：与多种疾病密切相关

机体组织由细胞与细胞外基质共同组成。细胞是生命活动的基本单位，而细胞外基质（extracellular matrix，ECM）是由细胞分泌到细胞外空间的分泌蛋白和多糖组成的精密有序的网状结构。在简单的多细胞生物系统中，细胞外基质可能仅是基膜结构。在更为复杂的动物机体中，细胞外基质有多种存在形式，如基膜广泛存在于皮肤、骨、肌腱、韧带、软骨等组织中。

## 第一节 细胞外基质的主要组成成分

构成细胞外基质的大分子种类繁多，大致可分为三类：①糖胺聚糖与蛋白聚糖；②胶原和弹性蛋白；③非胶原性黏合蛋白，包括纤连蛋白和层粘连蛋白（图10-1）。

细胞外基质主要由凝胶样基质和纤维网架构成。糖胺聚糖和蛋白聚糖构成凝胶样基质，纤维网架由起结构作用的胶原和弹性蛋白，以及起黏着作用的纤连蛋白和层粘连蛋白构成。

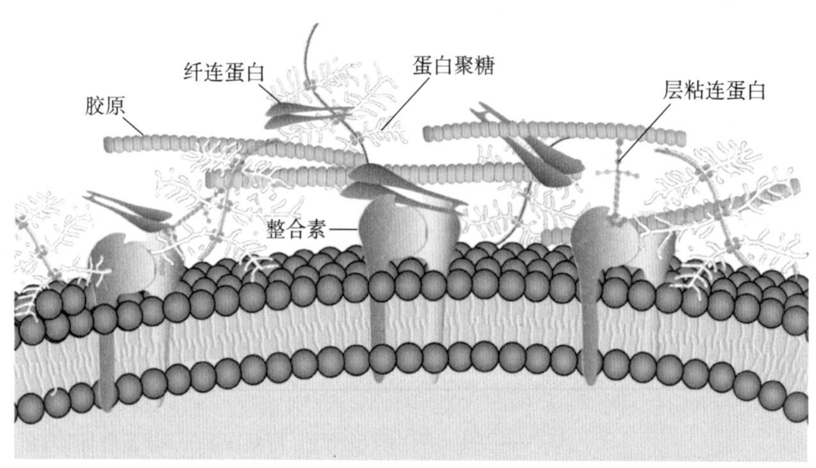


图10-1 细胞外基质成分与结构示意图

### 一、糖胺聚糖与蛋白聚糖

糖胺聚糖与蛋白聚糖是一些相对分子质量高的含糖化合物，形成细胞外基质高度亲水性的凝胶，赋予组织良好的弹性和抗压性。

#### （一）糖胺聚糖

糖胺聚糖（glycosaminoglycan，GAG）是由重复二糖单位形成的直链多糖，也称为黏多糖（mucopolysaccharide）。其二糖单位一般由氨基糖（*N*-乙酰氨基葡萄糖或*N*-乙酰氨基半乳糖）和糖醛酸（葡糖醛酸或艾杜糖醛酸）或D-半乳糖组成。根据糖残基的性质、连接方式、硫酸化数量和存在的部位，糖胺聚糖分为6种：透明质酸（hyaluronic acid，HA）、硫酸软骨素（chondroitin sulfate，CS）、硫酸皮肤素（dermatan sulfate，DS）、硫酸乙酰肝素（heparan sulfate，HS）、肝素（heparin）和硫酸角质素（keratan sulfate，KS）。除透明质酸外，其他的糖胺聚糖都带有硫酸基团（表10-1）。

糖胺聚糖趋向于采用高度伸展的构象，该构象有利于形成凝胶占据较大的空间；而且高密度

表 10-1　糖胺聚糖的分子特性及组织分布

| 糖胺聚糖 | 相对分子质量 /×10³ | 重复的二糖单位 | 单个二糖单位所含硫酸基团 | 组织分布 |
|---|---|---|---|---|
| 透明质酸 | 4～8 | 葡糖醛酸 -*N*-乙酰氨基葡萄糖 | 0 | 结缔组织、皮肤、软骨、滑液、玻璃体、脐带 |
| 4- 硫酸软骨素 | 5～50 | 葡糖醛酸 -*N*-乙酰氨基半乳糖 | 0.2～1.0 | 软骨、骨、角膜、皮肤、动脉 |
| 6- 硫酸软骨素 | 5～50 | 葡糖醛酸 -*N*-乙酰氨基半乳糖 | 0.2～2.3 | 软骨、肌腱、心瓣膜 |
| 硫酸皮肤素 | 15～40 | 葡糖醛酸或艾杜糖醛酸 -*N*-乙酰氨基半乳糖 | 1.0～2.0 | 皮肤、血管、心、心瓣膜、韧带 |
| 硫酸乙酰肝素 | 5～12 | 葡糖醛酸或艾杜糖醛酸 -*N*-乙酰氨基葡萄糖 | 0.2～3.0 | 肺、动脉、细胞表面 |
| 肝素 | 6～25 | 葡糖醛酸或艾杜糖醛酸 -*N*-乙酰氨基葡萄糖 | 2.0～3.0 | 肺、肝、皮肤、肥大细胞 |
| 硫酸角质素 | 4～19 | 半乳糖 -*N*- 乙酰氨基葡萄糖 | 0.9～1.8 | 角膜、软骨、椎间盘 |

的负电荷可吸附阳离子（如 $Na^+$），从而使大量的水进入细胞外基质。产生的膨胀力有利于细胞外基质抵抗压缩。例如，位于膝关节的软骨细胞外基质可以此方式支持数百个大气压力。

透明质酸是糖胺聚糖中结构最简单的一种，其二糖单位为 *N*- 乙酰氨基葡萄糖和葡糖醛酸。由质膜上的透明质酸合成酶合成，直接分泌出胞外。其为迁移细胞和增殖细胞的细胞外基质的主要组分，特别是在胚胎组织中。糖链由 5000～10000 个二糖单位重复排列构成。

### （二）蛋白聚糖

1. 蛋白聚糖的分子结构　蛋白聚糖（proteoglycan，PG）是由糖胺聚糖（除透明质酸外）与核心蛋白（core protein）共价结合形成的相对分子质量高的复合物，是一种含糖量极高的糖蛋白（含糖量可达分子总质量的 95%）。核心蛋白为单链多肽，一条核心蛋白分子上可以连接 1～100 条相同或者不同的糖胺聚糖，形成蛋白聚糖单体。若干个蛋白聚糖单体通过连接蛋白（linker protein）以非共价键与透明质酸结合形成蛋白聚糖多聚体（图 10-2）。

ⓔ 图 10-1
蛋白聚糖分子结构示意图

2. 蛋白聚糖的生物合成　蛋白聚糖的核心蛋白是在糙面内质网核糖体上合成的，而糖胺聚

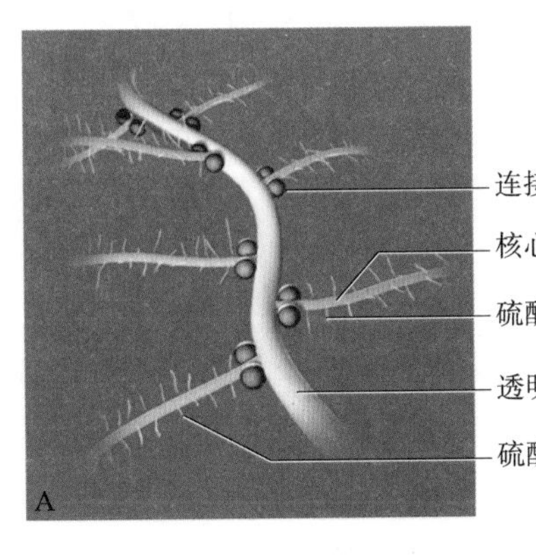


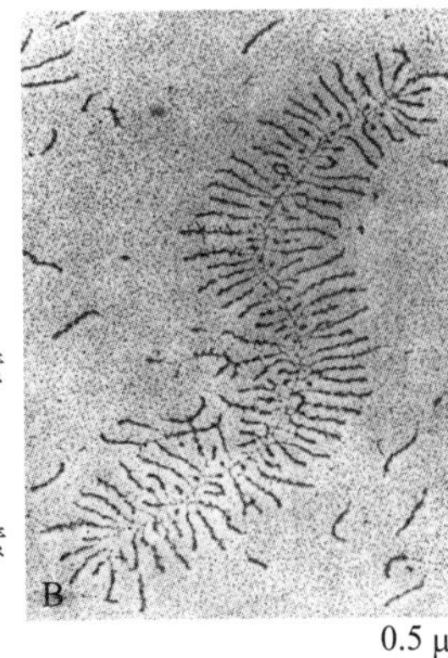


图 10-2　蛋白聚糖多聚体分子结构示意图
A. 细胞外基质中蛋白聚糖多聚体；B. 软骨中蛋白聚糖电镜照片

糖链是在高尔基复合体中加到核心蛋白上的。在装配时，一个专一的连接四糖（Xyl-Gal-Gal-GlcUA）首先结合到核心蛋白的丝氨酸残基上，然后在糖基转移酶（glycosyl transferases）的作用下，一个个糖基依次加连上去，形成氨基聚糖糖链（图 10-3）。

多态性是蛋白聚糖的一个显著特点。蛋白聚糖可以含有不同氨基酸序列和长度的核心蛋白，以及长度和成分不同的多糖链。因而，蛋白聚糖相对分子质量和电荷密度通常用平均数表示，命名主要根据其二糖单位（表 10-2）。

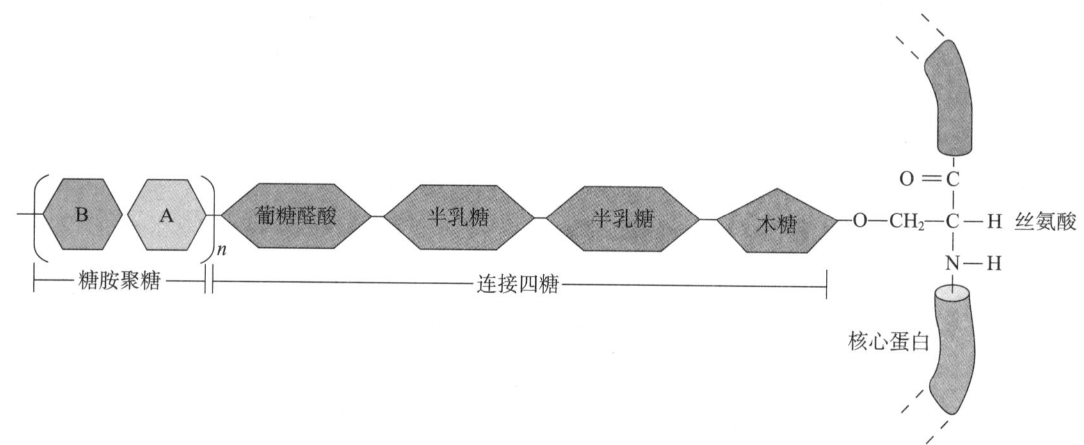


图 10-3 蛋白聚糖中糖胺聚糖链与核心蛋白的连接方式

**表 10-2 几种常见的蛋白聚糖**

| 蛋白聚糖名称 | 核心蛋白相对分子质量 | 糖胺聚糖链类型 | 糖胺聚糖链数目 | 分布 | 功能 |
|---|---|---|---|---|---|
| 聚集蛋白聚糖（aggrecan） | $2.1 \times 10^5$ | 硫酸软骨素－硫酸角质素 | 130 | 软骨 | 机械支持，与透明质酸形成大的聚合体 |
| 乙聚糖（beta glycan） | $3.6 \times 10^5$ | 硫酸软骨素／硫酸皮肤素 | 1 | 细胞表面和胞外基质 | 结合转化生长因子（TGF-β） |
| 饰胶蛋白聚糖（decorin） | $4 \times 10^4$ | 硫酸软骨素／硫酸皮肤素 | 1 | 结缔组织 | 与Ⅰ型胶原原纤维和转化生长因子（TGF-β）结合 |
| 串珠蛋白聚糖（perlecan） | $6 \times 10^5$ | 硫酸类肝素 | 2～15 | 基膜 | 与胶原等蛋白结合构成基膜结构，发挥筛滤作用 |
| 丝甘蛋白聚糖（serglycin） | $2 \times 10^4$ | 硫酸软骨素／硫酸皮肤素 | 10～15 | 造血细胞中的分泌泡 | 协助包装和储存分泌分子 |
| 黏结蛋白聚糖－1（syndecan-1） | $3.2 \times 10^4$ | 硫酸软骨素－硫酸类肝素 | 1～3 | 成纤维细胞和上皮细胞表面 | 细胞黏着，结合成纤维细胞生长因子（FGF） |

（三）糖胺聚糖和蛋白聚糖的功能

糖胺聚糖和蛋白聚糖功能主要有以下几个方面：

1. 使组织具有弹性和抗压性　糖胺聚糖和蛋白聚糖构成了细胞外高度水合的凝胶状基质，使组织具有渗透压和膨胀压，有抗张、反弹、抗机械压力的缓冲作用。在维持组织的形态，防止机械损伤中起重要作用。如软骨中的蛋白聚糖巨大复合体。

2. 对物质转运具有选择性　糖基具有高度亲水性和负电性，交错排布的糖链构成孔径大小和电荷密度不同的高度水化网络胶状物，具有分子筛的作用。水、离子和各种营养性小分子、代谢物、激素、维生素和细胞因子等可选择性渗透。如原尿的生成过程中，肾小球基膜中的硫酸软骨素蛋白聚糖可对其进行筛滤作用。

3. 角膜中蛋白聚糖具有透光性 硫酸软骨素和硫酸角质素是角膜的主要成分，由于高度硫酸化，其基质脱水变得致密，阻止血管的形成，使角膜柔软并具有透光性；同时，角质化具有保护作用。

4. 信号转导作用 细胞表面的蛋白聚糖有信号转导作用，在成纤维细胞和上皮细胞膜中有黏结蛋白聚糖，其核心蛋白以跨膜糖蛋白的方式嵌入质膜的脂双层中，胞外区连有许多硫酸软骨素和硫酸类肝素糖胺聚糖链，可与细胞外基质、生长因子等信号分子结合，胞内区肽段可与膜下肌动蛋白丝相互作用，将细胞外信号传递到细胞内引起细胞内生物学效应（图 10–4）。

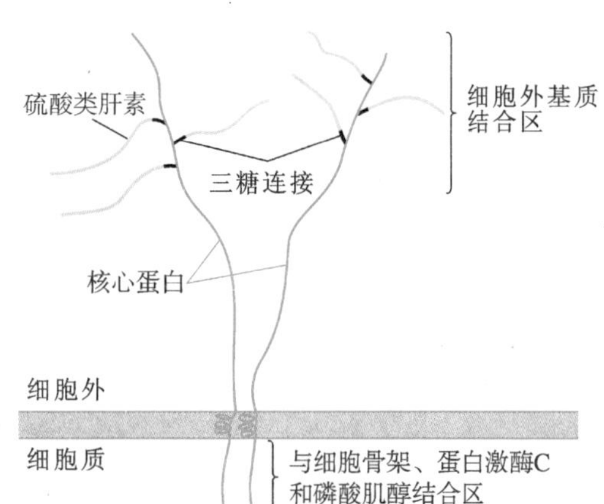


图 10–4 黏结蛋白聚糖的结构域示意图

5. 抗凝血作用 肝素可与某些凝血因子结合产生抗凝血作用。肥大细胞可分泌肝素蛋白聚糖，并储存于肥大细胞的颗粒中，当受到刺激时释放入血液，与抗凝血酶相结合，抑制凝血因子的作用，而具有抗凝血功能。

6. 调节蛋白酶的活性 蛋白聚糖通过与底物、酶或蛋白酶抑制剂的结合来调节蛋白酶的活性。例如，硫酸肝素蛋白聚糖可以捕获由炎症部位血管内皮细胞分泌的趋化因子，并使其在该区域停留一段时间，从而刺激白细胞离开血液并迁移到发炎的组织中。

7. 与衰老的关系 糖胺聚糖和蛋白聚糖的种类和数量随年龄而变动。透明质酸和硫酸软骨素具有很好的保水性。3 个月胎儿的皮肤中，透明质酸和硫酸软骨素的含量是成人的 20 倍。随着年龄的增长，含量逐渐减少，它们的一部分逐渐被硫酸皮肤素取代。关节软骨中的蛋白聚糖随年龄增长而减少，同时硫酸软骨素逐渐被硫酸角质素取代。

## 二、胶原与弹性蛋白

胶原（collagen）是体内含量最丰富的蛋白质，占机体蛋白质总量的 25%～30%。体内 80%～90% 的胶原主要存在于结缔组织中，构成细胞外基质的框架结构。胶原可由成纤维细胞、成骨细胞、软骨细胞及某些上皮细胞合成并分泌到细胞外（表 10–3）。

表 10–3 胶原在一些组织中的含量

| 组织 | 胶原的含量（g/100 g 干重） |
|---|---|
| 脱盐骨 | 88.0 |
| 跟腱 | 86.0 |
| 皮肤 | 71.9 |
| 角膜 | 68.1 |
| 软骨 | 46～63 |
| 韧带 | 17.0 |
| 主动脉 | 12～24 |
| 肺 | 10 |
| 肝 | 4 |

### （一）胶原分子结构

胶原蛋白由 3 条 α 多肽链组成，每条 α 肽链含约 1050 个氨基酸残基。甘氨酸（Gly）占 27%，脯氨酸（Pro）和羟脯氨酸（Hypro）约占 25%，不含色氨酸、酪氨酸和蛋氨酸。氨基酸排列通常是按照 Gly–X–Y

e 图 10–2
胶原蛋白的电镜照片

ⓔ图 10-3 胶原的结构示意图

[X常为Pro，Y常为Hypro或羟赖氨酸（Hylys）]的顺序。空间结构上，3条多肽链形成紧密的三股螺旋结构，长300 nm，直径1.5 nm（图10-5）。

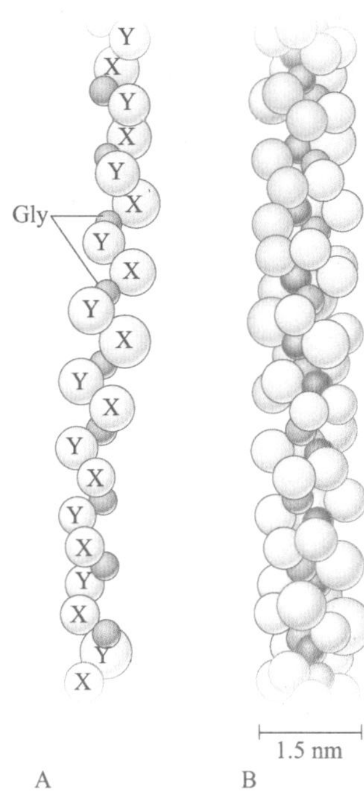


图10-5 胶原分子结构
A. 一条胶原α链，具有Gly-X-Y三肽重复序列特征；B. 胶原分子模式图，由3条α链螺旋形成

（二）胶原类型

α链是胶原的基本亚基，目前已发现25种不同的α链，每种α链由一种基因编码，各种基因产物以不同的方式组合成不同类型的胶原。目前已发现的胶原类型多达26种，几种常见胶原的特性和组织分布见表10-4。

胶原作为细胞外基质的骨架结构，可选择性地与其他成分结合（表10-5）。胶原在体内的分布有一定的组织特异性，例如，Ⅰ型胶原主要存在于肌腱、皮肤、韧带及骨中，具有很强的抗张性；Ⅱ型胶原主要存在于软骨中，在细胞外基质中无序排列；Ⅲ型胶原主要在血管壁和各种软组织或器官间质中形成微细的纤维网；Ⅳ型胶原仅存在于基膜中，形成二维网络样结构。

（三）胶原形成

胶原由结缔组织的成纤维细胞、间充质的成骨细胞、成软骨细胞、各种上皮细胞、牙本质细胞和神经组织的施万细胞等合成

**表10-4 几种常见胶原的特性和组织分布**

| 类型 | 亚基组成 | 超分子结构特征 | 组织分布 | 生成细胞 |
|---|---|---|---|---|
| Ⅰ | $[\alpha_1(\text{I})]_2[\alpha_2(\text{I})]$ | 67 nm横纹纤维 | 骨、肌腱、皮肤、角膜等 | 成纤维细胞 |
| Ⅱ | $[\alpha_1(\text{II})]_3$ | 67 nm横纹纤维 | 软骨、玻璃体、脊索等 | 成软骨细胞 |
| Ⅲ | $[\alpha_1(\text{III})]_3$ | 67 nm横纹纤维 | 皮肤、肌肉、结缔组织，常与Ⅰ型胶原共分布 | 成纤维细胞<br>网织细胞 |
| Ⅳ | $[\alpha_1(\text{IV})]_2[\alpha_2(\text{IV})]$ | 网状、C端球状，不形成纤维束 | 腱、韧带、其他组织基膜 | 上皮细胞<br>内皮细胞 |
| Ⅴ | $[\alpha_1(\text{V})]_2[\alpha_2(\text{V})][\alpha_1(\text{V})]_3$ | 细纤维、N端球状 | 与Ⅰ型胶原共分布于大多数间隙组织 | 平滑肌细胞<br>成肌细胞 |

注："亚基组成"一栏中罗马数字代表胶原类型，$\alpha_1$、$\alpha_2$分别代表肽链类型，中括号外的数字代表肽链数目。

**表10-5 细胞外基质成分的选择性亲和作用**

| 胶原类型 | 非胶原糖蛋白 | 蛋白聚糖 | 细胞类型 |
|---|---|---|---|
| Ⅰ | 纤连蛋白 | 硫酸皮肤素、硫酸软骨素 | 成纤维细胞 |
| Ⅱ | 软骨粘连蛋白 | 硫酸软骨素 | 软骨细胞 |
| Ⅲ | 纤连蛋白 | 硫酸乙酰肝素 | 网织细胞、成纤维细胞 |
| Ⅳ | 层粘连蛋白 | 硫酸乙酰肝素 | 上皮细胞、内皮细胞 |
| Ⅴ | 层粘连蛋白 | 硫酸乙酰肝素 | 肌细胞 |

和分泌。一般来说，胶原 α 链的 mRNA 经核糖体合成前体链，于内质网腔中切去信号肽，在肽链两端加一小段不含 Gly-X-Y 序列的前肽（prepeptide），形成前 α 链，最后转运到高尔基复合体中进一步加工修饰。

前胶原合成后，分泌到细胞外基质中，由前肽酶切去前肽。胶原分子按相邻分子相错 1/4 长度（约 67 nm）且首尾相隔 35 nm 的方式，自我装配成明暗相间、直径 10 ~ 30 nm 的胶原原纤维（collagen fibril）。在细胞外基质中，胶原原纤维常聚集成束，成为直径数微米、光镜下可见的胶原纤维（collagen fiber）（图 10-6）。

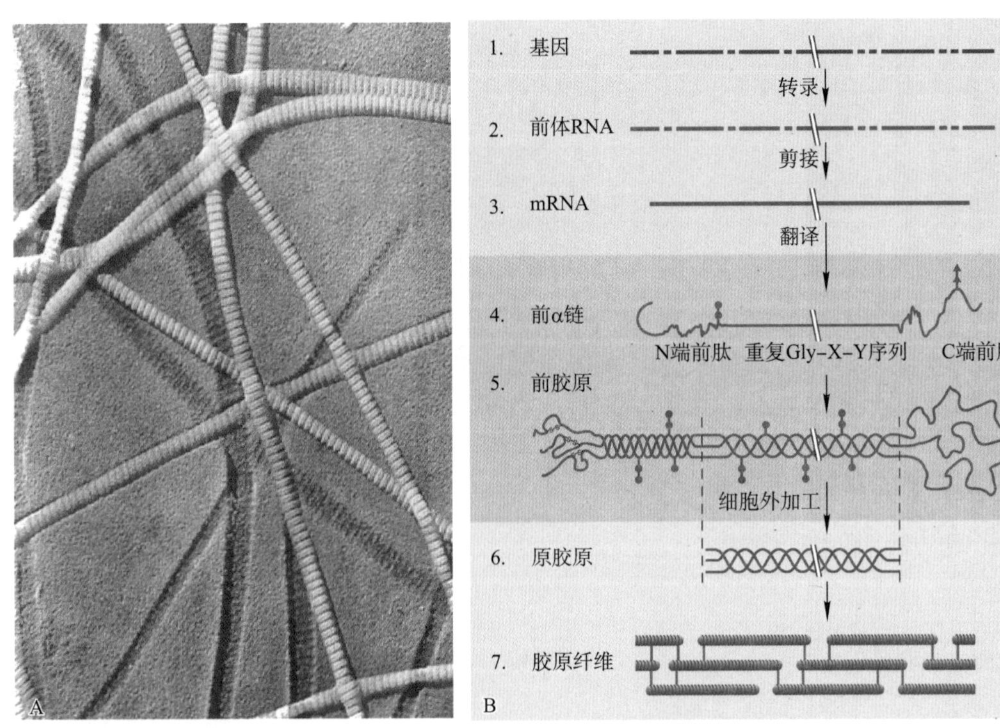


图 10-6 胶原的分子结构及胶原的生成过程
A. 胶原纤维的电镜照片；B. 胶原的生成过程

（四）胶原功能

1. 胶原在不同组织中行使不同的功能　哺乳动物皮肤中的胶原编织成柳条状，分布于皮下结缔组织中，具有多方向的抗张作用；肌腱中的胶原纤维沿着肌腱的长轴平行排列，与承受拉力的方向一致，使肌腱具有很强的韧性；角膜中胶原纤维形成有序的胶合板样多片层结构，使其既透明又具有一定强度；Ⅲ型胶原形成细微的纤维网包绕在腺泡、骨骼肌和平滑肌细胞周围；Ⅳ型胶原以三维网络形式构成各种上皮细胞基膜的网架结构。

2. 胶原参与细胞的增殖、运动和分化　胶原通过细胞表面受体介导与细胞内骨架相互作用，影响细胞的增殖、运动和分化。

3. 不同发育阶段表达不同类型的胶原　例如，胎儿皮肤中所含的大量Ⅲ型胶原随着发育进程的推进逐渐被Ⅰ型胶原取代。Ⅲ型胶原在皮肤损伤后的修复阶段含量显著增高。在创伤修复或炎性反应初期，胶原分子间缺乏交联。随着年龄增长，胶原分子交联增多，胶原纤维结构逐渐变得紧密，导致皮肤、血管及组织变得僵硬，这是衰老的重要特征。

（五）弹性蛋白

弹性蛋白（elastin）是构成细胞外基质中弹性纤维网络的主要成分。人体一些组织器官在执

图10-4
弹性蛋白网络的伸展与收缩示意图

行生理功能过程中，既需要强度也需要弹性，在受到外力牵拉后可迅速恢复原状，如皮肤、大动脉血管和肺等（图10-7）。

弹性蛋白是高度疏水的非糖基化纤维蛋白，含830个氨基酸残基，富含脯氨酸和甘氨酸，少羟基化。肽链中不含Gly-X-Y重复序列，呈无规则的卷曲。弹性蛋白的肽链由两种类型交替排列构成，一种是疏水性短肽，赋予分子以弹性；另一种是富含丙氨酸和赖氨酸残基的α螺旋，负责在分子间交联。弹性蛋白的核心被微原纤维（microfibril）壳所包裹，直径大约10 nm。微原纤维为弹性蛋白纤维组装所必需（图10-8）。

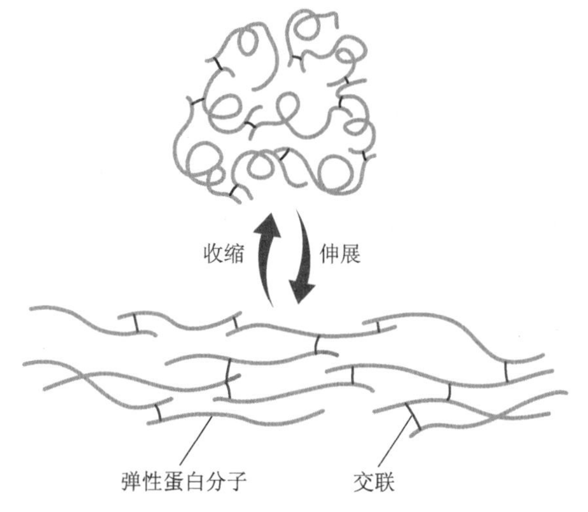

图10-7　弹性蛋白网络的伸展与收缩

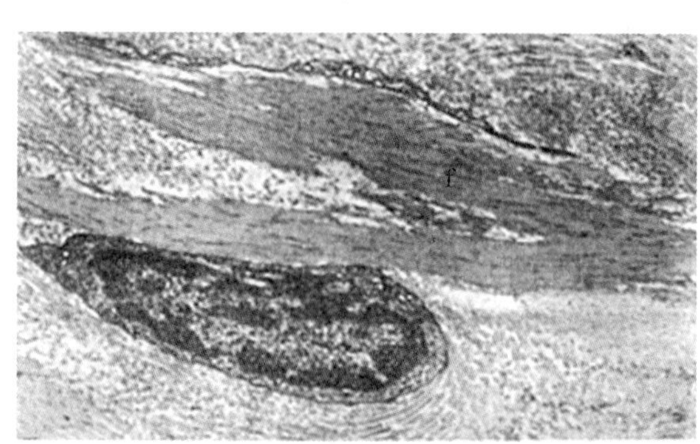

图10-8　弹性蛋白纤维的超微结构
f. 纵行的微原纤维

## 三、非胶原性黏合蛋白

细胞外基质中除了纤维性胶原蛋白之外，还含有许多非胶原性黏合蛋白（noncollagen adhesive protein）。这类蛋白分子的共同特点是既可与细胞结合，又可与细胞外基质中其他大分子结合，从而使细胞与细胞外基质相互黏着，故称为细胞外基质中的黏合蛋白。纤连蛋白和层粘连蛋白是当前研究得最清楚的两种非胶原性黏合蛋白。

### （一）纤连蛋白

纤连蛋白（fibronectin，FN）也称纤维连接蛋白，是一种大分子糖蛋白，相对分子质量约为$4.5\times10^5$，具有多种生物活性。

1. 纤连蛋白的类型　纤连蛋白有2种存在形式：一种是可溶性的纤连蛋白，由肝实质细胞分泌产生，分布于血浆和体液中，称为血浆纤连蛋白；另一种是不溶性的纤连蛋白，主要由间质细胞分泌产生，常聚集在基质中或沉积在细胞表面，通过二硫键互相交联，称为细胞纤连蛋白。

2. 纤连蛋白的分子结构　典型的纤连蛋白由2个相似亚基形成二聚体（dimer）。每条肽链约含2500个氨基酸残基，构成5～7个有特定功能的球形结构域。两条肽链C端通过二硫键共价结合，构成V型胶原（图10-9）。不同的球形结构域上含有不同的大分子结合位点，可分别与不同的生物大分子或细胞表面受体结合。

3. 纤连蛋白的功能　纤连蛋白与细胞的形状、增殖、迁移、黏着、分化及创伤修复、肿瘤

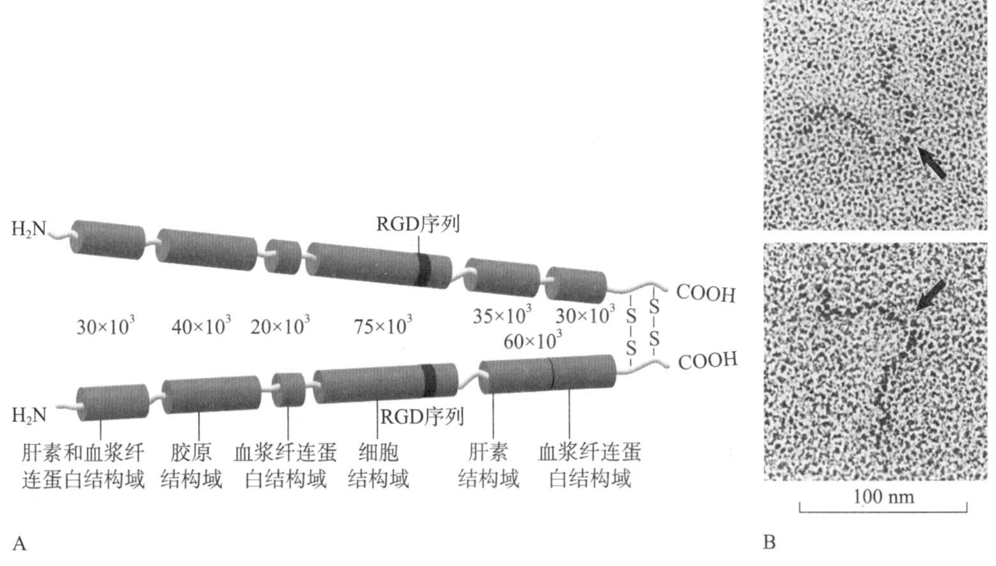


图 10-9 纤连蛋白二聚体结构
A. 纤连蛋白二聚体的分子结构模式图；B. 旋转投影TEM照片（箭头所示为纤连蛋白）

转移等均有密切联系。

（1）介导细胞与细胞外基质间的黏附：纤连蛋白可通过结合其他细胞外基质组分，特别是胶原和硫酸肝素蛋白聚糖，促进细胞附着到细胞外基质和细胞表面的黏附受体，如整合素分子上。另外，还可通过黏着斑的作用，调节细胞的形状和细胞骨架的装配，促进细胞的铺展，加速细胞的增殖与分化。

ⓔ图 10-5
纤连蛋白帮助细胞外部与内部连接

（2）纤连蛋白与细胞的迁移：细胞的迁移依赖细胞的黏附与去黏附，以及细胞骨架的组装与去组装。转化的细胞黏附性差，纤连蛋白减少，胞内肌动蛋白纤维束也不能形成，因而纤连蛋白可能与肿瘤细胞的转移有关。在胚胎发育早期，细胞分泌大量的纤连蛋白促进细胞迁移，如在神经管形成时，神经嵴细胞从神经管的背侧迁移到胚胎特定区域，分化成神经节、色素细胞等不同类型的细胞。

（3）纤连蛋白在创伤修复中的作用：血浆中的纤连蛋白能加速血液凝固和创伤面的修复。在组织创伤修复过程中，血浆纤连蛋白与血浆纤维蛋白结合，吸引成纤维细胞、平滑肌细胞和内皮细胞向伤口迁移，促进肉芽组织形成，进而形成瘢痕，同时，纤连蛋白刺激上皮细胞增生，使创面修复（图 10-10、图 10-11）。

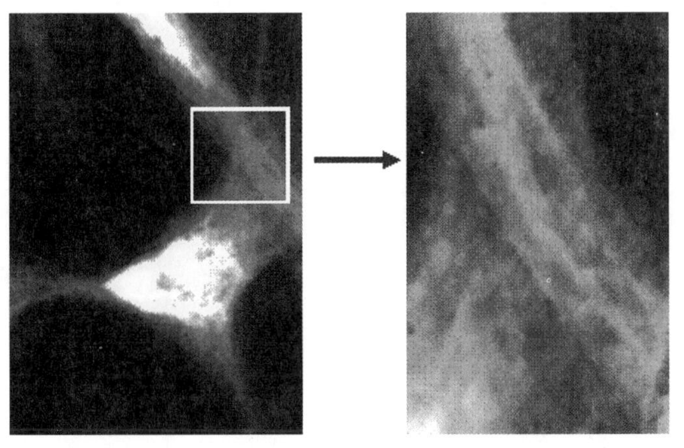

图 10-10 原子力显微镜下观察到的上皮细胞纤连蛋白纤维

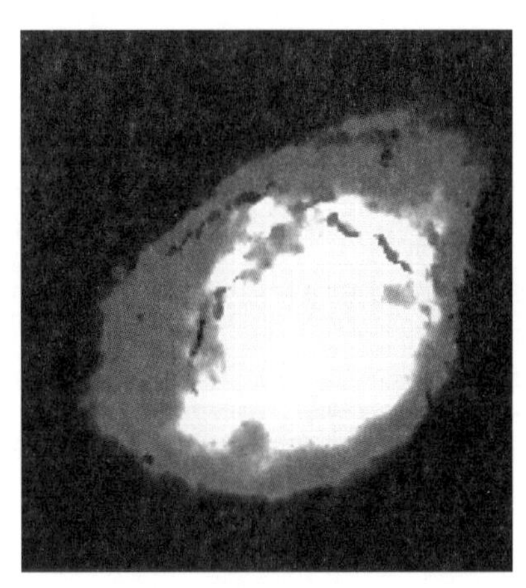

图 10-11 原子力显微镜下观察到的胃癌细胞

### （二）层粘连蛋白

层粘连蛋白（laminin，LN）是胚胎发育过程中出现最早的细胞外基质成分，是基膜的主要结构组分之一。层粘连蛋白是黏合糖蛋白，含糖13%～28%。除了构成基膜的片层网状结构外，还与细胞的分化、黏附、迁移和增殖有关。

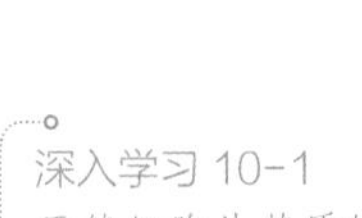

图10-6 层粘连蛋白分子结构示意图

1\. 层粘连蛋白的分子结构 层粘连蛋白是一种高分子量糖蛋白，相对分子质量为 $8.2\times10^5$～$8.5\times10^5$，长70 nm。“十”字形分子由一条长臂和三条相似的短臂构成，三条短臂是α、β、γ三条多肽链的N端序列，每条短臂都有球形区和短杆区。长臂部分的三条多肽链呈α螺旋并相互盘旋形成一个长杆区，其中α链的C端形成一个大球区。在层粘连蛋白分子中有很多与其他细胞外基质分子（如胶原、肝素、脑苷脂等）及细胞表面黏附分子（如整合素等）的结合位点，其中与整合素结合的位点也含有Arg-Gly-Asp（RGD）序列（图10-12、图10-13）。

深入学习10-1 天然细胞外基质的制备方法及原理

2\. 层粘连蛋白的功能 层粘连蛋白是基膜的主要组分，在基膜的基本框架构建和组装中起关键作用。此外，层粘连蛋白可以被上皮细胞、内皮细胞、神经细胞及多种肿瘤细胞表面的受体识别与结合，使细胞黏着锚定在基膜上，使细胞铺展而保持一定的形态并促进细胞的生长。

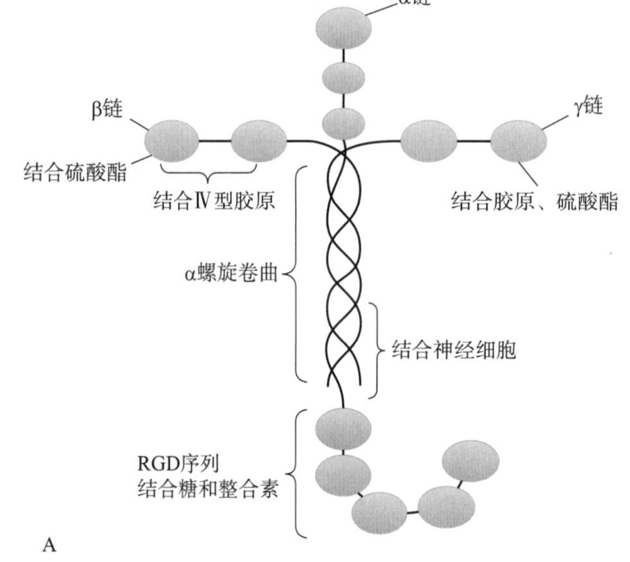


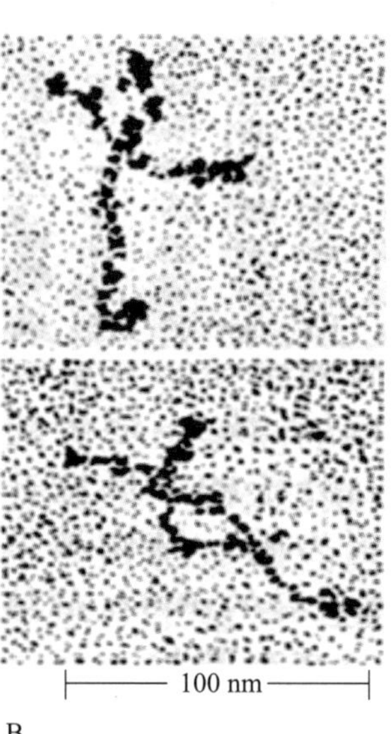


图10-12 层粘连蛋白的分子结构
A. 层粘连蛋白分子结构模式图；B. TEM照片

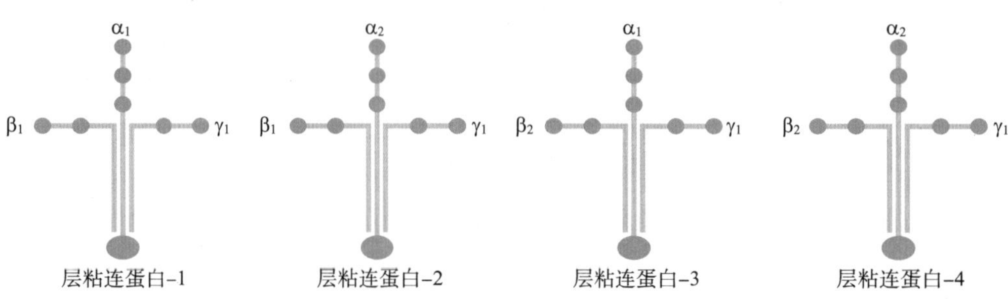


图10-13 层粘连蛋白分子一级结构示意图

## 第二节 基膜

基膜（basement membrane，basal lamina）是特化的细胞外基质，为一薄而坚韧的网状膜，一般厚 40 ~ 120 nm。基膜位于上皮细胞和内皮细胞的基底部，或包绕在肌细胞、脂肪细胞、神经鞘细胞周围，将细胞与结缔组织隔离。

ⓔ图 10-7
鸡角膜中的基膜电镜照片

### 一、基膜的结构与组成

基膜主要由Ⅳ型胶原、层粘连蛋白、巢蛋白及串珠蛋白聚糖（perlecan）组成（图 10-14）。不同组织，甚至同一组织不同区域的基膜成分都会有所不同。

Ⅳ型胶原是基膜的框架结构，也是基膜特有的胶原。Ⅳ型胶原与Ⅰ、Ⅱ、Ⅲ型胶原不同：①α链中不含规则的 Gly-X-Y，其 3 股螺旋结构被非螺旋片段隔断 24 次，非螺旋区为Ⅳ型胶原提供柔韧性；②各Ⅳ型胶原分子通过 C 端的球区以非共价键结合，其 N 端局部相互重叠，且以共价键交联形成三维网络，这为基膜提供外形结构及刚性；③分泌到细胞外基质的前胶原分子的前肽不被切除。基膜中的层粘连蛋白呈现出特有的非对称型“十”字结构，通过长臂和短臂相连，装配成二维纤维网络结构，并通过巢蛋白与Ⅳ型胶原网络相连。巢蛋白分子呈哑铃状，作为桥梁连接Ⅳ型胶原纤维和层粘连蛋白纤维，同时促进其他基膜成分的结合，在基膜的结构组织中起着重要作用。串珠蛋白聚糖是基膜中最丰富的蛋白聚糖之一，它包含多结构域的核心蛋白质（相对分子质量约 $4 \times 10^5$），其糖链主要为硫酸乙酰肝素，连接于核心蛋白质的 N 端，可与胶原、层粘连蛋白等结合，共同构成基膜的网络结构。

ⓔ图 10-8
基膜将细胞和上皮与周围的结缔组织分离并形成机械连接片

### 二、基膜的生物学功能

基膜除了在上皮与结缔组织之间具有连接作用之外，尚有许多其他重要功能。

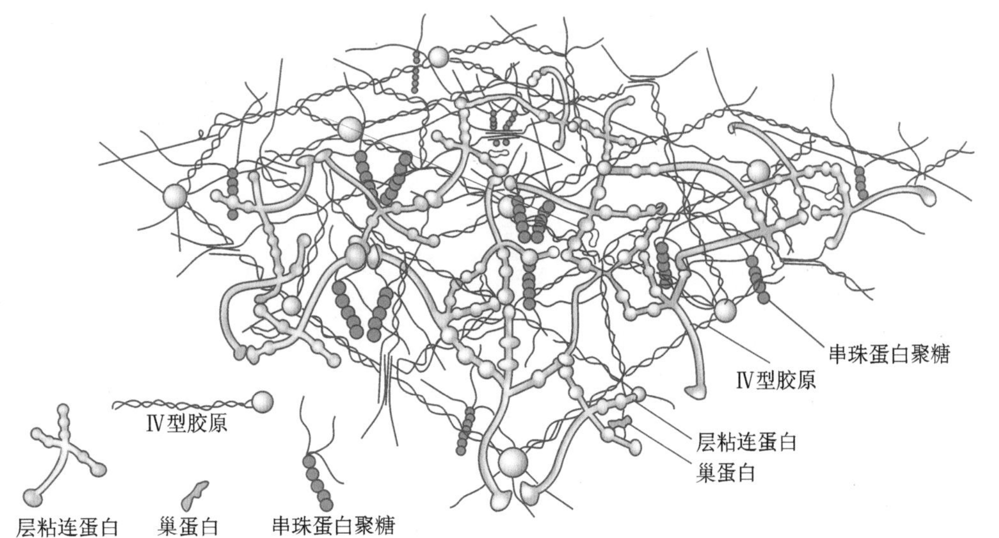


图 10-14 基膜的分子结构模型

1. 分子滤筛　基膜起分子筛的作用，最典型的例证是肾小球的基膜。肾小球基膜特别厚而紧密，分为内透明层（靠内皮细胞）、致密层及外透明层（靠上皮细胞），为原尿形成时阻挡血流中血细胞及蛋白质通透的滤膜（图10–15）。

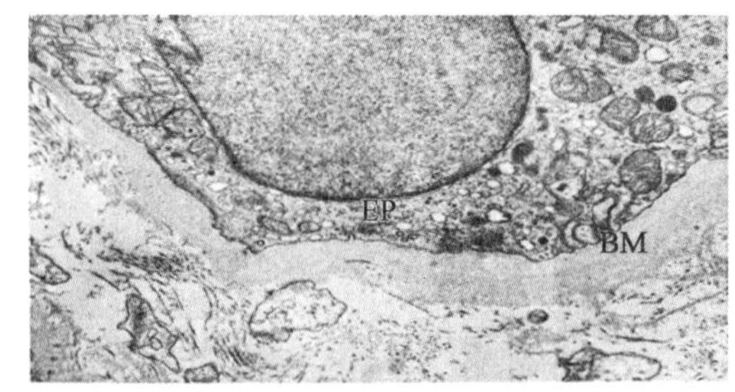


图10–15　人肾小管上皮基膜的超微结构
肾小管上皮（EP）基膜（BM）较厚

2. 细胞筛选　基膜对细胞运动起选择性屏障作用。例如，上皮的基膜可阻止下方结缔组织中的成纤维细胞与上皮细胞接触，却不能阻止巨噬细胞、淋巴细胞和神经突起穿过。

3. 组织再生　在受伤组织再生过程中，基膜发挥重要作用。只要基膜存在，即可为再生细胞提供支架，便于其迁移。例如，皮肤、角膜受伤后，基膜的化学性质因纤连蛋白的添加而发生改变，这一改变促进细胞的迁移，有助于伤口修复。

4. 细胞引导　基膜在引导细胞迁移中发挥着重要作用。例如，在线虫中，如果基膜编码层粘连蛋白的基因发生突变，则可阻断中胚层细胞和神经轴突沿表皮基膜的迁移途径。

## 第三节　细胞外基质与细胞间的相互作用

机体组织由细胞和细胞外基质共同构成，两者之间有着密不可分的关系。一方面，细胞通过控制基质成分的合成和降解决定细胞外基质的组成；另一方面，细胞外基质对细胞的各种生命活动（增殖、分化、迁移、凋亡等）有着重要的影响。两者相互依存、相互影响，共同决定着组织的结构与功能（图10–16）。

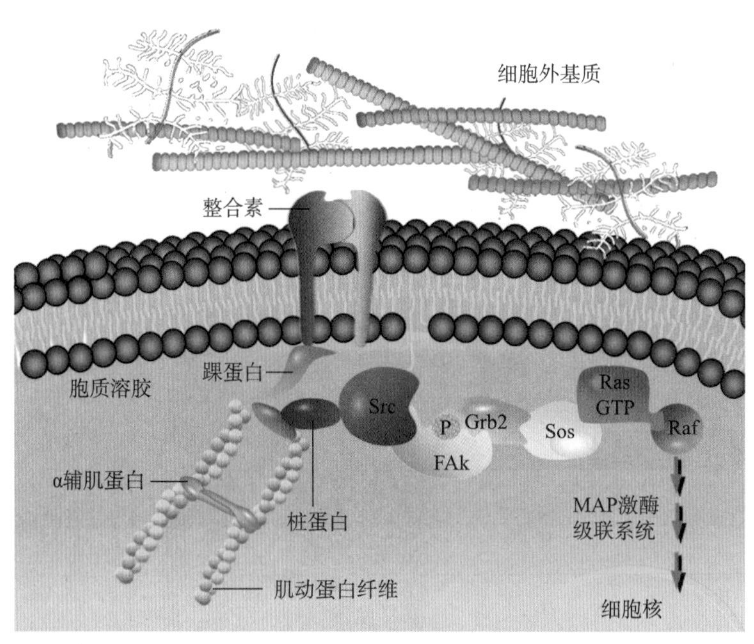


图10–16　细胞外基质与细胞间的相互作用

## 一、细胞对细胞外基质的影响

### （一）细胞控制细胞外基质的生成和降解

各种组织的细胞外基质的成分、含量和存在形式不同，但都是由该组织的细胞合成和分泌的。此外，细胞还影响细胞外基质成分的组装和排列。如细胞内微丝的排列可影响细胞表面纤连蛋白的装配和排列，细胞在其分泌的胶原纤维上移动可使胶原纤维以一定方式排列。

细胞外基质成分的降解也是由细胞分泌的蛋白水解酶催化的。这类蛋白水解酶主要有基质金属蛋白酶（matrix metalloproteinase，MMP）和丝氨酸蛋白酶（serine protease，SP）。这两类蛋白酶协同作用，共同或分别降解细胞外基质成分。此外，细胞还可分泌基质金属蛋白酶和丝氨酸蛋白酶的抑制剂，控制蛋白酶的作用程度和范围。细胞对细胞外基质成分降解的控制和调节对创伤修复、组织重构及细胞的迁移都有重要作用。

### （二）细胞通过表面特异受体与细胞外基质成分结合

细胞与细胞外基质的相互作用是通过细胞表面受体与细胞外基质成分的特异性结合来实现的，这种细胞表面受体主要是整合素家族的各个成员。例如，血小板被信号分子激活或与受损的血管壁接触而被激活时，细胞内信号转导途径迅速使血小板膜中 $\beta_3$ 整合素活化，使其与纤维蛋白原结合，形成血小板栓子帮助止血。因此，这种特异性结合不仅介导细胞与细胞外基质的黏附，而且介导细胞的信号转导途径，进而影响细胞的形态变化及迁移、增殖、分化、凋亡等一系列生物学功能。

## 二、细胞外基质对细胞的影响

细胞外基质除了与细胞一起构建组织，具有支持和保护等功能外，还对细胞的结构与功能有重要影响。只有在细胞外基质存在的条件下，组织中的细胞才能维持正常形态和行使各种生物学功能。

### （一）细胞外基质影响细胞的形态、存活和死亡

体外实验表明，当一种细胞在不同的细胞外基质上黏附和铺展时，可呈现不同的形状。例如，上皮细胞只有黏附在基膜上才能显示其极性，并通过细胞连接成为柱状上皮。这种影响主要由于细胞在细胞外基质上生长时基质成分与细胞表面整合素结合，影响细胞骨架成分使其呈不同方式的组装和排列，从而赋予细胞不同的形状。

大多数细胞的存活依赖于以锚定的方式黏附在细胞外基质上。上皮细胞和内皮细胞一旦脱离细胞外基质就会发生凋亡。细胞脱离细胞外基质就会走向凋亡的现象称为失巢凋亡（anoikis）。这主要是由于细胞脱离细胞外基质后，细胞骨架松散而致线粒体释放细胞色素 c，从而活化胱天蛋白酶（caspase）凋亡途径而导致细胞凋亡。

### （二）细胞外基质影响细胞的增殖和分化

大多数细胞只有黏附和铺展在细胞外基质上才能增殖，一旦离开细胞外基质变成球形时就不能增殖，这种现象称为贴壁依赖性生长（anchorage dependent growth）。体外实验表明，不同类

型的细胞对细胞外基质成分的需求是不一样的，如成纤维细胞在纤连蛋白基质上增殖快，在层粘连蛋白基质上增殖慢；而上皮细胞则相反。细胞的这种贴壁依赖性生长是由于细胞锚定在基质上时，可接受生长因子的刺激，通过整合素将信号传递到细胞内，使细胞从 $G_1$ 期进入 S 期。肿瘤细胞可在悬浮状态下增殖，是因为丧失了贴壁依赖性。

细胞外基质与细胞分化有密切的关系。研究表明，特定的细胞在特定细胞外基质成分作用下，可脱离细胞周期而进入分化。如成肌细胞在纤连蛋白基质上可进行增殖并呈未分化状态，而在层粘连蛋白基质上则停止增殖进行分化，融合成肌管。

（三）细胞外基质影响细胞的迁移

活跃的细胞迁移运动常常发生在个体发育过程和成体组织再生及创伤修复过程中。在细胞迁移过程中，细胞发生细胞骨架组装与去组装、黏附与去黏附等，都离不开细胞外基质的影响。细胞通过基膜迁移时，需要基质成分的局部降解，其中胶原酶和基质金属蛋白酶等在这一过程中起重要作用。这些酶可使基质成分局部分解，减轻基质阻力以促进细胞的迁移，而基质蛋白酶抑制剂可阻止细胞迁移。这种情况可发生在白细胞穿过血管基膜迁移至炎症或创伤部位，也可发生在肿瘤细胞浸润和转移过程，即原发部位的肿瘤细胞经血液或淋巴管迁移至其他部位的组织和器官。

研究进展 10-1
细胞与细胞外基质相互作用的分子机制

## 第四节 细胞外基质与疾病

### 一、糖胺聚糖和蛋白聚糖与疾病

糖胺聚糖和蛋白聚糖的合成与分解代谢异常会导致许多疾病的产生。基因突变引起先天性缺乏降解糖胺聚糖的酶（如糖苷酶或硫酸酯酶），可导致糖胺聚糖或蛋白聚糖降解过程中断，使其本身或者降解中间产物在体内堆积，造成黏多糖贮积症（mucopolysaccharidosis）（表 10–6）。

**表 10–6 黏多糖贮积症**

| 缺失的酶 | 累积或从尿排出的产物 | 病名 |
|---|---|---|
| 糖苷酶类 | | |
| β- 葡糖醛酸酶 | 硫酸皮肤素、硫酸软骨素、硫酸乙酰肝素 | 黏多糖贮积症Ⅶ型 |
| α-L 艾杜糖醛酸酶 | 硫酸皮肤素、硫酸乙酰肝素 | 黏多糖贮积症Ⅱ型（Hunter 综合征） |
| 半乳糖苷酶 | 硫酸角质素 | Morquio 综合征（轻型） |
| 硫酸酯酶类 | | |
| *N*- 乙酰氨基半乳糖 -6- 硫酸酯酶 | 硫酸软骨素、硫酸角质素 | 黏多糖贮积症Ⅳ型（Morquio 综合征） |
| *N*- 乙酰氨基己糖 -6- 硫酸酯酶 | 硫酸皮肤素 | 黏多糖贮积症Ⅵ型（Maroteaux–Lamy 综合征） |
| L- 硫酸艾杜糖硫酸酯酶 | 硫酸皮肤素、硫酸乙酰肝素 | 黏多糖贮积症Ⅲ A 型（Sanfilippo A 综合征） |

续表

| 缺失的酶 | 累积或从尿排出的产物 | 病名 |
| --- | --- | --- |
| 其他酶类 | | |
| 磺酰胺酶 | 硫酸乙酰肝素 | 黏多糖贮积症Ⅱ型（Hunter综合征） |
| 乙酰辅酶A：α-氨基葡糖苷*N*-乙酰转移酶 | 硫酸乙酰肝素 | 黏多糖贮积症ⅢC型（Sanfilippo C综合征） |

糖胺聚糖和蛋白聚糖的合成与代谢异常对肿瘤的发生、发展及转移有着重要的影响。如在间质瘤、乳腺癌、神经胶质瘤和成人肾母细胞瘤中，透明质酸和硫酸软骨素分泌增多，导致肿瘤细胞的增殖和迁移受到促进，同时细胞分化受到抑制；而硫酸软骨素可促进乳腺癌、艾氏腹水癌的生长。在人肝癌、小鼠骨髓瘤、自发性乳腺癌和腹水型肝癌中，均发现硫酸化程度降低的硫酸乙酰肝素，为肿瘤细胞的增殖、脱落、侵袭、转移提供了条件。

## 二、胶原与疾病

机体内胶原的含量、结构、类型或代谢异常而导致的疾病称为胶原病（collagen disease）（表10-7）。

**表10-7 胶 原 病**

| 病变部位 | 疾病种类 |
| --- | --- |
| 间隙胶原 | 遗传性胶原病 |
| | 成骨不全（osteogenesis imperfecta） |
| | 马方综合征（Marfan syndrome） |
| | 埃勒斯-当洛斯综合征（Ehlers-Danlos syndrome） |
| | 纤维增生性疾病 |
| | 硬皮病（scleroderma） |
| | 肝硬化（liver cirrhosis） |
| | 肺纤维化（lung fibrosis） |
| | 纤维变性疾病 |
| | 骨关节病（osteoarthrosis） |
| | 类风湿关节炎（rheumatoid arthritis） |
| | 老化（aging） |
| 基膜胶原 | 过量基膜沉积 |
| | 糖尿病血管病（diabetic angiopathy） |
| | 肾小球硬化（glomerular sclerosis） |
| | 基膜破损 |
| | 银屑病（psoriasis） |
| | 细胞周围基膜沉积 |
| | 动脉硬化性平滑肌斑块（arteriosclerotic smooth muscle plaque） |

1. 遗传性胶原病　由基因突变导致胶原分子的表达或装配异常可引起遗传性胶原病。例如，成骨不全是由于基因突变，使Ⅰ型胶原合成障碍，导致骨骼发育不良、畸形，四肢短小，骨质疏松易骨折，重者早年夭折。Ⅰ型、Ⅲ型或Ⅴ型胶原的基因突变可导致埃勒斯－当洛斯综合征。患者皮肤薄弱且关节松弛，严重的会导致动脉、肠道或子宫破裂，常常造成致命后果。

2. 维生素 C 缺乏病　胶原的形成过程需混合功能氧化酶和辅助因子的参加，若辅助因子缺乏，羟基化受阻，分子交联失败，将导致胶原组织性疾病。如缺乏维生素 C 可致胶原无法充分进行羟基化反应，进而无法形成正常的胶原原纤维，结果非羟基化的前 α 链在细胞内被降解，因而导致血管、肌腱、皮肤变脆，易出血，称为维生素 C 缺乏病。

3. 免疫性胶原病　是机体丧失对自身胶原结构的免疫耐受，造成自身免疫性胶原组织损伤，导致类风湿关节炎及慢性肾炎等。免疫复合物在胶原组织中沉积，可引起炎性反应。

4. 与肿瘤细胞的转移、侵袭有关　肿瘤细胞能释放胶原酶，特异地分解基膜中的Ⅳ型胶原，破坏基膜结构，为肿瘤细胞的转移、迁移和侵袭创造条件。

## 三、弹性蛋白与疾病

弹性蛋白是动脉中含量最高的细胞外基质，可占主动脉干重的 50%。弹性蛋白的基因突变可导致动脉壁平滑肌细胞过度增殖而引起动脉狭窄。弹性蛋白与无弹性的胶原互相交织，可维持皮肤的韧性，并可防止组织和皮肤过度伸展和撕裂。在老年组织中，弹性蛋白生成减少，降解增强，使组织失去弹性，引起硬皮病、皮肤松弛症等（图 10-17）。马方综合征（Marfan syndrome）是由弹性蛋白纤维组装中关键的原纤维蛋白编码基因 *FBN1* 的突变引起的，导致眼的晶状体易位、骨骼关节异常活动和主动脉扩张。

临床聚焦 10-1
马方综合征的发病机制、诊断标准和治疗现状

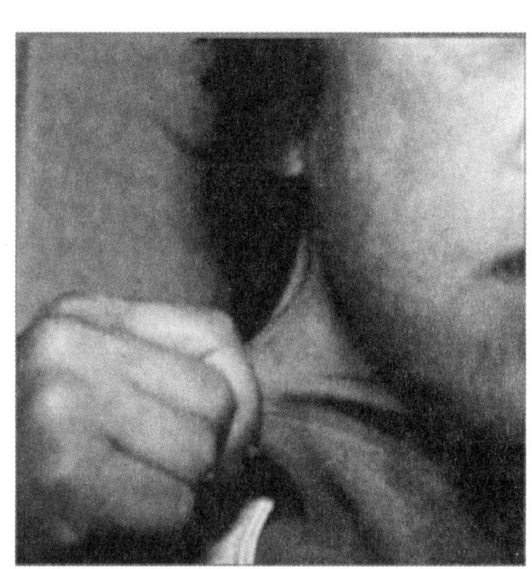
图 10-17　过度皮肤松弛症

## 四、纤连蛋白与疾病

血浆纤连蛋白主要来自肝实质细胞，当肝坏死、严重肝炎、肝硬化、弥漫性肝癌时，血浆纤连蛋白显著降低，继而影响血液凝固和组织创伤修复。相反，如果组织局部的纤连蛋白过度表达，可导致瘢痕过度形成。

在肾小球基膜中含有大量纤连蛋白，可以与 DNA、金黄色葡萄球菌、链球菌、胶原、纤维蛋白的降解产物直接结合或以免疫复合物的形式结合而沉积在肾小球基膜上，引起肾小球肾炎。血浆纤连蛋白可与上述降解产物和免疫复合物结合，被肝库普弗（Kupffer）细胞和脾巨噬细胞表面受体识别而被清除，对肾起保护作用，防止肾炎的发生。

肿瘤细胞表面的纤连蛋白受体异常，导致细胞黏附能力下降，使细胞容易分散和转移。

## 五、层粘连蛋白与疾病

如果层粘连蛋白表达过高，可以提高胶原酶，特别是Ⅳ型胶原酶的活性，而Ⅳ型胶原酶与组

织降解有关，所以层粘连蛋白可以促进肿瘤细胞生长和转移。在糖尿病性肾病中，肾小球基膜中层粘连蛋白的含量明显降低，血清和尿中出现层粘连蛋白和Ⅳ型胶原的降解产物。

一些疾病与层粘连蛋白的自身免疫反应有关。例如，由链球菌感染所致的肾小球肾炎患者血中出现抗层粘连蛋白抗体，从而引起自身免疫反应，使肾小球基膜受损；在扩张性心肌病与心肌炎患者血清中也检测到抗层粘连蛋白抗体。

## 六、基膜与疾病

基膜的组成成分及结构的改变，与多种疾病密切相关。例如，旋毛虫感染的肺组织，横纹肌细胞的基膜可较正常厚30倍；病程长的糖尿病患者，其毛细血管和小血管的基膜增厚是一个显著的病理变化。薄基膜肾病又称家族性再发性血尿、家族性血尿综合征，以反复血尿、肾功能正常和阳性家族史为临床特点，病理特点为肾小球基膜变薄（图10-18）。睾丸病变时，生精小管外的基膜常呈疏松多层性改变。另外，恶性肿瘤细胞向邻近组织浸润时，首先伸出伪足破坏基膜，使基膜牵张变薄或中断消失；而生长快的癌细胞周围常无基膜，被认为可能是癌细胞分泌透明质酸酶或胶原酶一类的物质，使基板及邻近胶原间质破坏，为浸润创造条件。

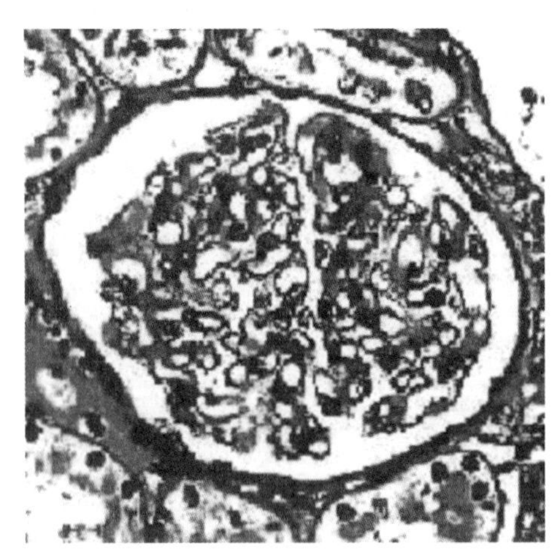

图10-18　薄基膜肾病病理切片

（张文清）

### 复习思考题

1. 简述细胞外基质有哪些生理作用。
2. 简述细胞外基质和细胞的相互关系。
3. 简述细胞外基质与疾病发生发展的关系。
4. 纤连蛋白与层粘连蛋白在功能上有何不同？

网上更多……

本章小结　重点名词　自测题　思考题解答　教学PPT

第十一章

# 细胞连接与细胞黏附

关键词

| 细胞连接 | 封闭连接 | 锚定连接 | 黏着带 | 桥粒 |
|---|---|---|---|---|
| 通讯连接 | 连接子 | 细胞黏附 | 细胞黏附分子 | 细胞极性 |

在多细胞生物有机体中，虽然有各种不同分化类型的细胞，其功能也多种多样，但不同的细胞之间都不是独立存在的，而是通过相互之间存在的结构和功能产生直接或间接的联系。

细胞连接和细胞黏附是细胞间组织结构完整性和功能联系的基本形式。通过这些结构形式可使细胞与细胞之间或细胞与基质之间产生相互作用，从而形成生命有机体特定的具有协调统一能力的组织和器官，并调控其多种生命活动。

组织中的细胞常表现出一个方向明显不同于其他方向的特性，称为细胞极性。细胞极性是生物细胞中广泛存在的一个特征，它不仅对细胞的分化和功能起重要作用，而且对许多生物学过程有重要意义。

思维导图

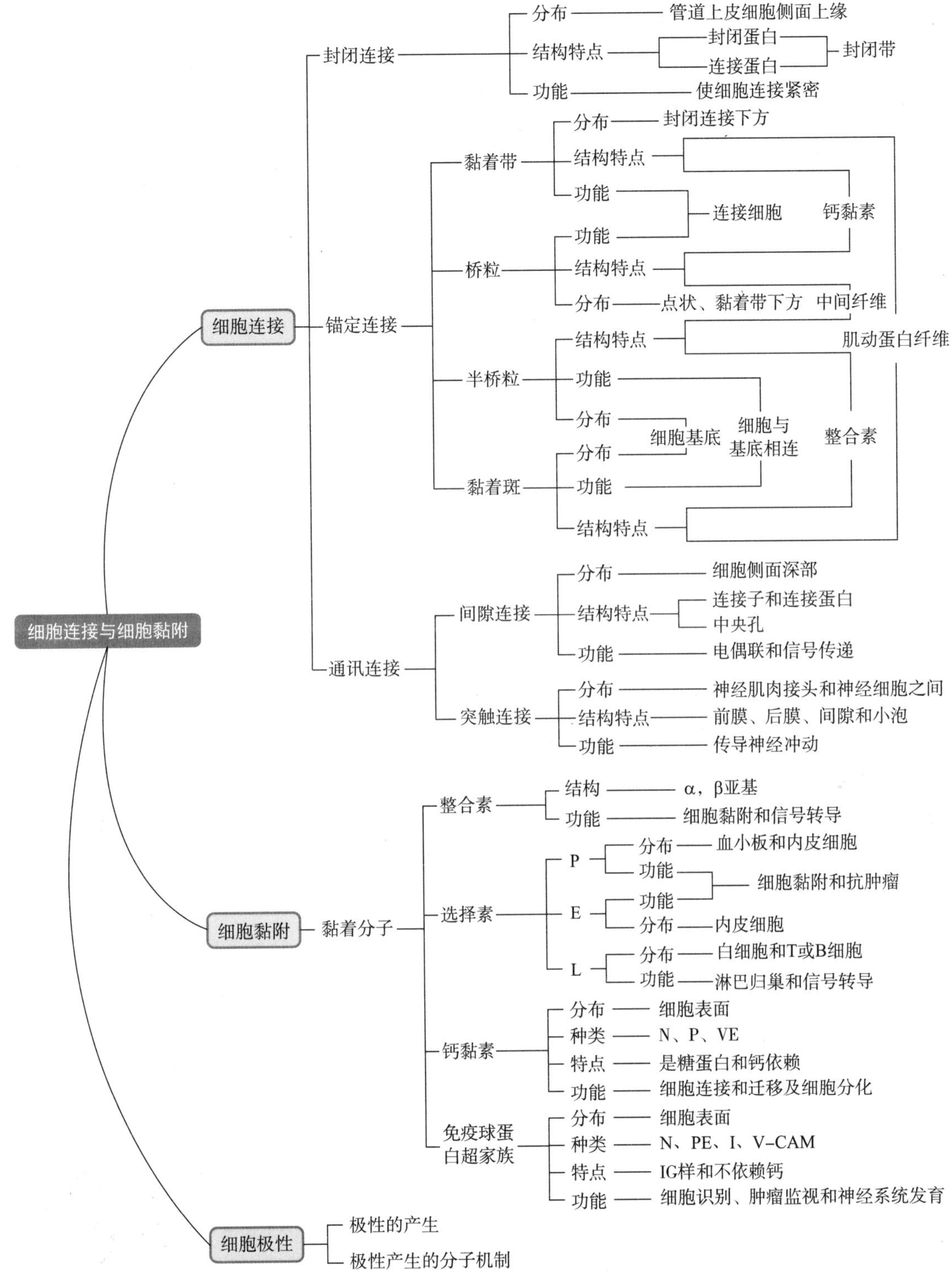

细胞连接与细胞黏附
细胞连接
封闭连接
分布
管道上皮细胞侧面上缘
结构特点
封闭蛋白
连接蛋白
封闭带
功能
使细胞连接紧密
锚定连接
黏着带
分布
封闭连接下方
结构特点
功能
连接细胞
钙黏素
桥粒
功能
结构特点
分布
点状、黏着带下方
中间纤维
肌动蛋白纤维
半桥粒
结构特点
功能
分布
细胞基底
细胞与
基底相连
整合素
黏着斑
分布
功能
结构特点
通讯连接
间隙连接
分布
细胞侧面深部
结构特点
连接子和连接蛋白
中央孔
功能
电偶联和信号传递
突触连接
分布
神经肌肉接头和神经细胞之间
结构特点
前膜、后膜、间隙和小泡
功能
传导神经冲动
细胞黏附
黏着分子
整合素
结构
α，β亚基
功能
细胞黏附和信号转导
选择素
P
分布
血小板和内皮细胞
功能
细胞黏附和抗肿瘤
E
功能
分布
内皮细胞
L
分布
白细胞和T或B细胞
功能
淋巴归巢和信号转导
钙黏素
分布
细胞表面
种类
N、P、VE
特点
是糖蛋白和钙依赖
功能
细胞连接和迁移及细胞分化
免疫球蛋
白超家族
分布
细胞表面
种类
N、PE、I、V-CAM
特点
IG样和不依赖钙
功能
细胞识别、肿瘤监视和神经系统发育
细胞极性
极性的产生
极性产生的分子机制

细胞结构和功能类型的分化，是细胞生命进化的结果。在高等的多细胞生物有机体中，不同组织及同一组织各细胞之间，在结构和功能上总是以不同的形式，形成直接或间接、临时或持久的联系，从而构成有机体协调统一的整体结构。细胞连接和细胞黏附是这种结构和功能联系的基本形式，而细胞极性则是细胞连接的功能表现。

## 第一节 细胞连接

深入学习 11-1
细胞连接

人和动物体内绝大多数细胞都按一定方式相互接触，并在相邻细胞间形成特定的装置，以加强细胞间的机械联系，维持组织结构的完整性和协调细胞功能。这种连接装置即称为细胞连接（cell junction）。细胞连接主要有封闭连接、锚定连接和通讯连接3种类型（图11-1）。

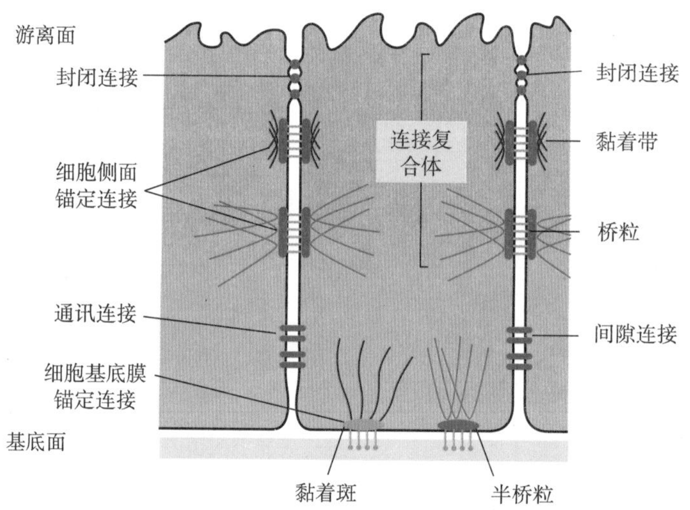


图11-1 柱状上皮细胞的各种细胞连接

### 一、封闭连接

图集 11-1
封闭连接

封闭连接（occluding junction）又称紧密连接（tight junction）或不通透连接（impermeable junction），是利用相邻细胞侧面跨膜蛋白的点状融合所形成的索状封闭带，将细胞紧密连接在一起的结构（图11-2）。它普遍存在于脊椎动物体内各种管道上皮细胞侧面及脑组织毛细血管内皮细胞浅侧壁，如消化管上皮、膀胱上皮及睾丸支持细胞之间等。不同器官封闭连接的严密程度不同，其网格状结构层次也有差异。通常以测定横越上皮细胞相邻两侧间的电阻大小来表示封闭连接的严密程度。例如，小鼠膀胱变移上皮几乎无通透性，其封闭连接较宽，约有8排网格状结构，

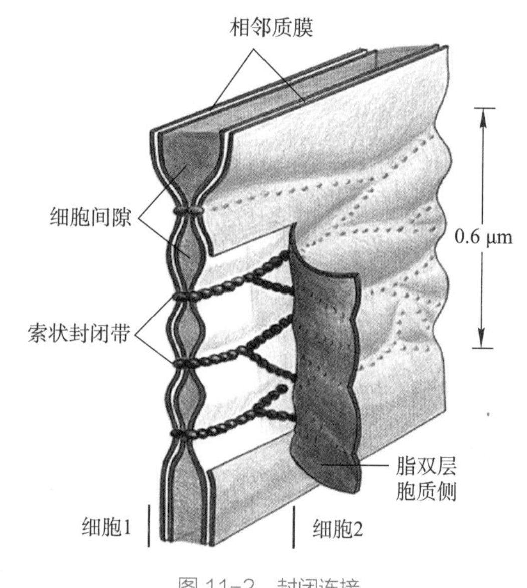


图11-2 封闭连接

电阻率为 1 000～2 000 Ω·cm；肾近端小管上皮细胞连接不紧密，其封闭连接较窄，只有 1～2 排网格状结构，电阻率仅为 6～10 Ω·cm。封闭连接是在上皮组织发育过程中逐渐建立起来的，它的出现及网格状结构排列层次与上皮的屏障作用和细胞极性密切相关。

1963 年，Farquhar 和 Palade 首先描述了封闭连接的超微结构，即在小肠柱状上皮细胞肠腔面的顶端，相邻细胞膜间形成一条无透性的封闭带，称为闭锁小带（zonula occludens，ZO）。冷冻蚀刻复型电镜技术表明，封闭连接处的胞质膜上含有丝状结构，其在质膜融合区相互吻合形成 5～10 层网格状的闭锁小带。在脂双层疏水面的胞质侧（PF），闭锁小带呈嵴网状，而在对应处的脂双层面（EF），闭锁小带呈沟状，两者如拉链样结合构成两层单位膜间的封闭成分。

从分子水平看，闭锁小带是贯穿两层单位膜的两排紧密黏着的跨膜糖蛋白，直径为 3～4 nm。它可分 3 类，即相对分子质量约 $6\times10^4$ 的闭合蛋白（occludin）、密封蛋白（claudin）和连接黏附分子（junctional adhesion molecule）。其中，密封蛋白是封闭连接的主要蛋白，它反复跨膜 4 次，对封闭连接的形成起重要作用（图 11-3）。这些蛋白可形成索状的连续纤维环绕细胞，并可通过质膜内的闭锁小带蛋白与肌动蛋白纤维相连，从而使相邻细胞保持封闭状态。闭锁小带具有弯曲和伸展能力，以平衡来自各方面的拉力，保持细胞间的闭锁状态。实验证实，具有大量闭锁小带的封闭连接要比具有少量的有更好的封闭作用，其中 $Ca^{2+}$ 是封闭连接所必需的，当 $Ca^{2+}$ 浓度降低时，封闭连接消失。

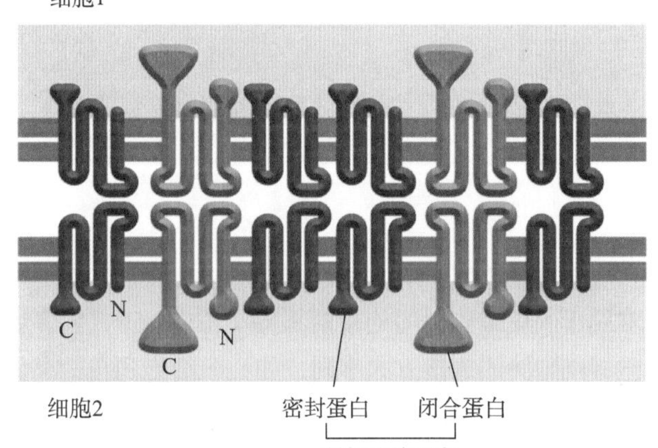


图 11-3　封闭连接的密封蛋白和闭合蛋白

封闭连接的功能主要有：①封闭细胞间隙，防止物质扩散，维持组织间隙与管腔之间的渗透梯度。如肠道上皮细胞中的封闭连接，既可阻止肠腔中的营养物质通过间隙进入血液，也可防止组织中的物质通过间隙流回肠腔。②作为屏障以保证物质转运的方向性，且可防止肠腔面和基底面细胞膜上的转运蛋白流动。例如，脑部毛细血管内皮细胞的封闭连接可构成血－脑脊液屏障，防止有害物质和药物从血液进入脑或中枢神经系统；睾丸支持细胞的封闭连接可构成血－睾屏障，以防止有害物质从血液进入精液。③维持上皮细胞极性，这由其所存在的位置和功能决定。

当然，封闭连接的封闭作用并不是绝对的。在不同组织，其对小分子物质具有不同程度的通透性。资料显示，小肠上皮细胞的封闭连接对 $Na^+$ 的通透性较膀胱的大 10 000 倍；而在饥饿状态下，蝉胃上皮细胞封闭连接的封闭带会变得平坦，且距离增宽。这说明，即便是在同一组织，封闭连接结构及其封闭程度也会因组织的生理环境与生理需要而发生改变。

## 二、锚定连接

锚定连接（anchoring junction）也称黏着连接（adhering junction），是一类由细胞骨架参与的，能将相邻的细胞或细胞与细胞外基质连接在一起，形成一个有序群体的连接。它广泛存在于多种组织中，起到增强组织支持，分散和传递作用力以抵抗机械损伤的作用。基于锚定连接所在的位置、结构形态及与不同细胞骨架的接合方式，可将锚定连接分为有肌动蛋白纤维参与的黏着带和

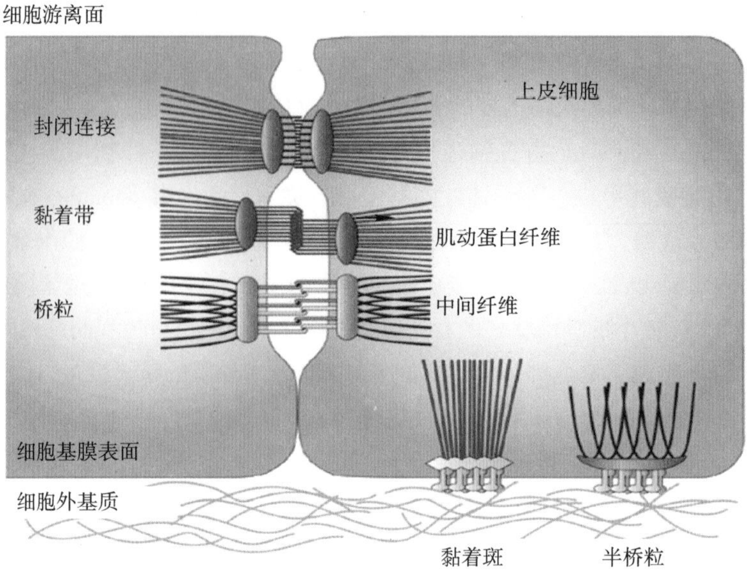

细胞游离面
上皮细胞
封闭连接
黏着带
肌动蛋白纤维
桥粒
中间纤维
细胞基膜表面
细胞外基质
黏着斑
半桥粒

图 11-4 各种锚定连接示意图

黏着斑及有中间纤维参与的桥粒和半桥粒（图 11-4）。

（一）黏着带

ⓔ 图集 11-2 黏着带

黏着带（adhesion belt）也称带状桥粒（belt desmosome）或中间连接（intermediate junction），常位于上皮细胞封闭连接的下方（图 11-5）。黏着带在身体的各个部位均有分布，不同类型的细胞其细胞间的连接方式不同，如心肌细胞闰盘的黏着带呈斑点状；上皮细胞间的黏着带呈连续的带状，环绕于细胞的顶部。

在电镜下，黏着带区的细胞之间常存在 15 ~ 20 nm 的间隙，其中充满电子密度较大的丝状物。而胞质内的肌动蛋白纤维，则一端紧贴于质膜内面，另一端伸入胞质，且彼此相互密集交织形成网状。现已知，黏着带区相邻细胞间存在的丝状物主要由钙黏素（cadherin）分子组成。它为一次性跨膜糖蛋白，其活性是高度钙依赖的。这些钙黏素分子彼此相互交错排列形成拉链结构，并穿过 30 nm 的细胞间隙及细胞质膜，与胞内的肌动蛋白纤维和胞质蛋白相连，组成终末网（图 11-6）。

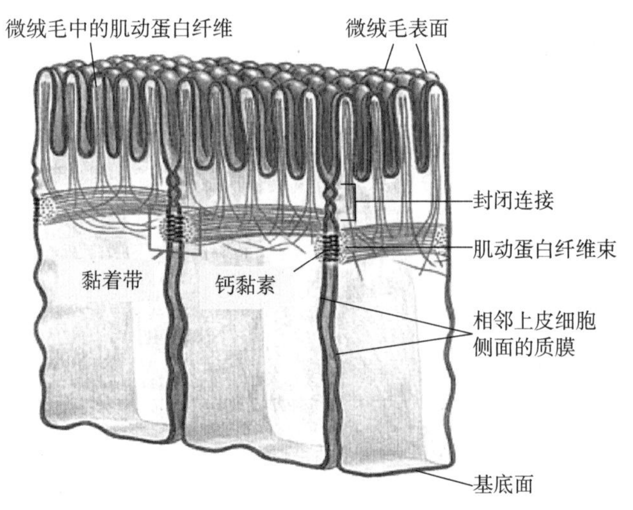


图 11-5 黏着带示意图

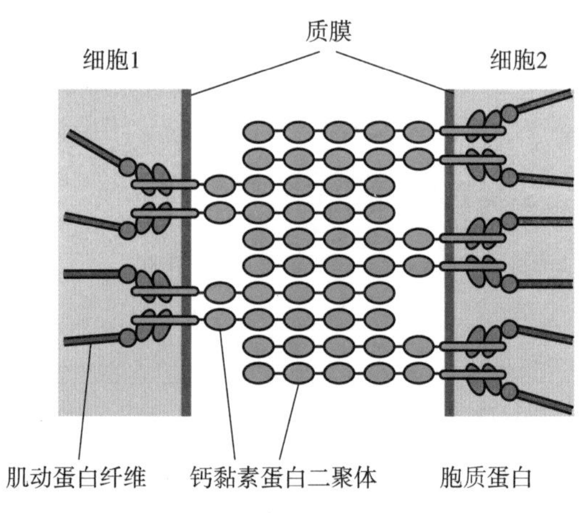


图 11-6 黏着带的分子结构

黏着带的主要功能是：①参与构成细胞骨架，实现相邻细胞之间的骨架联系；②加强细胞间的黏附，传递细胞内应力，协调细胞间的活动；③提供由胞外到胞质的潜在细胞信号转导通路；④形成脊椎动物的神经管，即利用黏着带中肌动蛋白纤维具有的收缩功能，使细胞下陷形成神经管。

（二）黏着斑

黏着斑（focal adhesion）是通过整合素与肌动蛋白纤维的相互作用，将细胞与细胞外基质进行连接的结构。它主要存在于细胞与肌腱形成的连接及体外培养的贴壁细胞中，如成纤维细胞。黏着斑具有调控细胞黏附、机械传感和控制细胞生长及分化作用。

目前，利用三维超分辨率荧光显微镜，在纳米尺度上已观测到黏着斑的分子结构，即一些肌动蛋白纤维可被一个 40 nm 长、有部分重叠的 α 辅肌动蛋白分开，然后再通过踝蛋白（talin）和黏着斑蛋白与整合素（$\alpha_5\beta_1$）联系在一起（图 11-7）。现已知，黏着斑是一个组织良好的多层架构成分，可产生 3 个或更多的单独腔室，调控其相互独立的功能。其形成需多种因子参加，其中 Rho 激酶起关键作用。此外，黏着斑也是一种动态结构，当黏附细胞要移动或进行分裂时，黏着斑会迅速组装以参与细胞的铺展和迁移。

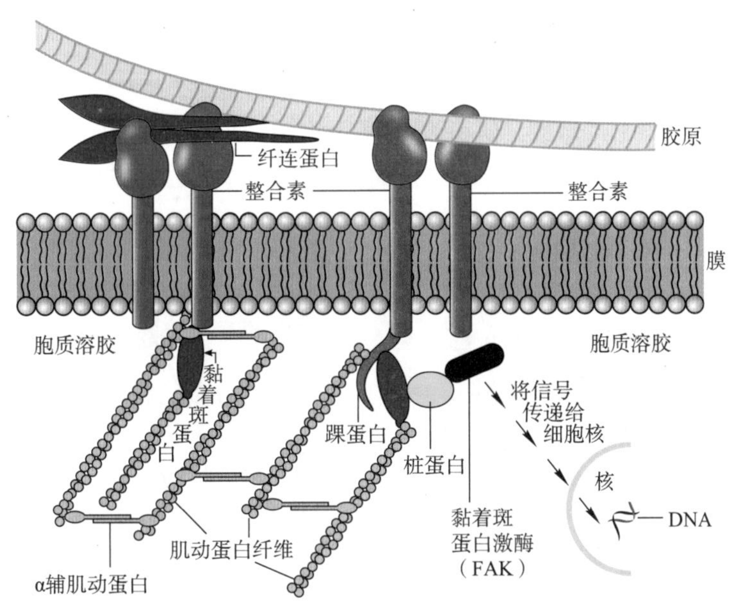


图 11-7　黏着斑的组成结构

黏着斑与黏着带的根本区别是：①黏着斑是细胞与细胞外基质进行的连接，而黏着带是细胞与细胞间的黏附；②参与黏着斑连接的膜整合蛋白是整合素，而参与黏着带连接的是钙黏素；③黏着斑是整合素与细胞外基质中的纤连蛋白连接，而黏着带是两个相邻细胞膜上的钙黏素之间的连接；④黏着斑中的整合素通过含有踝蛋白的胞质斑介导，与细胞骨架的肌动蛋白纤维相连，而黏着带的连接不含有踝蛋白。由于整合素是纤连蛋白的受体，黏着斑的连接是通过受体与配体的结合来完成的。

（三）桥粒

桥粒（desmosome）又称点状桥粒（spot desmosome），是上皮细胞间最常见的一种连接方式。它于 1954 年由 Porter Chris 首次发现，常位于黏着带的深部，呈斑点或纽扣状，是相邻细胞间的

ⓔ 图集 11-3
桥粒

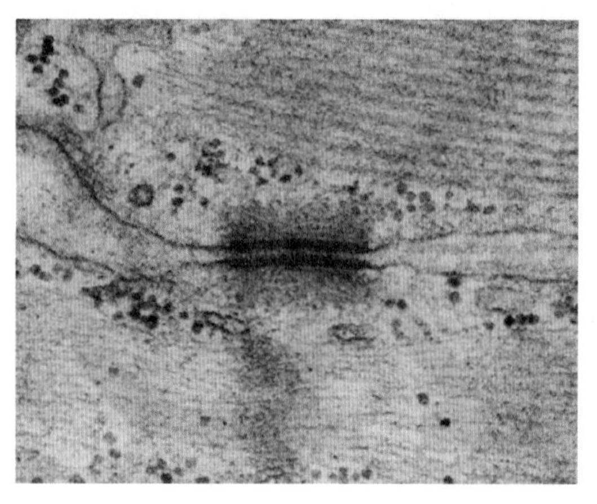

图 11-8 桥粒的形态结构

一种稳固连接结构（图 11-8）。桥粒分布甚广，在经常受到较强机械力刺激的组织中更发达，如皮肤的表皮、口腔、食管、阴道和心脏肌肉等。据统计，表皮每 100 $\mu m^2$ 平均约有 160 个桥粒，它们均可通过相邻细胞间的细丝机械性地连接成网。

桥粒在光镜下呈棘刺状，而在电镜下呈圆形纽扣状。在连接区，两相邻细胞膜平行，之间有相距 20 ~ 30 nm 的间隙，其中充满了具有黏合作用的纤维性物质。中央是电子密度较高的致密层，其间具深染的中间线。在桥粒相邻细胞膜的内侧为厚 10 ~ 20 nm 的电子密度很高的附着板（attachment plaque），直径 0.2 ~ 0.5 μm，其上汇集很多 10 nm 的中间纤维，且呈绊状相互交错伸向细胞质。两个细胞的跨膜细丝在细胞间隙相互重叠并结合，胞内部分与附着板相连。附着板由多种胞内锚定蛋白，如桥粒斑蛋白（desmoplakin）和桥粒斑珠蛋白（desmocollin）等构成；跨膜细丝的主要化学成分为钙黏素，其中主要含有桥粒芯（desmosomal core）和桥粒胶（desmosomal plaque）两类蛋白（图 11-9）。桥粒的钙黏素与黏着带的钙黏素有不同的区域结构，但其完整性都要依赖于 $Ca^{2+}$ 存在。例如，当用胰蛋白酶（trypsin）、胶原酶（collagenase）或 EDTA 处理细胞时，桥粒结构均被破坏而使细胞分散。其中，EDTA 能降低 $Ca^{2+}$ 浓度，使相邻细胞桥粒松开。中间纤维对保持细胞的形态起重要作用，不同类型细胞中的中间纤维不同，如上皮细胞为角蛋白丝，心肌细胞为结蛋白丝等。

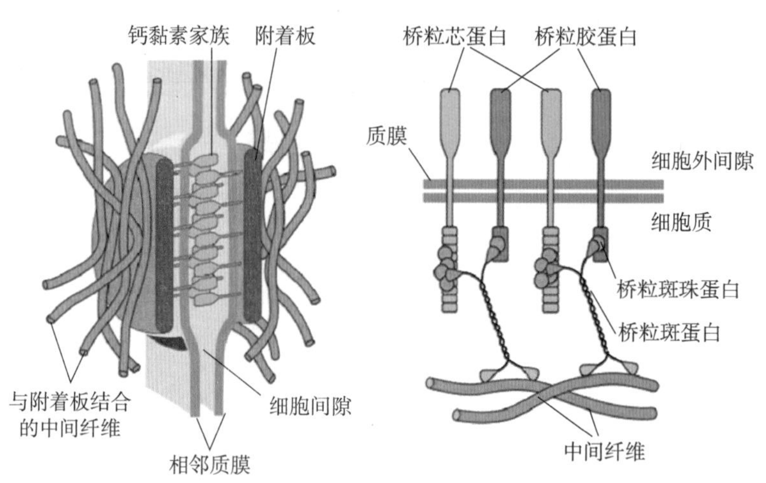


图 11-9 桥粒的组成与分子结构

桥粒的作用是增强细胞间结合的效能，维持细胞间的连接，其中胞质侧的附着板与中间纤维对细胞之间的牢固结合和张力保持有重要作用。当上皮受到外力机械作用时，桥粒的应变作用可防止细胞的过度变形或损伤；而一旦桥粒受到破坏，则会引起肌肉断裂、表皮细胞撕裂松解、组织液渗透等病理生理改变。

（四）半桥粒

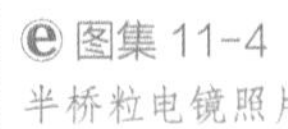

图集 11-4 半桥粒电镜照片

半桥粒（hemidesmosome）是上皮细胞与基膜（结缔组织）之间的连接装置，因其结构仅为桥粒的一半而得名。半桥粒的连接方式最初是在培养的细胞中发现的，后来发现体内上皮细胞的基底面均可通过半桥粒结构连接到基膜（见图 11-4）。

与桥粒一样，半桥粒在质膜的内表面存在附着板，其上附着有朝向胞质的中间纤维，跨膜蛋白为整合素（图 11-10）。半桥粒与桥粒相比有两点不同：①参与连接的跨膜蛋白不是钙黏素而是整合素；②整合素的细胞外结构域不与相邻细胞的整合素相连而是同细胞外基质相连。半桥粒的作用主要是将上皮细胞与其下方的基膜连接在一起，从而加强上皮细胞与结缔组织的联结。

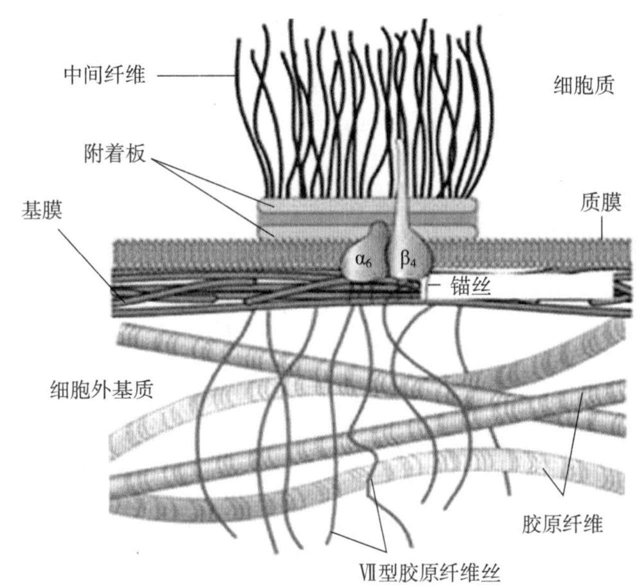


图 11-10　半桥粒的组成与结构

## 三、通讯连接

在大多数组织中都存在一种连接通道，以保持细胞间的信号传递及功能协作，这种连接即称为通讯连接（communicating junction）。在动物细胞中，通讯连接包括间隙连接和突触连接。

### （一）间隙连接

间隙连接（gap junction）又称缝隙连接，是 Karre 于 1960 年发现的。它主要位于相邻细胞膜的侧面深部，彼此相互靠近且不接触（图 11-11）。研究发现，不同种属和不同功能状态及不同发育时期的间隙连接，其形状和大小有很大差异，如发育较好的多为圆形或椭圆形，直径可达 3～6 μm，而小的直径仅 20～30 nm。间隙连接的数量因物种不同而异，如田鼠的间隙连接很少，

ⓔ 图集 11-5
间隙连接

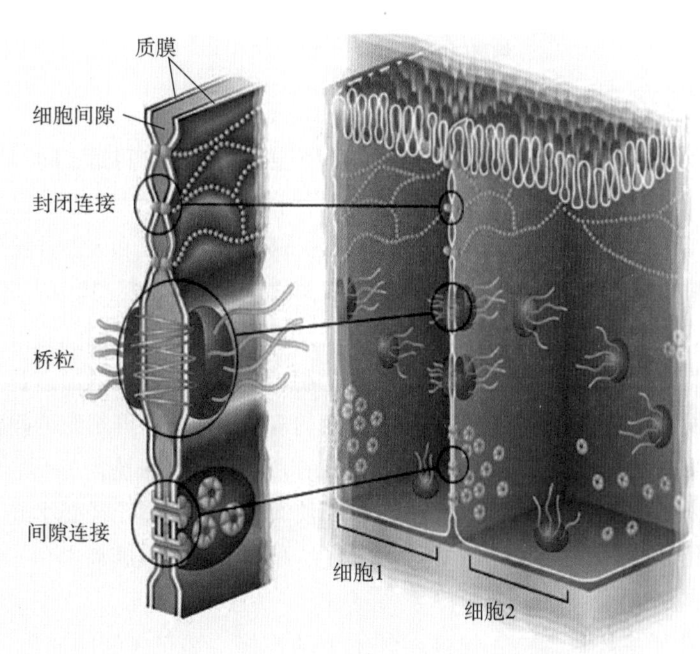


图 11-11　间隙连接的形态与分布

而豚鼠则较多，其回肠平滑肌每1000 $\mu m^2$细胞膜上约有98个间隙连接，而每个平滑肌细胞约有224个。间隙连接是相邻细胞质之间的通讯节点，其特点是：①允许相对分子质量低于$10^3$的分子自由扩散；②与离子通道相比，间隙连接通道对物质通过无选择性；③通道的开启可经过降低pH和增加$Ca^{2+}$浓度来完成。作为细胞通讯连接的主要形式，间隙连接广泛存在于各种动物的不同细胞中，如胚胎滋养层细胞、巨噬细胞及卵细胞等，特别是在神经、心肌和平滑肌等兴奋细胞中最为多见。

间隙连接由一些多亚基的跨膜蛋白分子组成，其基本单位称连接子（connexon）。在电镜下，间隙连接呈典型的7层结构，即由相邻质膜的两层单位膜构成“两暗一明”影像，中间有2～4 nm的间隙，整个连接厚度约为15 nm。冷冻蚀刻技术研究表明，间隙连接处每隔4.5 nm就有一个突出于膜表面的微粒，这些微粒彼此结合形成连接子。连接子由6个相同或相似的跨膜连接蛋白环绕组成，中心形成一个直径1.5～2 nm的通道。相邻细胞膜上的两个连接子对接形成一个间隙连接单位，许多间隙连接单位集结在一起，形成大小不一的间隙连接区（图11-12）。

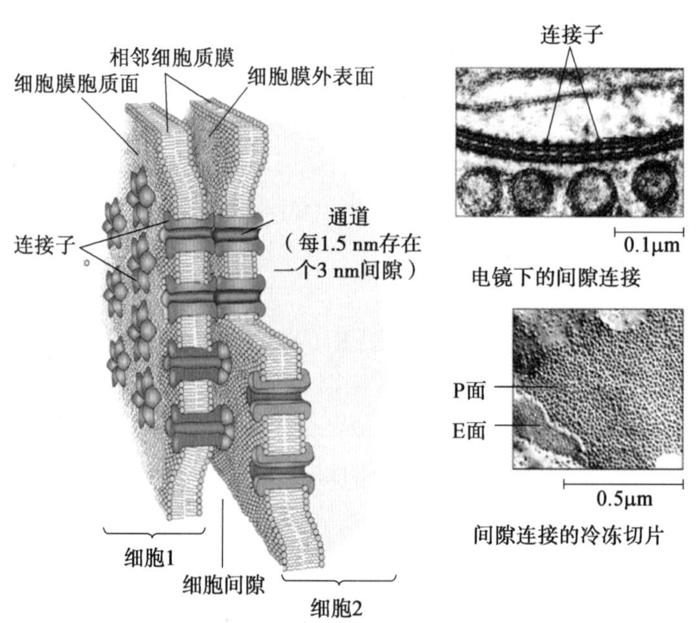


图11-12 间隙连接的组成与结构

目前已从不同动物或不同组织中分离出20余种连接蛋白，它们属于同一类蛋白家族，相对分子质量为$2.6 \times 10^4 \sim 6.0 \times 10^4$。其中，每个连接蛋白都有4个最保守的α螺旋跨膜区，且具有相似的亲水性和疏水性氨基酸序列及相似的抗原性。例如，在大鼠和人肝连接子中的连接蛋白由280个氨基酸残基构成，相对分子质量为$3.2 \times 10^4$，称连接蛋白32，其中人肝连接蛋白32的单克隆抗体可与心肌和子宫上皮等的间隙连接产生交叉反应。不同类型的细胞可表达一种或几种不同的连接蛋白，其所装配的间隙连接孔径与调控机制不同。间隙连接的通道是一种动态结构，其构象及通透性可发生可逆性变化。例如，在高浓度的双糖溶液中，肝细胞的间隙连接通道几秒钟内即产生不同程度的增大，而在单糖溶液中却无此作用。另外，细胞内pH降低或$Ca^{2+}$浓度升高也均可在几秒钟内使连接蛋白构象发生改变，从而使间隙连接通道孔径变小或关闭，这对局部大面积组织损伤起到保护作用。此外，集落刺激因子、植物凝集素、胰岛素和cAMP等也都可以调节间隙连接的形成及变化。

间隙连接的功能主要包括：①加强相邻细胞的连接。②完成细胞通讯。目前，间隙连接的通讯方式有两种，即离子偶联与代谢偶联。离子偶联（ionic coupling）又称电偶联（electron coupling），是相邻细胞间电兴奋传导的通路，广泛存在于可兴奋性组织的细胞间，其中间隙连接多的位置电阻值较低。该偶联可允许各种带电离子经间隙连接通道在相邻细胞间穿梭，从而保证细胞信息进行快速准确的传导。代谢偶联（metabolic coupling）是指相邻细胞间的代谢物传导通路，主要存在于不具电兴奋性组织的细胞间，其中相对分子质量小于 $10^3$ 的水溶性物质可自由通过间隙连接通道，如葡萄糖、氨基酸、ATP 和许多辅酶等。该偶联可保证细胞间物质的相互交流、平均分配和功能状态的平衡与协调。③参与细胞的分泌、增殖和分化。分泌功能较强的细胞，如腺细胞之间，有发达的间隙连接。④参与胚胎发育。间隙连接最早出现在脊椎动物胚胎发育的早期，为信号物质的传递提供了重要通路，从而实现发育所需营养物质的再分配。例如，在小鼠胚胎八细胞阶段，细胞之间普遍建立了电偶联。当细胞分化后，不同细胞群之间的电偶联消失，但相同细胞群之间仍互相偶联，从而保证发育行为的一致性。⑤控制肿瘤的发生。研究发现，肿瘤细胞之间的间隙连接明显减少或完全丧失，而间隙连接的减少则导致细胞通讯的丧失和细胞接触抑制作用的消失。

（二）突触连接

突触（synapse）是指两个神经元之间或神经元与效应细胞之间相互接触并传递信息的部位，由英国学者 Sherrington 于 1896 年提出。突触包括电突触和化学突触两种，其中化学突触（chemical synapse）是神经系统中最常见的以化学物质为传递信号的细胞连接。突触由突触前部、突触间隙和突触后部组成（图 11-13）。

突触前部是神经元轴突终末端的球状膨大，其膜增厚形成突触前膜，胞质内含有许多不同形态的突触小泡及一些微管、微丝和线粒体等。突触小泡是突触前部的特征性结构，含有许多神经递质（neuro transmitter）。研究发现，在中枢和周围神经系统中，有两种或两种以上的神经递质共存于一个神经元中，其中多为非肽类递质（胆碱类、单胺类和氨基酸类）和肽类递质共存，如交感神经节内的神经细胞有乙酰胆碱和血管活性肠肽物质。递质共存是一种普遍现象，主要功能是精确完成神经调节等生理活动。突触后部多为突触后神经元的胞体膜或树突膜，其中与突触前膜相对应的部分增厚，形成突触后膜，其上含有受体和化学门控的离子通道。突触间隙是位于突触前、后膜之间的空隙，宽 20 ~ 30 nm，其中含有糖胺多糖（如唾液酸）和糖蛋白等。这些化学

ⓔ 图集 11-6
突触连接

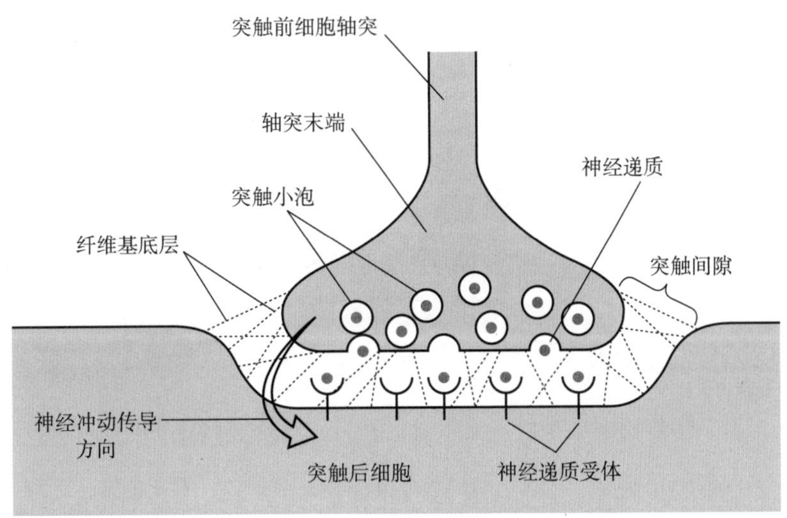


图 11-13　突触连接的结构模式图

成分和神经递质结合后，可促进递质由前膜移向后膜，并保证其不向外扩散和消除多余递质。突触的传递过程是，神经冲动传至突触前膜时，触发前膜上的门控钙离子通道，释放神经递质，使突触后部发生兴奋或抑制，以调节整个神经冲动的传导。

研究进展 11-1
细胞连接及其应用

突触连接的优势在于：①可保证神经冲动传导的单向性。因为递质只在突触前神经元的轴突末梢释放，且受 $Ca^{2+}$ 的通透性调节。②可通过与突触后膜上的蛋白质受体结合，改变突触后膜对离子的通透性，从而保证突触后膜选择性接受前膜信息，单向传递神经冲动。③能适应高级神经系统的活动，使其有规律地进行。一般来说，能引起突触后细胞兴奋反应的递质释放是在几个突触细胞的共同刺激下完成的，因为一个突触后细胞可同时与几个突触前细胞形成突触，而各种突触的作用可互相叠加和抵消，然后决定是兴奋还是抑制。④可持久作用。

## 第二节 细胞黏附

细胞黏附（cell adhesion）是大多数细胞所共有的生物学特性和最基本的生命现象之一，是细胞间信息交流的一种形式。在有机体中，相同类型或不同类型细胞之间及细胞与细胞外基质之间均能产生黏附作用，其中细胞黏附分子在这一过程中起重要作用。细胞黏附分子（cell adhesion molecule）是指介导细胞与细胞或细胞与细胞外基质间相互结合，起黏附作用的一类膜表面或膜外糖蛋白。它除参与介导细胞黏附及维持机体防御功能外，还与机体多种疾病密切相关。细胞黏附分子的特点是：①通过受体－配体相结合的形式发挥作用；②相同黏附分子的结构基本相同；③同一细胞表面可表达多种不同类型黏附分子；④同一黏附分子在不同细胞表面可发挥不同作用；⑤黏附分子的作用常通过多对受体和配体共同作用来完成；⑥同一生物学功能可由不同黏附分子所介导；⑦黏附分子在介导黏附作用的同时也启动信号传导。目前，根据化学结构和功能特点，细胞黏附分子主要分为 4 大类：整合素家族（integrin family）、选择素家族（selectin family）、钙黏素家族（cadherin family）和免疫球蛋白超家族（immunoglobulin superfamily）。此外，某些尚未归类的分子如 CD44、CD36 和某些蛋白聚糖类也属于黏附分子（图 11-14）。

深入学习 11-2
细胞黏附

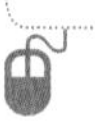

研究进展 11-2
细胞黏附

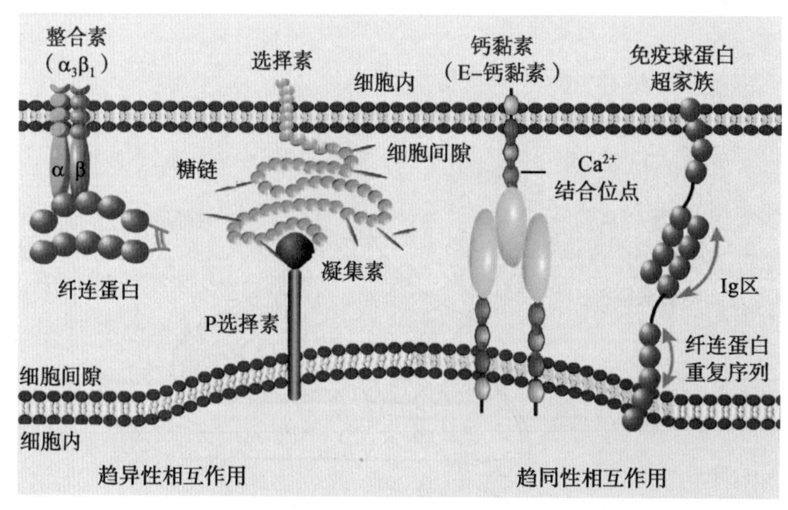


图 11-14 细胞黏附分子的种类及分布

## 一、整合素

整合素（integrin）是镶嵌蛋白家族中最重要的受体之一，广泛存在于各种脊椎动物细胞表面。相同或不同的细胞表面可存在多种不同的整合素，而相同整合素也可存在于不同的细胞中并可结合一种或几种配体。整合素与其配体的亲和性不高，但它可通过存在于细胞表面的整合素数量加以弥补，以利于细胞调节其与细胞外基质的结合程度与可逆性。

ⓔ 图集 11-7
整合素

整合素由 α 和 β 两个亚基以非共价键形式组合而成，每个亚基分别包括胞外区、穿膜区和胞质区 3 个部分。胞外区较长，是配体的识别部位，其肽链的氨基端带有糖链；穿膜区为一次穿膜的 α 螺旋；胞质区较短，肽链的羧基端部分可与质膜下的细胞骨架成分或胞内的信号转导蛋白结合（图 11-15）。目前，已鉴定出 18 种 α 亚基和 9 种 β 亚基，相对分子质量分别为 $1.2\times10^5\sim1.8\times10^5$ 和 $9\times10^4\sim9\times10^5$，它们相互配合形成 24 种整合素。

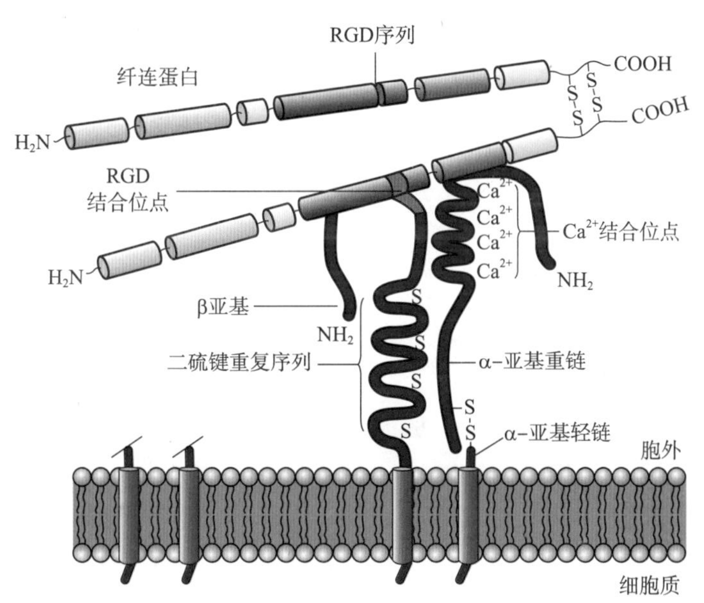


图 11-15 整合素的分子结构

在电镜下，整合素的 α 和 β 亚基胞外区形成球状，并通过刚性的柄部与膜相连。氨基酸序列分析表明，α 亚基胞外部分由 7 个重复模块构成，每个模块约含 60 个氨基酸，呈平展的环，其上存在 $Ca^{2+}$ 和胞外配体的结合位点。该位点对保持整合素的正确结构和细胞黏附有重要作用。β 亚基的胞外部分存在球形结构域，是与细胞外基质成分相结合的位点。例如，β 亚基的球形结构域可与含有 Arg-Gly-Asp（RGD）三肽序列的细胞外基质成分（纤连蛋白或层粘连蛋白等）结合（图 11-15）。

整合素的功能主要包括：①介导细胞黏附。例如，当成纤维细胞和上皮细胞铺展在培养皿底部时，黏着斑区域的整合素（$\alpha_5\beta_1$）可与胞外物质相互作用并成簇聚集，介导细胞生长。②介导细胞信号的跨膜传递。通常情况下，整合素的胞外区可识别和结合配体，从而诱导整合素胞质端的结构变化，引起细胞内 pH、$Ca^{2+}$ 浓度和基因表达变化及蛋白磷酸化等多种反应，进而影响细胞的形状、运动、生长、增殖、分化和存活等。目前，整合素传递信号功能是细胞生物学研究进展最快的领域。

## 二、选择素

选择素（selectin）又称凝集素样细胞黏附分子，是一类可与特定构型糖基结合的依赖 $Ca^{2+}$ 的单链跨膜受体糖蛋白，相对分子质量为 $9\times10^4\sim1.4\times10^5$。它是1990年由Ley等发现并命名的，常分布于细胞表面，可分为胞外区、穿膜区和胞质区。胞外区是选择素受体的识别区，可特异性地识别胞外的寡糖类配体（图11-16）。现已知，选择素的糖类配体主要包括：①唾液酸和岩藻糖类单糖，如 $SLe^X$、$SLe^A$。其中 $SLe^X$ 是E选择素、P选择素和L选择素的共同配体。②硫酸化的多糖和糖脂，如岩藻糖、肝素及硫苷脂等。其中肝素在临床上常用于抗凝、抗炎和抗肿瘤。③磷酸化的单糖和多糖，如6-磷酸甘露糖等。

目前，根据存在位置及发现部位的不同，选择素被分为3类，即E选择素（E-selectin）、L选择素（L-selectin）和P选择素（P-selectin）。E选择素的相对分子质量为 $1.15\times10^5$，由589个氨基酸残基构成，可短暂表达于炎性相关因子，如IL-1或TNF-α等活化的内皮细胞表面，其峰值出现在信号诱导后的2~8 h，10~12 h后逐渐下降。L选择素的相对分子质量为 $7.5\times10^4\sim8.0\times10^4$，由324个氨基酸残基组成，可组成性地表达于大多数白细胞表面，参与淋巴细胞的归巢。P选择素的相对分子质量为 $1.5\times10^5$ 或 $1.15\times10^5$，由789个氨基酸残基构成，主要分布于血小板α颗粒和血管内皮细胞的怀布尔－帕拉德小体（Weibel-Palade body）中。当细胞受到凝血酶（thrombin）等因子刺激后，P选择素在几分钟之内就被转运到细胞表面，10 min后达到峰值，而在20 min后又回到基线水平。由于P选择素能对炎症做出早、晚两期反应，可作为内皮细胞和血小板活化的标志。

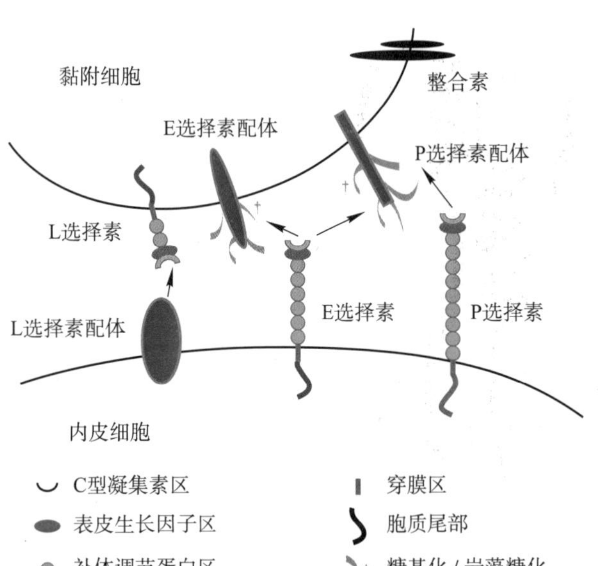


图11-16 选择素的种类及分布

分子结构研究表明，选择素家族各成员的结构相似，均由氨基端、C型凝集素区、表皮生长因子区、补体调节蛋白区、穿膜区、胞质区和羧基端构成（图11-17）。其中，位于氨基端的C型凝集素区是依赖于 $Ca^{2+}$ 的能够与特定配体糖发生强烈相互作用的部位，结构上包括1~8个糖识别单位及约120个氨基酸。补体调节蛋白区由2~9个较短的补体调节/结合蛋白样重复序列构成，每个序列有60~62个氨基酸残基，可参与补体系统调节和决定选择素的差异。表皮生长因子区由40个氨基酸残基组成，可通过调节C型凝集素区的构型来加强分子间

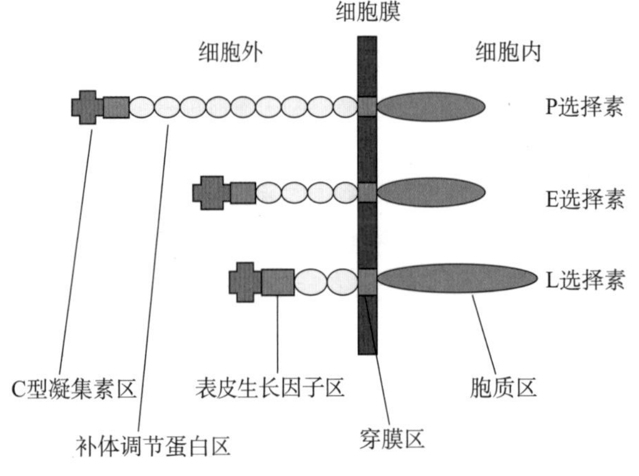


图11-17 选择素的分子结构示意图

的黏附作用。胞内结构域可通过锚定蛋白与微丝相连。

分析表明，3 种选择素基因都位于（人或鼠）第一对染色体长臂上相距 300 kb 的区域范围内，其中在核苷酸和蛋白水平上有 40%～60% 同源，而在 C 型凝集素区和表皮生长因子区有 60%～70% 同源，说明选择素家族源于基因复制。现已知，对细胞黏附起关键作用的氨基酸主要为 Tyr48、Asn82、Asn83、Glu92、Tyr94、Lys111 和 Lys113，它们在不同选择素中高度保守。随着分子生物学的发展，目前已成功克隆和表达了选择素的 C 型凝集素区，同时制备了特异性抗人 P 选择素的凝集素－表皮生长因子功能域的单克隆抗体。

选择素的功能主要包括：①介导淋巴细胞归巢。淋巴细胞归巢（lymphocyte homing）是淋巴细胞的定向迁移，包括淋巴细胞再循环和白细胞向炎症部位迁移。其分子基础是表达在淋巴细胞上的 L 选择素与表达在内皮细胞上的相应配体之间的作用。②介导白细胞与血管内皮细胞的黏附。白细胞的黏附和渗出是炎性反应和缺血再灌注损伤的关键环节，而选择素在该过程早期可通过与其相应配体的结合，介导白细胞在血流状态下与血管内皮细胞的黏附和滚动。③抑制肿瘤迁移。肿瘤细胞从原发灶中脱离进入血液，并黏附于血管内皮及外渗是肿瘤迁移的关键环节，而肿瘤细胞在循环血液中与血小板等结合更可使肿瘤细胞免受吞噬细胞的清除，其中选择素在介导内皮细胞和血小板与癌细胞的黏附中起重要作用。④参与信号转导。选择素也可作为信号分子调节细胞功能，如中性粒细胞上的 L 选择素与配体硫酸脂的结合，能剂量依赖性地诱导细胞内钙库的释放和 $Ca^{2+}$ 增加。可见，对选择素结构与功能的深入研究，可为揭示及治疗临床某些疾病的发病机制提供线索。

ⓔ 图集 11-8
选择素

## 三、钙黏素

钙黏素（cadherin）是一类介导细胞黏附和信号传输的 $Ca^{2+}$ 依赖的糖蛋白家族，常分布于多种细胞表面（见图 11-14）。不同的细胞及细胞的不同发育阶段，其表面钙黏素的种类和数量均不相同。目前已发现的钙黏素有 50 余种，常根据其所存在的组织命名。如存在于上皮细胞的 E-钙黏素，存在于神经和肌肉等细胞的 N-钙黏素等。其中，VE-钙黏素是内皮细胞特有的钙黏素，它可与胞内的肌动蛋白纤维相连，构成内皮细胞的完整骨架。VE-钙黏素的变化不仅可引起内皮细胞的黏附连接变化，也可引起内皮细胞的骨架结构改变。

钙黏素共含有 5 个折叠形成的胞外串联结构域、1 个穿膜域和 1 个胞质域（图 11-18）。胞外结构域在同一细胞表面横向联系形成棒状的二聚体，而在相邻细胞之间可通过相互结合形成的“细胞拉链”彼此结合。钙黏素的胞质部分是高度保守区域，常通过不同的连接蛋白与细胞骨架成分相连。如 E-钙黏素可通过踝蛋白及黏着斑蛋白等与肌动蛋白纤维相连，桥粒中的桥粒芯蛋白及桥粒胶蛋白则通过附着板与中间纤维相连。

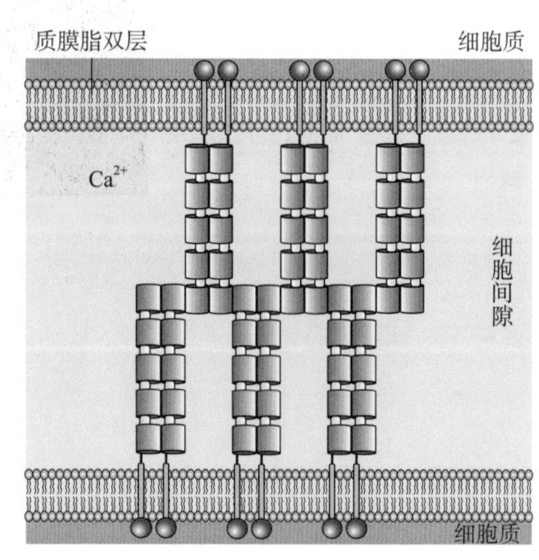


图 11-18　钙黏素分子结构示意图

钙黏素分子常由 720～750 个氨基酸残基组成，其中有 50%～60% 的一级结构序列相同。例如，在钙黏素分子的 5 个胞外结构域中，有 4 个同源，且均含有 $Ca^{2+}$ 的结合部位。这些 $Ca^{2+}$ 一方面可在相连的结构域之间形成桥，以维持胞外刚性；另一方面可参与相邻细胞之间的黏附及信号转导。现已知，决定钙黏素结合特异性的部位在氨基端的结构域中，只要变更其中 2 个氨基酸残基即可使结合特异性由 E- 钙黏素转变为 P- 钙黏素。

钙黏素的作用主要包括：①介导细胞粘连。这是由相邻细胞表面存在的相同钙黏素所决定的。该钙黏素能彼此相互识别，从而将细胞粘在一起。例如，E- 钙黏素是黏着带的主要构成成分，可保持上皮细胞相互黏合；桥粒中的钙黏素是桥粒芯蛋白及桥粒胶蛋白。②参与细胞分化。钙黏素对于胚胎细胞的早期分化及成体组织（尤其是上皮及神经组织）的构筑有重要作用。它可决定胚胎细胞的黏合、分离和迁移，从而影响细胞的分化，参与器官形成过程。③抑制细胞迁移。研究发现，肿瘤细胞恶性程度高者细胞表面的钙黏素减少，从而使肿瘤细胞易于脱落而有利于侵袭与转移。目前，有人也将钙黏素称为肿瘤转移的抑制分子。

### 四、免疫球蛋白超家族

免疫球蛋白超家族（immunoglobulin superfamily）是一类分子结构中含有类似免疫球蛋白（Ig）结构域的细胞黏附分子，主要介导不依赖于 $Ca^{2+}$ 的细胞之间的黏附（图 11-14）。现已发现有 100 多种，主要包括神经细胞黏附分子（N-CAM）、血小板 - 内皮细胞黏附分子（PE-CAM）、细胞间黏附分子（I-CAM）和血管细胞黏附分子（V-CAM）。这些分子大都由单一基因编码，经剪切和糖基化形成多个不同种类。

免疫球蛋白超家族细胞黏附分子都具有相似的分子结构模式，其分子的胞外片段较长，包含大量相似的重复结构域（L1）和位于氨基端的 Ig 结构域。每一个 Ig 结构域都是由 90 ~ 110 个氨基酸序列构成的。这些氨基酸序列具有同源性，可通过 2 个半胱氨酸残基形成的二硫键（S-S）连接成两个反向平行的 β 折叠结构。各种类型的蛋白都可作为配体结合到细胞表面的 Ig 结构域，而相邻细胞表面的两个 Ig 结构域可相互作用产生细胞黏附（图 11-19）。

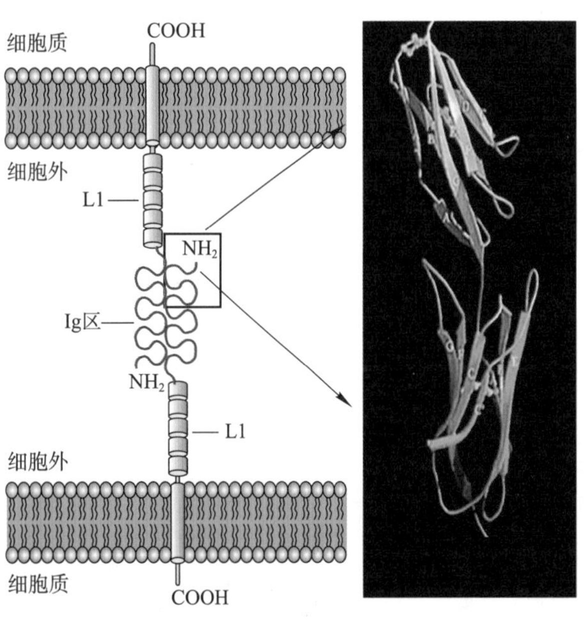

图 11-19 免疫球蛋白超家族分子结构

免疫球蛋白超家族细胞黏附分子可介导免疫细胞（吞噬细胞、树突状细胞）及非免疫细胞之间的特异性相互作用，从而参与炎性反应和肿瘤细胞的免疫监视，参与神经系统的发育和淋巴系统抗原识别及淋巴细胞的募集。

## 第三节 细胞极性

细胞，尤其是组织中的细胞，其三维形态常表现出轴向性，即一个方向明显不同于其他方向的特性。如细胞中的亚细胞结构或分子总是沿某个或某几个轴向呈不对称分布，这就使细胞具有了极性。一般来说，真核细胞都具有极性，主要表现为细胞形状、细胞器、蛋白质等分子及细胞骨架等的不对称分布，其中细胞骨架的不对称分布是产生极性所必需的。目前，人们发现上皮细胞、神经元细胞或受精卵终身有极性，而一些功能特殊的细胞，如原肠胚和神经胚细胞则具有暂时的极性表型。例如，柱状上皮细胞有明显的顶端和基底端，神经元轴突与树突处于相反的两端，卵细胞的卵质常呈不对称分布，而迁移细胞也分前缘和后缘等（图 11–20）。

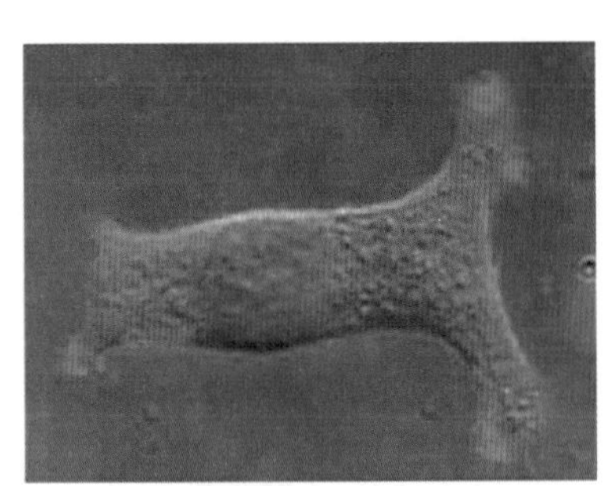
未被激活的非极化细胞

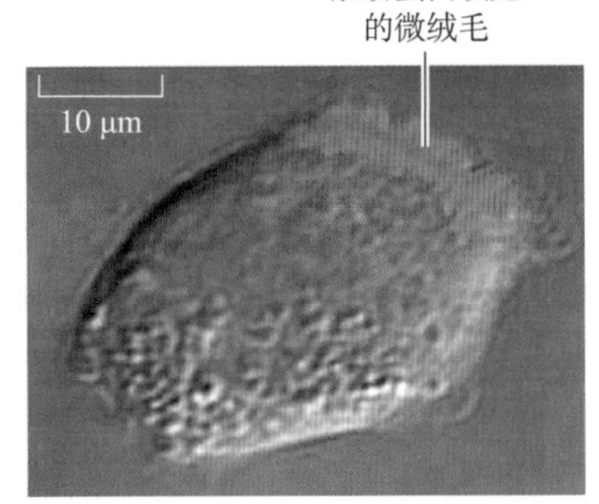

被激活的极化细胞

图 11–20　细胞极性形成及比较

细胞极性（cell polarity）是指在细胞中，某些胞质成分按一定空间顺序不均等分布，从而形成各种细胞内容物的浓度梯度（图 11–21）。它是单细胞和多细胞生物中广泛存在的特征，是受精卵及胚胎发育细胞产生不对称分裂的基础。细胞极性不仅对细胞的分化和功能起重要作用，而且对细胞生命活动有重要意义。例如，柱状上皮细胞顶端和基底端的形态结构差别，可保障其分泌、吸收和屏障等功能；而肝细胞的极性可为肝生理功能及病理过程提供结构基础。我们知道，肝实质细胞是肝的主要功能细胞，是高度特化的极性上皮细胞，其最早是在 1975 年由 Evans 等在大鼠肝细胞中发现的。极性的建立和维持对肝细胞的多种功能至关重要，如肝细胞的极性受到破坏，则可引起肝炎、肿瘤及肝硬化等各类肝病的发生。肝细胞的极性主要表现在肝细胞形态和功能等方面。例如，每个肝细胞表面可分窦状隙面、肝细胞面和胆小管面，其中窦状隙面可参与血液循环进行物质交换，胆小管面可分泌胆汁，而肝细胞面则参与细胞间接触。此外，为介导这些功能，肝细胞还形成了不同的极化腔域，并通过紧密连接彼此隔开。现已知，细胞的极性解除与肿瘤的发生有必然联系。如 Bardeesy 等研究发现，胰腺腺泡细胞的基－顶极性对维持组织结构、消化相关因子的分泌及葡萄糖的摄取非常重要。当该极性被破坏后，正常胰腺组织可被肿瘤组织所替代，从而导致胰腺癌。

视频 11–1
细胞极性

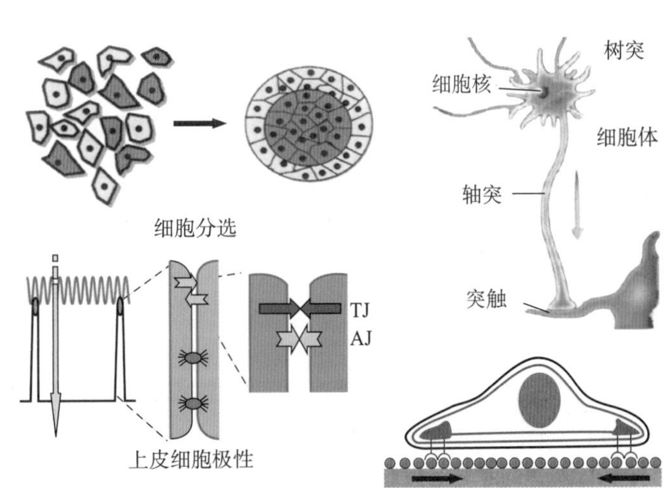

图 11–21　不同细胞的极性
TJ：封闭连接；AJ：锚定连接

## 一、细胞极性的产生

细胞极性的形成是一个极为复杂、多分子参与的过程，但通常由细胞骨架和细胞基质介导，即通过非极性的诱导因素使细胞骨架重新组织及调控下游基质蛋白的不对称分布。例如，线虫受精卵的极性形成始于受精，即在精子进入卵细胞的位置形成受精卵的后极，而与其对应的一侧为前极。在此过程中，精子作为极性的诱原进入线虫卵细胞后，首先是受精卵的内层胞质从前极流向后极，而外层胞质从后极流向前极。这是线虫受精卵开始极化的第一个标志性阶段。此后，精子雄性原核与富含肌动蛋白的卵细胞基质相互作用，引起本来均一分布的蛋白重新定位，导致线虫受精卵极性的逐步形成。哺乳动物上皮细胞是高度极化的细胞，具有不同的顶、侧和基底区。这些区域常以不同的膜脂、跨膜蛋白和相关的基质蛋白为标志。因而，哺乳动物上皮细胞的极性只能通过细胞间或细胞外基质的接触逐步形成。

视频 11-2
受精卵中极性物质的分布和变化

我们知道，细胞与细胞的连接常由钙黏素超家族介导，而细胞与细胞外基质的连接主要是由整合素超家族介导。这些分子介导的连接常可引起胞内肌动蛋白骨架的特异性组装、封闭连接处信号分子和受体信号网络的激活及胞内蛋白质的分选等。例如，在上皮细胞极性表型还未完全形成时，锚定连接和封闭连接的组成成分常位于细胞侧膜，其中含有钙黏素的桥粒连接散在分布于细胞膜侧面，而封闭连接还未形成。随后，桥粒连接合并于细胞质膜的顶侧区域，且呈环形分布在整个上皮细胞的顶部区域形成黏着带，而桥粒连接与封闭连接成分开始分选，逐渐形成封闭连接。多数上皮细胞的侧面顶部均可形成封闭连接，从而闭锁了细胞间隙的腔端。这样不仅腔内液体中大分子物质不能进入细胞间隙，而且离子的进出亦受限。鉴于封闭连接恰好存在于上皮细胞顶面与侧面的衔接部，起到细胞间屏障作用，人们认为封闭连接可通过影响膜蛋白在脂双层内的横向移动，导致膜蛋白的极性分布。它对哺乳动物上皮细胞顶－侧－基底极性的建立和维持至关重要。

现在的研究发现，细胞表面的极性也可在无封闭连接的情况下建立并维持，这主要源于悬浮细胞附着于基底面，即细胞的附着启动了表面极性的重建。这是因为，细胞可与附着的支持物构成表面极性赖以产生的固相空间环境，从而使原为球形的细胞变为至少附着面平坦的扁平细胞。例如，用犬肾细胞进行的实验证实，在细胞附着过程中，质膜中的底质受体可聚于基底面，而顶面的标志蛋白则被逐出基底面，其中至少一部分顶面蛋白是经胞吞方式被逐出的。

## 二、细胞极性产生的分子机制

一般认为，在真核生物中，上皮细胞顶端和基底端极性的建立是保守的，常分成细胞连接的建立、极性区域的形成和维持两部分。其中，参与上皮细胞极性建立和维持的最主要分子是 Par-aPKC、Crb-Plasl-Patj 和 Lgl-Dlg-Scrib 复合物。现已知，无论是脊椎动物还是无脊椎动物，Par-aPKC 复合物可在 GTP 酶的作用下，通过人类 10 号染色体缺失的磷酸酶（PTEN）调节 PI3 激酶通路，使胞内蛋白质分子产生不对称分布，从而在细胞内形成不同的亚细胞区，产生顶－底极性。

1. 细胞连接的建立　现已知，上皮细胞顶端区域细胞连接的建立主要是由 Par-aPKC 和 Crb-Plasl-Patj 复合物参与完成的，这是上皮细胞极性形成的第一步。其中，Par-aPKC 复合物对促进上皮细胞连接结构的形成不可或缺。例如，当上皮细胞刚接触时，Par 和 aPKC 可通过氨基端相互结合形成 Par-aPKC 复合物，然后通过 Par-3 激活 Cdc42 及 RacGTP 酶途径，形成封闭连接，同时引起细胞骨架蛋白的聚集。研究发现，过表达 aPKC 或者 Par-3 的突变体可阻止封闭连接和锚定连接由点状向带状的成熟，而 Par-aPKC 复合物可调控封闭连接的建立（图 11-22）。

深入学习 11-3
细胞极性

2. 极性区域的形成和维持　这是上皮细胞极性形成的第二步，主要包括顶部和基底部的

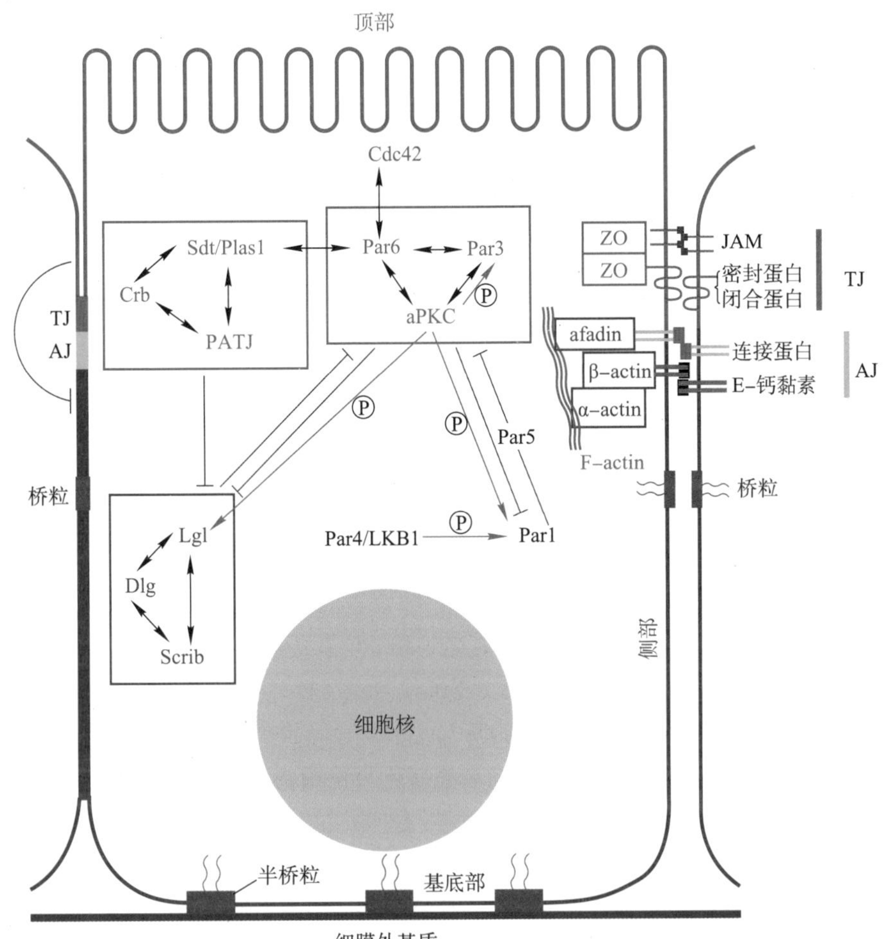


图 11-22　参与上皮细胞极性形成的相关蛋白及其作用
TJ：封闭连接；AJ：锚定连接；actin：肌动蛋白

形成。它由 Par-aPKC、Crb-Plasl-Patj 和 Lgl-Dlg-Scrib 三个极性复合物共同参与完成，但 Par-aPKC 复合物及其他 Par 蛋白质起主导作用，而 Lgl-Dlg-Scrib 复合物主要负责基底部的形成。例如，Cdc42 是小 GTP 酶，是细胞极性建立所需的一个核心开关分子，其激活与否受胞外信号的严格调控。当激活形式的 Cdc42 与 Par-6 结合后，促进了 aPKC 的激活，从而进一步磷酸化 Lgl，使其发生构象变化，不能与膜或微丝骨架结合，导致 Lgl 不能存在于细胞的顶部。另外，aPKC 的激酶活性及 Par-6 与 Cdc42 的结合对 Par-3 在细胞基质的定位也必不可少（图 11-22）。

研究进展 11-3
细胞极性

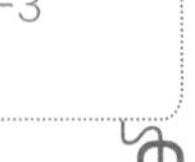

Lgl-Dlg-Scrib 复合物最初是在果蝇中发现的，是定位在细胞膜基底外侧的肿瘤抑制因子，其在功能上互相依赖。如在上皮细胞中敲除 Lgl，会导致细胞膜顶部区域扩大，而过表达 Lgl 则会导致细胞膜基底部扩大。Scrib 可在细胞基底部抑制 Par-aPKC 复合物的功能，同时也被 Par-aPKC 复合物在细胞的顶部抑制。Scrib、Dlg 与 Lgl 可在细胞底部共同抑制 Par-aPKC 复合物的功能，以维持细胞膜的基底部产生细胞极性（图 11-22）。

总之，不同细胞的极性形成既具有共性，又具有个性。其中，三大复合物和其他一些蛋白质共同配合参与了上皮细胞极性的形成、建立和维持。目前，有关 Par 蛋白及其相互作用的蛋白质功能研究和细胞极性形成过程中的信号通路关系，以及 Par 蛋白对细胞极性形成过程中细胞骨架重建的调控作用研究已成为热点。

## 第四节 细胞连接、细胞黏附、细胞极性与疾病

### 一、细胞连接与疾病

图集 11-9
细胞连接与疾病

细胞连接是有机体的重要结构和装置，它对维持组织结构的完整性和协调细胞的功能有重要意义。细胞连接异常将导致各种疾病。例如，大疱性类天疱疮是由于桥粒芯蛋白抗体的存在，使内皮基底层与下方基膜的黏附受到破坏，导致组织液渗入表皮下，皮肤严重起疱的结果；而某些皮肤病，如表皮剥脱、接触性皮炎或药疹及上皮癌变时，细胞间的桥粒明显减少，甚至消失。对于帕金森病，目前已知其发病的主要病因是脑内黑质－纹状体系统的多巴胺匮乏，所以服用多巴胺前体左旋多巴，将增加信号分子的数量，使脑内多巴胺的产量增多，缓解病症。而重症肌无力的病因是体内产生乙酰胆碱受体的抗体，使乙酰胆碱不能与其受体结合。

### 二、细胞黏附与疾病

临床聚焦 11-1
细胞连接与细胞黏附

细胞黏附在正常组织的构建、信号的转导与炎症和免疫应答及肿瘤的浸润和转移等多种生理、病理过程中具有重要作用。细胞黏附的功能变化与疾病密切相关，例如，白细胞黏附缺陷症是一种少见的疾病，其患者缺乏 $\beta_2$ 整合素，使白细胞不能黏附到血管内皮，导致患者反复感染；而当 $\beta_2$ 整合素过度表达时，又会使白细胞的黏附作用增强，导致哮喘或关节炎等疾病的发生。因此，应用 $\beta_2$ 整合素抗体可调节白细胞的黏附作用，防止炎症应答的过度反应。实验表明，在急性阑尾炎、哮喘、心肌梗死、心肌缺血再灌注损伤等疾病中均有选择素的参与，而可溶性选择素还能参与炎性反应的调节。当选择素分子变异或突变时，白细胞将不能进入感染部位清除致病源，从而导致致病源的持续存在，加重病情。现已知，选择素配体反应与癌细胞的血路转移有关，而某些蛋白酶与整合素的结合也是促进癌细胞转移的途径之一。

### 三、细胞极性与疾病

1. 慢性阻塞性肺疾病　是严重危害人类健康的高发病率和死亡率的慢性疾病。其中，中性粒细胞在肺组织中的异常聚集是慢性阻塞性肺疾病发病的中心环节。已知，中性粒细胞的极化是其定向迁移（趋化）的先决条件，而其通过自身极性的改变，增加向炎症部位及正常肺组织的异常趋化和迁移，不仅降低了机体对患者易感病菌的清除效率，还加重了肺组织损伤，从而导致慢性阻塞性肺疾病。

2. 新生儿坏死性小肠结肠炎（NEC）　是引起早产儿死亡的严重疾病，目前尚无有效治疗方法。早产儿维持肠屏障功能的作用元件发育不成熟，极易受损，不能有效形成上皮细胞间的封闭连接，进而影响肠黏膜通透性及无法早期形成正常肠道蠕动。已知，乳凝集素（MFG-E8）在维护肠道屏障完整性，促进肠上皮细胞极性生成及损伤修复过程中有重要作用。它能上调细胞连接蛋白 ZO-1、claudin 3、JAM-A 和 E- 钙黏素的表达，并锚定其正常功能位，促进 ZO-1 和闭合蛋白之间的相互作用并组装形成 AJC，以维持肠道上皮细胞连接的稳定，发挥保护肠道屏障完整性的作用。

（费　瑞）

复习思考题

1. 细胞连接可分为几种类型，它们在结构和功能上各有什么特点？
2. 阐述细胞黏附分子的种类和意义。
3. 说明细胞黏附分子的特点。
4. 如何理解细胞极性？

网上更多……

本章小结　重点名词　自测题　思考题解答　教学 PPT

第十二章

# 细胞信号转导

**关键词**

| | | | |
|---|---|---|---|
| 信号转导 | 细胞外信号 | 配体 | 离子通道型受体 |
| G 蛋白偶联受体 | 酶联受体 | cAMP | cGMP |
| 二酰甘油 | 肌醇三磷酸 | 磷脂酰肌醇 -3,4,5- 三磷酸 | |
| 蛋白分子开关 | GTPase | 酪氨酸激酶 | |
| 丝氨酸 / 苏氨酸激酶 | NO | MAPK | STAT |
| Wnt | TGF-β | NF-κB | Notch |
| 网络调控 | | | |

无论是单细胞生物，还是多细胞生物个体，其细胞每时每刻都在与周围的环境（包括其他细胞）发生着各种各样的联系，进行交流和协调，以保持生物体与周围环境及生物体本身的平衡与统一。细胞对胞内和胞外各种信号的传递和整合在生命中具有重要作用，因此阐明信号转导的机制不仅能加深对细胞生命活动本质的认识，也有助于人们对肿瘤发生、药物和毒物作用等机制的研究。

思维导图

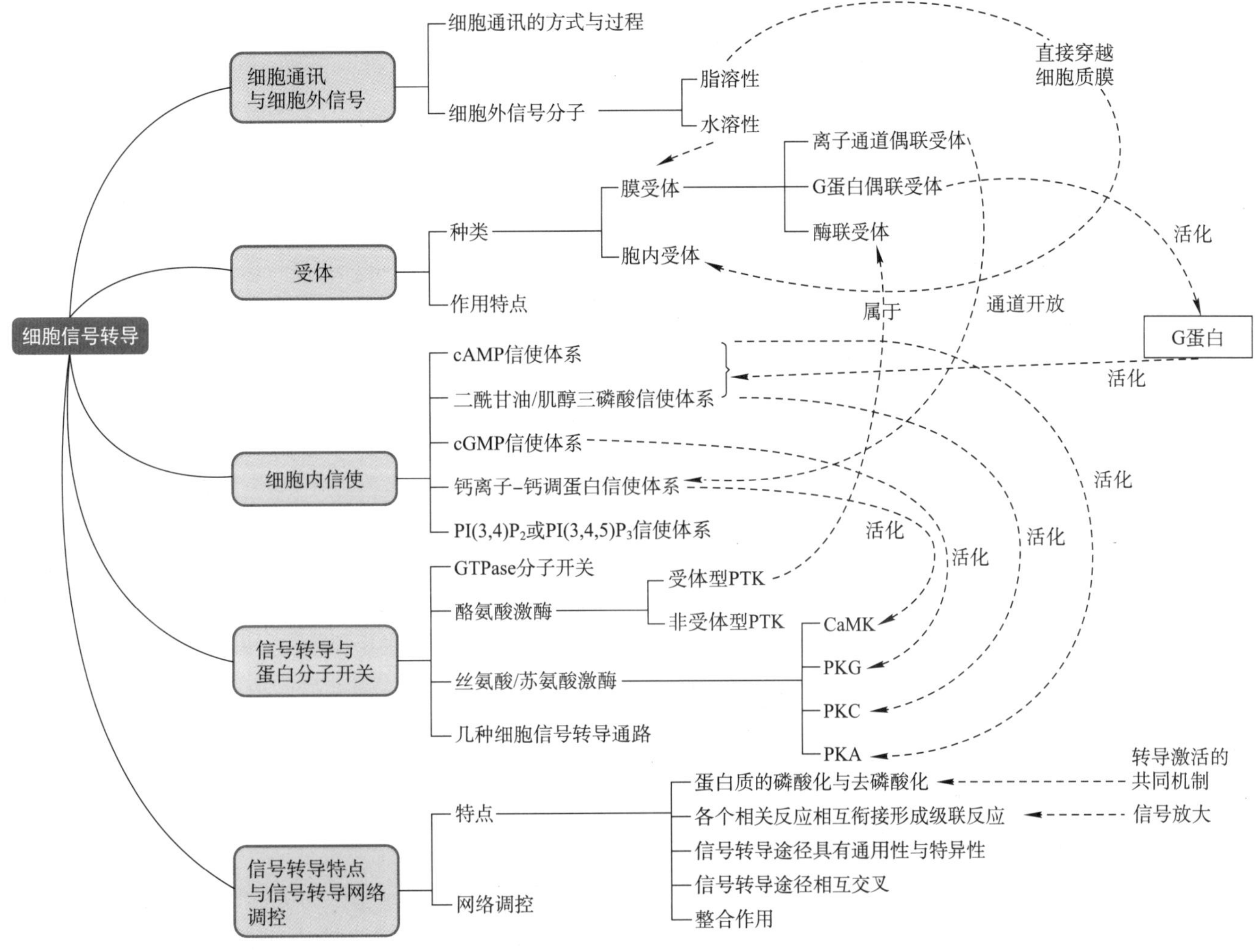

细胞信号转导
细胞通讯与细胞外信号
细胞通讯的方式与过程
细胞外信号分子
脂溶性
水溶性
直接穿越细胞质膜
受体
种类
作用特点
膜受体
胞内受体
离子通道偶联受体
G蛋白偶联受体
酶联受体
活化
属于
通道开放
G蛋白
细胞内信使
cAMP信使体系
二酰甘油/肌醇三磷酸信使体系
cGMP信使体系
钙离子–钙调蛋白信使体系
PI(3,4)$P_2$或PI(3,4,5)$P_3$信使体系
活化
活化
活化
活化
活化
信号转导与蛋白分子开关
GTPase分子开关
酪氨酸激酶
受体型PTK
非受体型PTK
丝氨酸/苏氨酸激酶
CaMK
PKG
PKC
PKA
几种细胞信号转导通路
信号转导特点与信号转导网络调控
特点
网络调控
蛋白质的磷酸化与去磷酸化
各个相关反应相互衔接形成级联反应
信号转导途径具有通用性与特异性
信号转导途径相互交叉
整合作用
转导激活的共同机制
信号放大

生命的奥秘不仅体现在构成它的信息大分子蛋白质和核酸的结构复杂性上，还体现在这些分子的结构和功能与环境的密切联系上。多细胞生物个体是一个繁忙而有序的细胞社会，这种社会性的维持不仅依赖于细胞的物质代谢与能量代谢，还依赖于细胞间通讯与信号调控。机体中的细胞每时每刻都在接受和处理来自胞内及胞外的各种信号，这些细胞信号的传递和整合在生命中具有重要作用，不仅影响细胞本身的活动，还能使单个细胞在代谢、运动、增殖和分化等行为上与细胞群体及机体的整体活动保持协调一致。这种通过胞外信号分子与细胞膜上或胞内受体的特异性结合，将信号转换后传给相应的胞内系统，使细胞对外界信号做出适当反应的过程称为信号转导（signal transduction）。近年来，通过对胞外第一信使、受体、胞内第二信使及蛋白激酶等信号转导要素的研究，有关信号转导机制的认识逐渐深入。目前已经证实，细胞内存在多种信号转导方式及途径，而且彼此间可交叉调控，构成复杂的信号网络（signaling network）。

## 第一节　细胞通讯与细胞外信号

细胞通讯（cell communication）是指一个细胞发出的信息通过介质（又称配体）传递到另一个靶细胞并与其相应的受体相互作用，然后通过细胞信号转导机制在靶细胞内产生一系列生理生化变化，最终实现靶细胞整体的生物学效应的过程。由此可见，细胞信号转导是实现细胞间通讯的关键过程，它是协调多细胞生物细胞间功能、控制细胞的生长和分裂、组织发生与形态建成所必需的。

### 一、细胞通讯的方式与过程

#### （一）细胞通讯的方式

多细胞生物体内，细胞与细胞之间的通讯方式有所不同，可概括为3种，即细胞通过分泌化学信号进行的细胞间通讯，细胞间接触依赖性通讯（contact-dependent signaling），以及相邻细胞间形成的间隙连接（gap junction）通讯。

1. 细胞通过分泌化学信号进行的细胞间通讯　这是多细胞生物普遍采用的通讯方式。细胞分泌化学信号可近距离或远距离发挥作用，其作用方式分为：① 内分泌信号传递（endocrine signaling）：内分泌细胞分泌信号分子（如激素）到血液中，通过血液循环将信号分子运送到体内各个部位，作用于远距离的靶细胞（图12-1A）。② 旁分泌信号传递（paracrine signaling）：细胞分泌局部化学介质到细胞外液中，经过局部扩散作用于邻近靶细胞（图12-1B）。在多细胞生物中，调节发育的许多生长因子往往是通过这种短距离传递而起作用的。此外，旁分泌方式对创伤或感染组织刺激细胞增殖以恢复功能也具有调节作用。通过化学突触分泌神经递质，以传递神经信号的过程（图12-1C），从作用范围来讲，也当属于短距离局部作用。③ 自分泌信号传递（autocrine signaling）：细胞分泌的信号分子与自身的受体结合，作用于自身（图12-1D）。在发育过程中，一旦细胞的分化方向被决定，就开始分泌信号给自身以强化该发育命运。

2. 细胞间接触依赖性通讯　接触依赖性通讯是指结合在信号细胞质膜上的信号分子，通过细胞间直接接触，与靶细胞质膜上的受体分子相互作用来介导细胞间的通讯（图12-1E）。此通讯方式中无需信号分子的释放。这种通讯方式包括细胞 – 细胞黏附、细胞 – 基质黏附，在胚胎发

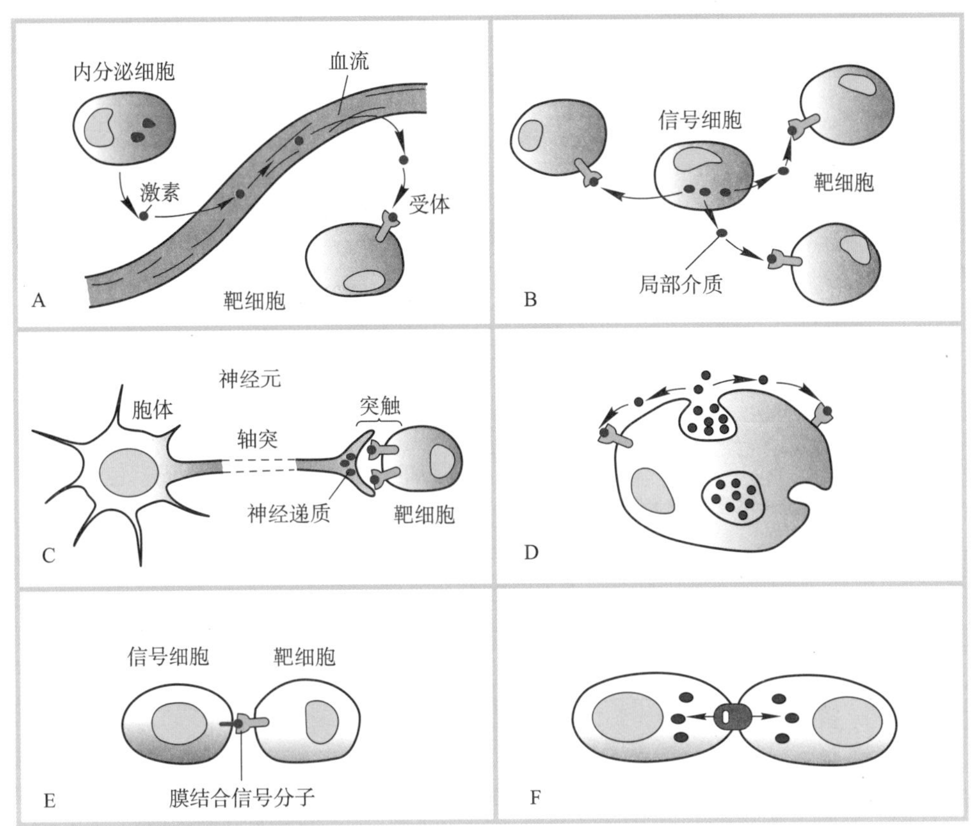


图 12-1　细胞通讯的方式
A. 内分泌；B. 旁分泌；C. 化学突触；D. 自分泌；E. 细胞间接触依赖性通讯；F. 细胞间隙连接通讯

育过程中对组织内相邻细胞的分化命运具有决定性影响。例如，在胚胎发育过程中，胚胎上皮细胞层将发育成神经组织。最初相邻的上皮细胞是彼此相同的，但在发育过程中，某些单个上皮细胞通过独立分化成为神经元，而与其相邻的周边细胞则受到抑制，保持非神经细胞状态。这是因为预分化形成神经元的细胞通过膜结合的抑制性信号分子（Delta）与其接触的周边细胞的膜受体（Notch，见 Notch 信号通路）相互作用，阻止它们也分化为神经元。

3. 细胞间隙连接通讯　相邻细胞间形成的间隙连接使细胞间相互沟通，通过交换小分子来实现代谢偶联或电偶联，从而实现功能调控。间隙连接是另一种协调周围细胞行为的方式，使得信号可以被周围细胞共享。这种连接是特化的细胞－细胞连接，在紧密排列的细胞膜之间形成，并通过狭窄的水溶性通道直接连接相连细胞的胞质（图 12-1F）。通道允许小的胞内信号分子（胞内调质）的交换（如 $Ca^{2+}$ 和 cAMP），而不允许大分子的交换（如蛋白质或核酸）。因此，通过间隙连接的细胞能直接相互交流信息，而不需要克服质膜所造成的障碍。组织中的间隙连接模式可用胞内电极或小的水溶性染料的显微注射来检测。间隙连接在发育中的胚胎细胞之间的信号传递过程中起重要作用，如某个特定间隙连接蛋白质缺陷时，小鼠和人的心脏发育均有严重缺陷。然而，动物发育过程中间隙连接的特定功能仍不清楚。

### （二）细胞通讯的过程

细胞通讯主要依赖于胞外信号分子，并依赖于每个细胞所含有的复杂的蛋白质系统，这些蛋白质系统使得细胞能以特定的方式对特定的信号做出应答。信号转导途径的末端是靶蛋白，当信号途径处于激活状态时，靶蛋白的活性被改变，从而影响细胞的行为。通过胞外信号介导的细胞通讯过程包含以下步骤（图 12-2）：① 产生信号的细胞合成并释放信号分子；② 运送信号分子

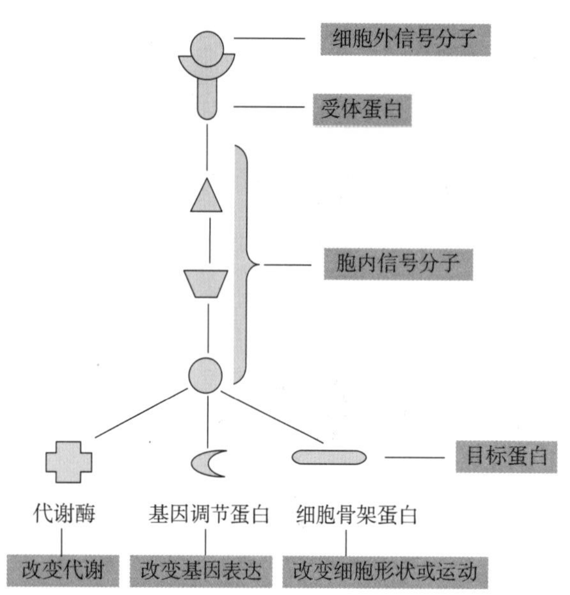


图 12-2 胞外信号介导的细胞通讯的一般过程

至靶细胞；③ 信号分子与靶细胞受体特异性结合并导致受体激活；④ 活化受体启动胞内一种或多种信号转导途径；⑤ 引发细胞功能、代谢或发育的改变；⑥ 信号解除并导致细胞反应终止。本章将重点讨论细胞信号转导的后 4 个关键步骤。

## 二、细胞外信号分子

细胞外信号分子（signal molecule）是细胞的信息载体，种类繁多，包括化学信号和物理信号等。其中最重要的是由细胞分泌的能够调节机体功能的一大类生物活性物质，它们是细胞间通讯的信号，被称为“第一信使”。第一信使分子的一级结构或空间构象中携带着某些信息，当它们与位于细胞膜上或细胞质中特定的受体结合后，后者可将接收到的信息转导给细胞质或细胞核中的功能反应体系，从而启动细胞产生效应。

这类信号分子主要是蛋白质、肽类、氨基酸及其衍生物，也包括类固醇激素（又称甾类激素）和 NO 等。根据其溶解性，通常将信号分子分为两类。① 亲脂性信号分子：主要代表是类固醇激素和甲状腺素，这类亲脂性小分子疏水性强，可穿过细胞质膜进入细胞，与细胞内受体结合形成激素 - 受体复合物，进而调节基因表达。② 亲水性信号分子：包括神经递质、大多数局部介质和大多数肽类激素等，它们不能透过靶细胞质膜，只能通过与靶细胞表面受体结合，经信号转换机制，在细胞内产生第二信使或激活蛋白激酶或蛋白磷酸酶的活性，引起细胞的应答反应。

根据细胞外信号的特点及作用方式，细胞外信号分子可分为激素、神经递质和局部化学介质三种类型。① 激素：由内分泌细胞合成，经血液或淋巴循环到达机体各部位的靶细胞。这类信号分子的作用特点是距离远，范围大，持续时间较长，如胰岛素、甲状腺素和肾上腺素等。② 神经递质：由神经元的突触前膜释放，作用于突触后膜上的特殊受体。这类信号分子如乙酰胆碱、去甲肾上腺素等，具有作用时间和作用距离短等特点。③ 局部化学介质：是由某些细胞产生并分泌的一大类生物活性物质，包括生长因子、前列腺素和一氧化氮等，它们不进入血液，而是通过细胞外液的介导，作用于附近的靶细胞（同种细胞或异种细胞）。部分细胞外信息物质影响细胞内代谢的可能途径见表 12-1。

根据与受体结合后细胞所产生的效应的不同，可将细胞外信号分子分为激动剂和拮抗剂两大类。① 激动剂：是指与受体结合后能使细胞产生效应的物质。与受体结合的部位与内源性配体相同，产生的细胞效应与内源性配体相当或更强者称为Ⅰ型激动剂；与受体结合的部位不同于内源性配体，本身不能使细胞产生效应，但可增强内源性配体对细胞的作用者为Ⅱ型激动剂。② 拮抗剂：是指与受体结合后不产生细胞效应，但可阻碍内源性配体或激动剂对细胞作用的物质。Ⅰ型拮抗剂结合于受体的部位与内源性配体相同，而Ⅱ型拮抗剂结合于受体的部位与内源性配体不同，两者均能阻断或减弱内源性配体对细胞的作用。

表 12-1　部分细胞外信息物质影响细胞内代谢的可能途径

| 信息物质 | 受体 | 引起细胞内的变化 |
| --- | --- | --- |
| 局部化学介质 | | |
| 胰岛素样生长因子-1（IGF-1）、表皮生长因子（EGF）、血小板衍生生长因子（PDEF）、神经生长因子（NGF） | 膜受体 | 引起酶蛋白和功能蛋白的磷酸化和脱磷酸化，改变细胞的代谢和基因表达 |
| 组胺 | 膜受体 | 激活鸟苷酸环化酶 |
| NO | 胞内受体 | 激活鸟苷酸环化酶 |
| 神经递质 | | |
| 乙酰胆碱、谷氨酸、氨基丁酸 | 膜受体 | 引起离子通道开闭 |
| 激素 | | |
| 蛋白质、多肽及氨基酸衍生类激素 | 膜受体 | 引起酶蛋白和功能蛋白的磷酸化和脱磷酸化，改变细胞的代谢和基因表达 |
| 类固醇激素、甲状腺素、类视黄素 | 胞内受体 | 调节转录 |

## 第二节　受体

受体（receptor）是一类大分子，能够特异性识别并选择性结合胞外信号分子，进而激活胞内一系列生物化学反应，使细胞对外界刺激产生相应的效应。已经鉴定的绝大多数受体都是蛋白质且多为糖蛋白，少数受体是糖脂（如霍乱毒素受体和百日咳毒素受体），有的受体是蛋白质和糖脂组成的复合物（如促甲状腺素受体）。与受体结合的生物活性物质统称为配体（ligand），包括激素、神经递质、生长因子、某些药物和毒物等。胞外信号分子（配体）通常以很低的浓度（一般≤$10^{-8}$ mol/L）识别信号分子的受体，且以高亲和力与之结合。受体在信号转导系统中的作用非常关键，它通过识别和结合配体，触发整个信号转导过程。

### 一、受体的种类

根据在靶细胞上受体存在的部位，可将受体区分为细胞表面受体（cell surface receptor）和细胞内受体（intracellular receptor）。大多数受体为细胞表面受体，也称为膜受体，位于靶细胞表面，当它们结合胞外信号分子（配体）时，受体被激活并产生一系列改变细胞行为的胞内信号。细胞内受体位于靶细胞的细胞质基质或核基质中，信号分子必须进入细胞内激活受体。细胞表面受体主要识别和结合亲水性信号分子，包括分泌型信号分子（如神经递质、多肽类激素、生长因子等）或膜结合型信号分子（细胞表面抗原、细胞表面黏附分子等）；细胞内受体则主要识别和结合小的脂溶性信号分子，如类固醇激素、甲状腺素、维生素 D 和视黄酸（retinoic acid）等。

#### （一）细胞表面受体

细胞表面受体由与配体相互作用的胞外域、将受体固定在细胞膜上的跨膜域和起传递信号作用的胞内域三部分构成，所结合的配体均为亲水性信号分子。根据信号转导机制的不同，细胞表面受体主要分为三类：离子通道偶联受体、G 蛋白偶联受体和酶联受体（图 12-3）。

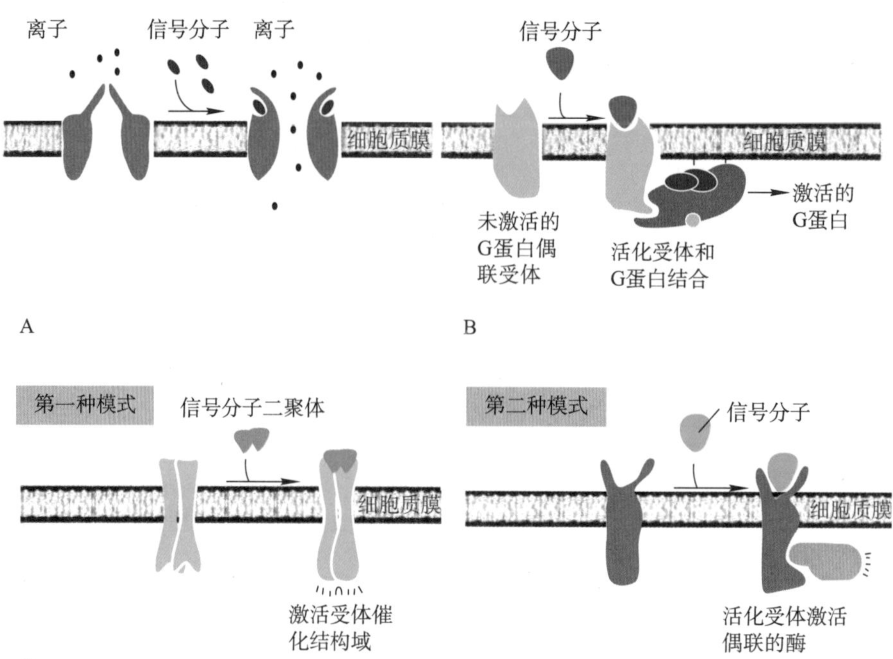


图 12-3 三种类型的细胞表面受体
A. 离子通道偶联受体；B. G蛋白偶联受体；C. 酶联受体

1. 离子通道偶联受体（ion channel-coupled receptor） 也称为配体门控离子通道（ligand-gated ion channel）或递质门控离子通道（transmitter-gated ion channel），这类受体因在结构上既可与细胞外信号分子结合，同时又是离子通道，因此具有受体与离子通道偶联的特点。当离子通道偶联受体与配体结合后，受体构象发生改变，其离子通道瞬时（数毫秒）打开，离子可通过细胞质膜流入或流出细胞，在胞内产生离子流和电效应，导致膜电位的变化。离子通道偶联受体介导的信号转导反应是一种快速的反应，为神经系统和其他电激发细胞（如肌细胞）所特有，主要在神经系统的突触反应中起控制作用，参与电兴奋细胞间突触信号的快速传递，使突触后细胞发生兴奋。

离子通道偶联受体通常是由多个亚基组成的多聚体。每个亚基具有2、4、5或6个跨膜域，这些亚基在细胞质膜上组装成环状的、中间可通过离子的孔道。根据受体的氨基酸组成及跨膜域的特点，可将离子通道偶联受体分为Ⅰ型、Ⅱ型及Ⅲ型受体超家族。

（1）Ⅰ型受体超家族：每个亚基具有2、4或5个跨膜域，其共同特点是可通过胞外域与配体结合。N型乙酰胆碱受体（nicotinic acetylcholine receptor，nAChR）是Ⅰ型受体超家族的代表，它常存在于神经元和神经肌肉接头处，有 $\alpha_1$、$\alpha_2$、β、γ、δ 5个亚基，每一亚基的相对分子质量为 $4.0\times10^4\sim5.8\times10^4$，各含4～5个长度不同的跨膜域，其中每个亚基的第二个跨膜域共同构成 $Na^+$ 通道的内壁，乙酰胆碱（ACh）的结合位点位于 α 亚基的N端区域（图12-4）。γ-氨基丁酸受体（γ-aminobutyric acid receptor，GABAR）、甘氨酸受体也是常见的Ⅰ型受体超家族成员，它们在跨膜域的结构、肽键的长度等方面与nAChR相似，其亚基的氨基酸组成也与nAChR高度同源。

（2）Ⅱ型及Ⅲ型受体超家族：此两类受体与Ⅰ型受体的不同之处在于，组成受体的亚基均有6个跨膜域，其中有两个跨膜域的氨基酸组成具有高度同源性。这类受体与配体的结合部位在细胞质膜，而不是在胞外。常见的Ⅱ型受体有光受体、嗅神经受体，而肌质网膜上的 $Ca^{2+}$ 通道则属Ⅲ型受体。

2. G蛋白偶联受体（G protein-coupled receptor，GPCR） 它是膜受体中最大的家族，分布广

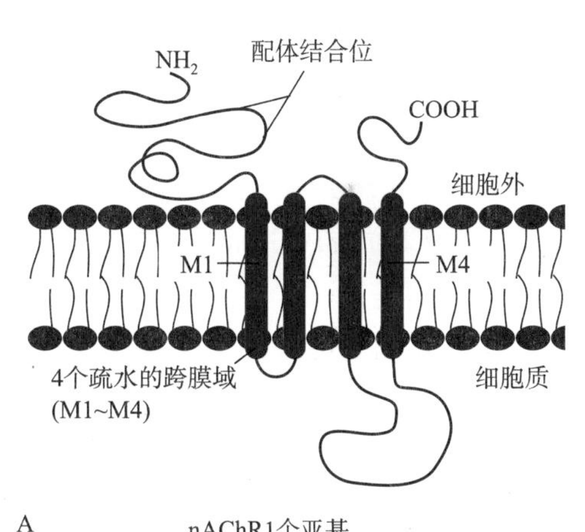


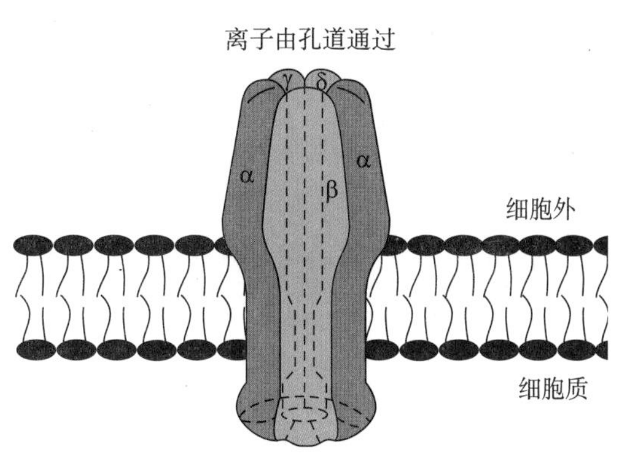


图 12-4　N 型乙酰胆碱受体（nAChR）的结构模式图
A. nAChR $\alpha_1$ 亚基跨膜示意图；B. nAChR 结构模式图

泛，类型多样，受体家族成员达上千种，几乎遍布所有真核生物，哺乳动物中已确定了上千种编码该受体的基因，通过调节 G 蛋白的活性可间接进行信号转导。M 型乙酰胆碱受体、视紫红质（rhodopsin）（脊椎动物眼中的光激活蛋白）受体、$\alpha_2$ 和 β 肾上腺素受体及脊椎动物鼻中的许多嗅觉受体等，均属于此类。G 蛋白偶联受体可通过调节 G 蛋白活性介导许多不同的信号分子的应答，这些信号分子包括激素、神经递质和局部化学介质。相同的配体可以激活许多不同的受体家族成员，例如，肾上腺素可以激活至少 9 种不同的 G 蛋白偶联受体，乙酰胆碱可以激活至少 5 种 G 蛋白偶联受体，神经递质 5- 羟色胺激活至少 15 种 G 蛋白偶联受体。G 蛋白偶联受体介导的信号转导过程较慢，但敏感、灵活，而且类型多样。

（1）G 蛋白偶联受体结构：尽管与受体结合的信号分子在化学结构和功能上具有差异，但所有 G 蛋白偶联受体（有时称为蛇状受体）具有相似的结构，即均为一条多肽链构成的糖蛋白，由 400～500 个氨基酸残基组成，分为胞外、跨膜及胞内 3 个区。N 端位于胞外区，带有多个糖基化位点；跨膜区由 7 个跨膜的疏水 α 螺旋结构组成，其氨基酸组成高度保守，各跨膜螺旋结构之间形成 6 个（胞外、胞内各 3 个）环状结构；C 端位于胞内区（图 12-5）。跨膜区的 α 螺旋结构片段是受体与配体结合的部位，第 5 及第 6 跨膜区间的细胞内环是能被 G 蛋白识别的区域，当受体被激活时，这一区域可与 G 蛋白结合，进而激活 G 蛋白，如果这一部位的氨基酸组成改变或数目减少，受体将不能与 G 蛋白偶联。C 端的丝氨酸、苏氨酸为磷酸化部位，在蛋白激酶的作用下，可结合磷酸基团。

（2）G 蛋白的基本特点：G 蛋白是在信号转导过程中，与受体偶联并能与鸟苷酸结合的一类三体 GTP 结合蛋白（trimeric GTP-binding protein）。它为膜外周蛋白，位于细胞质膜胞质面。G 蛋白的主要功能是通过其自身构象的变化激活效应蛋白（effector protein），进而实现信号从胞外向胞内的传递。G 蛋白由 α、β 和 γ 3 种蛋白亚基组成，有多样性，哺乳动物具有 20 种编码 α 亚基、5 种编码 β 亚基和 12 种编码 γ 亚基的基因，而且 α 亚基的 mRNA 选择性地剪接产生了更多类型的 α 亚基。每一个 G 蛋白都与一个特殊的受体和一个具有特殊结构的下游靶蛋白有特定的结合关系，然而，所有的 G 蛋白

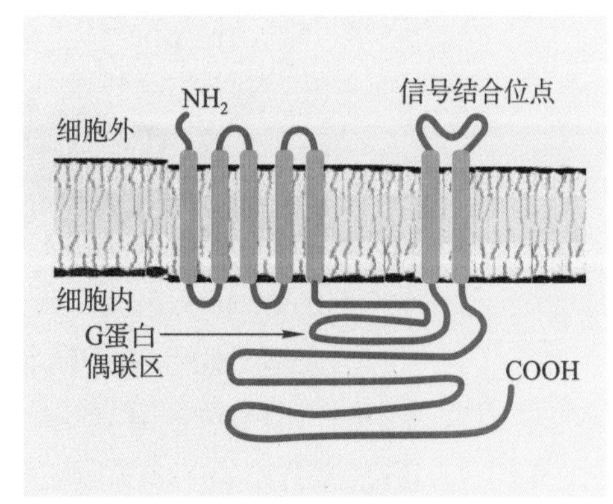


图 12-5　G 蛋白偶联受体的结构

都具有相似的结构，而且它们的作用方式也相似。

（3）G 蛋白的活化：在静息状态下，G 蛋白与受体分离，此时 α 亚基与 β、γ 亚基形成三聚体形式并与 GDP 结合，无活性。当配体与相应的受体结合后，受体分子的构象发生改变，与 G 蛋白 α 亚基结合的位点暴露，导致受体胞内部分与 G 蛋白 α 亚基接触并相互作用，α 亚基的构象发生改变，与 GDP 的亲和力减弱，与 GTP 的亲和力增强，因而释放 GDP 进而与 GTP 结合。G 蛋白被激活，解体成两个激活的部分，一个与 GTP 结合的 α 亚基和一个 β、γ 二聚体，这两个分子沿着细胞膜自由扩散，直接与位于细胞膜下游的效应蛋白作用并使其激活，完成将信号从胞外传递到胞内的过程。α 亚基的构象改变后可与其靶蛋白相互作用，但 βγ 复合体并不改变构象，而是通过暴露被 α 亚基屏蔽的表面，使其能与第二套靶蛋白相互作用。α 亚基为 GTP 酶，当配体与受体的结合解除后，G 蛋白 α 亚基分解其结合的 GTP，生成 GDP，其构象改变，α 亚基与效应蛋白分离，重新与 β、γ 亚基构成三聚体，G 蛋白回复到静息状态（图 12-6）。

动画 12-1
G 蛋白作用过程

（4）G 蛋白下游效应蛋白：通常是离子通道或与膜结合的酶，如腺苷酸环化酶（adenylate cyclase，AC）、磷脂酶 C-β（phospholipase C-β，PLC-β）等，不同的效应蛋白受不同类型的 G 蛋白的影响。如果已知的亚基以所有可能的方式组合，哺乳动物可以产生上千种 G 蛋白，但实际上只能检测到几十种，根据其在功能上对效应蛋白的作用不同，可分为激动型 G 蛋白（$G_s$）、抑制型 G 蛋白（$G_i$）和磷脂酶 C 型 G 蛋白（$G_q$）家族等类型。表 12-2 列出哺乳动物 G 蛋白的主要种类及其效应器。

3. 酶联受体（enzyme-linked receptor） 与 G 蛋白偶联受体一样，属于跨膜蛋白，配体结合结构域位于质膜的外面。与 G 蛋白偶联受体不同的是，酶联受体的每个亚基通常只有一个跨膜片段，且不含与 G 蛋白结合的胞质结构域，其胞质结构域或具有内在的酶活性，或直接与某种酶结合。酶联受体介导的生长因子信号传递通常缓慢（数小时），需要许多的胞内信号传递步骤，

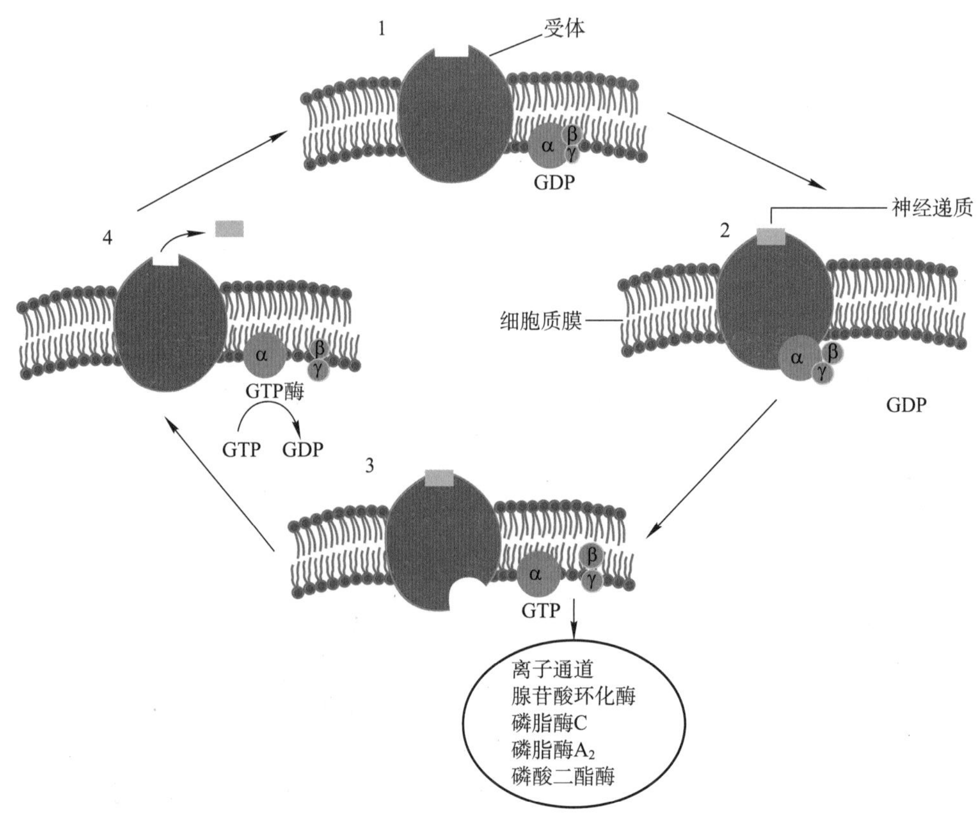


图 12-6 G 蛋白作用过程示意图

表 12-2 哺乳动物 G 蛋白的主要种类及其效应器

| G 蛋白家族 | 作用亚基 | 对效应蛋白的作用 | 偶联受体举例 |
|---|---|---|---|
| $G_s$ | $\alpha_s$ | 激活腺苷酸环化酶<br>激活 $Ca^{2+}$ 通道 | β 肾上腺素受体、胰高血糖素受体、血中复合胺受体、后叶加压素受体、促肾上腺皮质激素（ACTH）受体、黄体生成素（LH）受体 |
| $G_i$ | $\alpha_i$ | 抑制腺苷酸环化酶 | $\alpha_1$ 肾上腺素受体、血管紧张素受体、生长激素抑制受体、嘌呤 1 受体、DA2 受体 |
| | β、γ | 激活 $K^+$ 通道 | M 型乙酰胆碱受体 |
| $G_{olf}$（嗅觉特异的 G 蛋白） | $\alpha_o$ | 激活腺苷酸环化酶 | 嗅觉受体 |
| $G_q$ | $\alpha_q$ | 激活磷脂酶 C-β | $\alpha_2$ 肾上腺素受体 |
| $G_t$（G 蛋白转导素） | $\alpha_t$ | 激活 cGMP 磷酸二酯酶 | 视杆细胞中视紫红质受体（光受体） |

才能最终导致基因表达的改变。但酶联受体也介导对细胞骨架的直接、快速的效应，以控制细胞的运动方式及改变细胞形状。目前为止主要发现 5 类酶联受体。

（1）受体酪氨酸激酶（receptor tyrosine kinase，RTK）：又称为酪氨酸蛋白激酶型受体（tyrosine-specific protein kinase receptor，RTPK），是细胞表面一大类重要受体家族，通过磷酸化自身和部分胞内信号蛋白上的特定酪氨酸残基进行信号传递。RTK 为一条多肽链构成的跨膜糖蛋白，N 端位于胞外区，是配体结合部位。胞外区由 500 ~ 850 个氨基酸组成，较其他受体大，不同的 RTK 胞外区氨基酸种类差别较大。C 端位于胞质内，含酪氨酸激酶功能区，该区在氨基酸组成上高度保守，包括结合 ATP 与结合底物两个区域；跨膜区由一个高度疏水的 α 螺旋构成，由 22 ~ 26 个氨基酸组成。RTK 的激活需要受体的寡聚化，当配体与受体结合后，受体的胞外结构域构象发生改变，引起其胞内结构域构象的变化，使受体 C 端酪氨酸残基被迅速磷酸化，激活受体的激酶，并在空间结构上形成一个或数个 SH2 结合位点（SH2 binding site）。通过这些位点，受体可与具有 SH2 结构域（Src 同源序列 2 结构域的简称）的蛋白质结合并使之激活，而激活的蛋白质进一步催化细胞内的生化反应，由此完成信号从胞外向胞内的传递。RTK 的配体主要为一些生长因子和分化因子，如表皮生长因子（epidermal growth factor，EGF）、血小板源生长因子（platelet-derived growth factor，PDGF）、胰岛素（insulin）、成纤维细胞生长因子（FGF）、肝细胞生长因子（HGF）、胰岛素样生长因子 1（IGF-1）、血管内皮生长因子（VEGF）、巨噬细胞集落刺激因子（M-CSF），以及所有的神经营养因子，如神经生长因子（NGF）等，因此这类受体介导的信号转导途径在参与细胞生长和分化的调控中起着重要的作用。另外，许多细胞膜表面结合的信号蛋白［如肝配蛋白（ephrin）］也通过 RTK 起作用。

深入学习 12-1
SH2 结构域

研究进展 12-1
Src 蛋白酪氨酸激酶活性的发现

（2）酪氨酸激酶偶联受体（tyrosine kinase-linked receptor）：本身不具有酶活力，但它的胞内段具有酪氨酸激酶的结合位点，也就是说，它的活性依赖于非受体酪氨酸激酶（non-receptor tyrosine kinase）。这类受体是一大类异质性混合组分，包括造血系统中调节细胞增殖与分化的局部化学介质（细胞因子）受体，某些激素如生长激素和催乳素受体，以及 T 细胞和 B 细胞抗原特异性受体等。这类受体的活化机制与 RTK 非常相似，受体与配体结合后，通过与之相联系的酪氨酸激酶的活化，磷酸化各种靶蛋白的酪氨酸残基来实现信号转导。活化的细胞因子受体所介导的胞内信号通路也多与RTK介导的胞内信号通路重叠，这两类受体共享许多信号转导特征。例如，配体结合诱导受体二聚化，RTK或胞质酪氨酸激酶的激活都需要激活唇（activation lip）。酪氨酸残基首先磷酸化，继而磷酸化其他受体酪氨酸残基，活化受体上磷酸酪氨酸残基作为具有SH2结构域或PTB（phosphotyrosine-binding）结构域胞质蛋白的锚定位点，组装大的胞内信号转导蛋白复合物，进而引发下游事件。

（3）受体类似的酪氨酸磷酸酶（receptor tyrosine phosphatase）：是一次性跨膜蛋白受体，其胞内区具有蛋白酪氨酸磷酸酶的活性，胞外配体与受体结合激发该酶活性，使特异的胞内信号蛋白的磷酸酪氨酸残基脱磷酸化，因而在静息的细胞内维持酪氨酸残基低磷酸化。单个的蛋白酪氨酸磷酸酶对其底物表现出高度的特异性，只去除一种或一类酪氨酸磷酸化蛋白质上的特异磷酸基团。受体类似的酪氨酸磷酸酶使得酪氨酸磷酸化只是暂时的，其作用似乎与RTK相反，不仅持续地逆转RTK的效应，在细胞信号系统中发挥特殊的调节作用，而且在细胞周期调控中发挥重要作用。这类受体的主要代表是CD45蛋白（CD45 protein），CD45蛋白位于所有白细胞表面，在外源抗原激活T细胞和B细胞中起重要作用。之所以称为"受体类似"，是因为其受体功能还未得到直接的证实，目前对其具体配体的了解不多。

（4）受体丝氨酸/苏氨酸激酶（receptor serine/threonine kinase）：也是一类生长因子受体，该受体以异二聚体行使功能，其细胞质部分具有丝氨酸和苏氨酸激酶活性，进而参与信号转导过程。这类受体的配体以蛋白二聚体形式与两种不同的受体亚基（Ⅰ型受体亚基和Ⅱ型受体亚基）结合而使激酶活化。这些配体包括激活素（activin）、抑制素（inhibin）、骨形态发生蛋白（bone morphogenetic protein，BMP）和转化生长因子（transforming growth factor）等。受体的激酶激活后磷酸化转录因子Smads，磷酸化的Smads从细胞质进入细胞核参与基因表达的调控。目前，人类基因组中有7个编码Ⅰ型受体的基因和5个编码Ⅱ型受体的基因。

（5）受体鸟苷酸环化酶（receptor guanylate cyclase）：是存在于动物细胞中的单次跨膜蛋白受体，其胞外段是配体结合域，胞内段为鸟苷酸环化酶催化结构域，具有鸟苷酸环化酶活性，能分解GTP形成cGMP，激活靶蛋白，并进一步引发下游事件。鸟苷酸环化酶受体的配体主要是一些多肽，如心房钠尿肽（atrial natriuretic peptide，ANP）等。ANP是心房肌细胞分泌的一组肽类激素，其受体鸟苷酸环化酶分布在肾和血管平滑肌细胞表面。ANP与鸟苷酸环化酶受体A结合后，激活受体胞内段鸟苷酸环化酶的活性，促进肾细胞排水、排钠，同时导致血管平滑肌细胞松弛，使血压下降。

此外，还有某些细胞表面受体并不属于上述受体，如Wnt受体和Notch等，其依赖于胞内蛋白质降解将信号传递给细胞。

### （二）细胞内受体

不同的细胞内受体在细胞中的分布情况不同，如糖皮质激素和盐皮质激素的受体原位于胞质中，与配体结合后才进入细胞核；维生素$D_3$及维A酸受体存在于胞核；雌激素受体、雄激素受体可同时存在于胞质及胞核中；还有一些受体仅存在于胞质中，如NO受体。

1. 细胞内核受体　可存在于细胞质或细胞核内，它们实际上是配体依赖性转录调节因子，与配体结合后可以在细胞核内调节基因表达。如前所述，细胞内核受体的配体多为脂溶性小分子，这些信号分子包括类固醇激素、维生素D、类视黄素等，此外还包括甲状腺素。这些分子可直接以简单扩散或借助于某些载体蛋白跨越靶细胞膜的方式，与位于胞内的受体结合。

（1）细胞内核受体结构：细胞内核受体超家族的本质是依赖激素激活的基因调控蛋白。其通常为400～1000个氨基酸组成的单体蛋白，一般都含有3个功能域（图12-7）：N端是转录激活域，其末端的氨基酸序列高度可变，长度不一，具有转录激活作用，该区域也是抗体结合区；C端的结构域是激素的结合位点，即配体结合域，由200多个氨基酸组成，对受体的二聚化及转录激活也有重要作用；中部结构域是DNA或Hsp90的结合位点，DNA结合区由66～68个氨基酸残基组成，富含半胱氨酸残基，因有两个锌指结构，故可与DNA结合。配体结合区与DNA结合区之间为铰链区，这一序列较短，其功能尚未完全明确。

（2）细胞内核受体活化：在细胞内，受体与抑制性蛋白（如Hsp90）结合形成复合物，处于非活化状态（图12-7A）。当受体与信号分子（如皮质醇）结合后，其分子构象发生改变，抑制性蛋白从复合物上解离，受体的DNA结合位点暴露，并且共激活蛋白结合受体的转录激活域，核受体进入功能活化状态。其DNA结合区与DNA分子上的激素调节元件（hormone regulatory element，HRE）相结合，促进基因转录（图12-7B）。类固醇激素诱导的基因活化分为两个阶段。①快速的初级反应阶段：直接激活少数特殊基因转录；②延迟的次级反应阶段：初级反应的基因产物再激活其他基因转录，对初级反应起放大作用。由核受体介导的信号转导反应过程很长，细胞产生效应一般需经历数小时至数天。

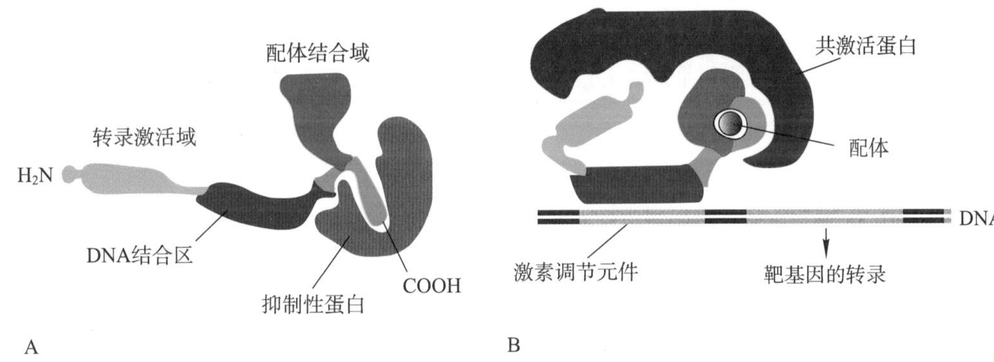


图12-7　细胞内核受体的活化
A. 失活受体；B. 活性受体

2. 胞质受体　一氧化氮（NO）这种可溶性气体作为局部介质在许多组织中发挥作用，其主要作用机制是激活靶细胞内具有鸟苷酸环化酶活性的NO受体。内源性NO由NO合酶（NOS）催化合成后，扩散到邻近细胞，与胞内受体鸟苷酸环化酶活性中心的亚铁离子结合，以改变酶的构象，导致酶活性增强，启动一系列生物学效应。

一氧化碳（CO）是充当胞内信号的另一种气体。它的作用方式与NO一样，可激活鸟苷酸环化酶。

## 二、受体与配体的结合特点

受体与配体的结合具有以下特点：

1. 受体选择性地与特定配体结合　受体分子的立体构型是决定这一特点的关键。受体可通过与配体分子中反应基团的定位和空间结构互补，准确识别配体并与其特异地结合。但一个配体可以与几种受体结合。

2. 受体与配体的亲和力强　受体与配体的亲和力极强，极低浓度的配体与受体结合后，即可产生显著的生物学效应。对不同的受体和配体而言，亲和力的大小差别很大。

3. 受体与配体结合具有饱和性　随着配体浓度的升高，受体被配体完全结合后，就不再结合其他配体。这是细胞控制其对胞外信号反应程度的一种方式。虽然不同的受体或同一种受体在不同类型细胞中的数量差异较大，但某一特定的受体在特定细胞中的数量相对恒定。这种受体的数量相对恒定及受体对配体的较高亲和力是受体饱和性产生的基础。

4. 受体与配体的结合具有可逆性　受体与配体的结合与解离处于可逆的动态平衡中。受体与配体以氢键、离子键和范德华力等非共价键结合，在细胞发生效应后，两者解离。

5. 受体与配体的结合可通过磷酸化和去磷酸化进行调节　受体与配体的结合可受多种因素的影响。常见的调节机制为受体的磷酸化与去磷酸化，如 EGF 受体酪氨酸残基的磷酸化，可促进其与 EGF 的结合；而类固醇类激素受体在磷酸化后，与配体的结合能力却明显减弱。

## 第三节　细胞内信使

细胞内信使是指受体被激活后在细胞内产生的、能介导信号转导的活性物质，又称为第二信使（second messenger）。已经发现的细胞内信使有许多种，其中最重要的有 cAMP、cGMP、二酰甘油（diacylglycerol，DAG）、肌醇三磷酸（inositol trisphosphate，$IP_3$）、$Ca^{2+}$、磷脂酰肌醇 –3,4– 二磷酸［PI（3,4）$P_2$］和磷脂酰肌醇 –3,4,5– 三磷酸［PI（3,4,5）$P_3$］等。

### 一、cAMP 信使体系

#### （一）cAMP 的产生

环腺苷酸（cyclic AMP，cAMP）是最重要的胞内信使，它是细胞膜的腺苷酸环化酶（adenylate cyclase，AC）在 G 蛋白激活下，催化 ATP 脱去焦磷酸后的产物（图 12–8）。AC 是一种由 1100 个氨基酸组成的相对分子质量为 $1.5\times10^5$ 的糖蛋白，由 2 个大的疏水区域（M1、M2）及 2 个胞质区域（C1、C2）组成，每一疏水区域均跨膜 6 次，而胞质区域是 ATP 结合及具酶活性的部位，其氨基酸组成高度保守（图 12–9）。AC 的主要功能是催化 ATP 生成 cAMP，这一过程不仅需经 $G_s$ 蛋白激活，还需 $Mg^{2+}$、$Mn^{2+}$ 的存在。$G_i$ 蛋白则能够抑制 AC 的活性。cAMP 可被特异的环核苷酸磷酸二酯酶迅速水解为 5′–AMP，失去信号功能。

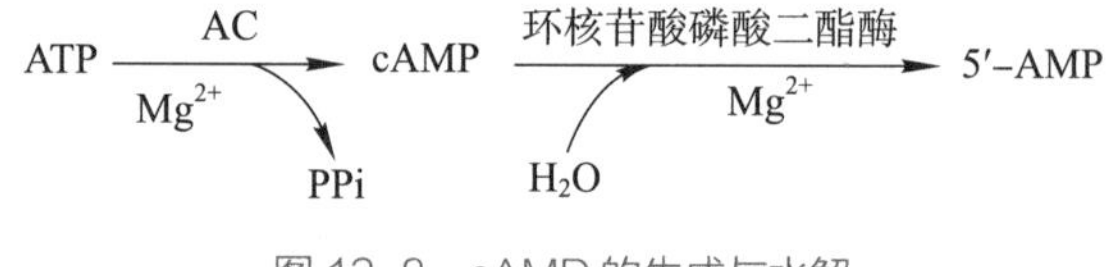


图 12–8　cAMP 的生成与水解

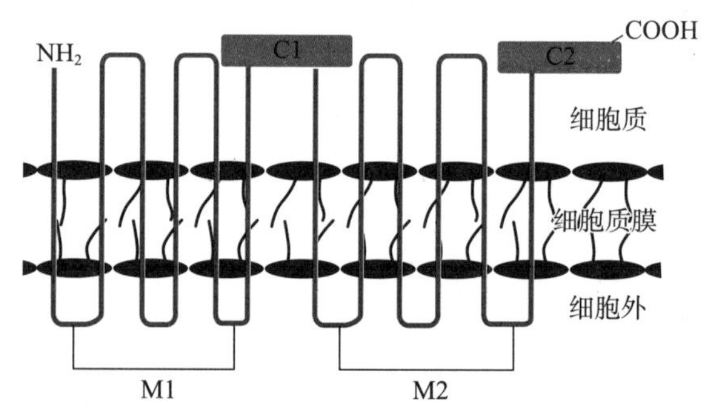


图 12–9　腺苷酸环化酶的分子结构

#### （二）cAMP 的作用机制

尽管 cAMP 能够直接激活某些高度特化细胞质膜上的某些类型通道，但在大多数动物细胞中，cAMP 的主要作用是激活 cAMP 依赖蛋白激酶 A（cAMP dependent protein kinase A，PKA）来行使功能。PKA是由催化亚基（C亚基）和调节亚基（R亚基）两部分组成的$C_2R_2$四聚体，相对分子质量为$1.6 \times 10^5$。催化亚基能催化蛋白质上某些特定丝氨酸/苏氨酸残基的磷酸化，每个调节亚基可与2个cAMP结合。当PKA与4分子cAMP结合后，C亚基以单体形式从PKA中游离出来，即具有了蛋白激酶活性（图12-10），并通过使其蛋白底物磷酸化，进一步调节细胞的代谢反应。PKA对底物的特异性要求较低，因此催化的底物相当广泛。

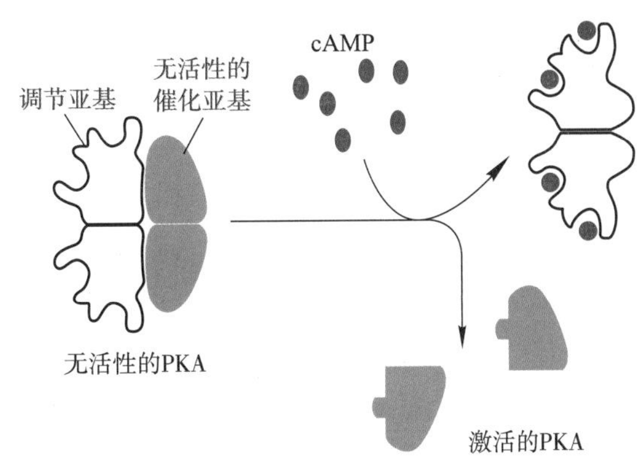


图12-10　PKA的活性依赖cAMP

研究进展12-2
第二信使cAMP的发现

存在于胞核中的cAMP反应元件结合蛋白（cAMP response element binding protein，CREB）是能被PKA磷酸化的重要蛋白，当PKA被cAMP激活后，其游离的C亚基可从胞质进入胞核，通过使CREB丝氨酸残基磷酸化而激活它，进而参与基因的转录调节（图12-11）。此外，PKA催化的蛋白质还包括组蛋白和核糖核蛋白等。PKA广泛存在于哺乳动物细胞的胞质内，特别是在脑组织细胞的许多亚细胞结构中，如突触结构内存在高浓度的PKA。已证实，一些神经递质及激素，如异丙肾上腺素，可诱导PKA的C亚基从胞质迁入胞核，并通过使组蛋白磷酸化影响相关蛋白的合成。PKA作用的底物蛋白因细胞类型的不同而异，这导致了cAMP的生物学效应也不相同。例如，cAMP浓度上升可使成纤维细胞和造血细胞的增殖停止，却使上皮细胞和内皮细胞增殖加速。推测各种细胞内预先存在种类和数量各不相同的PKA底物，从而使得PKA作用底

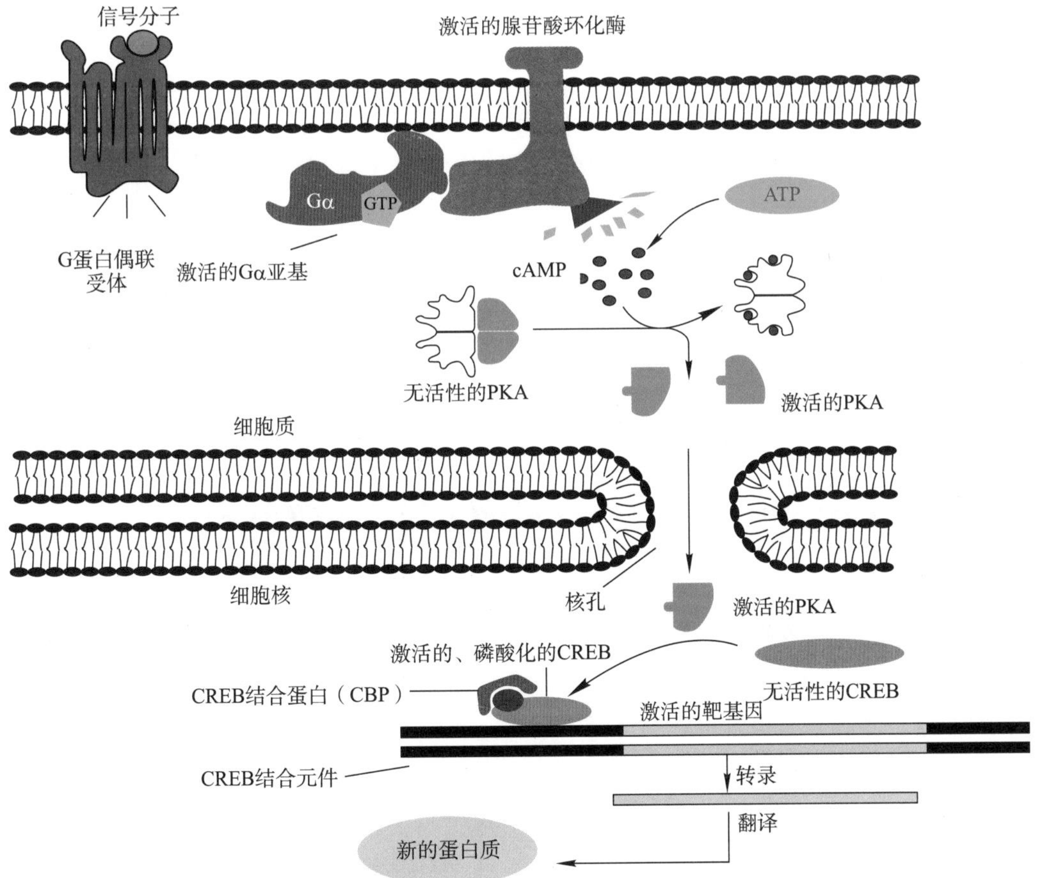


图12-11　cAMP通过PKA调节基因转录

物下游的各条信号转导通路呈现差异。

## 二、cGMP 信使体系

### （一）cGMP 的产生

环鸟苷酸（cyclic GMP，cGMP）是一种广泛存在于动物细胞中的胞内信使，由鸟苷酸环化酶（guanylate cyclase，GC）催化并水解 GTP 后形成。cGMP 可被细胞中的磷酸二酯酶（phosphodiesterase，PDE）水解，因此细胞中 cGMP 的含量高低受 GC 与 PDE 的双重调节（图 12-12）。

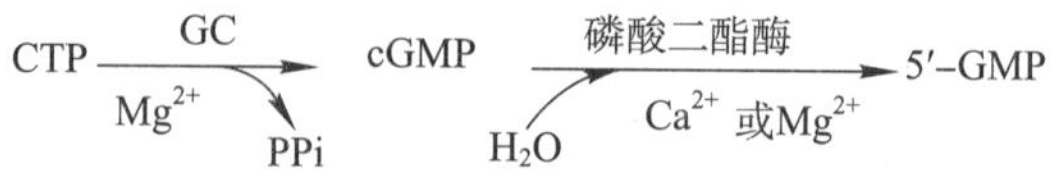

$$\text{CTP} \xrightarrow[\text{Mg}^{2+}\ \searrow \text{PPi}]{\text{GC}} \text{cGMP} \xrightarrow[\text{H}_2\text{O}\quad \text{Ca}^{2+}\text{或Mg}^{2+}]{\text{磷酸二酯酶}} 5'\text{-GMP}$$

图 12-12　cGMP 的产生与水解

GC 在细胞中有两种存在形式，即膜结合型 GC 和胞质可溶型 GC，前者主要结合于细胞质膜上，也可分布于核膜、内质网、高尔基复合体和线粒体等膜性结构中；可溶型 GC 大部分游离在胞质中。膜结合型 GC 是一种单次跨膜蛋白，即为前面所提到的受体鸟苷酸环化酶，当胞外受体与配体（主要为神经肽类物质）结合后，胞内的酶催化活性即被激活，催化 GTP 转化成 cGMP。溶解于胞质中并呈颗粒状的 GC 由 2 个亚基组成，具有 2 个酶活性部位，可在 NO、CO 的作用下被激活。两种 GC 在分布上呈现出组织差异，膜结合型 GC 常存在于心血管组织、小肠、精子及视网膜杆状细胞中，而胞质可溶型 GC 则主要分布于脑、肺、肝等组织中。在同一种细胞中，随着细胞生长过程的变化，两种 GC 的比例可发生改变，如与幼鼠相比，成年鼠肝细胞中胞质可溶型 GC 的活性明显增高，而膜结合型 GC 的活性却降低。

### （二）cGMP 的作用机制

在细胞中，cGMP 形成后可通过激活 cGMP 依赖蛋白激酶 G（cGMP dependent protein kinase G，PKG），使相应的蛋白质磷酸化，引起细胞效应（图 12-13）。PKG 是二聚体，在结构上由具有催化活性的亚基和具有结合 cGMP 活性的调节亚基组成。由于 PKG 的相对分子质量和分子形状与 PKA 类似，其氨基酸组成有 70% ~ 90% 与 PKA 相同，因而被认为与 PKA 同源。PKG 催化的底物蛋白主要涉及组蛋白、磷酸化酶激酶、糖原合成酶及丙酮酸激酶等，其催化的相关机制及产生的细胞效应均有待进一步的阐明。PKG 还可通过其磷酸转移酶作用，使自身磷酸化，抑制自身活性。

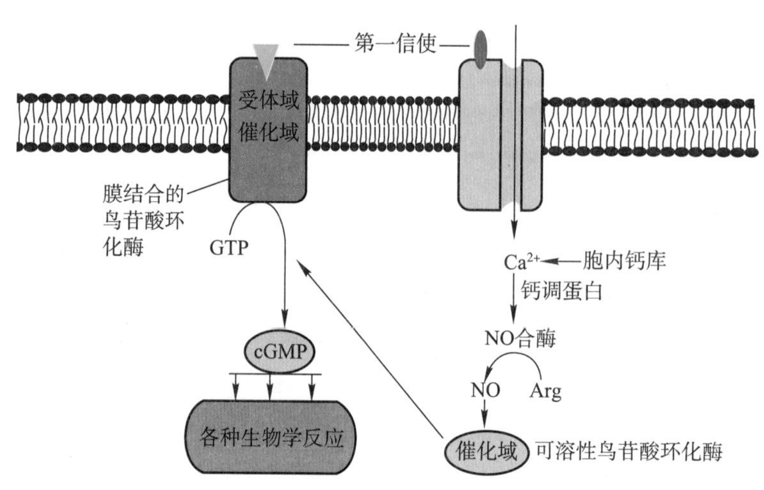


图 12-13　cGMP 通过 PKG 介导的细胞效应

cGMP 可直接与阳离子通道结合并使其开放。在脊椎动物的视杆细胞中，光信号会引起 cGMP 水平降低，使阳离子通道关闭，然后引起胞内超极化，神经递质释放减少，产生视觉反应。因此，cGMP 在光信号的转导中起着重要作用。

cGMP 在细胞中的含量较低，仅为 cAMP 的 1/100 ~ 1/10，而 cGMP 在浓度和作用上呈现出与 cAMP 相拮抗的特点，如 cAMP 浓度升高，细胞内特异性蛋白质合成的进程加快，细胞分化受到促进；而 cGMP 浓度升高，则可加速细胞 DNA 复制，进而促进细胞的分裂。

## 三、二酰甘油 / 肌醇三磷酸信使体系

### （一）二酰甘油 / 肌醇三磷酸的产生

细胞外的某些信号分子与其相应的受体结合后，通过膜上特定的 G 蛋白激活磷脂酶 C-β（phospholipase C-β，PLC-β），或通过受体酪氨酸激酶激活磷脂酶 C-γ（phospholipase C-γ，PLC-γ），催化细胞膜脂质内层的磷脂酰肌醇 -4,5- 二磷酸（$PIP_2$）水解，产生肌醇 -1,4,5- 三磷酸（inositol-1,4,5-triphosphate，$IP_3$）和二酰甘油（diacylglycerol，DAG）两种胞内信使。

### （二）二酰甘油 / 肌醇三磷酸的作用机制

1. $IP_3$ 的作用机制　$IP_3$ 是一种水溶性分子，在其产生后即可离开胞膜，在胞质内迅速扩散。当 $IP_3$ 到内质网（ER）时，它结合并打开 $IP_3$ 门控 $Ca^{2+}$ 释放通道，$Ca^{2+}$ 从内质网释放入胞质，启动细胞内 $Ca^{2+}$ 信号系统，使细胞产生相应的反应（图 12-14）。

2. DAG 的作用机制　在细胞膜上，$PIP_2$ 水解后产生的脂溶性 DAG 仍留于细胞质膜上，具有两个潜在的信号传递作用。首先，激活蛋白激酶 C（protein kinase C，PKC）。激活过程如下：$IP_3$ 引发的胞质 $Ca^{2+}$ 浓度升高促使 PKC 从胞质转到质膜的胞质侧，在那里 PKC 在 $Ca^{2+}$、DAG 及带负电荷的膜脂磷脂酰丝氨酸的共同作用下被激活。PKC 以磷酸化的方式对多种胞内蛋白质进行修

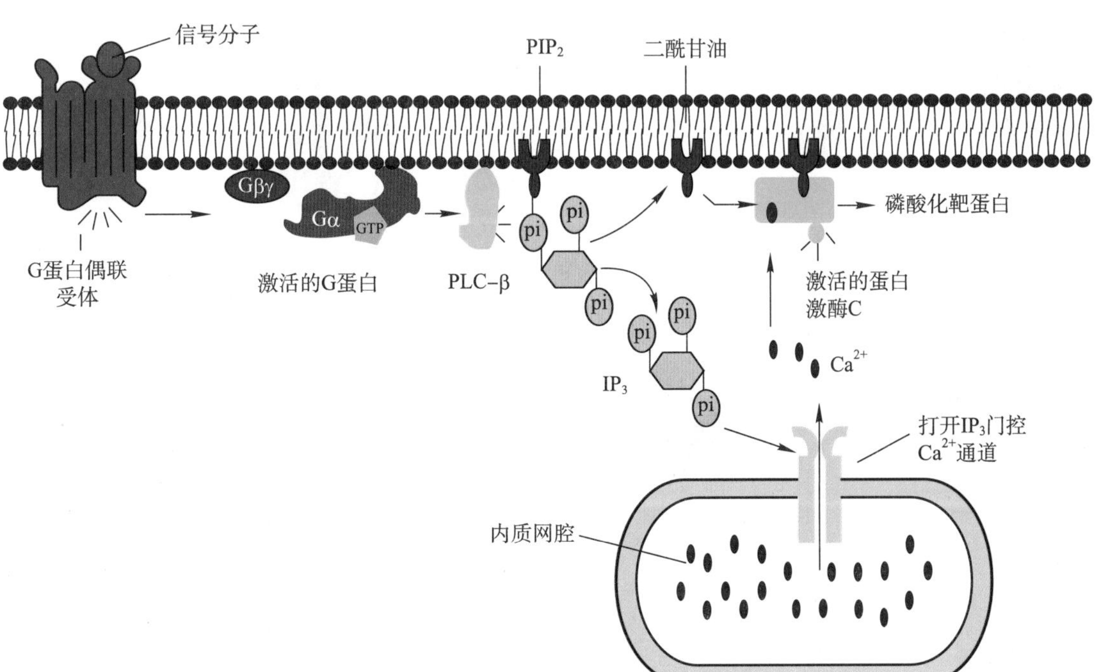


图 12-14　二酰甘油 / 肌醇三磷酸信使介导的细胞效应

饰，由此启动细胞的一系列生理和生化反应。PKC 作用的原理与前面介绍的 PKA 相同，但靶蛋白大多不同。DAG 的另一个功能是可被进一步分解释放花生四烯酸，以充当信使，或用来合成其他被称为类花生酸类物质的小分子脂类信使。

## 四、钙离子 – 钙调蛋白信使体系

$Ca^{2+}$ 是一个广泛存在的胞内信使，在细胞收缩、运动、分泌和分裂等重要活动中，均需要 $Ca^{2+}$ 的参与及调节。$Ca^{2+}$ 的信使作用是通过其浓度的升高或降低来实现的。

### （一）$Ca^{2+}$ 信号的产生

细胞内游离 $Ca^{2+}$ 浓度是 $10^{-8}$ ~ $10^{-7}$ mol/L，比胞外 $Ca^{2+}$ 浓度低 $10^4$ ~ $10^5$ 倍。当细胞受到特异性信号刺激后，细胞内的内质网或肌质网等的 $Ca^{2+}$ 通道或质膜上的 $Ca^{2+}$ 通道开放，致使胞内 $Ca^{2+}$ 的浓度在瞬间快速升高，局部 $Ca^{2+}$ 浓度可达 $10^{-6}$ mol/L，比原来增加 10 ~ 20 倍，由此激活细胞内 $Ca^{2+}$ 应答蛋白，产生细胞效应。介导 $Ca^{2+}$ 信号转导的三种主要的 $Ca^{2+}$ 通道包括：位于质膜上的电压依赖的 $Ca^{2+}$ 通道，位于内质网上的 $IP_3$ 门控 $Ca^{2+}$ 通道和 ryanodine（一种植物碱）受体 $Ca^{2+}$ 通道。不同细胞 $Ca^{2+}$ 信号产生途径存在差异，如神经细胞中，细胞膜 $Ca^{2+}$ 通道开放是产生 $Ca^{2+}$ 信号的主要途径；而在肌细胞中，$Ca^{2+}$ 信号则依赖于钙库 $Ca^{2+}$ 通道及细胞膜 $Ca^{2+}$ 通道的同时开放。同其他胞内信使一样，$Ca^{2+}$ 需要与其靶蛋白或靶酶结合才能传递信息，产生细胞效应。$Ca^{2+}$ 泵是维持低浓度 $Ca^{2+}$ 的重要蛋白（图 12–15）。

$Ca^{2+}$ 敏感的荧光指示剂显示，$Ca^{2+}$ 信号转导过程中，$Ca^{2+}$ 信号经常在时间、空间和幅度上形成多尺度、多层次上的精细结构，称为钙火花。钙火花的直径约 2 μm，在短短的 10 ms 内，细胞中某一微区 $Ca^{2+}$ 探针的荧光强度骤升 1 倍，随后又在 20 ms 内消失，故称钙火花，它是基本的

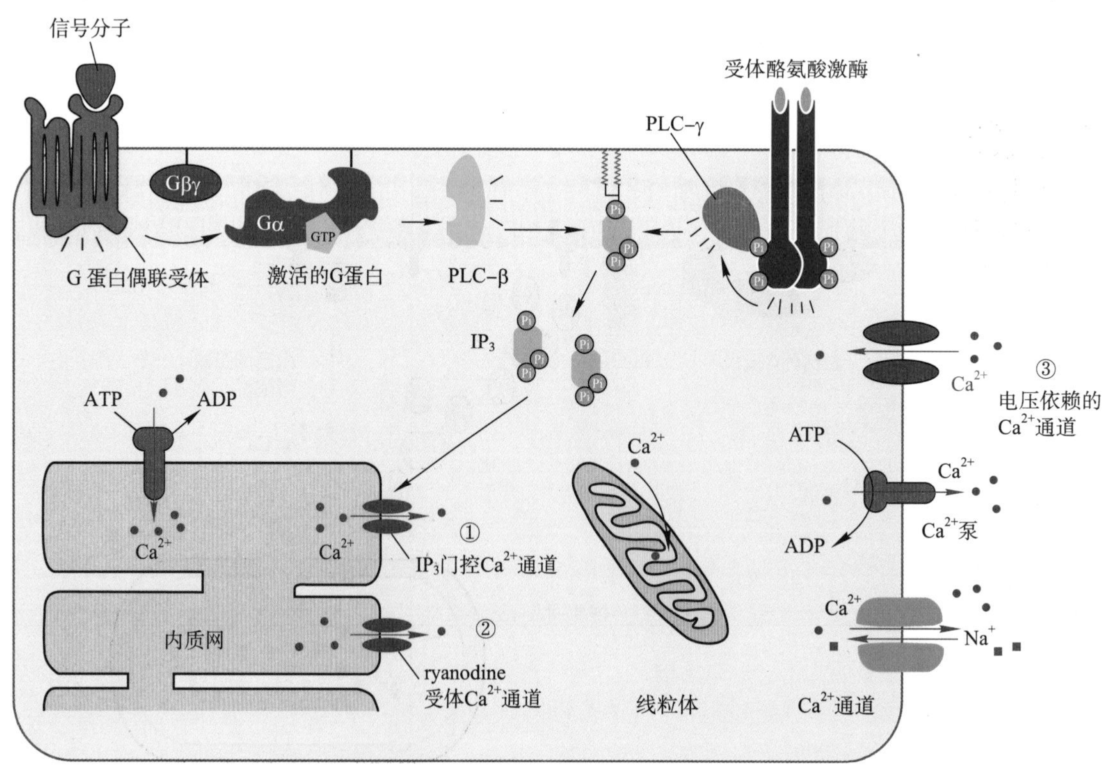


图 12–15 细胞内 $Ca^{2+}$ 水平调控示意图

$Ca^{2+}$ 信号传递单位。这种钙火花经常尾随一系列的进一步火花，称为钙振荡，其持续的时间与细胞表面受体被激活的时间一样长。钙振荡至少部分依赖于 $Ca^{2+}$ 对 $IP_3$ 门控 $Ca^{2+}$ 通道及 ryanodine 受体 $Ca^{2+}$ 通道的正反馈和负反馈。

### （二）$Ca^{2+}$ 的作用机制

细胞中有多种能够与 $Ca^{2+}$ 结合的功能复杂的蛋白质，钙调蛋白（calmodulin，CaM）是其中最主要的一种。CaM 广泛分布于真核细胞中，由一条多肽链组成，相对分子质量为 $1.67 \times 10^4$，呈哑铃形构象。每一分子的 CaM 可结合 4 个 $Ca^{2+}$，当细胞中 $Ca^{2+}$ 浓度超过 $10^{-6}$ mol/L 时，无活性的 CaM 即可与 $Ca^{2+}$ 结合，其构象发生改变而被活化，虽然 $Ca^{2+}$–CaM 复合物本身没有酶活性，但其通过与靶蛋白或靶酶结合，调控靶蛋白或靶酶活性（图 12–16）。$Ca^{2+}$–CaM 复合物激活的酶主要包括蛋白质磷酸化酶激酶（phosphorylase kinase，PhK）、肌球蛋白轻链激酶（myosin light chain kinase，MLCK）及钙调蛋白依赖性蛋白激酶（calmodulin-dependent protein kinase，CaMK）三种类型。$Ca^{2+}$–CaM 复合物本身还可通过激活细胞膜上的 $Ca^{2+}$ 泵，调节细胞内的 $Ca^{2+}$ 浓度。$Ca^{2+}$ 也可直接对离子通道进行调节，如活化多种组织细胞胞膜的 $K^+$ 通道，致使 $K^+$ 顺着电化学梯度扩散到细胞外，胞膜处于超极化状态。一些非专一性的阳离子通道，在受到 $Ca^{2+}$ 的活化后可使 $Na^+$、$K^+$ 的通透性增加。

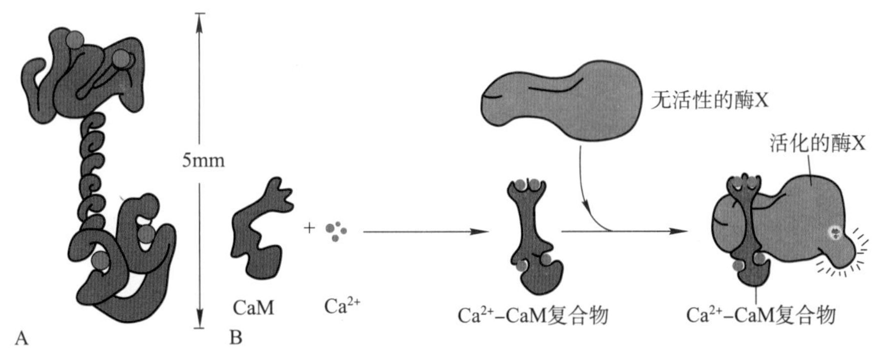


图 12–16　$Ca^{2+}$–CaM 复合物的分子结构及对酶的调节
A. $Ca^{2+}$–CaM 复合物；B. $Ca^{2+}$–CaM 复合物活化酶的机制

## 五、磷脂酰肌醇 – 3,4 – 二磷酸或磷脂酰肌醇 – 3,4,5 – 三磷酸信使体系

### （一）磷脂酰肌醇 –3,4– 二磷酸或磷脂酰肌醇 –3,4,5– 三磷酸的生成

磷脂酰肌醇（PI）是一类独特的膜脂，因为它能在多个位点上进行可逆的磷酸化，从而产生多种不同的肌醇磷脂。当 PI 肌醇环的 3 位上催化肌醇磷脂的磷酸化时，就会产生磷脂酰肌醇 –3,4– 二磷酸 [phosphatidylinosital-3,4-biphosphate，PI（3,4）$P_2$] 或磷脂酰肌醇 –3,4,5– 三磷酸 [phosphatidylinosital-3,4,5-triphosphate，PI（3,4,5）$P_3$]。这一过程是由磷脂酰肌醇 –3– 激酶（phosphatidylinositol 3-kinase，PI3K）催化完成的。随后，PI（3,4）$P_2$ 和 PI（3,4,5）$P_3$ 保持在质膜中直至被特异的肌醇磷脂磷酸酶去磷酸化，该磷酸酶除去肌醇环的 3 位磷酸。

PI3K 有多种类型，能被受体酪氨酸激酶激活，也能被许多其他类型的细胞表面受体激活，包括某些 G 蛋白偶联受体。被受体酪氨酸激酶激活的 PI3K 由一个催化亚基和一个调节亚基构成，调节亚基为衔接蛋白，通过其 SH2 结构域与活化的受体酪氨酸激酶上的磷酸酪氨酸结合。G 蛋白偶联受体激活的 PI3K 的调节亚基与 RTK 激活的 PI3K 不同，该调节亚基可被三聚体 G 蛋白的 βγ 复合体激活。但两种类型 PI3K 的催化亚基相似。

（二）磷脂酰肌醇 -3,4- 二磷酸和磷脂酰肌醇 -3,4,5- 三磷酸的作用机制

PI（3,4）$P_2$ 和 PI（3,4,5）$P_3$ 充当胞内信号蛋白的停泊位点，胞质信号蛋白，如 SOS（一种鸟苷酸信号因子）、PLC-γ、布鲁顿酪氨酸激酶（Bruton's tyrosine kinase，BTK）、蛋白激酶 B（PKB）等，可通过其 Pleckstrin 同源（PH）结构域（Pleckstrin homology domain）与 PI（3,4）$P_2$ 和 PI（3,4,5）$P_3$ 结合，这些停泊位点将这些信号蛋白聚集到一起形成信号传递复合体，而信号传递复合体再将来自质膜胞质面的信号传递到细胞内，促进细胞的存活及生长。

## 第四节　细胞信号转导与蛋白分子开关

细胞内信号转导过程是由前后相连的生物化学反应组成的，前一个反应的产物可作为下一个反应的底物或者发动者。通过一系列蛋白质与蛋白质的相互作用，信息从胞内一个信号分子传递到另一个信号分子，而每一个信号分子都能够激起下一个信号分子的产生，直至产生代谢酶激活、基因表达启动和细胞骨架产生变化等细胞生理效应。

### 一、蛋白分子开关

许多胞内信号蛋白的功能类似分子开关（molecular switch），当接收信号后，信号蛋白从无活性状态转换成激活状态；反之，则关闭信号蛋白的活性。根据作用方式的不同，分子开关分为两大类：GTPase 分子开关和磷酸化激活或失活的蛋白质分子开关。

#### （一）GTPase 分子开关

GTPase 分子开关是一类蛋白信号传递的分子开关，为 GTP 结合蛋白（GTP binding protein）。细胞内与信号转导相关的 GTPase 超家族，包括三聚体 GTP 结合蛋白（也称为 G 蛋白）和单体 GTP 结合蛋白，后者为 Ras 蛋白（Ras protein）和类 Ras 蛋白等。

这类鸟苷酸结合蛋白当结合 GTP 时呈活化的“开启”状态，而当结合 GDP 时则呈失活的“关闭”状态（图 12-17A），开关调控蛋白通过这两种状态的转换控制下游靶蛋白的活性。信号诱导的开关调控蛋白从失活态向活化态的转换，由鸟苷酸交换因子（guanine nucleotide-exchange factor，GEF）介导，即 GEF 引起 GDP 从 GTP 结合蛋白释放，继而结合 GTP 并引发 GTP 结合蛋白构象改变，使其活化。随着结合 GTP 的水解形成 GDP 和 Pi，开关调控蛋白又恢复成失活的关闭状态。GTP 的水解速率可被 GTPase 促进蛋白（GTPase-accelerating protein，GAP）和 G 蛋白信号调节子（regulator of G protein-signaling，RGS）所促进，也可被鸟苷酸解离抑制蛋白（guanine nucleotide dissociation inhibitor，GDI）所抑制（图 12-18）。

与几乎所有的单亚基 GTP 酶一样，Ras 蛋白锚定在细胞膜上。Ras 蛋白的激活主要来自受体酪氨酸激酶途径活化的 GEF（SOS），G 蛋白偶联受体也可激活 Ras 蛋白，而位于脑内的 GEF 也可被 $Ca^{2+}$ 和 DAG 激活。一旦被激活后，Ras 蛋白则依次激活不同的其他信号蛋白从而沿着不同途径传递信号，如 MAP 激酶信号途径和 PI3K 信号途径等。Ras 蛋白有多种，不同的 Ras 蛋白在不同细胞类型中起作用。

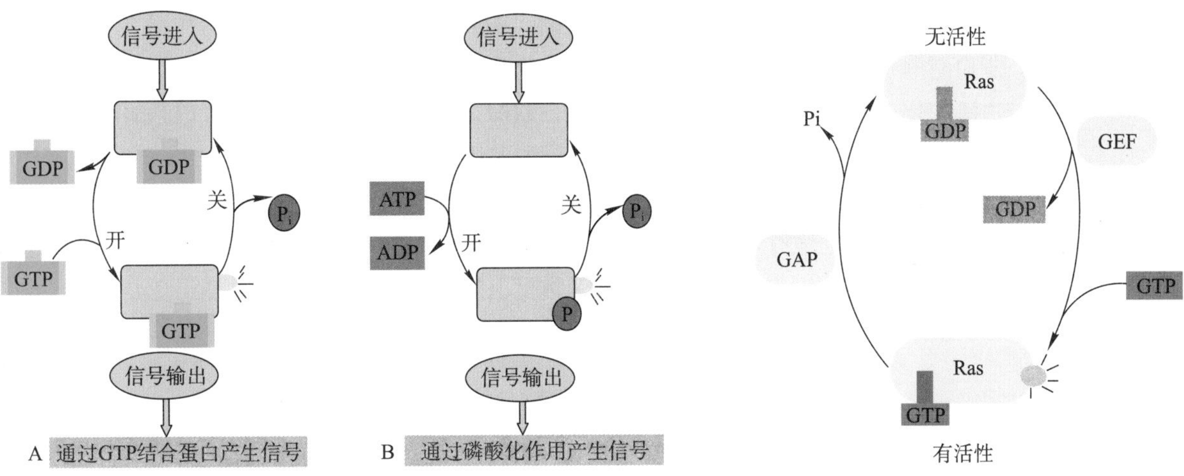


图 12-17 蛋白分子开关

A. GTPase分子开关；B. 磷酸化激活或失活的蛋白质分子开关

图 12-18 Ras 蛋白活性的调控

（二）磷酸化激活或失活的蛋白分子开关

磷酸化激活或失活的蛋白质构成最大的一类分子开关。蛋白激酶通过磷酸化信号蛋白将开关扳向一个方向，而蛋白磷酸酶则通过去磷酸化将开关扳向另一个方向（图 12-17B）。根据其作用底物的氨基酸残基特异性，可将信号转导过程中的蛋白激酶分为两类，即蛋白质酪氨酸激酶和蛋白质丝氨酸 / 苏氨酸激酶。某些激酶既是蛋白质酪氨酸激酶，也是蛋白质丝氨酸 / 苏氨酸激酶。基因组测序显示，大约 2% 的人类基因编码蛋白激酶。

1. 蛋白质酪氨酸激酶（protein tyrosine kinase，PTK） 是一类激活后可催化底物蛋白质酪氨酸残基磷酸化的激酶，为蛋白激酶家族中最重要的成员之一，对细胞生长、增殖和分化等过程起重要的调节作用。这类激酶包括两大类，即前述的位于细胞膜上的受体型 PTK 和位于胞质中的非受体型 PTK。受体型 PTK 是蛋白质酪氨酸激酶家族中目前了解最多的一种类型，其共同特点是胞内域有一个或几个专一的酪氨酸残基，当与配体结合后，其胞内域可发生自身磷酸化，使受体型 PTK 活化，并进一步作用于 Ras 蛋白、腺苷酸环化酶和多种磷脂酶等底物。非受体型 PTK 有 9 个亚族，JAK 是其中一个主要的 PTK 亚族，这些成员在结构上均含有特殊的保守性结构域，如 SH2 和 SH3 同源域等，这些结构域可在信号转导中起重要作用。非受体型 PTK 常与一些非催化型的受体偶联，如干扰素、生长激素、白介素和集落刺激因子等胞外信号分子的受体，以及部分黏附分子的受体，这些受体的胞内域中没有蛋白质酪氨酸激酶活性区域，本身缺乏酪氨酸激酶活性，但在胞内近膜区有一个富含脯氨酸（Pro）的“Box1”结构，是 JAK 的结合位点。当这些受体与配体结合后，可使 JAK 活化，并进一步激活与转录相关的调节蛋白，由此影响基因的转录。

2. 蛋白质丝氨酸 / 苏氨酸激酶（serine/threonine kinase，STK） 其主要作用是活化后可催化底物蛋白质丝氨酸 / 苏氨酸残基磷酸化而激活蛋白质。PKA、PKC、PKG、CaMK 和丝裂原活化蛋白激酶（mitogen-activated protein kinase，MAPK）等均属此类。此外，还包括许多其他种类，如 Raf-1。Raf-1 是已知的能够激活丝裂原活化蛋白激酶激酶（mitogen activated protein kinase kinase，MAPKK，MEK）的细胞激酶之一，在细胞对刺激产生增殖反应的 Ras 信号转导通路中起关键作用。被激活的 Ras（Ras-GTP）结合在 Raf-1 的 N 端域上，将 Raf-1 募集到细胞膜上，促进其活化，随后 Raf-1 激活 MAPKK。

蛋白激酶催化蛋白质磷酸化的过程是可逆的，磷酸化的蛋白质在磷酸酶的作用下可发生去磷酸化，蛋白激酶与磷酸酶的相对活性决定了蛋白质上磷酸基团的数量。此外，在细胞信号转导过程中，由磷酸化控制的许多信号蛋白本身是蛋白激酶，其本身又可被上游的蛋白激酶磷酸化而激活，由此引起细胞内一系列蛋白质的磷酸化，即磷酸级联反应（phosphorylation cascade）。胞外信号分子所产生的信号便由此被逐渐放大，在短时间内引起细胞效应。

在B细胞和T细胞中有许多种类的酪氨酸激酶，它们在传递淋巴细胞特异性信号和调节机体免疫反应中起着重要作用。这些激酶组成及数量上的变化可使淋巴细胞功能出现异常，导致免疫不全症的发生。

## 二、细胞信号转导通路

### （一）NO提供细胞独特的信号转导

一氧化氮（NO）是一种具有自由基性质的脂溶性气体分子，可透过细胞膜快速扩散，作用于邻近的靶细胞。由于体内存在氧气及其他能与NO发生反应的化合物（如超氧离子、血红蛋白等），在胞外基质中的NO很快被氧和水转化为硝酸盐和亚硝酸盐，因而NO在细胞外极不稳定，其半衰期只有2～30 s，只能在组织中局部扩散。

NO没有专门的储存及释放调节机制，其发挥作用主要是激活靶细胞内具有鸟苷酸环化酶（GC）活性的NO受体，并且作用在靶细胞上NO的多少直接与NO的合成有关。机体内的血管细胞和神经细胞是NO的生成细胞，这些细胞中NO合酶催化精氨酸脱氨产生NO。例如，血管内皮细胞合成的内源性NO，可扩散到邻近平滑肌细胞，与鸟苷酸环化酶活性中心的亚铁离子结合，改变酶的构象，导致酶活性增强和cGMP水平增高，从而活化cGMP依赖的蛋白激酶G（PKG），抑制肌动－肌球蛋白复合物信号通路，导致血管平滑肌舒张。NO对血管的影响可以解释硝酸甘油（nitroglycerin）为什么可用于心绞痛的治疗，因为硝酸甘油在体内可转化为NO，舒张血管，从而减轻心脏负荷和心肌的需氧量。枸橼酸西地那非（伟哥）可抑制阴茎中的cGMP磷酸二酯酶活性，使得局部神经末梢诱导产生的NO引发的高水平cGMP维持的时间增加，而cGMP再维持血管松弛和阴茎勃起（图12-19）。

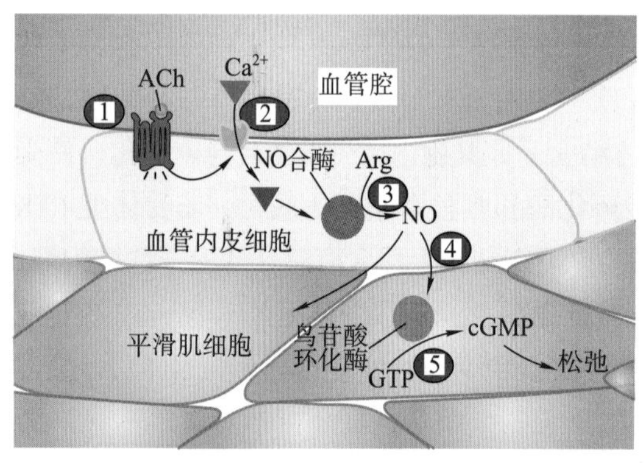

图12-19 NO导致血管平滑肌舒张

许多神经细胞产生的NO在大脑的学习记忆生理过程中具有重要作用。例如，大脑海马某些区域在受到重复刺激后可产生一种持续增强的突触效应，称为长时程增强作用（long-term potentiation，LTP），它是学习和记忆的分子基础。LTP的产生涉及神经元间突触连接重构。这一过程既需要突触前神经元释放神经递质作用于突触后膜，也需要突触后神经元将信息反馈到突触前膜，其中NO充当了这一逆行信使的角色。NO作为LTP的逆行信使弥散至突触前末梢，刺激谷氨酸递质不断释放，从而对LTP效应的维持起促进作用。

### （二）G蛋白偶联受体通过cAMP-PKA信号转导通路对肝细胞和肌细胞糖原代谢的调节

正常人体维持血糖水平的稳态，需要神经系统、激素及组织器官的协同调节。肝和肌肉是调节血糖浓度的主要组织，细胞表面 G 蛋白偶联受体应答多种激素信号对血糖浓度进行调节。现以肾上腺素为例，分析肝细胞中 cAMP–PKA 信号通路对细胞内糖原代谢的关键调控作用。

肾上腺素由肾上腺分泌后通过血液输送到肝细胞，即与肝细胞膜表面的肾上腺素受体结合。肾上腺素受体可分为 α 及 β 两个类型，这两种类型受体均起作用。受体与肾上腺素结合后，即与 G 蛋白作用，形成具有活性的 G 蛋白亚基（α 亚基与 GTP 结合体），该活性 G 蛋白亚基进一步激活 cAMP 环化酶，从而催化 ATP 环化形成 cAMP，使细胞内 cAMP 浓度达到 $10^{-6}$ mol/L。

肾上腺素介导的信号转导通路的基本路径包括：① 肾上腺素与肾上腺素受体结合，诱导受体形成活性构象。② 激活后的受体与 G 蛋白结合，$G\alpha_s$ 亚基与鸟苷酸的亲和力发生改变，表现为与 GDP 的亲和力下降，与 GTP 的亲和力增加，故 $G\alpha_s$ 亚基转而与 GTP 结合，导致 $G\alpha_s$ 与 Gβγ 分离。③ $G\alpha_s$ 结合并激活腺苷酸环化酶（AC），后者分解 ATP，形成 cAMP。④ cAMP 激活蛋白激酶 A（PKA）。⑤ PKA 进一步使底物蛋白磷酸化，即活化的 PKA 首先经磷酸化激活糖原磷酸化酶激酶（GPK），进而使糖原磷酸化酶（GP）磷酸化激活，活化的 GP 刺激糖原的降解，生成葡糖 -1- 磷酸（G–1–P）；另一方面，活化的 PKA 也使糖原合酶（GS）磷酸化，抑制其糖原合成。此外，活化的 PKA 还可使磷蛋白磷酸酶抑制蛋白（IP）磷酸化激活，而活化的 IP 与磷蛋白磷酸酶（PP）结合并使其磷酸化失活，从而阻止其对 GPK、GP 和 GS 的去磷酸化（图 12–20）。

在上述过程中，虽然只有极少数的肾上腺素被结合（$10^{-10}$ ~ $10^{-8}$ mol/L），却能产生 5 mmol/L 的葡萄糖，反应过程中激素的信号被逐级放大了约 300 万倍。激素与受体结合后，可在几秒钟之内使磷酸化酶的活性达到最大值。

### （三）MAPK 信号转导通路中的级联激活是多条分支通路的中心

丝裂原活化蛋白激酶 MAPK 信号转导通路普遍存在于真核细胞中。MAPK 是一系列激酶酶促

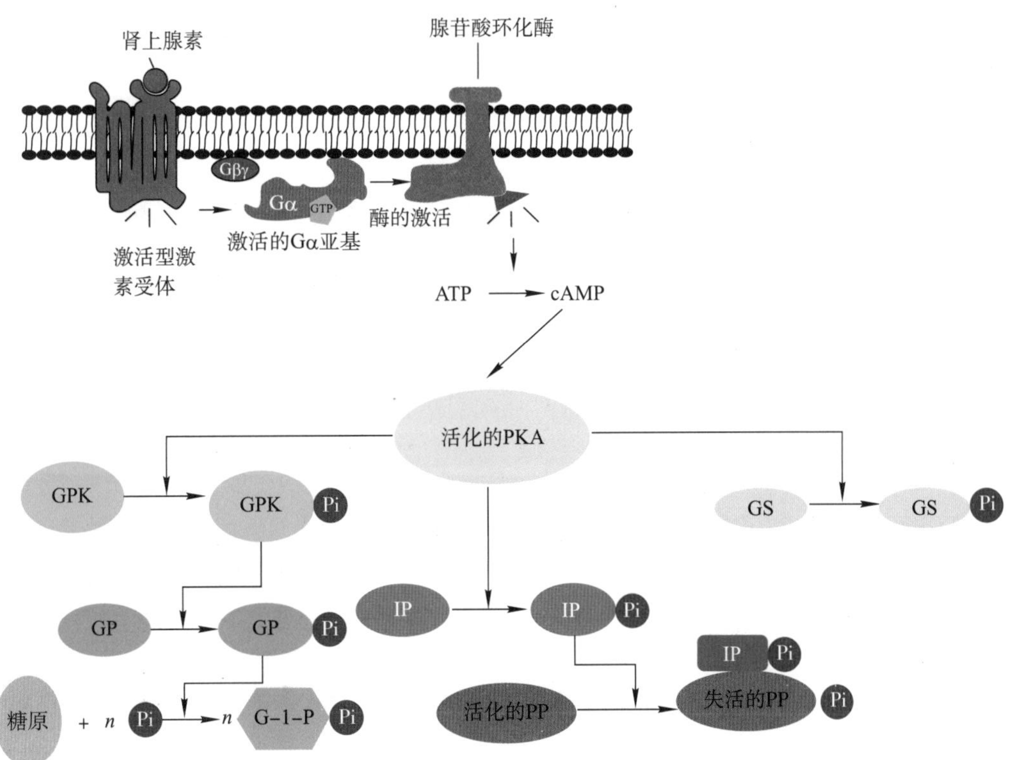


图 12–20 G 蛋白偶联受体通过 cAMP–PKA 信号转导通路调节肝细胞和肌细胞糖原代谢

级联反应中的重要一环，可将多种细胞外刺激信号从细胞膜转导到细胞核内，与其他信号通路协同作用，使细胞对外界环境做出合适的反应，参与细胞生长、增殖、分化及凋亡等重要生理过程的调控。

细胞外的刺激信号经过适当的中间环节转导后，激活丝裂原活化蛋白激酶激酶的激酶（mitogen activated protein kinase kinase kinase，MAPKKK），再激活丝裂原活化蛋白激酶激酶（MAPKK，MEK），而 MAPKK 再磷酸化 MAPK 的苏氨酸和酪氨酸双位点，使其下游靶基因活化。目前，MAPK 可分成 4 个亚族，前 3 个亚族为细胞外信号调节激酶（extracellular-signal regulated protein kinase，ERK，又称为 p42/44 MAPK）、p38 丝裂原活化蛋白激酶（p38 MAPK）和 c-Jun 氨基端激酶（c-Jun $NH_2$-terminal kinase，JNK，又称为应激激活的 MAPK），Erk5 虽然在结构上与典型的 ERK 有同源性，但其上游 MEK 和下游的磷酸化底物存在很大差别，被单独另列为第 4 个亚族。MAPK 信号转导通路的主要结构如图 12-21 所示。在酵母和哺乳动物细胞中 MAPK 信号转导通路的这些分支通常是各自独立的，其并行的 MAPK 通路各有特点，它们与其他多种细胞内信号通路如 PKC、TGF-β 等相互作用。在不同的细胞中，通过不同 MAPK 亚类间信号的整合与协同可产生不同的甚至完全相反的生物学效应，以确保细胞反应的精确性和准确性，适应不同的外界环境变化。

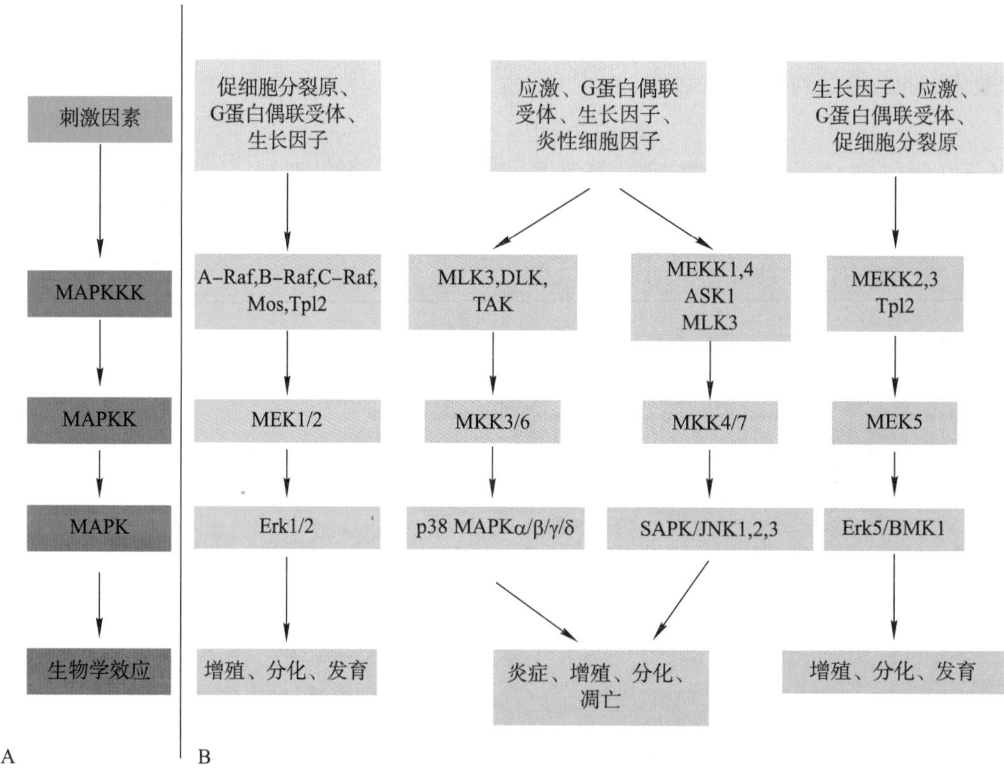


图 12-21 MAPK 信号转导通路
A. MAPK信号转导通路的基本模式；B. MAPK通路的4个主要的分支

以 EGFR-Ras-MAPK 途径（图 12-22）为例，其信号转导过程如下：表皮生长因子与受体结合后，受体二聚化，因而蛋白酪氨酸激酶活性增强，引起受体自身酪氨酸残基磷酸化，进而与含 SH2 结构域的 Grb2 结合，Grb2 的两个 SH3 结构域再与 SOS（一种鸟苷酸交换因子）结合并使之活化，引起 Ras 活化，进而 Raf（属于 MAPKKK）激活，引起 MEK（属于 MAPKK）激活，进而 ERK（属于 MAPK）激活，激活的 ERK 转移到细胞核内，导致某些转录因子活性改变，从而改变基因的表达状态，影响细胞的增殖与分化过程。

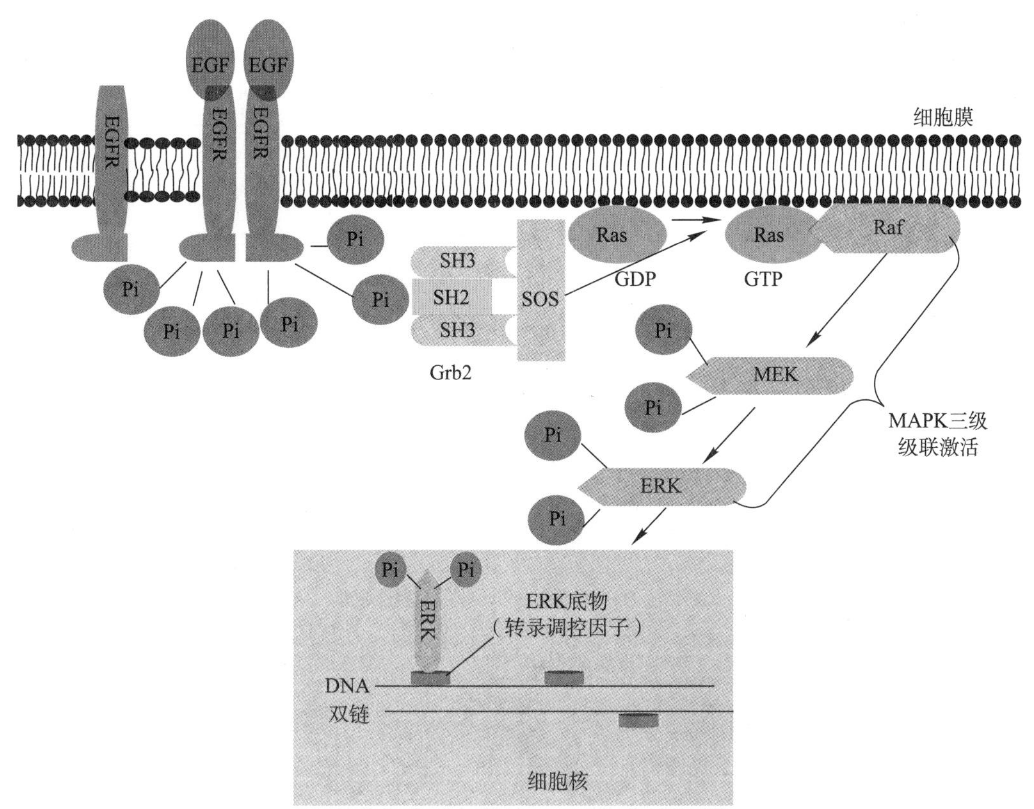


图 12-22 EGFR 介导的信号转导过程

（四）JAK-STAT 信号转导通路借助 JAK 激活 STAT 而最终影响基因的转录调节

JAK 激酶（janus activated kinase）是一类在细胞因子信号传递过程中起重要作用的非受体型酪氨酸激酶。JAK 激酶活化后激活其下游信号蛋白分子——信号转导及转录激活子（signal transducer and activator of transcription，STAT），从而进行胞内信号传递。能够激活 JAK-STAT 信号传导通路的细胞因子为数众多，包括在调节细胞分化、增殖和凋亡等生物学过程中起重要作用的干扰素家族、IL-6 类细胞因子等。

迄今发现的 JAK 激酶家族包括 Jak1、Jak2、Jak3 和 Tyk2。STAT 因子家族包括 Stat1、Stat2、Stat3、Stat4、Stat5a、Stat5b 和 Stat6。STAT 家族成员在组成上具有高度的同源性，其磷酸化一般发生在 C 端的酪氨酸残基上。STAT 的 C 端含有一个高度保守的 SH2 结构域，是与 JAK 作用的区域；其分子的中间存在与 DNA 结合的区域。STAT 的 N 端相对保守，该区域对于 STAT 的磷酸化具有重要意义，若发生很小的缺失，STAT 将失去被磷酸化的能力。

配体与其相应受体的结合，可引起受体的构象改变，进而激活与受体相关联的 JAK 激酶家族成员。JAK 激酶的活化依次引起特异性的受体酪氨酸残基磷酸化和相应的 STAT 因子磷酸化，而激活的两个 STAT 蛋白质分子从受体上游离，通过一个磷酸化的酪氨酸残基与另一个 SH2 结构域相互作用，形成稳定的 STAT 同源或异源二聚体，该二聚体进入细胞核内与 GAS（gamma activated site）增强子家族成员相结合，诱导靶基因表达（图 12-23）。

（五）Wnt 信号转导通路由 Wnt 蛋白、相应受体及调节蛋白等成分构成

Wnt 蛋白及其受体、调节蛋白等共同组成复杂的 Wnt 信号转导通路，调控细胞的增殖和分化，参与包括哺乳动物脑、心血管、肺和生殖器官发育等在内的多个发育过程。Wnt 信号转

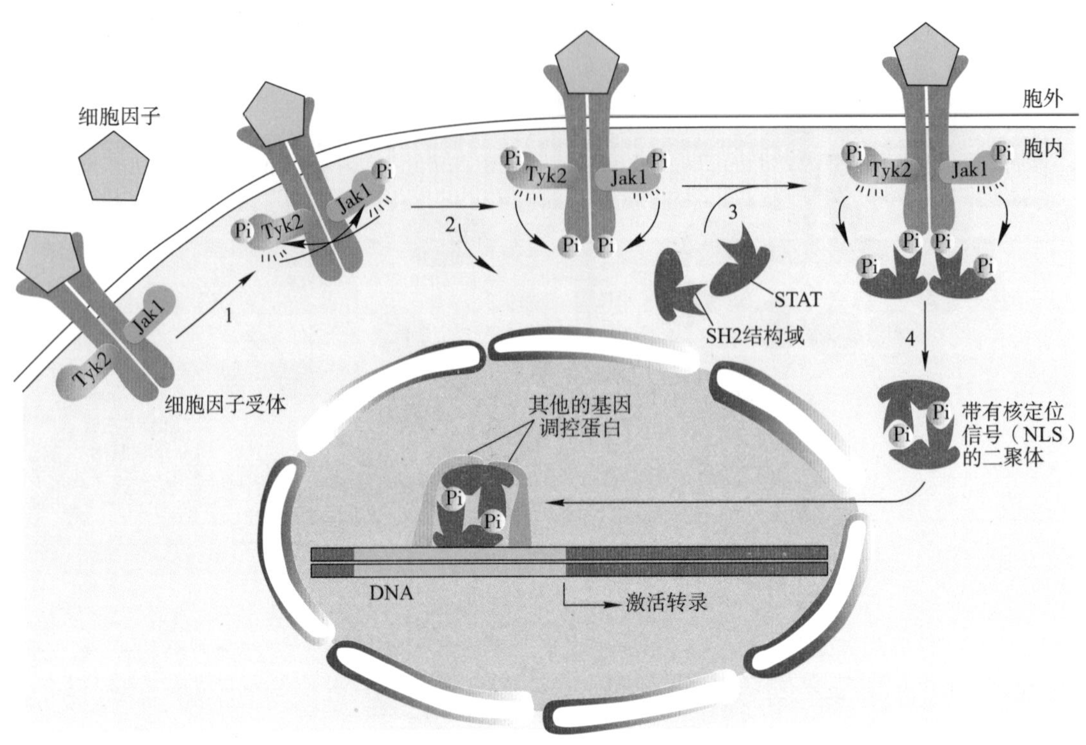


图 12-23 JAK-STAT 信号转导通路

导通路的经典途径由 Wnt 分泌蛋白家族、Frizzled（Fz）跨膜受体家族、辅助性受体（LRP）、Dishevelled（Dsh 或 DVL）蛋白、糖原合成酶激酶 -3（glycogen synthase kinase-3，GSK3）、APC、Axin、β- 连环蛋白（β-catenin）及 TCF/LEF 家族转录调节因子等构成。

在细胞内，一个由 GSK3、Axin、APC 和 β- 连环蛋白组成的蛋白复合物调控 β- 连环蛋白的活性。在缺乏 Wnt 信号时，β- 连环蛋白被该蛋白复合物中的 GSK3 磷酸化，继而引发其泛素化并被蛋白酶体降解（图 12-24A）；当 Wnt 信号通过与细胞表面 7 次跨膜受体 Frizzled 家族成员及辅助性受体 LRP 结合时，可激活胞质 Dishevelled（Dsh 或 DVL）蛋白，抑制由 GSK3、Axin、APC 和 β- 连环蛋白组成的蛋白复合物的活性，使 β- 连环蛋白免于磷酸化而不被降解，导致其在胞质内积聚并易位到核内，与转录因子 T 细胞因子（T-cell factor，TCF）家族成员结合，促进靶基因的表达，产生生物学效应（图 12-24B）。

### （六）TGF-β 信号转导通路通过细胞内信号分子 Smad 将细胞外信号转导到细胞核内

转化生长因子 -β（transforming growth factor-β，TGF-β）超家族是一类在结构上相似的分泌型多肽生长因子，有近 30 种成员，包括 TGF-β、BMP、激活素等多个亚家族。TGF-β 超家族分子在合成后被分泌到细胞外，其活性形式大多为二聚体，其受体为受体丝氨酸 / 苏氨酸激酶，有Ⅰ和Ⅱ两种类型。经典的 TGF-β 信号转导通路需要 Smad 分子作为细胞内信号分子，将细胞外的 TGF-β 信号转导到细胞核内（图 12-25）。根据功能不同，细胞内的 Smad 分子分为 3 类，即受体激活型 Smad（R-Smad）、通用型 Smad（Co-Smad）和抑制型 Smad（I-Smad）。R-Smad 包括 Smad1、Smad2、Smad3、Smad5 和 Smad8，活化的 TGF-β 受体和激活素受体磷酸化 Smad2 或 Smad3，而活化的 BMP 受体磷酸化 Smad1、Smad5 或 Smad8；Co-Smad 包括 Smad4，Smad4 能与上述 5 个受体活化的 Smad 中的任何一个形成复合体；I-Smad 包括 Smad6 和 Smad7，与活化的Ⅰ型受体结合，并阻止其他的 Smad 结合。

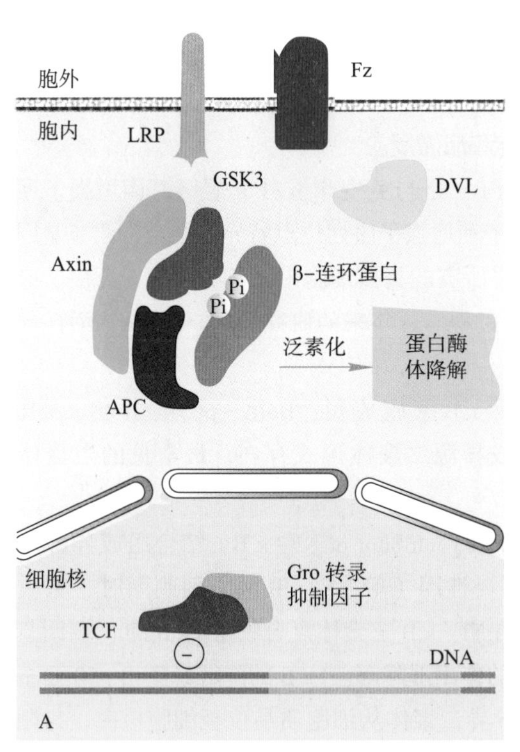


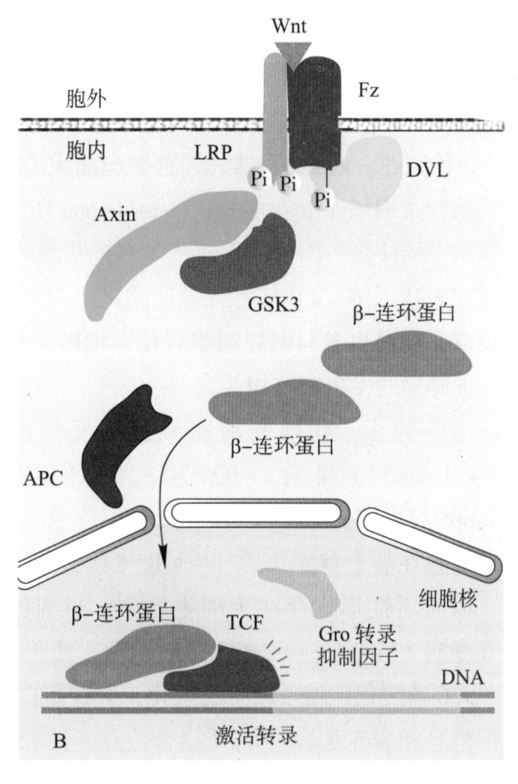


图 12-24　Wnt 信号转导通路
A. 缺乏Wnt信号时，β-连环蛋白被降解；B. Wnt信号使转导通路激活

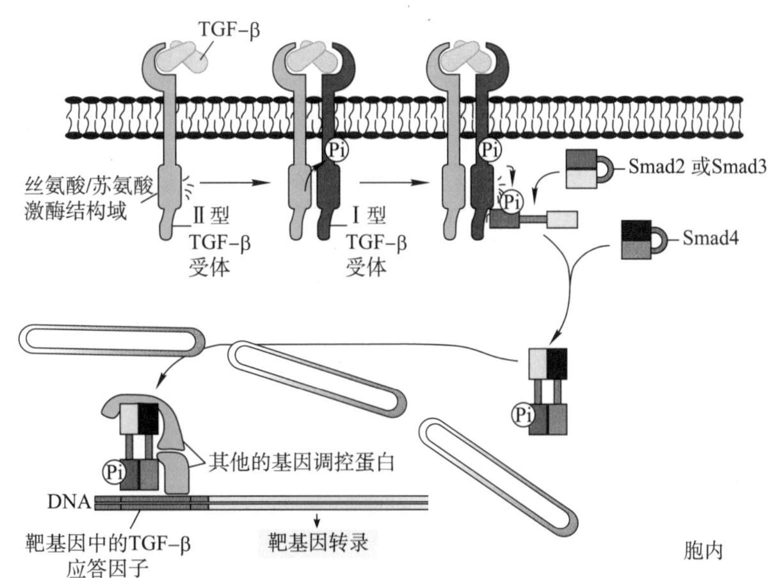


图 12-25　TGF-β 信号转导通路

TGF-β 首先结合并活化细胞表面的Ⅱ型受体，活化的Ⅱ型受体招募并激活Ⅰ型受体，而活化的Ⅰ型受体再直接结合并磷酸化胞质中的 R-Smad。该 R-Smad 从受体上解离并与 Smad4 结合组成复合体，转运到细胞核，发挥转录因子的作用，调控下游靶基因的表达。Smad 分子由 MH1 和 MH2 两个结构域及连接它们的铰链区组成，MH1 结构域具有 DNA 结合能力，MH2 结构域可与多种其他转录因子相互作用。Smad 复合体激活的靶基因中有编码抑制性 Smad 的基因，能关闭 TGF-β 超家族配体的应答。

由于细胞的生理状态和分化情况不同，在不同的细胞中相同的 TGF-β 信号可引起相反的调节作用。TGF-β 还可激活包括 MAPK 信号转导通路在内的其他信号通路，共同调节细胞的生命活动。TGF-β 信号转导通路在控制细胞生长、增殖、分化及个体与器官发育过程中起着重要作用。

### （七）NF-κB 信号转导通路参与细胞内的炎症和应激反应

核转录因子 κB（nuclear factor-kappa B，NF-κB）是与免疫球蛋白 κ 轻链基因增强子序列特异结合的核蛋白因子，它通过与多种基因的启动子和增强子序列位点特异性结合，调节基因的转录和表达。NF-κB 信号转导通路广泛存在于几乎所有的真核细胞中，参与免疫、炎症、应激等反应，同时也参与调控细胞分化、增殖、凋亡等过程。近年来的研究显示，NF-κB 活性异常与人类肿瘤的发生密切相关。

迄今为止，在哺乳动物细胞中发现 5 种 NF-κB 家族成员：RelA（p65）、RelB、c-Rel、NF-κB1（p50）和 NF-κB2（p52）。它们以同源或异源二聚体形式存在，最常见的二聚体是 p50-p65 异二聚体，即 NF-κB。

细胞在静息状态下，NF-κB 与其抑制因子 IκB（inhibitor of NF-κB）结合组成异源多聚体，以无活性形式存在于细胞质中。当细胞受到炎性因子等 NF-κB 激活剂刺激时，胞质中 IκB 激酶（IκB kinase，IKK）被激活，使无活性的 NF-κB 三聚体复合物中 IκB 的 N 端调节区 Ser32/36 磷酸化，随后发生泛素化，并在蛋白酶体的作用下降解。IκB 的降解暴露出 p50 亚基的易位信号和 p65 亚基的 DNA 结合位点，使 p50-p65 异二聚体从细胞质易位至细胞核内，与靶基因上特定的序列（-κB 位点）结合，而发挥转录调控作用（图 12-26）。

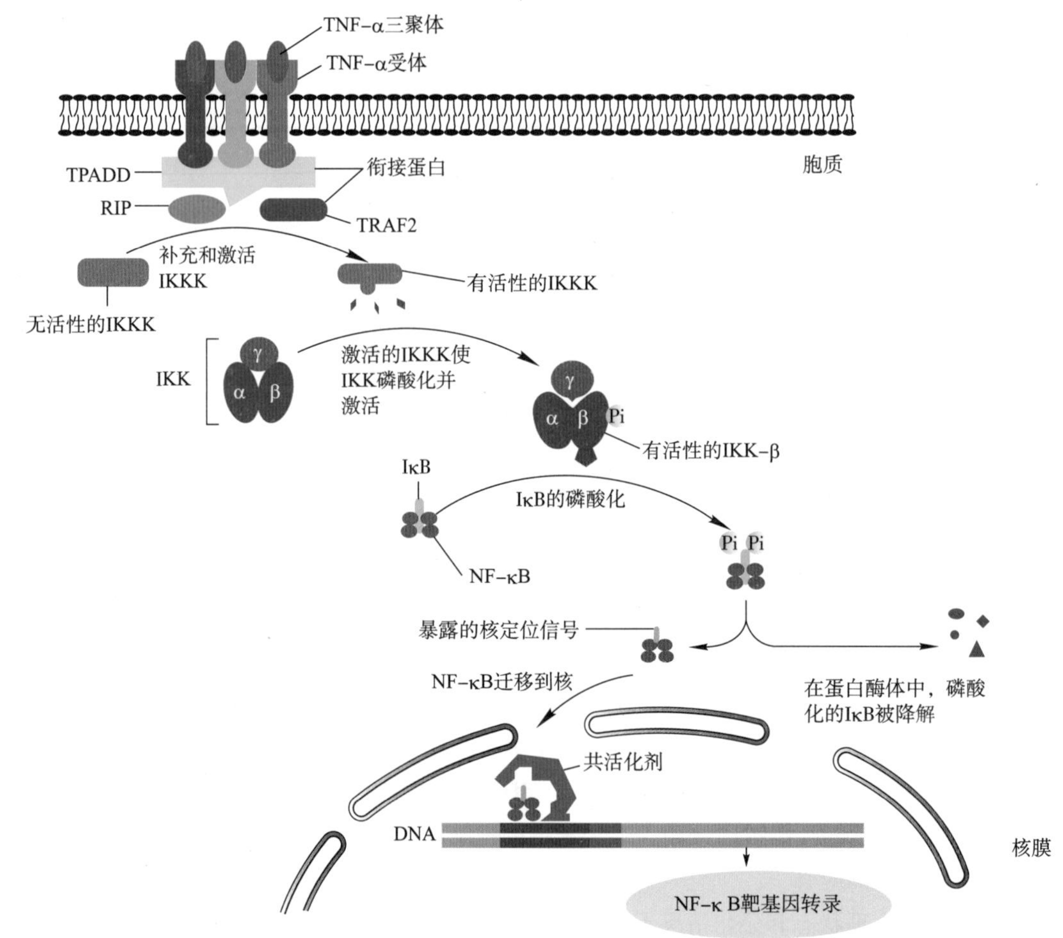


图 12-26 NF-κB 信号转导通路

### （八）Notch 信号转导通路调节应答细胞的分化方向，决定细胞的发育命运

Notch 信号转导通路是一种细胞间接触依赖性的通讯方式，其信号分子及其受体均是膜整合蛋白。信号转导的启动依赖于信号细胞的信号蛋白与相邻应答细胞的受体蛋白之间的相互作用，信号激活的受体发生两次切割，释放转录因子，调节应答细胞的分化方向，决定细胞的发育命运。

Notch 受体蛋白是由 *Notch* 基因编码的膜蛋白受体家族，从无脊椎动物到人类都广泛表达，在结构上具有高度保守性。Notch 受体蛋白的胞外区包含多个 EGF 样的重复序列及其与配体的结合位点；胞内区含多种功能序列，是 Notch 受体蛋白完成信号转导的关键区域。Notch 的配体又称 DSL（其名源于果蝇 Notch 配体 Delta、Serrate 和线虫 Lag-2）。

Notch 蛋白首先以单体膜蛋白形式在内质网合成，然后转运至高尔基复合体，并在高尔基复合体反面管网区被蛋白酶切割，产生一个胞外亚基和一个跨膜 - 胞质亚基。在没有与其他细胞的配体相互作用时，两个亚基彼此以非共价键结合（图 12-27 步骤 1）。随着与相邻信号细胞的配体（Delta）结合，效应细胞的 Notch 蛋白发生两次蛋白切割过程：Notch 蛋白首先被结合在膜上的去整合素和金属蛋白酶（a disintegrin and metalloproteinase，ADAM）切割，然后释放出 Notch 的胞外片段（图 12-27 步骤 2）；随后，在 Notch 蛋白疏水的跨膜区，由 4 个蛋白亚基组成的跨膜复合物 γ- 分泌酶（γ-secretase）负责催化完成第二次切割，然后释放 Notch 蛋白的胞质尾（图 12-27 步骤 3），该胞质尾是 Notch 蛋白的活性形式。释放的胞质尾迁移到细胞核，通过与称为

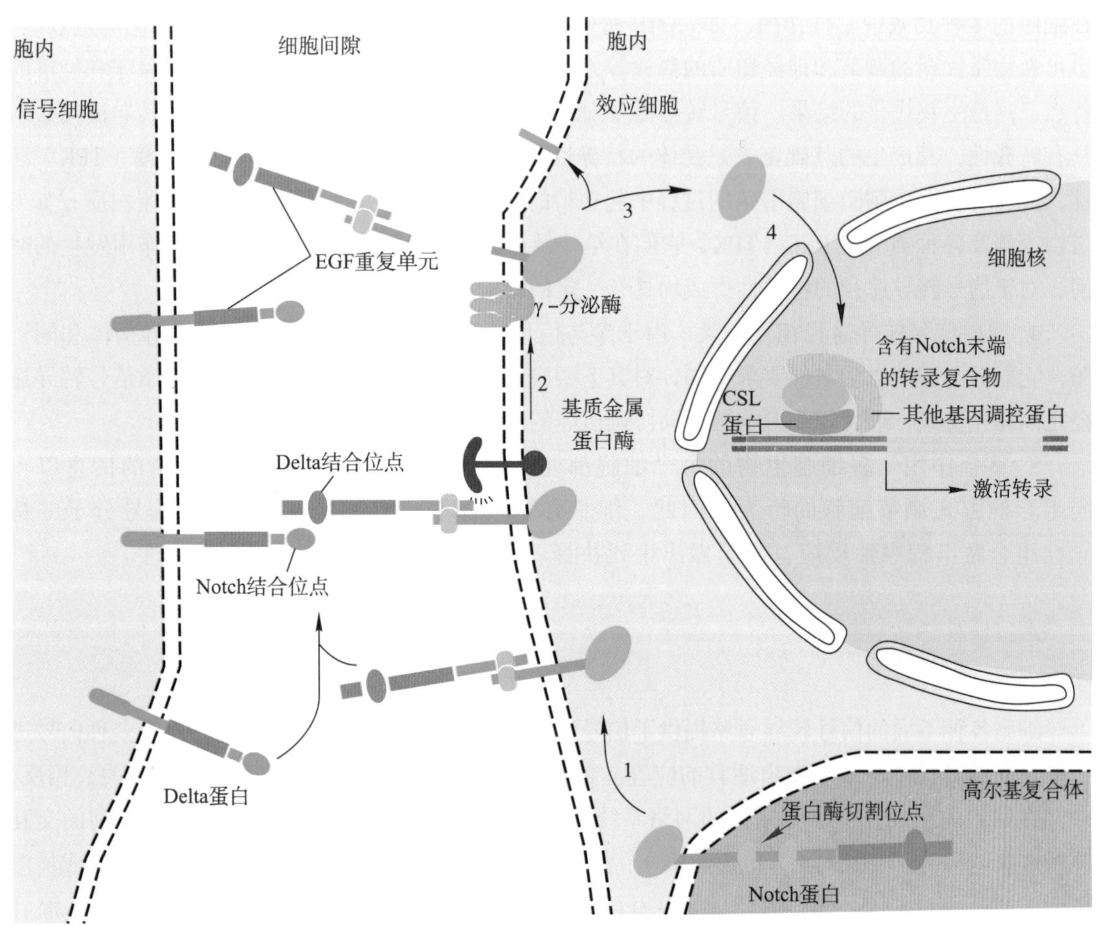


图 12-27　Notch 信号转导通路

CSL 的基因调控蛋白结合，将 CSL 从转录抑制蛋白转变为转录激活蛋白，调节靶基因的表达，从而影响发育过程中细胞命运的决定，形成不同细胞类型（图 12–27 步骤 4）。

## 第五节　细胞信号转导的特点与网络调控

### 一、细胞信号转导的特点

1. 信号转导分子的激活机制具有类同性　蛋白质的磷酸化和去磷酸化是绝大多数信号分子激活具有可逆性的共同机制，如 Fos 的激活需要其丝氨酸和苏氨酸的磷酸化，JAK 的激活需要其酪氨酸的磷酸化，在信息传递过程完成后即可发生去磷酸化。

2. 信号转导过程为级联式反应　信号转导过程中的各个反应相互衔接，形成一个级联反应过程。细胞外信号从膜受体到胞内的信号转导和基因调节过程中，经历多次的信号转换后信号得以强化，引发细胞内信号放大的级联反应（signaling cascade），使少数细胞外的微弱信号分子足以激起一个较显著的反应，即放大效应（amplification）。如在 cAMP 蛋白激酶途径中，一个信号分子可与多个受体结合，活化的受体则可作用于数个 G 蛋白，每一个 G 蛋白又能调节多个效应酶，由此产生大量的胞内信使，进一步磷酸化其他靶蛋白，使细胞产生明显的效应。

3. 信号转导途径具有通用性与特异性　信号转导途径的通用性是指同一条信号转导途径可在细胞的多种功效中发挥作用。如 cAMP 途径不仅可介导胞外信号对细胞生长和分化产生效应，也可在物质代谢的调节和神经递质的释放等方面起作用，使得信号转导途径呈现出保守和经济的特点，这是生物进化的结果。信号转导需要对细胞功能进行精细的调节，所以信号转导途径必须具有特异性，其产生的基础首先是受体的特异性，如生长因子受体的酪氨酸蛋白激酶（TPK）活性，能在生长因子刺激细胞增殖的过程中起独特的作用。此外，与信号转导相关的蛋白质，如 G 蛋白家族及各种类型的 PKC、TPK，它们在结构及分布等方面的多样性，以及它们作用发生的时间，对于信号转导途径的特异性形成均具有一定的影响。

4. 胞内信号转导途径相互交叉　由于参与信号转导的分子大多数具有复杂的异构体和同工酶，它们对上游的激活条件要求不同，对其下游底物分子的识别也有差别，使得各条信号转导途径之间相互交叉，继而相互影响，共同协调机体的生命活动。

5. 整合作用　多细胞生物的每个细胞都处于细胞“社会”环境之中，大量的信息以不同组合的方式调节细胞的行为。因此，细胞必须整合不同的信息，对细胞外信号分子的特异性组合做出程序性反应，甚至做出生死抉择，这样才能维持生命活动的有序性。

### 二、信号转导网络调控

细胞各种不同的信号转导通路提供了信号途径本身的线性特征，然而细胞需要对多种信号进行整合和精确控制，最后做出适宜的应答。各种信号转导通路并非独立存在，彼此无关，相反，它们在细胞内形成一个十分复杂的网络系统，人们将信号网络系统中各种信号通路之间的交互关系形象地称为“交叉对话”（crosstalk），表现在如下两个方面：① 一条信号转导途径的成员可激活或抑制另一条信号转导途径。如促甲肾上腺素与其受体结合后，不仅可以通过 $Ca^{2+}$– 二酰甘

油 / 肌醇三磷酸信使体系激活 PKC，还可以因 $Ca^{2+}$ 浓度的升高，激活腺苷酸环化酶，促进 cAMP 的生成，进而使 PKA 激活。② 不同的信号转导途径可通过同一种效应蛋白或同一基因调控区，彼此协调地发挥作用，从而使细胞对信号进行更精确的相互制约和调控。例如，与细胞增殖和存活密切相关的 *cyclinD1*、*c-Myc*、*survivin* 和 *VEGF* 等基因的表达除了受 Wnt 通路调控之外，还充当 NF-κB 和 STAT 信号转导通路的靶基因。不同的信号通路之间存在功能互动、互补和代偿的关系。

细胞信号系统的网络化相互作用是细胞生命活动的重大特征，也是细胞生命活动的基本保障之一。图 12-28 概括了从细胞表面到细胞内的几条主要信号转导通路，从 5 条平行信号途径的比较不难发现：磷脂酶 C 既是 G 蛋白偶联受体信号途径的效应酶，又是 RTK 信号途径的效应酶，只是它们所激活的 PLC 是不同的亚型，在两条信号通路中都起中介作用；cAMP 蛋白激酶途径与 $Ca^{2+}$- 二酰甘油 / 肌醇三磷酸信使体系均能使胞内的转录因子 CREB 磷酸化，通过活化的 CREB 与 DNA 序列的结合，影响多种基因的转录。尽管 5 条信号转导通路彼此不同，但在信号转导机制上又具有相似性，最终都是激活蛋白激酶。蛋白激酶的网络整合信息调控复杂的细胞行为是不同信号通路之间实现"交叉对话"的重要方式之一。

其实，细胞信号网络远比我们所了解的情况复杂得多。今后以调节基因表达为主线的信号网络研究将会愈来愈受到重视，而且对细胞信号转导过程中"交叉对话"的研究和对信号传递过程非线性内涵的认识，在深入了解多基因表达调控机制、发育机制、病理过程及疾病控制等方面具有重要意义。

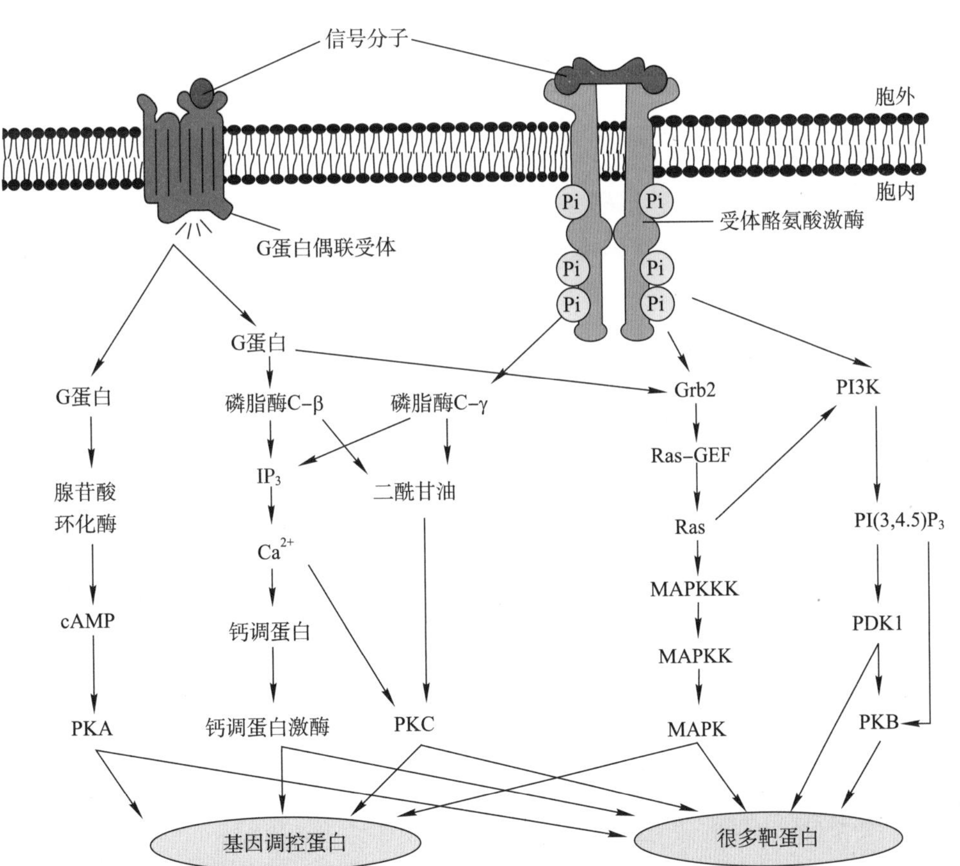


图 12-28 G 蛋白偶联受体、受体酪氨酸激酶或两者激活的多条胞内信号转导通路

## 第六节　细胞信号转导与疾病

### 一、细胞外信号分子异常与疾病

细胞外信号分子过量和不足均会导致疾病的发生。

胰岛素依赖型糖尿病又称 I 型糖尿病，是一种胰岛素作用不足引起的，以高血糖为主要特征的代谢异常。作为信号分子，胰岛素的缺乏是导致糖尿病的重要原因。有关胰岛素作用减弱的原因很多：有的是因为患者的胰岛素生成和分泌减少或缺乏导致胰岛素的绝对不足；有的是患者体内产生抗胰岛素抗体或胰岛素拮抗因子等引起机体对胰岛素的敏感性下降，即胰岛素的相对不足。例如，因胰岛 B 细胞自身免疫所引起的免疫介导性 1 型糖尿病，与特定的人类白细胞抗原（HLA）分型有关，患者胰岛 B 细胞自身抗体阳性，引起胰岛 B 细胞破坏，胰岛素生成缺乏，导致胰岛素相关信号转导过程不能正常进行，产生高血糖。

肿瘤细胞会合成并释放信号分子，如生长因子等，通过自分泌途径，作用于肿瘤细胞自身的受体，激活相关的信号通路，促进肿瘤细胞自身的存活和增殖。

### 二、受体异常与疾病

受体是信号转导过程中信号向细胞内传递的一个重要环节，因此受体异常可以引起疾病的发生。

受体基因突变致使受体缺乏或结构异常引起遗传性或原发性受体疾病，如非胰岛素依赖型糖尿病。该病一方面是由于基因突变导致细胞表达的胰岛素受体数量减少、受体向细胞膜转运出现障碍、降解加速，导致细胞表面受体减少；另一方面是由于基因突变导致受体结构异常，使得受体与胰岛素的亲和性下降，或受体的激酶活性降低等。因而细胞对胰岛素的敏感性降低，由胰岛素所激发的细胞内信号转导过程不能正常进行，最终导致糖尿病。

又如雄激素不敏感综合征，又称为雄激素抵抗综合征或睾丸女性化综合征。其发病的根本原因是雄激素受体基因发生突变，该基因突变可导致 3 个结果：雄激素与受体无法结合；雄激素与受体可以结合，但激素结合区的氨基酸改变导致受体与激素的亲和力下降；雄激素与受体可以结合，但是受体的 DNA 结合区发生突变，从而导致激素 – 受体复合物的转录活性降低，因而雄激素介导的信号转导过程无法完成而出现性发育异常。

某些情况下，机体自身可产生受体的抗体，这些抗体与受体结合后，可阻断受体作用，并由此引起自身免疫性受体疾病。如重症肌无力患者体内存在抗乙酰胆碱受体的抗体，当其与乙酰胆碱受体结合后，阻碍了受体与乙酰胆碱的结合能力，同时促使受体发生分解，引起细胞表面受体的数量明显减少，与该受体相关的信号转导过程不能正常进行，继而出现相关疾病。

### 三、细胞内信使异常与疾病

细胞内信使类花生酸类物质（如前列腺素、凝血烷、白三烯等）具有多种生物学活性，如参与疼痛和炎性反应等。大多数抗炎症药物，如阿司匹林、布洛芬和肾上腺皮质素，是通过抑制类花生酸类物质的合成起作用的。

## 四、蛋白分子开关异常与疾病

### （一）G 蛋白异常与疾病

刺激性 G 蛋白和抑制性 G 蛋白是某些细菌毒素的靶蛋白，由于 G 蛋白的 α 亚基上含有可被某些细菌毒素糖基化修饰的位点，细菌毒素能使这些位点糖基化，引起 α 亚基的 GTP 酶活性或与 GDP 结合能力的改变，导致某些疾病的发生。

由霍乱弧菌所致的腹泻与 G 蛋白异常密切相关。霍乱毒素（cholera toxin）由 A、B 两个亚基组成：A 亚基具有 ADP 核酸转移酶活性，当霍乱毒素与肠上皮细胞表面受体结合后，A 亚基穿过胞膜进入胞内，催化胞内 $NAD^+$ 的 ADP 核糖基共价结合到 $G_s\alpha$ 亚基上，ADP 核糖化导致 $G_s\alpha$ 亚基失去 GTP 酶活性，不能将与其结合的 GTP 水解成 GDP，导致 $G_s\alpha$ 亚基保持持续的活化状态，从而持续地激活腺苷酸环化酶，致使小肠上皮细胞中 cAMP 水平增加 100 倍以上。小肠上皮细胞内 cAMP 的水平长期升高，导致 $Cl^-$ 不断从细胞运入肠腔，细胞摄入 $Na^+$ 减少，渗透压改变，因而导致大量水通过肠细胞流入肠腔，引起严重的腹泻和呕吐，造成大量的体液和电解质丢失。

百日咳是由百日咳鲍德特菌（*Bordetella pertussis*）产生的百日咳毒素（pertussis toxin）引起的。百日咳毒素也由 A、B 两个亚基组成，A 亚基具有 ADP 核酸转移酶的活性，催化异源三聚体 $G_i$ 蛋白的 α 亚单位即 $G_i\alpha$ 亚基的 ADP- 核糖基化，阻止 $G_i\alpha$ 亚基上 GDP 的释放，导致受体与 $G_i$ 蛋白解偶联，使 $G_i\alpha$ 亚基保持在非活化状态，$G_i\alpha$ 亚基的失活导致气管上皮细胞内 cAMP 水平增高，促使液体、电解质分泌减少，而且抑制中性粒细胞、单核细胞和淋巴细胞向呼吸道的募集，细菌负荷增加，气道内积聚浓稠的黏液，引起无法控制的咳嗽。

### （二）蛋白激酶的异常与疾病

蛋白激酶超家族成员是细胞信号转导途径的蛋白质分子开关的关键调控者，在许多病理条件下，可以观察到激酶编码基因的突变。例如，X 连锁无丙种球蛋白血症（X-linked agammaglobulinemia，XLA）即 Bruton 综合征，是一种 B 细胞免疫缺陷性疾病，其病因是 Bruton 蛋白质酪氨酸激酶（Bruton's tyrosine kinase，BTK）基因缺陷。在 B 细胞正常发育过程中，前 B 细胞受体与 BTK 偶联，通过 BTK 转导信号，前 B 细胞发育为成熟 B 细胞（浆细胞）。XLA 患者因该基因转录受阻或氨基酸被置换导致 BTK 数量减少或组成异常，从而使幼稚的 B 细胞不能分化成为产生免疫球蛋白的浆细胞而致病。

另外，蛋白激酶的异常还与肿瘤发生相关。例如佛波酯（phorbol ester），是一种肿瘤促进剂，因其分子结构与 DAG 相似但难以降解，故可在细胞内蓄积且取代 DAG 与 PKC 结合，引起 PKC 长期和不可逆地激活，导致细胞不可控制地增殖，最终产生肿瘤。

## 五、信号转导途径中其他蛋白异常与疾病

近年研究表明，Wnt 信号转导通路的异常激活参与多种人类肿瘤的发病过程。如 β- 连环蛋白的致癌性突变，axin、APC 的失活性突变等，均可导致 Wnt 途径的异常活化和胃肠道肿瘤的发生。

## 六、信号转导途径与信号转导药物

研究细胞信号转导在疾病发生过程中的重要作用可为药物筛选和开发提供新的靶点，由此产生信号转导药物的概念。大约一半的已知药物是通过 G 蛋白偶联受体而起作用的。基因组测序显示，G 蛋白偶联受体存在大量新家族成员，其中许多是有待发现的新药物作用的可能靶蛋白。信号转导分子的激动剂和抑制剂是信号转导药物研究的重要方向，尤其是各种蛋白激酶的抑制剂，作为母体药物已被广泛用于抗肿瘤新药的研究中，目前已有部分用于临床治疗。

（孙　媛）

## 复习思考题

1. 试述细胞以哪些方式进行通讯，各方式间有何不同。
2. 试述细胞通讯的概念及过程。
3. 试述与信号转导有关的膜受体类型与途径。
4. 简要说明 G 蛋白偶联受体介导的信号通路中 G 蛋白的激活及其作用。
5. 试述蛋白激酶的类型及其在信号转导中的作用。

网上更多……

本章小结　重点名词　自测题　思考题解答　教学 PPT

第十三章

# 细胞周期与细胞分裂

关键词

细胞周期　细胞分裂　有丝分裂　减数分裂　动粒
胞质分裂　联会复合体　分裂间期　有丝分裂期　细胞周期蛋白
细胞周期蛋白依赖性激酶　细胞周期检查点

细胞分裂是生物个体繁殖和生长发育的基础，所有细胞都是由已经存在的细胞分裂而来的。细胞分裂的核心是遗传物质的复制及精确分配。在生物的进化过程中，细胞内出现一系列精密的调控机制，使细胞分裂能够精确、有条不紊地进行。任何影响细胞分裂过程的事件都有可能造成细胞增殖的失控，并导致一系列相关疾病的发生，如肿瘤。因此，阐明细胞周期与细胞分裂的过程及其调控机制，不仅可以加深对细胞活动本质的认识，同时也有助于为细胞分裂相关疾病的治疗提供理论依据。

思维导图

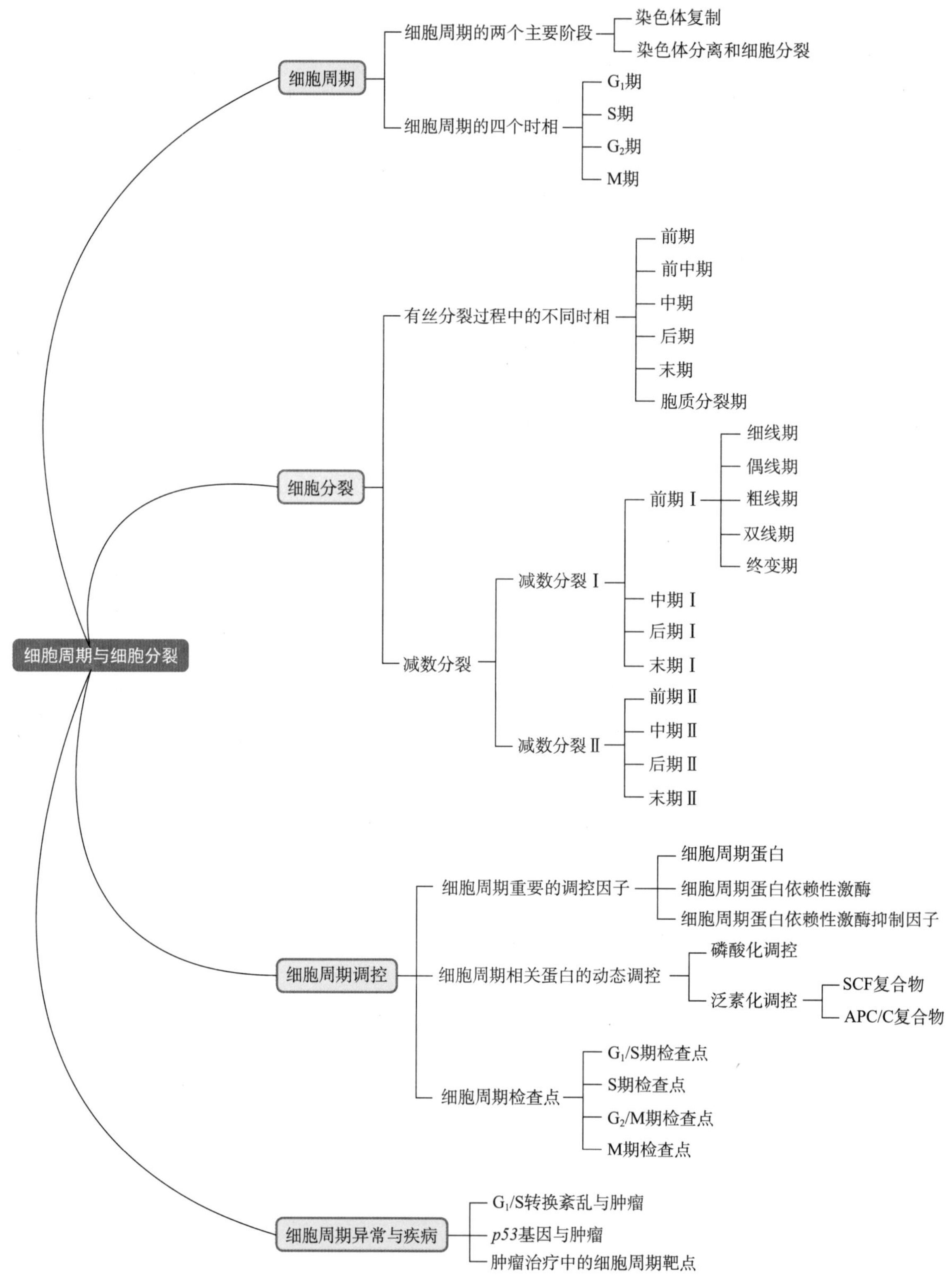

细胞周期与细胞分裂
细胞周期
细胞周期的两个主要阶段
染色体复制
染色体分离和细胞分裂
细胞周期的四个时相
$G_1$期
S期
$G_2$期
M期
细胞分裂
有丝分裂过程中的不同时相
前期
前中期
中期
后期
末期
胞质分裂期
减数分裂
减数分裂Ⅰ
前期Ⅰ
细线期
偶线期
粗线期
双线期
终变期
中期Ⅰ
后期Ⅰ
末期Ⅰ
减数分裂Ⅱ
前期Ⅱ
中期Ⅱ
后期Ⅱ
末期Ⅱ
细胞周期调控
细胞周期重要的调控因子
细胞周期蛋白
细胞周期蛋白依赖性激酶
细胞周期蛋白依赖性激酶抑制因子
细胞周期相关蛋白的动态调控
磷酸化调控
泛素化调控
SCF复合物
APC/C复合物
细胞周期检查点
$G_1$/S期检查点
S期检查点
$G_2$/M期检查点
M期检查点
细胞周期异常与疾病
$G_1$/S转换紊乱与肿瘤
*p53*基因与肿瘤
肿瘤治疗中的细胞周期靶点

细胞分裂（cell division）是一个细胞分裂为两个子细胞的过程，它是所有生命个体繁殖和生长发育的基础。通过细胞分裂，亲本母细胞的遗传物质复制后均等分配到子代细胞中，以保证遗传物质的相对稳定和物种的延续。在单细胞物种中，每次细胞分裂都会产生一个完整的新生物体。而在多细胞物种中，需要进行复杂有序的细胞分裂才能产生一个功能完整的生物体。在多细胞生物的成体中，也需要通过细胞分裂来替换衰老和死亡的细胞。

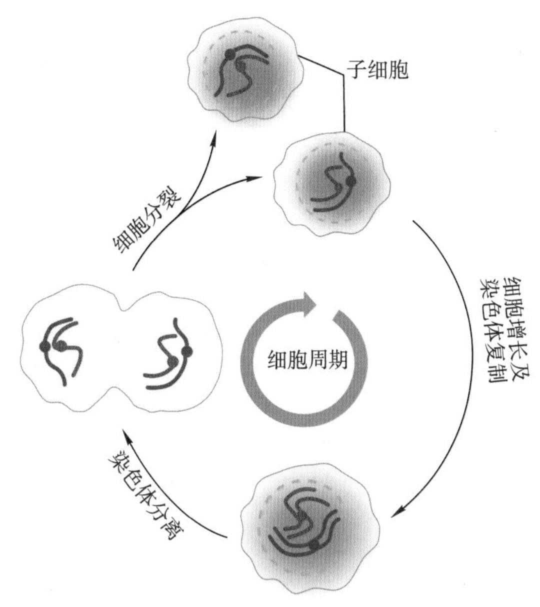

图 13-1 细胞周期和细胞分裂

一个细胞通过一系列有序的事件复制其基因组及内含物，然后分裂产生两个细胞，这种复制和细胞分裂的循环被称为细胞周期（cell cycle）（图 13-1）。细胞周期的主要任务是将遗传信息传递给下一代细胞。为了产生两个基因完全相同的子细胞，每个染色体中的 DNA 必须首先被精确地复制，产生两个完全相同的拷贝。然后，复制的染色体必须被准确地分配到两个子细胞中，以保证每个子细胞都接收到整个基因组的拷贝。为了保持细胞大小，分裂的细胞必须将细胞的生长（细胞质量的增加）与细胞分裂相协调。在细胞周期中，细胞的形态和结构经历有规律的复杂变化，并涉及一系列被精确调控的、复杂的生化反应。

## 第一节 细胞周期

### 一、细胞周期的概念

细胞周期一般是指细胞从上一次分裂完成开始到下一次分裂结束为止所经历的全过程。细胞周期的本质是在细胞内进行遗传物质的精确复制和分配，包括染色体 DNA 的复制，并将复制的染色体准确地分配到两个子细胞中。因此，细胞周期过程中有两个主要阶段（图 13-2）：①染色体复制发生在 S 期（synthesis phase，DNA 合成期），在典型哺乳动物细胞中需要 10 ~ 12 h，

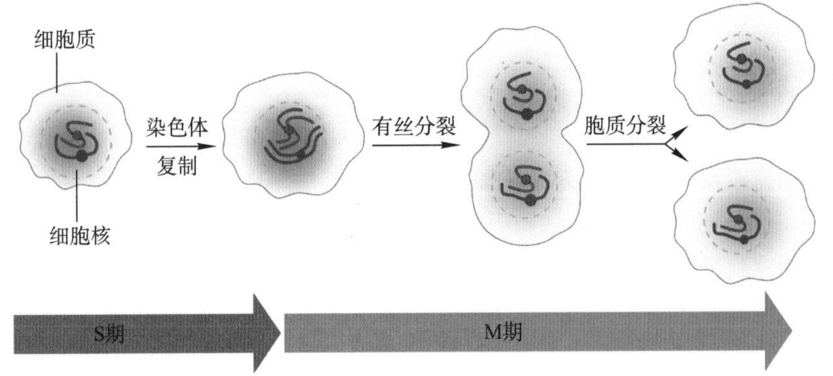

图 13-2 细胞周期过程中的两个主要阶段

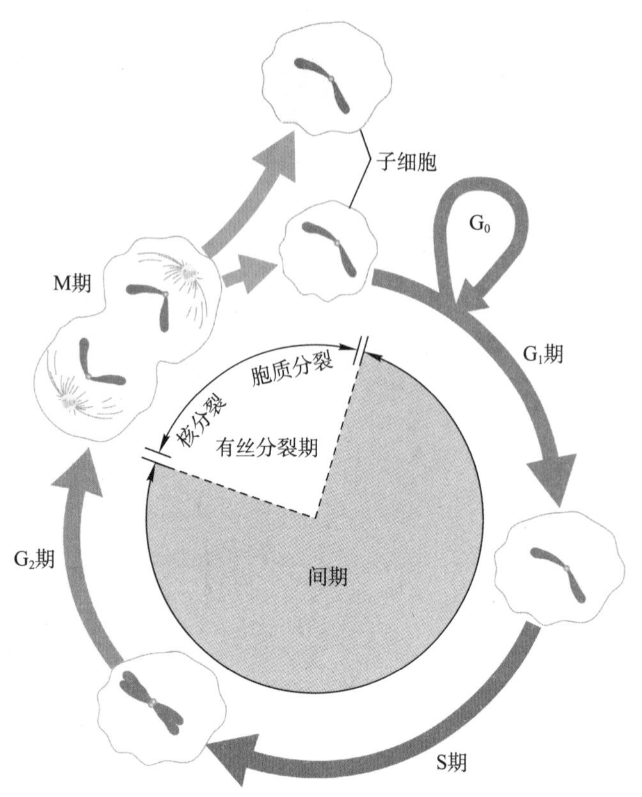


图 13-3 细胞周期过程中的四个时相

并占据了大约一半的细胞周期时间；②在 S 期之后，染色体分离和细胞分裂发生在 M 期（mitosis phase，有丝分裂期），M 期所需时间较短（在哺乳动物细胞中少于 1 h）。

在细胞周期中，大多数细胞生长和使细胞质量加倍所需的时间要比染色体复制和细胞分裂所需的时间长得多。为了给予细胞生长的时间，大多数细胞周期都有间隙期（gap phase，G 期）：$G_1$ 期（first gap phase），在 M 期和 S 期之间；$G_2$ 期（second gap phase），在 S 期和 M 期之间。这两个间隙期不仅让细胞有时间进行生长，还为细胞提供了时间来监测内部和外部环境，以确保条件适宜，并在 S 期和 M 期之前做好准备。因此，真核细胞的细胞周期传统上被分为四个顺序阶段：$G_1$ 期、S 期、$G_2$ 期和 M 期，其中，$G_1$ 期、S 期和 $G_2$ 期合称为间期（interphase）（图 13-3）。

细胞周期所需的时间在不同物种及同一物种的不同组织中存在较大差异。此外，不同类型的细胞在细胞周期中的分裂行为也各不相同，一般可分为三类。①增殖细胞群：包括造血干细胞、表皮和胃肠黏膜上皮的干细胞等。这类细胞始终保持着活跃的分裂能力，不断进入细胞周期循环，以维持组织的更新和修复。②不再增殖细胞群：包括成熟的红细胞、神经细胞和心肌细胞等。这些细胞已经高度分化，并丧失了分裂能力，因此被称为终末细胞（end cell）。它们不再进行分裂，直到死亡。③暂不增殖细胞群：包括肝细胞、肾小管上皮细胞和甲状腺滤泡上皮细胞等。这些细胞一般处于 $G_0$ 期，即细胞周期的静止期，处于执行特定功能的分化细胞状态。但在某些条件的刺激下，它们能够重新进入细胞周期。例如，在肝部分切除手术后，剩余的肝细胞可迅速进入分裂期，以补充肝细胞的数量和功能。因此，暂不增殖细胞群对于组织再生、创伤愈合和免疫反应等具有重要意义。

## 二、细胞周期各时相的动态变化

### （一）$G_1$ 期

$G_1$ 期通常是细胞周期中最长且最可变的阶段。在 $G_1$ 期，细胞进行大量物质合成，包括核糖体、线粒体等细胞器及 DNA 复制所需要的前体物质等。细胞体积逐渐增大，为 S 期的进行创造了必要的条件。在此期间，许多与细胞周期进展有关的活动被抑制，以防止细胞启动新一轮增殖，这种抑制性控制系统被称为限制点（restriction point，R 点）。如果细胞接收到适当的正向刺激，它们将克服限制点阻滞，并触发一系列基因表达程序，进入新一轮 DNA 复制和细胞分裂。然而，当营养供应不足或接收到抗增殖刺激时，如启动终末分化的信号，细胞将延迟 $G_1$ 期的细胞周期进展，或退出细胞周期进入 $G_0$ 期。

在多细胞生物中，大多数细胞通过细胞分化来执行特定的功能，这些细胞不再进行分裂，被认为处于 $G_0$ 期。$G_0$ 期细胞并非处于休眠状态，它们通常积极参与蛋白质合成和分泌，并可能具有高度的运动能力。许多 $G_0$ 期细胞具有非运动性的初级纤毛，这是一种重要的感觉细胞器。$G_0$ 期并不一定是永久的，在某些特殊情况下，$G_0$ 期细胞可能会在特定刺激的响应下重新进入细胞周期。细胞周期的重新进入涉及基因表达和蛋白质稳定性的改变，以及初级纤毛（如存在）的解聚。这个过程必须受到高度调控，因为多细胞生物中细胞的无节制增殖可能导致肿瘤的发生。

#### （二）S 期

S 期是细胞周期的关键时期，其主要特征是 DNA 的复制。在 S 期，细胞完成 DNA 的复制，并合成与 DNA 组装成染色质有关的组蛋白和非组蛋白（非组蛋白在间期的各时期均有合成）。在完成 DNA 复制后，每条染色质都转变为由着丝点连接的两条姐妹染色质，细胞从双倍体转变成四倍体。在 S 期的不同阶段，DNA 的复制具有偏好性，早期复制的 DNA 富含 G–C 碱基，晚期复制的 DNA 富含 A–T 碱基，即常染色质比异染色质更早进行复制。高等动物 S 期 DNA 复制通常以多个复制子进行。不同细胞的 S 期长短不一，取决于细胞本身的遗传特性。

S 期的另一特征是中心体的复制。细胞质中相互垂直的两个中心粒分开并各自复制，形成两对相互垂直的中心体。这两对中心体将作为分裂期细胞的微管组织中心（microtubule organizing center，MTOC），参与细胞分裂相关的微管动态变化。通常情况下，细胞一旦进入 S 期进行 DNA 复制，整个周期就会一直进行下去，直到胞质分裂完成。

#### （三）$G_2$ 期

在多细胞生物的大多数细胞中，$G_2$ 期是一个相对较短的时期。在此期间，参与 M 期的关键酶活性逐渐积累并转化为活性形式，当这些酶活性达到临界阈值时，细胞进入 M 期。当细胞进入 $G_2$ 期，DNA 复制停止，但仍会进行少量 RNA 和蛋白质的合成。在 $G_2$ 期末期，细胞会合成一种可溶性蛋白，称为 M 期促进因子（M phase promoting factor，MPF）。一旦 MPF 被激活，它就会磷酸化核纤层蛋白，引发核膜破裂。同时，MPF 也能催化组蛋白的磷酸化，促使染色质凝缩，最终导致细胞进入 M 期。在 $G_2$ 期，细胞还合成大量的微管蛋白及相关蛋白，为纺锤体的形成做准备。

#### （四）M 期

M 期又称有丝分裂期，是一个细胞形态结构发生连续变化的过程，包括核膜的变化、染色质的凝缩、纺锤体的形成、染色体的精确分配及胞质分裂等一系列事件。M 期包括两个重要事件：核分裂（复制的染色体被均等分配到一对子细胞中）和胞质分裂（细胞本身分裂成两个部分）。在下一节中，将详细介绍细胞有丝分裂的过程。

## 第二节　细胞分裂

真核细胞的细胞分裂主要包括两种方式：有丝分裂（mitosis）和减数分裂（meiosis）。体细胞一般进行有丝分裂，成熟过程中的生殖细胞进行减数分裂，减数分裂是有丝分裂的特殊形式。有丝分裂是一种普遍存在于高等动植物中的分裂方式，其最显著的特点是在分裂过程中形成姐妹染色体和纺锤体，且姐妹染色体被精确分配到子细胞中，从而保证细胞遗传的稳定性。有丝分裂通常分为前期、前中期、中期、后期、末期和胞质分裂期（图 13-4）。

ⓔ 视频 13-1
细胞的有丝分裂

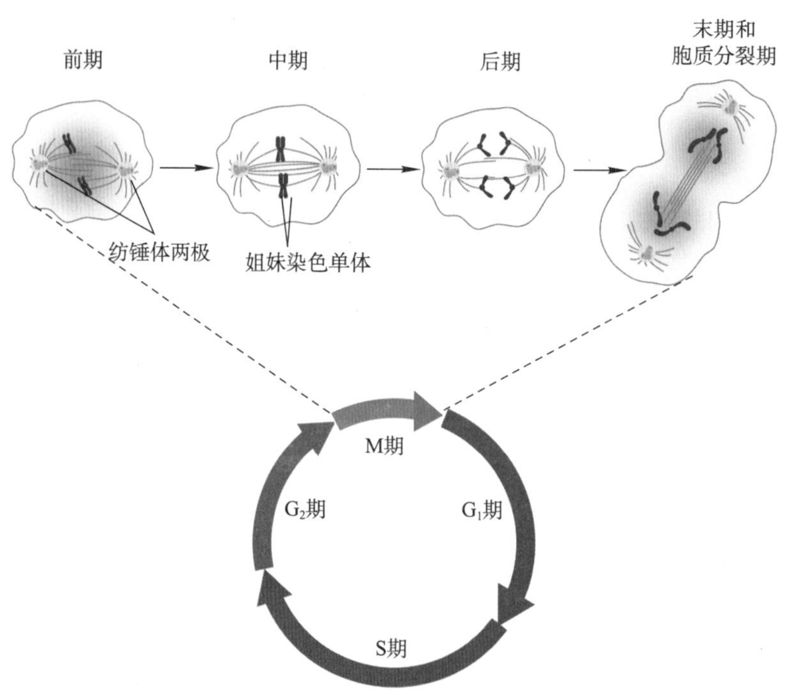


图 13-4 有丝分裂的不同阶段

## 一、有丝分裂

### （一）前期

前期（prophase）一般指从染色质卷曲凝缩开始到核膜解体前为止。主要包括 3 个特征性事件：① 染色质凝缩（chromatin condensation）。②分裂极确立。③核仁解体。

有丝分裂前期，细胞核中的染色质纤维开始浓缩、凝集，逐步折叠成细丝状染色体。随着细胞周期往前推进，染色质越缩越短，逐渐形成粗线状或棒状染色体结构。由于 DNA 在分裂前已完成复制，由其中一条 DNA 双链形成的子染色体称为染色单体（chromatid），两条相同的染色单体通过着丝点相互连接在一起，称为姐妹染色单体（sister chromatid）。同时，已复制的两个成熟中心体沿着细胞核膜逐渐分开，并移向细胞两极。核仁组织中心重新组装到相应的染色体上，rRNA 合成停止，核仁逐渐缩小并最终消失。

染色质凝缩为遗传物质精确均等地分配到两个子细胞中提供了保障。DNA 复制后，细胞内形成的是松散的相互缠绕的染色质，如果不进行凝缩，DNA 链则有可能会发生断裂。染色质凝缩不仅有助于解开缠结的染色质纤维，还可增加对有丝分裂纺锤体施加于染色体上的机械力的抗性。

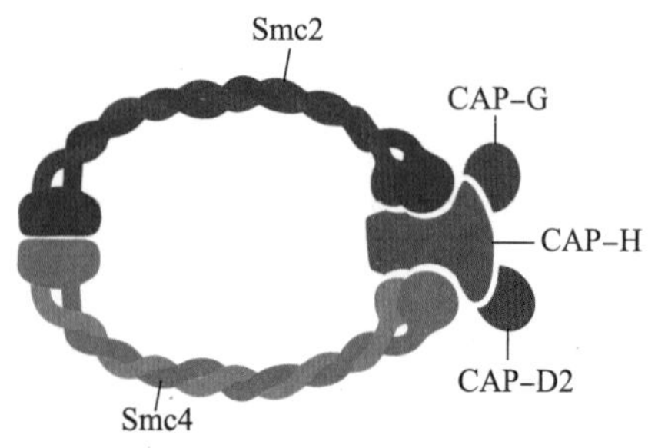


图 13-5 凝缩蛋白结构示意图

在染色质凝缩过程中，凝缩蛋白（condensin）起着关键作用（图 13-5）。染色体结构维持蛋白（structural maintenance of chromosome protein，Smc protein）Smc2 和

Smc4 形成异二聚体，并与 3 个非 Smc 亚基蛋白结合形成环状的蛋白复合体（凝缩蛋白）。凝缩蛋白特异性结合到 DNA 上，利用 ATP 水解供能，形成自我组装环（self-assembling loop），这些环彼此之间相互作用，沿着染色体纵轴方向形成压缩 DNA 的重复结构（图 13–6）。

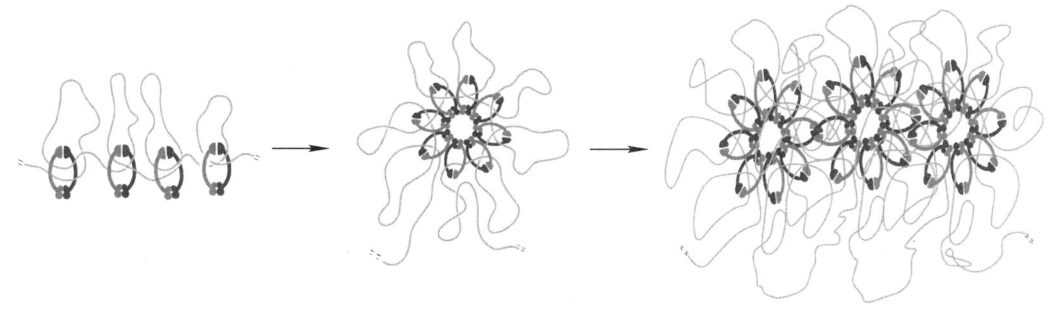

图 13-6　染色质的凝缩（有丝分裂前期，凝缩蛋白结合到 DNA 上并沿着染色体纵轴方向压缩 DNA）

与凝缩蛋白不同，在染色体复制过程中，另一种蛋白复合物——黏连蛋白（cohesin）利用 ATP 水解供能，将两条姐妹染色单体沿垂直于染色体纵轴的方向粘连在一起（图 13–7）。黏连蛋白与凝缩蛋白结构相似，包括两个染色体结构维持蛋白（Smc1 和 Smc3）及两个非 Smc 蛋白亚基（Scc1 和 Scc3）。这四个蛋白形成环状结构，环绕姐妹染色单体并将其紧密粘连在一起。这种粘连涉及染色体臂和着丝点部位，并随细胞周期发生动态的变化。

在哺乳动物中，伴随着分裂前期染色体的凝缩，染色体臂上的大部分黏连蛋白解体，此时姐妹染色单体臂间的连接变得松散。但着丝点部位的黏连蛋白由于受到 Sgo1 蛋白的保护而没有被降解，这使得姐妹染色单体主要通过着丝点连接在一起，直到中期向后期转换时，黏连蛋白的 Scc1 亚基被切割，环状结构打开，黏连蛋白从着丝粒处解离（图 13–8）。

临床聚焦 13-1
黏连蛋白异常与疾病

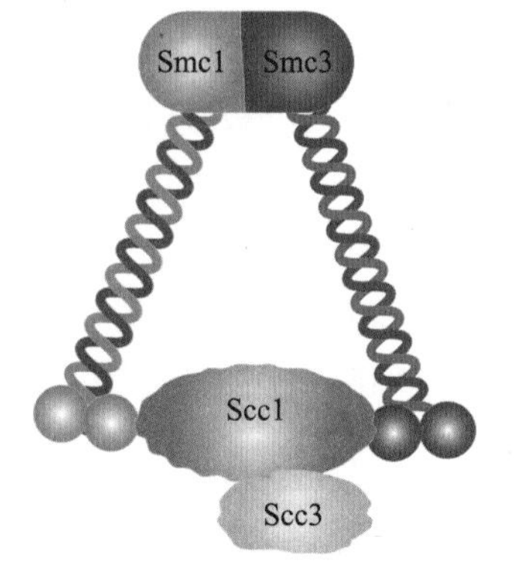


图 13-7　黏连蛋白结构图

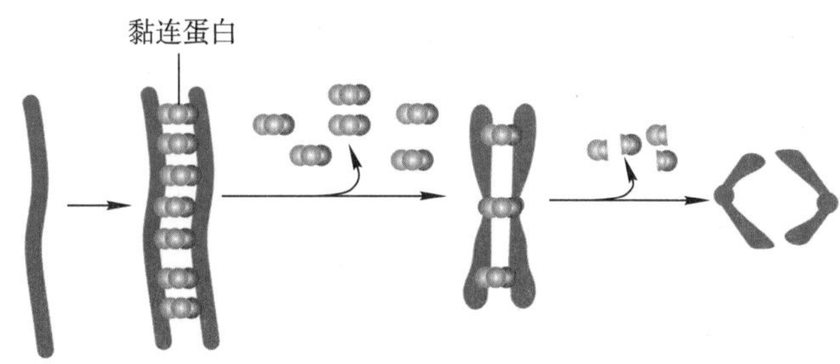


图 13-8　黏连蛋白在染色体上的动态变化

分裂极的确立也是前期非常重要的事件之一。已复制的两个中心体在前期分别移向细胞两极，其最后到达的位置将决定细胞的分裂极。有两类马达蛋白参与分裂极的确立，一类是动力蛋白（dynein），另一类是驱动蛋白（kinesin）。动力蛋白被锚定在细胞质膜内侧和核膜外侧，当其沿着微管向负端移动时，将促使中心体彼此分离。驱动蛋白则通过将两极的微管正端重叠末端交联，并向正极运动而推动中心体向细胞两极移动（图 13–9）。

### （二）前中期

前中期（prometaphase）一般指从核膜崩解开始到染色体排列在赤道板上为止。其最显著的

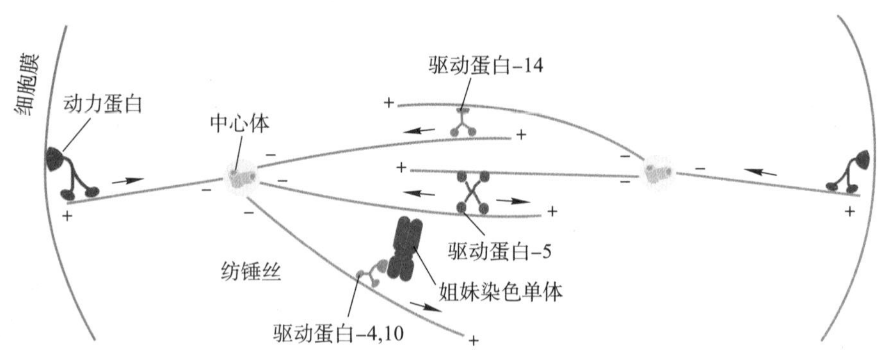


图 13-9 动力蛋白与中心体的极向运动

特征是：① 核膜崩解。② 纺锤体形成。③ 染色体向赤道板运动。

核膜崩解是前中期开始的标志，主要是核孔复合体蛋白和核纤层蛋白磷酸化，促使核孔和核膜的解聚。同时，纺锤体逐渐形成，染色体开始分散到细胞质中。随后，着丝粒微管（与着丝粒连接的微管）通过其延伸端随机地与染色体上的动粒结合，使得每条姐妹染色体的一对动粒分别与来自两极的着丝粒微管相连。通过极间微管（两极分别向对方一极伸展并相互作用的微管）和着丝粒微管之间的相互作用使得染色体受到着丝粒微管的牵引，逐渐向细胞中央赤道板运动。最终，各种作用力达到平衡，使染色体排列到赤道板上。

动粒（kinetochore）是位于染色体着丝粒两侧的蛋白质复合物，在细胞有丝分裂过程中可捕获微管，促进染色体分离。动粒由三层盘状特化结构组成。① 内板：厚度为 40 ~ 60 nm，由核心蛋白组成，主要包括 CENP-A、CENP-B、CENP-C、CENP-G 等，与着丝粒异染色质结合。内板蛋白在整个细胞周期中都定位于着丝粒区，其对动粒结构的形成具有重要作用。② 中板：主要是一些蛋白纤维，起着联系内外两层结构的桥梁作用。③ 外板：一般为乘客蛋白和马达蛋白，能帮助动粒与纺锤体微管相互作用，驱动染色体的分离运动。外板还含有一些蛋白质负责监测微管的附着情况及姐妹染色单体间动粒的张力大小，参与纺锤体检查点机制，如 Mad 家族蛋白、Bub 家族蛋白等。外板蛋白在细胞分裂前期组装到中板上，着丝粒微管通过与外板蛋白的连接，牵引染色体移动（图 13-10）。

纺锤体是以中心体为核心组装而成的，其成核部位位于中心粒周围物质（pericentriolar material，PCM）上的 γ 微管蛋白环状复合物（γ-tubulin ring complex，γ-TuRC）。当细胞进入分裂前期，纺锤丝通过在星体微管（由纺锤体极点发射到细胞皮层的放射状微管）上聚合 α/β 微管蛋

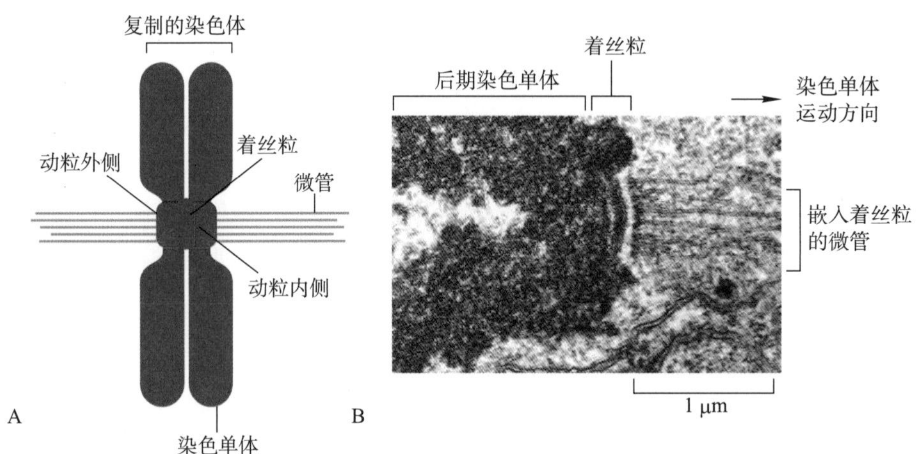


图 13-10 动粒结构
A. 动粒结构示意图；
B. 动粒结构电子显微镜图

白异二聚体而向四周延伸。纺锤丝以“搜寻和捕获”模式通过其正端与动粒的结合形成纺锤体微管（图 13-11）。在分裂前中期，大量微管围绕染色体，其正末端随机捕捉动粒，形成振荡、不稳定的连接。只有当来自纺锤体两极的微管分别与姐妹染色单体的一对动粒双向结合，连接才会相对稳定，并使染色体较为稳定地排列到细胞的赤道板。

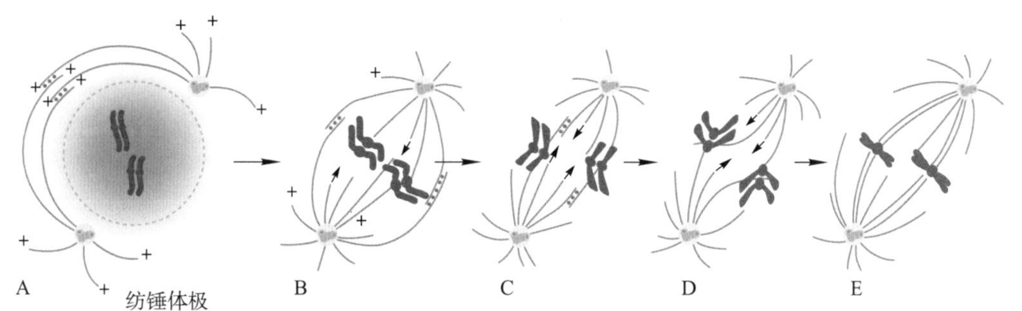


图 13-11　染色体与纺锤体微管的组装过程示意图

A. 在有丝分裂前中期，纺锤体极移至核膜的两侧，其间有一系列重叠的微管。B. 核膜破裂后，姐妹染色单体开始通过着丝粒附着于纺锤体辐射出的微管侧面。C. 侧向连接的姐妹染色单体环绕在纺锤体外部。D. 微管正端最终以端对端的方向与着丝粒相遇。E. 微管以稳定的端对端方向连接到纺锤体两极，导致双向定向

（三）中期

中期（metaphase）一般指从染色体整齐排列到赤道板上到姐妹染色单体开始分离前的时间段。其特征是纺锤体非常清晰，每条染色体排列在细胞中央赤道板的平面上。当从纺锤体的一侧极点观察时，可以看到这些染色体在赤道板上呈放射状排列，此时它们不是静止不动的，而是处于不断摆动的状态（图 13-12）。中期染色体浓缩为典型的棒状结构，显示出该物种所特有染色体的数目和形态，因此该期非常适合进行染色体形态、结构和数目的研究，可用于细胞核型分析。

（四）后期

后期（anaphase）一般指从姐妹染色单体分开到子代染色体到达纺锤体两极的过程。其特征是姐妹染色单体分离并分别向纺锤体的两极运动。在细胞分裂后期的起始阶段中，后期促进复合

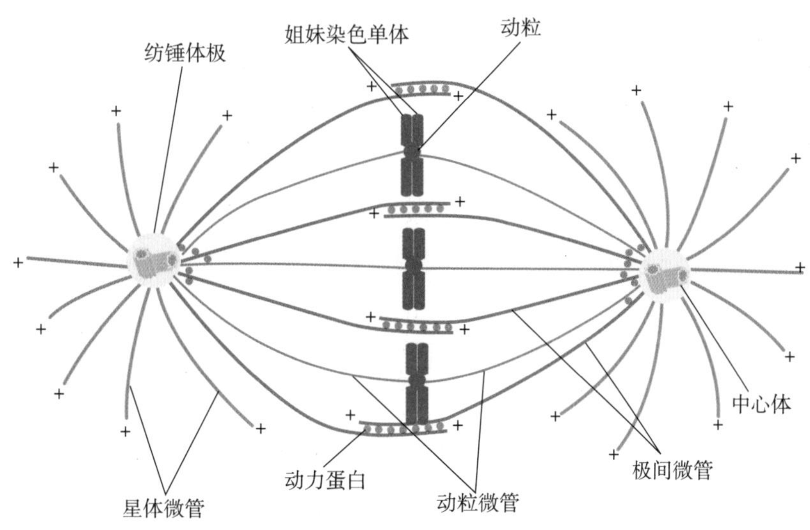


图 13-12　细胞分裂中期染色体与纺锤体微管

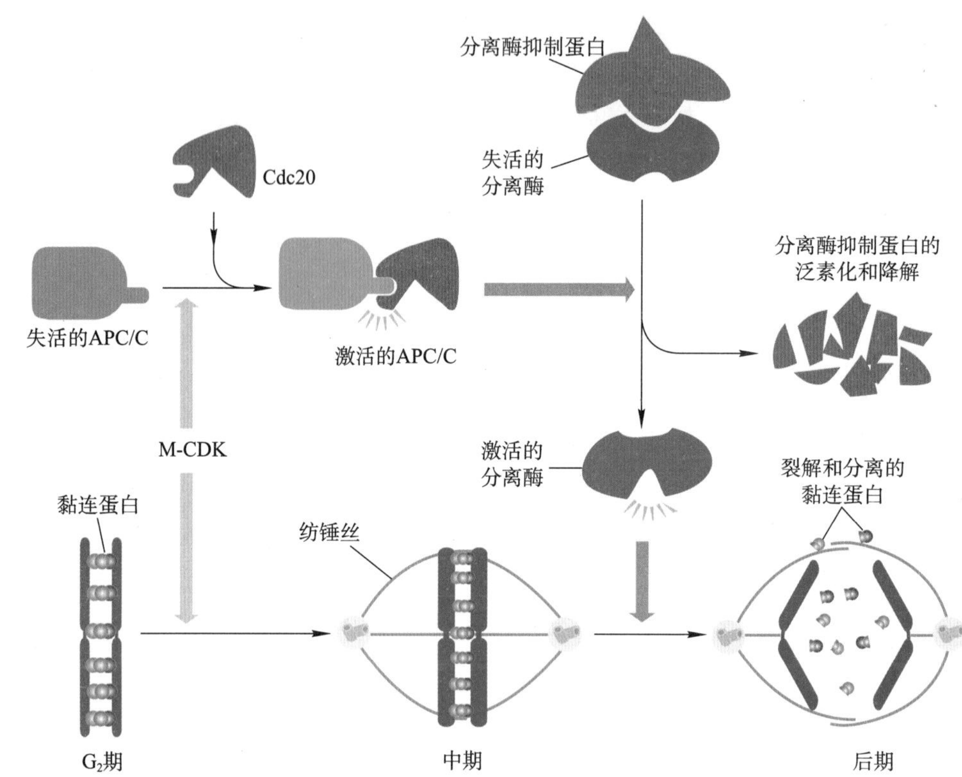


图 13-13　黏连蛋白的降解参与姐妹染色单体分离

物（anaphase promoting complex/cyclosome，APC/C）激活分离酶，结合在着丝粒上的黏连蛋白从着丝粒上解离。着丝粒首先分离，然后连接着丝粒的两条姐妹染色单体再逐渐分离，形成两条子代染色体（图 13-13）。在纺锤丝的牵引下，子代染色体同步向相对的两极缓慢移动，逐渐到达细胞的纺锤体两极。此时，纺锤体的两极各有一套染色体，两者的形态和数目完全相同。

后期可分为两个阶段：后期 A 和后期 B。后期 A 是指姐妹染色单体分离并向两极运动的过程。在这个阶段，微管因在着丝粒处去组装而缩短，染色体在分子马达的作用下向纺锤体两极移动。后期 B 是指纺锤体两极间距离拉大的过程。一方面结合在两极间微管重叠部分的马达蛋白提供动力，推动两极分离；另一方面星体微管去组装而缩短，结合在星体微管正端的马达蛋白牵引两极进一步拉远距离。由此可见，染色体分离是星体微管与分子马达共同作用的结果（图 13-14）。

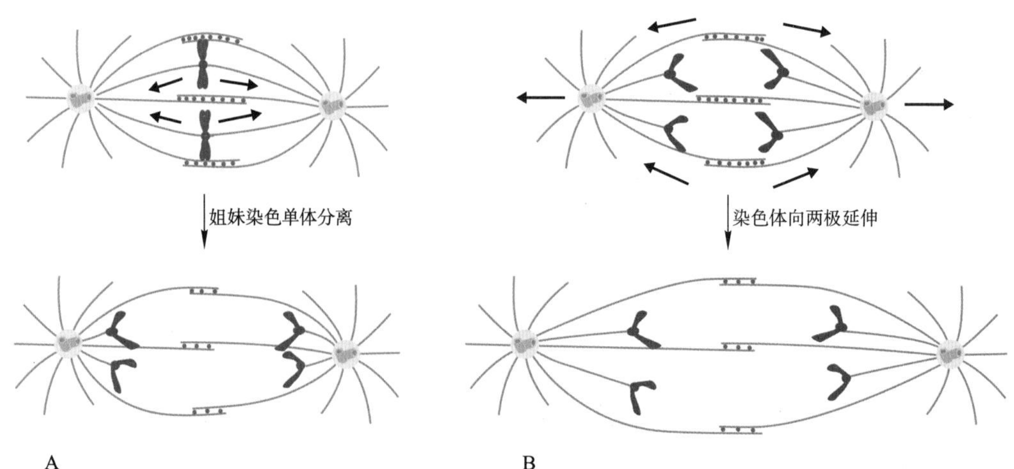


图 13-14　有丝分裂后期
A. 姐妹染色单体分离；
B. 染色体向两极延伸

### （五）末期

末期（telophase）一般指从子代染色体到达纺锤体两极开始至形成两个子代细胞核为止，其特征是子代细胞核的形成。子代细胞核的形成过程主要包括：高度凝聚的染色体解旋，染色质纤维重新出现，前期核膜解体形成的小泡和内质网在染色质周围集合、融合而形成新的核膜。随着子代细胞核的重新组装，RNA 合成恢复，核仁重新形成。

### （六）胞质分裂

胞质分裂（cytokinesis）是指细胞分裂过程中，继细胞核分裂后，细胞质一分为二，分配到两个子细胞中的过程，其特征是收缩环和中体（midbody）的形成。在有丝分裂后期末或末期初，染色体接近两极时，细胞质就开始分裂。动物细胞的胞质分裂是以形成收缩环的方式完成的（图 13-15）。收缩环在有丝分裂后期末形成，由大量平行排列的肌动蛋白及其结合的肌球蛋白Ⅱ（myosin Ⅱ）等成分组成。肌动蛋白和肌球蛋白相互滑动使收缩环不断紧缩，与其相连的细胞膜也不断内陷，细胞发生缢缩，最后细胞在缢缩处形成分裂沟，细胞一分为二。细胞分裂末期纺锤体开始瓦解消失，但在纺锤体中部的微管数量增加，形成高电子密度的结构——中体，其主要由微管和参与胞质分裂的蛋白复合体构成。近来研究发现，中体在胞质分裂过程中也扮演关键的角色。

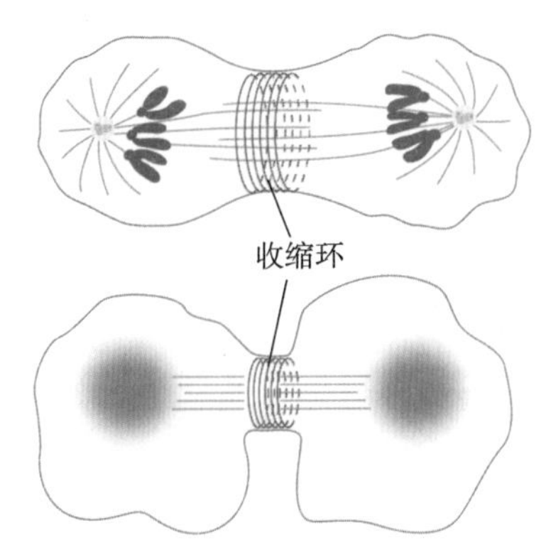


图 13-15 收缩环形态示意图

## 二、减数分裂

减数分裂（meiosis）是有性生殖个体在配子形成过程中的一种特殊的有丝分裂方式（又称成熟分裂）。在减数分裂过程中，DNA 仅复制一次，但细胞连续分裂两次，最终形成的配子中染色体数目仅为体细胞的一半。相继的两次分裂分别称为减数分裂Ⅰ（或减数第一次分裂）和减数分裂Ⅱ（或减数第二次分裂）（图 13-16）。减数分裂不仅保证了有性生殖生物的染色体数目稳定，还是物种适应环境变化不断进化的主要机制。

ⓔ动画 13-1
减数分裂过程

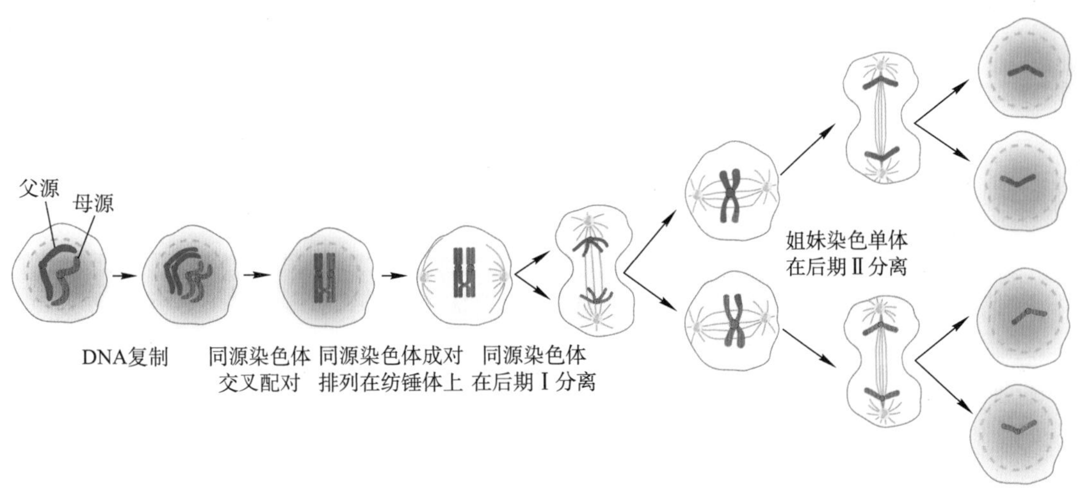


图 13-16 减数分裂

（一）减数分裂Ⅰ

减数分裂Ⅰ与有丝分裂类似，包括前期Ⅰ、中期Ⅰ、后期Ⅰ和末期Ⅰ四个时期，每个时期均具有不同的形态特征。

1. 前期Ⅰ（prophase Ⅰ） 此期持续时间长，染色体结构变化复杂，根据染色体的形态变化，可分为5个时期：细线期、偶线期、粗线期、双线期和终变期。

（1）细线期（leptotene stage）：此期染色体复制已经完成，染色质开始凝集并呈现细线状，每一条染色体有两条染色单体，但在光镜下仍呈单条细线状。同时，细胞核和核仁体积增大，可能与RNA和蛋白质合成有关。

（2）偶线期（zygotene stage）：又称配对期，细胞内形态、结构相似的同源染色体（homologous chromosomes）相互靠近、配对，称为联会（synapsis）。联会的结果是每对染色体形成紧密相连的二价体（bivalent）。当同源染色体配对完成后，在两者之间形成一个复合结构，称为联会复合体（synaptonemal complex）。联会复合体由两条平行侧线和一条纤细的中央轴组成梯状结构（图13-17）。在电镜下观察，两侧是宽约40 nm的侧生组分（lateral element），电子密度很高，是同源染色体的染色体部分。两侧之间为宽约100 nm的中间区（intermediate space），在电镜下呈明亮区。在中间区的中部有一颜色深的中央组分（central element），宽约30 nm，由蛋白质构成。侧生组分与中央组分之间有横向排列的直径为7～10 nm的横纤维。联会复合体的形成与染色体的配对、交换和分离密切相关，是染色体发生交叉和交换的必要条件。

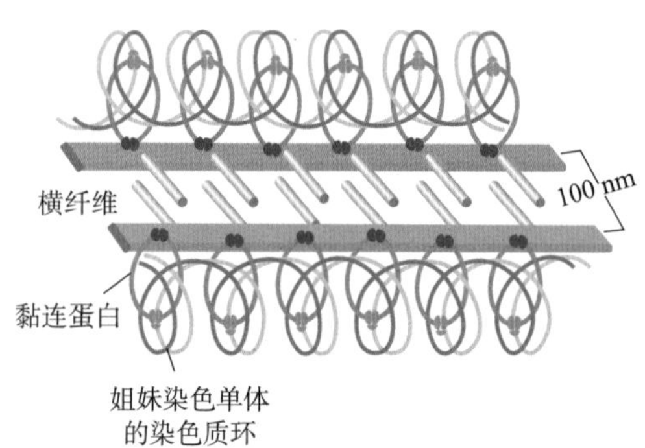

图13-17 联会复合体

（3）粗线期（pachytene stage）：两条同源染色体的联会完成后，细胞进入粗线期，此期染色体继续缩短变粗。由于同源染色体中1条染色体是由2条染色单体组成的，每一配对结构中共有4条紧密结合在一起的染色单体，称为四分体（tetrad）。四分体中的非姐妹染色单体的某些部分之间形成交叉，发生DNA的交换重组（图13-18）。此期可观察到联会复合体的梯状结构中出现重组节（recombination nodule）。重组节为呈球形、椭圆形或棒状的结节，直径约为90 nm，是由蛋白质装配成的小体。重组节中含有催化遗传重组的酶类，是一个多种酶的复合体。

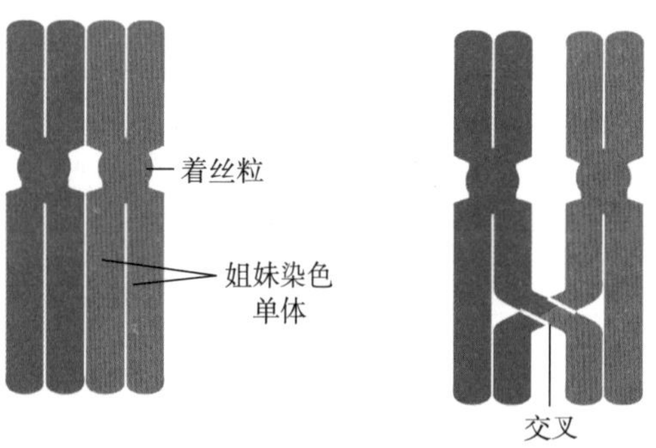

图13-18 染色体通过交叉进行重组

（4）双线期（diplotene stage）：联会消失开始于双线期，此期联会复合体解体，二价体的两条同源染色体相互排斥彼此拉开，此时可见到同源染色体间的一个或多个交叉点，这些交叉点逐渐向两端移动，称为交叉端化（chiasma terminalization）。双线期染色体比粗线期缩得更短，核仁体积也进一步缩小。

（5）终变期（diakinesis）：此期染色体更为粗短，螺旋化程度更高。交叉端化继续进行，通常只在染色体的末端保留交叉。这时核仁和核被膜开始消失，纺锤体开始形成，二价体开始向赤道板移动。

2. 中期Ⅰ（metaphase Ⅰ）　分散于细胞核中的四分体在纺锤丝的牵引下移动到细胞中央的赤道板，着丝粒成对排列在赤道板两侧。由于四分体上有 4 个动粒，一侧纺锤体只与同侧的一个染色体上的 2 个动粒相连，而姐妹染色单体靠着丝点连接。这与有丝分裂时染色体的 2 个动粒分别与来自不同极的纺锤体微管相连不同。此时四分体仍有交叉。

3. 后期Ⅰ（anaphase Ⅰ）　在纺锤丝的牵引下，成对的同源染色体各自发生分离，并分别移向细胞两极。由于在粗线期四分体中的非姐妹染色单体的某些部分之间发生了交换，每条染色体的姐妹染色单体的组成都不完全相同。

4. 末期Ⅰ（telophase Ⅰ）　到达细胞两极的染色体逐渐解旋、伸长，形状发生改变。核膜和核仁重新出现，并完成胞质分裂。

#### （二）减数分裂Ⅱ

减数分裂Ⅰ短暂停顿或立即进入减数分裂Ⅱ。减数分裂Ⅱ前染色体不再复制，经过前期Ⅱ、中期Ⅱ、后期Ⅱ和末期Ⅱ 4 个阶段之后，姐妹染色单体分离并被平均分配到两个子细胞中。

1. 前期Ⅱ　染色体先是散乱地分布于细胞中，而后再次聚集，核膜、核仁再次消失，纺锤体形成。

2. 中期Ⅱ　染色体在纺锤体微管的牵引下排列到细胞中央赤道板上。

3. 后期Ⅱ　每条染色体在着丝粒处分离，两条姐妹染色单体也随之分开，成为两条染色体。在纺锤丝的牵引下，两条染色体分别移向细胞的两极。

4. 末期Ⅱ　到达细胞两极的染色体重新解螺旋，演变为染色质，核膜、核仁重新出现，并完成胞质分裂。

在减数分裂过程中，同源染色体联会、非姐妹染色单体之间的交叉互换，以及同源染色体随机分配给配子，使产生的新配子染色体组成具有多样性，染色体上的基因组合也呈现多样性。

## 第三节　细胞周期调控

细胞周期的调控系统在细胞内起着关键的作用，以确保细胞按照正确的顺序和时间进行分裂。调控系统的运作类似于一个定时器，按照固定的顺序触发细胞周期中的各个事件，如 DNA 复制、有丝分裂和胞质分裂等（图 13-19）。这个系统包含一系列相互连接的生化开关，每个开关负责启动特定的细胞周期事件。这些生化开关包括细胞周期蛋白、细胞周期蛋白依赖性激酶及细胞周期蛋白依赖性激酶抑制因子等。这些蛋白在细胞周期的特定时间出现、修饰和消失，以此来调控细胞周期有序进行。

### 一、细胞周期重要的调节因子

#### （一）细胞周期蛋白

20 世纪 80 年代早期，Tim Hunt 发现在海胆胚芽的同步分裂过程中，有一种蛋白质的水平起伏变化，它在细胞分裂后积累，又随着细胞进入有丝分裂迅速消失。由于其起伏行为，这种蛋白质被称为“细胞周期蛋白”（cyclin）。随后的研究发现，细胞周期蛋白主要通过与细胞周期蛋白

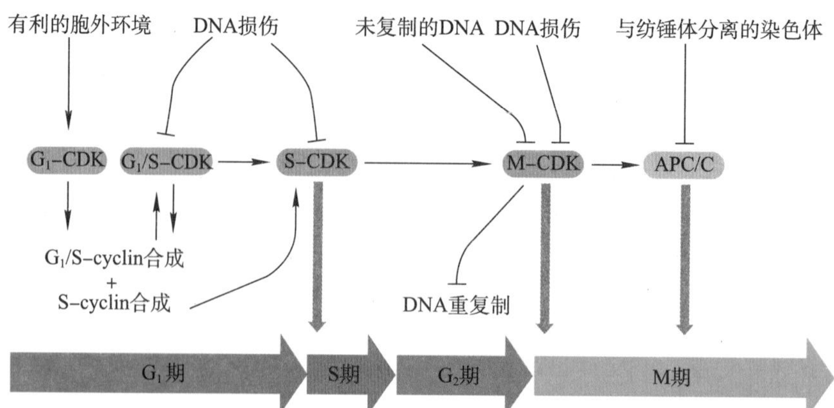


图 13-19　细胞周期调控系统

依赖性激酶（cyclin-dependent kinase，CDK）结合，形成细胞周期调节蛋白复合物，细胞周期蛋白激活 CDK 的蛋白激酶活性，从而促进细胞分裂（图 13-20）。

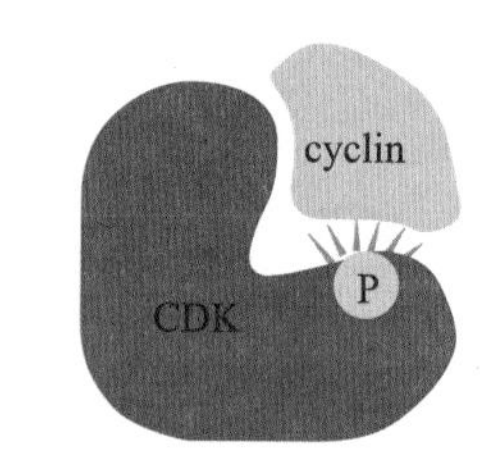


图 13-20　细胞周期蛋白与细胞周期蛋白依赖性激酶

细胞周期蛋白家族具有保守的“周期蛋白框”（cyclin box），由约 150 个氨基酸残基组成，可分为 5 个螺旋区域，对于结合伴侣蛋白质（包括 CDK）具有重要作用。另外，细胞周期蛋白一般还含有介导其降解的保守氨基酸序列，保证其在正确的时间点被降解。因此，不同细胞周期蛋白在细胞周期的不同时期浓度此消彼长，精确调节 CDK 的蛋白激酶活性，控制细胞周期严格而有序地进行（图 13-21）。

目前已发现 20 多种细胞周期蛋白或细胞周期蛋白类似物，其中已定义功能的细胞周期蛋白相对分子质量约为 $6 \times 10^4$。根据细胞周期蛋白在细胞周期中表达的时间和功能的不同，其可分为四大类：$G_1$ 期细胞周期蛋白、$G_1$/S 期细胞周期蛋白、S 期细胞周期蛋白和 M 期细胞周期蛋白。

1. $G_1$ 期细胞周期蛋白（$G_1$-cyclin）　$G_1$ 期表达的细胞周期蛋白主要有 cyclin A、cyclin D、cyclin C 和 cyclin E。在脊椎动物中，cyclin D 是 $G_1$ 期最重要的细胞周期蛋白。cyclin D 首先在酵母菌中被发现，它有 3 个亚型，包括 D1、D2 和 D3，具有一定的组织特异性。cyclin D 在整个细胞周期中的浓度并不以固定的模式发生周期变化，而是取决于细胞外界的生长调节信号。cyclin D 在整个周期中浓度持续增加后相对稳定在一个较高的水平。在有生长因子的情况下，cyclin D1

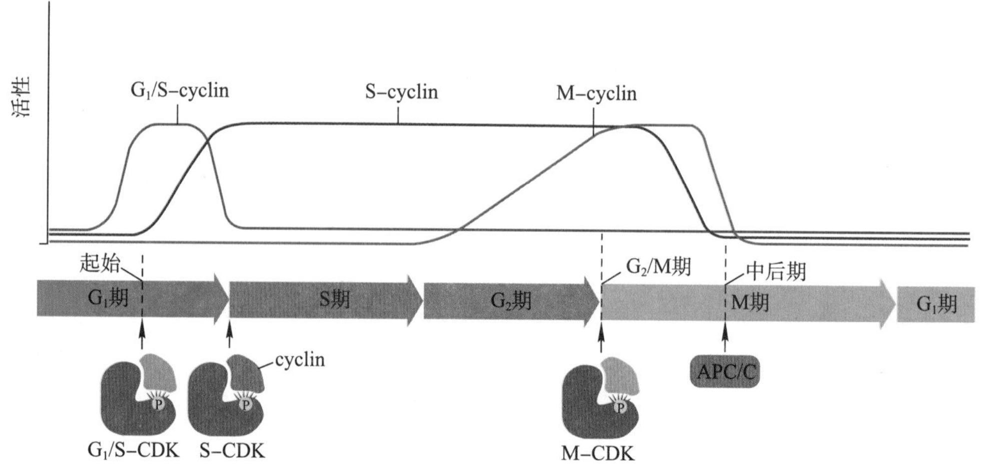


图 13-21　细胞周期蛋白与细胞周期蛋白依赖性激酶在细胞周期中的波动性

首先被合成，并于 $G_1$ 中期达到高峰，而 cyclin D1 的主要功能是促进细胞增殖，与 $G_1$/S 期的转变有关，是限制点的一个重要调节因子。

2. $G_1$/S 期细胞周期蛋白（$G_1$/S-cyclin） 在脊椎动物中，主要的 $G_1$/S 期细胞周期蛋白是 cyclin E。cyclin E 在 cyclin D 之后出现，其表达水平在细胞周期的 $G_1$ 中期上升，至 $G_1$ 晚期或 S 早期达到高峰，然后经蛋白水解或 S 期激酶相关蛋白 -2（S-phase kinase-associated protein，SKP2）泛素化途径降解而迅速下降。其主要功能是与相应的 CDK 结合，促进细胞通过限制点，启动 S 期的 DNA 复制和中心体复制。

3. S 期细胞周期蛋白（S-cyclin） cyclin A 是脊椎动物主要的 S 期细胞周期蛋白。cyclin A 在 $G_1$ 期向 S 期转变的过程中开始合成，并在 S 期、$G_2$ 期和有丝分裂的早期保持较高的水平，而后在有丝分裂的中期消失。其主要功能是促进 S 期的 DNA 复制和 $G_2$/M 期转换。

4. M 期细胞周期蛋白（M-cyclin） 在脊椎动物中 M 期细胞周期蛋白主要为 cyclin B。哺乳动物 cyclin B 在 S 期开始合成，随着细胞周期的推进蛋白量逐渐升高，在分裂中期达到高峰，然后通过泛素化途径降解，在退出 M 期时消失。cyclin B 的主要作用是促进 $G_2$/M 期的过渡，调节纺锤体的组装，帮助姐妹染色单体在赤道板的排列。

### （二）细胞周期蛋白依赖性激酶

CDK 属于丝氨酸 / 苏氨酸蛋白激酶家族，是 cyclin-CDK 复合物中的催化亚基。CDK 在细胞周期的特定时期与不同的细胞周期蛋白结合被激活，通过磷酸化细胞周期相关的蛋白底物，来促进细胞周期运行。目前已在哺乳动物中发现 20 多种 CDK，均含有一段相似的激酶结构域，该结构域具有一段保守的氨基酸序列（PSTAIRE），介导 CDK 与细胞周期蛋白的结合。CDK 的蛋白量在整个细胞周期进程中几乎稳定不变，而细胞周期蛋白在不同的细胞周期时相中的表达呈现动态变化，因而当 CDK 与种类及表达量不同的细胞周期蛋白结合时，可以时相性地激活 CDK，这种 CDK 的时相性激活是细胞周期调控的核心所在。

在整个细胞周期中，不同的 cyclin-CDK 复合物只在特定时相中活化和失活。因为细胞周期蛋白是控制 CDK 活化与失活的关键因素，且前者的蛋白水平在整个细胞周期中呈周期性的升降，因此细胞周期不同时期的细胞周期蛋白将与不同的 CDK 形成特定的激酶复合物而发挥特定的作用（表 13-1）。

**表 13-1 主要的 cyclin-CDK 复合物及其功能**

| CDK | 细胞周期蛋白（cyclin） | 作用时期 | 功能 |
| --- | --- | --- | --- |
| CDK4 | D1、D2、D3 | $G_1$ 中、晚期 | 使晚 $G_1$ 期细胞跨越限制点向 S 期发生转换 |
| CDK6 | D1、D2、D3 | $G_1$ 中、晚期 | 使晚 $G_1$ 期细胞跨越限制点向 S 期发生转换 |
| CDK2 | E | $G_1$/S 期 | 使晚 $G_1$ 期细胞跨越限制点向 S 期发生转换 |
| CDK2 | A | S 期 | 启动 S 期的 DNA 复制，并阻止已复制的 DNA 再发生复制 |
| CDK1（Cdc2） | A | $G_2$/M 期 | 促进 $G_2$ 期向 M 期转换 |
| CDK1（Cdc2） | B | $G_2$、$G_2$/M 期 | 促进 $G_2$ 期向 M 期转换，推进细胞 M 期的进程 |
| CDK7 | H | 细胞周期所有时期 | 作为 CDK 活化激酶可激活 CDK，并参与基因转录调节 |

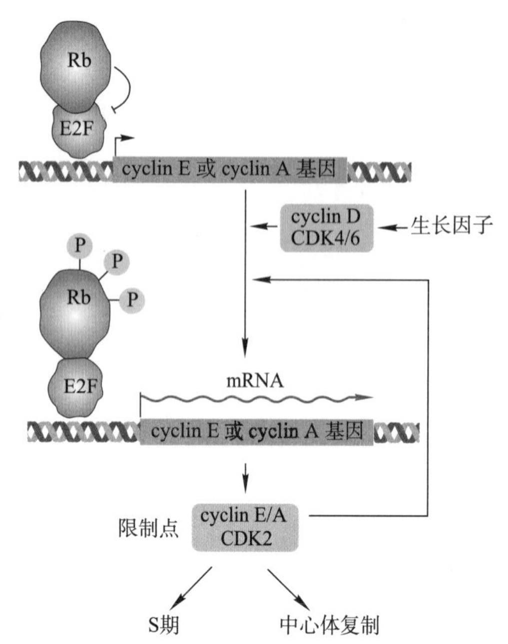


图 13-22 cyclin-CDK 复合物在 $G_1/S$ 期转化中的关键作用

一般而言，多细胞生物的细胞周期主要由 cyclin D-CDK4/6 及 cyclin E-CDK2、cyclin A-CDK2 和 cyclin B-CDK1 复合物调控，分别在 $G_1$、$G_1/S$、S 期和 M 期发挥重要作用。在 $G_1$ 期，细胞在生长因子的刺激下表达 cyclin D，其再与 CDK4 或 CDK6 结合形成活性复合物，磷酸化下游的底物蛋白（如视网膜母细胞瘤 Rb 蛋白），而磷酸化的 Rb 蛋白与转录因子 E2F 解离，释放出结合的转录因子 E2F，促进 S 期相关基因转录（如 *cyclin E* 和 *cyclin A* 等），进而促进 cyclin E-CDK2 关键复合物形成，并使与 DNA 复制相关的蛋白质及酶大量合成，帮助细胞从 $G_1$ 期向 S 期过渡（图 13-22）。

在 $G_1/S$ 转换期，主要是通过 cyclin E 与 CDK2 大量结合，促进细胞通过 $G_1/S$ 期限制点而进入 S 期。cyclin A 在细胞刚通过 S 期时与 CDK2 大量结合，促进 DNA 在 S 期的复制。如将 cyclin A 的抗体注射到 S 期早期的细胞内，能抑制细胞的 DNA 合成。

在 $G_2/M$ 转换期，cyclin A 与 CDK1 结合，激活的 CDK1 使底物蛋白磷酸化，如将组蛋白 H1 磷酸化导致染色体凝缩，核纤层蛋白磷酸化触发核膜解体等下游细胞周期事件。在分裂期，主要是 cyclin B 与 CDK1 结合，形成 cyclin B-CDK1 复合物（又称 M 期促进因子，MPF），推进 M 期关键事件的进行，如纺锤体的形成、姐妹染色单体的分离等。

### （三）细胞周期蛋白依赖性激酶抑制因子

如果细胞周期的某个阶段需要被暂停或终止，细胞可以通过细胞周期蛋白依赖性激酶抑制因子（CDK inhibitor，CKI）来实现。CKI 通过与 CDK 结合抑制其活性，从而阻断或延迟细胞周期进行（图 13-23）。目前发现的 CKI 主要分为两大家族：① Ink4（inhibitor of CDK 4）家族，如 p15、p16、p18 和 p19，其特异性抑制 cyclin D1-CDK4 和 cyclin D1-CDK6 复合物等；② Cip/Kip（CDK interacting protein/kinase inhibition protein）家族，包括 p21、p27、p57 等，能抑制大多数 CDK4 的激酶活性。其中，p21 还能与 DNA 聚合酶 δ 的辅助因子增殖细胞核抗原（proliferating cell nuclear antigen，PCNA）结合，直接抑制 DNA 的合成。p21 几乎可以抑制所有的 cyclin-CDK 复合物，并在细胞周期的多个环节发挥作用，被认为是潜在的抑癌基因。因此，CKI 是细胞周期调控的驱动机制中直接的“刹车”装置，它可通过抑制相应的 CDK 或 cyclin-CDK 复合物的活性，阻止细胞周期进程。

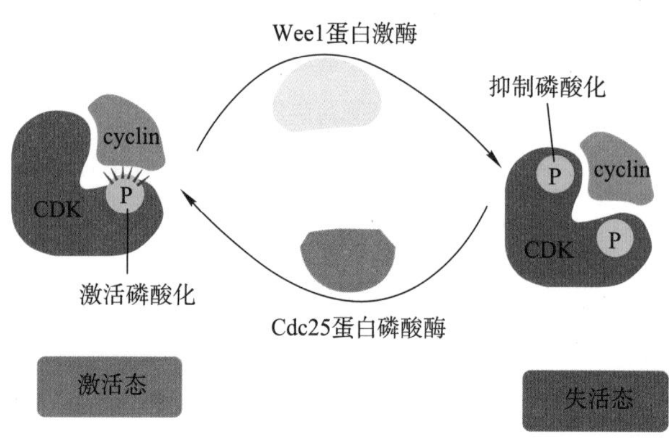


图 13-23 CKI 的作用机制

## 二、细胞周期相关蛋白的动态调控

### （一）磷酸化调控

大多数 CDK 的完全激活，不仅需要结合相应的细胞周期蛋白，还需要在其特定位点发生磷酸化修饰。这种磷酸化修饰主要由 CDK 活化激酶（CDK-activating kinase，CAK）执行，CAK 可催化 CDK 激酶结构域附近位点的苏氨酸残基磷酸化。由于 CAK 的活性在整个细胞周期中维持相对稳定的高水平，其对 CDK 的磷酸化活化一般不受控制，因此抑制性磷酸化在 CDK 活性调节中发挥重要的作用。当 CDK1 的保守氨基酸残基 Tyr15 被 Wee1 蛋白激酶磷酸化，cyclin B–CDK1 功能受到抑制。蛋白磷酸酶 Cdc25 则可以去除 Tyr15 的磷酸化，促进 cyclin B–CDK1 的活性。而 cyclin B–CDK1 的激活促进 Cdc25 蛋白磷酸酶的活性，抑制 Wee1 蛋白激酶活性。因此，一旦 cyclin B–CDK1 被激活，就可以形成一个正反馈，使得 cyclin B–CDK1 被彻底激活，促使细胞进入 M 期（图 13–24）。

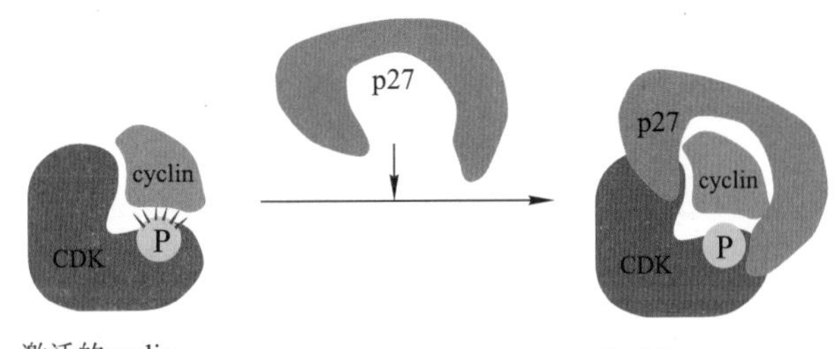


图 13–24　CDK 活性的磷酸化调控

### （二）泛素化调控

尽管特定 cyclin–CDK 复合物的激活推动了细胞周期的开始点和各个时期的转换进展，但是 M 期中期到后期转变的触发不是由蛋白磷酸化，而是由蛋白降解引起，从而促进细胞分裂最后阶段的完成。参与细胞周期的蛋白降解调控的泛素连接酶（E3）至少有两类：SCF 复合物（skp1-cullin-F-box protein）和后期促进复合物（APC/C）。

SCF 复合物主要负责在 $G_1$ 期晚期，将泛素连接到 $G_1$/S 期细胞周期蛋白和某些特定的 CKI 蛋白上，如 cyclin D、cyclin E、p27 和 E2F 等，参与调控 $G_1$ 期向 S 期的过渡。

APC/C 的活性主要存在于 M 期的中、后期及 $G_1$ 期向 S 期过渡的时期。APC/C 有两种蛋白复合物亚基 Cdc20 和 Cdh1，它们分别在细胞周期的不同时期与 APC/C 结合并激活 APC/C。Cdc20 的表达受细胞周期调控，其在 $G_1$ 期向 S 期过渡时开始表达，于 M 期表达量达到高峰，在 M 期末期被降解。APC/C 的激活能调控细胞周期从中期到后期的过渡。之后，APC/C 与 Cdh1 结合，通过降解 cyclin A 和 cyclin B，启动细胞周期退出 M 期。APC–Cdh1 在 $G_1$ 早期仍有活性，并继续降解 cyclin D，防止细胞从 $G_1$ 期向 S 期的转换。当细胞越过限制点时，Cdh1 被降解，启动细胞周期向 S 期的过渡（图 13–25）。

## 三、细胞周期检查点

为了保证细胞周期中 DNA 复制和染色体的正确分配，细胞在长期的进化过程中发展出了一套精密的检查机制来监视细胞周期的一些关键环节，这些检查机制通常被称为细胞周期检查点（cell cycle checkpoint）。实际上，检查点也是一类负反馈调节机制，其构成了 DNA 修复的完整元件。当细胞周期进程中出现异常事件，如 DNA 损伤或 DNA 复制受阻，这类调节机制就被激活，检查点通过延缓细胞周期的进展，为 DNA 复制前的修复、基因组的复制、有丝分裂及基因组的分

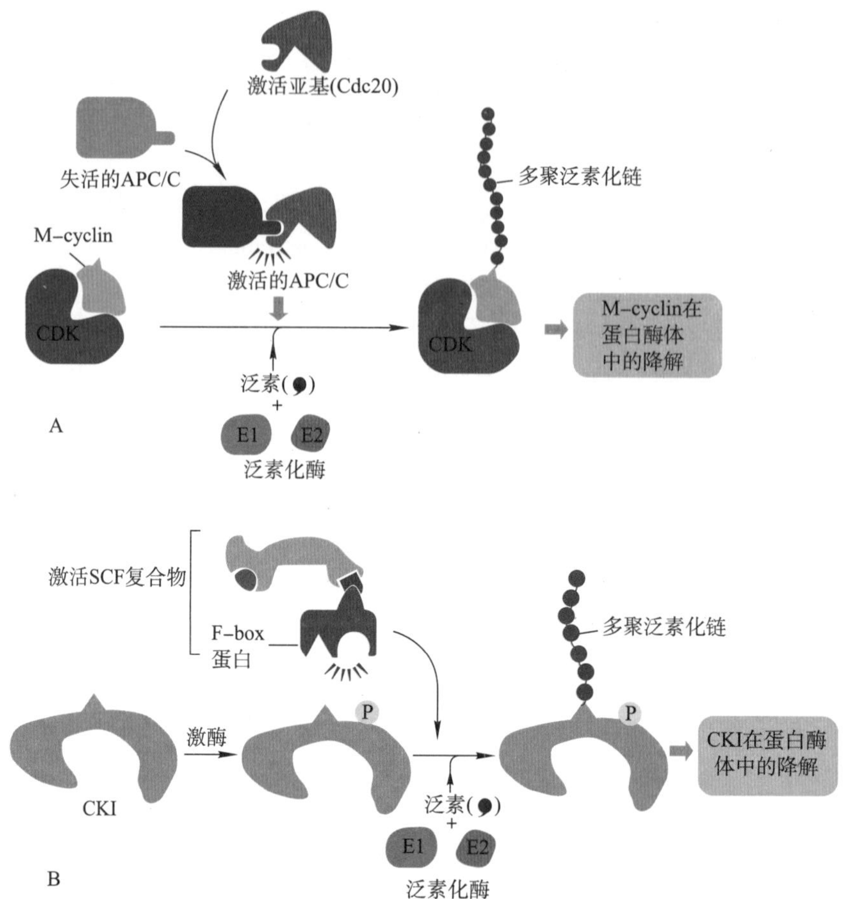


图 13-25 SCF 复合物和 APC/C 介导的蛋白水解对细胞周期的调控
A. APC/C 对蛋白水解的控制；B. SCF 复合物对蛋白水解的控制

离提供了更多的时间，当细胞修复或排除故障后，细胞周期才能恢复运转。所以检查点在维护基因组稳定性方面起着非常重要的作用，它保证了只有在细胞周期中上一期事件正确完成之后才能开始下一期的事件。通常细胞周期有 4 个重要的检查点：$G_1$/S 期检查点、S 期检查点、$G_2$/M 期检查点和 M 期检查点（图 13-26）。

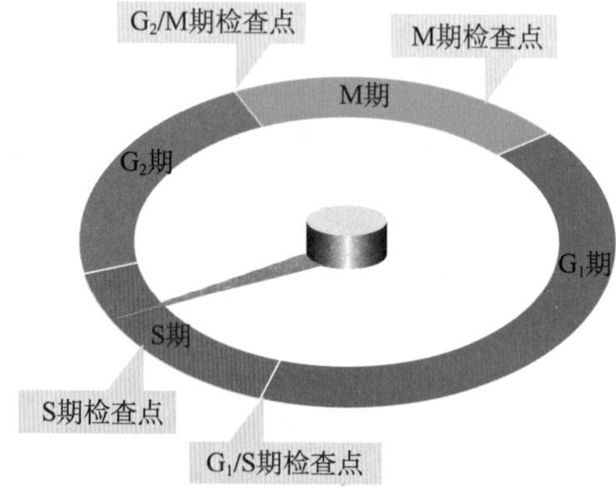


图 13-26 细胞周期检查点

（一）$G_1$/S 期检查点

$G_1$/S 期检查点是最重要的检查点，细胞在该检查点对各类生长因子及 DNA 损伤等复杂的细胞内外信号进行整合和传递，决定细胞是否继续进行分裂。其中最重要的控制点是 $G_1$ 晚期的起始检查点，若起始检查点调节失灵，将导致细胞越过正常的程序限制而进入 S 期。在哺乳动物细胞中，p53 和 pRb 是 $G_1$/S 期检查点主要的调控蛋白，其可通过 ATM（ATR）/Chk1（Chk2）-p53/MDM2-p21 通路诱导持续的甚至是永久性的 $G_1$ 期细胞阻滞。

（二）S 期检查点

S 期检查点主要对 DNA 复制的速度进行调控。在分子水平上，这种调控作用可能是通过影响一系列细胞周期调控蛋白（如 ATR、9-1-1 复合体、Chk1、Cdc25A 和 CDK2 等）的作用来实现的。这种调节作用对细胞至关重要，它使 DNA 复制速度不至于过快，从而减少复制过程中发生错误的概率，维护基因组的稳定性。DNA 损伤后，ATM 可以活化 Chk2，并激活下游靶分子 Cdc25A，Cdc25A 去磷酸化 CDK2，诱导 CDK2 活性下调，进而阻止 Cdc45 结合到染色体上，并阻止 S 期的启动。

### （三）$G_2$/M 期检查点

$G_2$/M 期检查点的作用是防止受损的 DNA 和未完成复制的 DNA 进入有丝分裂。p53 是 DNA 损伤诱导 $G_2$ 期阻滞的关键蛋白之一，其主要通过作用于调节 $G_2$/M 期转换的关键因子 CDK1 而调节细胞周期的进程。因此，p53 缺失导致的 $G_2$/M 期检查点缺陷与许多肿瘤的发生有关。研究也发现，很多 p53 无功能的细胞在 DNA 损伤后也可以阻滞在 $G_2$ 期，表明在细胞中还存在不依赖于 p53 的 DNA 损伤检查点通路，即“Cdc25 通路”。

### （四）M 期检查点

M 期检查点也称纺锤体组装检查点（spindle assemble checkpoint，SAK），存在于细胞有丝分裂中期，监控纺锤体微管与染色单体动粒的连接，染色体在赤道面的排列和向两极的分离等。该检查点阻止细胞从 M 中期向后期的过渡。

通常，在细胞分裂的前中期，没有与纺锤体连接的动粒会产生一个等待信号，并招募纺锤体组装检查点上游分子 Bub1 定位到着丝粒并活化，Bub1 进一步招募 Mad1 和 Mad2 到着丝粒上，Mad1 促使 Mad2 构象发生改变并与 Cdc20 结合，抑制 APC/C 对其一系列底物蛋白的泛素化作用，从而抑制细胞周期向后期退出。M 期检查点蛋白功能的异常与肿瘤的发生、发展存在密切的关系，许多肿瘤细胞存在 M 期检查点功能缺陷。

## 第四节　细胞周期异常与疾病

细胞通过精准的细胞周期调控系统，确保产生具有正常遗传功能和生理功能的子代细胞，并维持整个基因组的稳定性。然而，当细胞周期调控异常时，可能导致多种疾病的发生和发展，尤其是肿瘤。几乎每种人体肿瘤都伴随着一个或多个影响细胞周期的基因突变，这些基因突变导致细胞不受控制地增殖。细胞周期的损伤可以发生在细胞周期的任何检查点或任何阶段，并且代表了肿瘤进展的一个重要步骤。

### 一、$G_1$/S 转换紊乱与肿瘤

当细胞内过量表达的 cyclin D1 与 CDK4 或 CDK6 形成异常复合物时，会导致 pRb 处于持续失活状态。在这种情况下，细胞无法通过激活 pRb 来阻止进入 S 期，导致细胞继续增殖。这种异常的 CDK 活化或 pRb 失活对肿瘤发生有明显的影响，在许多人体肿瘤中都存在 pRb 的失活或 CDK4/CDK6 的过度活化。CDK4 和 CDK6 的过度活化可能是由 cyclin D 的非调控性表达、p16INK4a 的突变失活或表观遗传沉默引起的。因此，pRb 通路上的关键分子（如 p16INK4a、 cyclin D、CDK4、CDK6 和 pRb）都被认为是潜在的癌基因、抑癌基因或治疗靶点。在许多人类肿瘤中，如头颈部鳞状细胞癌、宫颈癌、星形细胞瘤、非小细胞肺癌和软组织肉瘤，cyclin D1 基因的扩增或重排等突变很常见，导致 cyclin D1 蛋白过量表达。cyclin D1 基因扩增在 15%～20% 的乳腺癌中发生，并且在超过 50% 的乳腺癌中存在 cyclin D1 的过量表达。cyclin D1 的过量表达通常出现在乳腺癌的早期阶段，如导管内癌（DCIS），但在非典型导管增生等癌前病变中较少见。因此，cyclin D1 的过量表达可以作为乳腺上皮细胞恶性转化的标志。cyclin D 基因家族的其他成员，如 cyclin D2 和 cyclin D3，也常发生异常扩增，并在许多人体肿瘤中过度表达。

临床聚焦 13-2
细胞周期检查点与肿瘤治疗

## 二、*p53* 基因与肿瘤

在所有肿瘤中，超过一半的情况下发生了 *p53* 基因的突变。P53 蛋白是一个四聚体转录因子，在正常、未受干扰的细胞中以较低水平存在。当细胞受到压力时，P53 蛋白经历翻译后修饰趋于稳定，导致其积累。在细胞受到压力后，P53 蛋白作为转录因子发挥作用，并促进与细胞周期阻滞或凋亡相关的多个基因的转录。P53 蛋白是几个信号转导途径的重要组成部分。因此，其他途径中的基因突变或表达变化可能影响 P53 的功能，从而影响由 P53 调节的信号级联反应。其中最主要的是 MDM2 蛋白，它通过与 P53 结合，导致 P53 被泛素化并运输到蛋白酶体降解，从而调节 P53 的稳定性。在许多肿瘤中，特别是肉瘤，MDM2 蛋白的水平升高，这是 *MDM2* 基因的扩增、转录增强或其 mRNA 的翻译增强的结果。在正常细胞中，当 P53 被 ATM 磷酸化时，其与 MDM2 的亲和力降低，使得 P53 能够积累并发挥其作为转录因子的能力。当 MDM2 过度表达时，则可能耗尽细胞中可用的 P53，并呈现出与 P53 缺失相一致的表型。

## 三、肿瘤治疗中的细胞周期靶点

癌细胞的一个显著特点是细胞周期调控的紊乱。由于细胞周期调控因子在调控细胞增殖方面的重要性，人们预期其可能成为有效的抗癌靶点。然而迄今为止，能够成功利用靶向抑制细胞周期调控蛋白的药物非常有限，这可能是因为大多数调控成分具有多重活性，增加了靶向抑制的非特异性风险，并导致有害副作用的产生。

在人类癌症中，常见 cyclin D 基因扩增或其他机制导致的过表达，以及 CDK4/CDK6 的过量表达。CDK4 和 CDK6 是最有前景的肿瘤治疗靶点之一，这些 CDK 与 cyclin D 结合，推动细胞通过 $G_1$/S 临界点。目前已有 3 种靶向抑制剂（帕博西尼、利博西尼和阿贝西利）获得美国食品药品监督管理局（FDA）批准用于临床，可用于治疗激素受体阳性、HER2 阴性的乳腺癌，并正在临床试验中用于其他类型的癌症。

临床聚焦 13-3
CDK 抑制剂与肿瘤治疗

随着新技术的出现，我们对细胞周期及其调控机制的理解迅速加深。我们现在对于控制正常细胞周期进程和细胞对 DNA 损伤等应激的检查点响应的通路有了更深入的认识。此外，解析维持细胞周期进程和细胞分裂完整性的生化和遗传机制，为理解扰乱这些通路的突变如何影响细胞周期控制、导致基因组不稳定性和癌症的发生提供了重要的理论基础。尽管这些通路非常复杂，但细胞周期通路的各个分子已经开始显示出临床上的价值，有些可作为诊断或预后标志物，有些则成为有前景的抗癌治疗靶点。

（谢珊珊）

## 复习思考题

1. 细胞周期包括哪几个时相，各时相有什么特征？
2. 细胞周期中有哪几个重要的检查点，各检查点的生理功能是什么？
3. 有丝分裂可分为哪几个时期，各时期的特点是什么？
4. 减数分裂包括哪几个时期，各时期的特点是什么？

## 网上更多……

本章小结　重点名词　自测题　思考题解答　教学 PPT

# 第十四章
# 细胞分化

关键词

| | | | |
|---|---|---|---|
| 细胞分化 | 基因差异表达 | 细胞决定 | 细胞全能性 |
| 细胞可塑性 | 去分化 | 转分化 | 细胞重编程 |
| 管家基因 | 奢侈基因 | 胚胎诱导 | 肿瘤细胞 |
| 肿瘤诱导分化 | 再生机制 | 再生意义 | |

多细胞生物是由形态各样、功能迥异的各种组织和细胞构成的有机统一体。这些不同类型的细胞皆起源于同一个细胞——受精卵，正常情况下，它们均包含相同的基因组。来源于一个受精卵的细胞为什么会变得如此多样呢？细胞分化在其中发挥着重要的作用。由一个受精卵发育而成的生物体的各种细胞，在形态、结构和功能上发生明显的稳定性差异的过程称为细胞分化。细胞分化是一个极其复杂的过程，是多细胞生物发育的基础与核心，贯穿多细胞机体的整个生命过程，也是当今发育生物学研究的热点之一。细胞分化的关键在于特异性蛋白质的合成，而特异性蛋白质合成的实质则在于基因的选择性表达。阐明细胞分化的机制，对于认识多细胞生物个体发育的原理及寻找新的疾病防治措施具有重要的意义。

思维导图

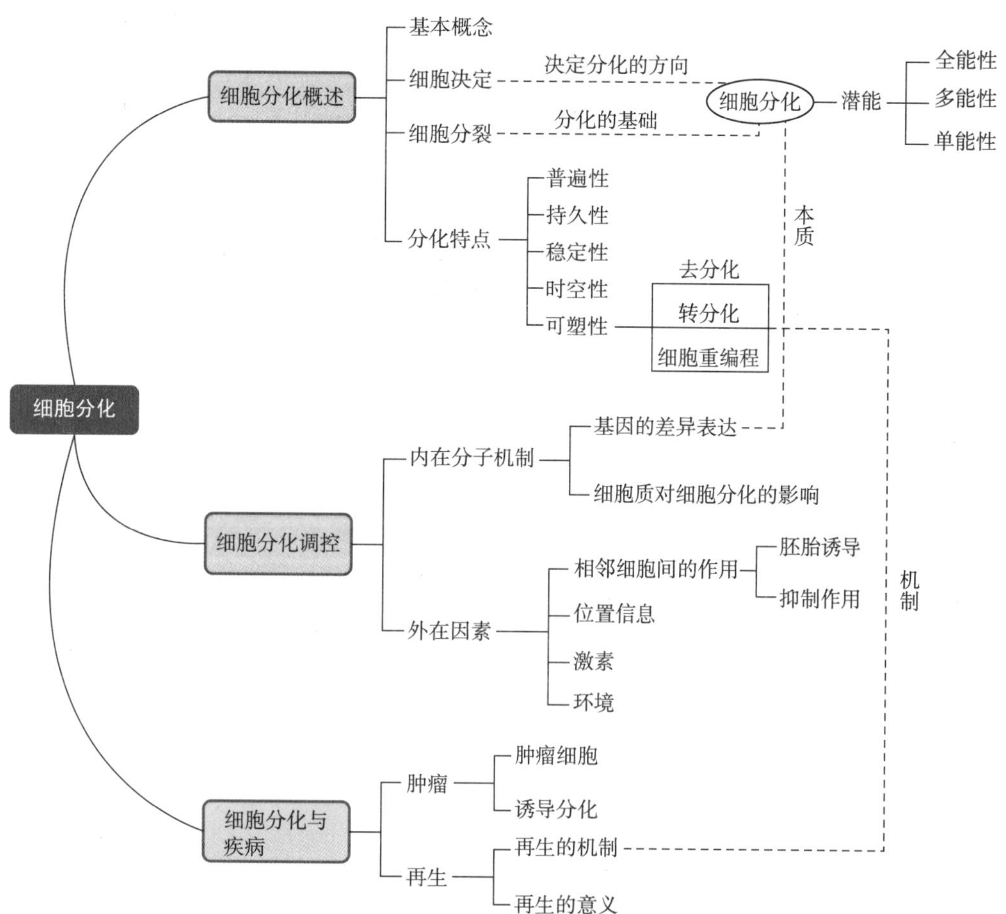
细胞分化
细胞分化概述
基本概念
细胞决定
决定分化的方向
细胞分裂
分化的基础
细胞分化
潜能
全能性
多能性
单能性
分化特点
普遍性
持久性
稳定性
时空性
可塑性
去分化
转分化
细胞重编程
本质
细胞分化调控
内在分子机制
基因的差异表达
细胞质对细胞分化的影响
外在因素
相邻细胞间的作用
胚胎诱导
抑制作用
位置信息
激素
环境
机制
细胞分化与疾病
肿瘤
肿瘤细胞
诱导分化
再生
再生的机制
再生的意义

动物或植物皆以单细胞的形式——受精卵（合子）开启其生命之旅。在生长发育的过程中，受精卵不断地分裂，最后以高度的复杂性和惊人的准确性产生出许多不同种类的细胞。正常情况下，构成动物或植物的细胞均包含相同的基因组。它们之所以能产生不同种类的细胞，并不是因为这些细胞含有不同的遗传信息，而是因为不同种类的细胞可以选择性表达不同的基因。由一个受精卵发育而成的生物体的各种细胞，在形态、结构和功能上发生明显的稳定性差异的过程即为细胞分化。细胞分化是一个极其复杂的过程，是多细胞生物发育的基础与核心，贯穿于多细胞机体的整个生命过程中，也是当今发育生物学研究的热点之一。细胞分化的关键在于特异性蛋白质的合成，而特异性蛋白质合成的实质则在于基因的选择性表达。

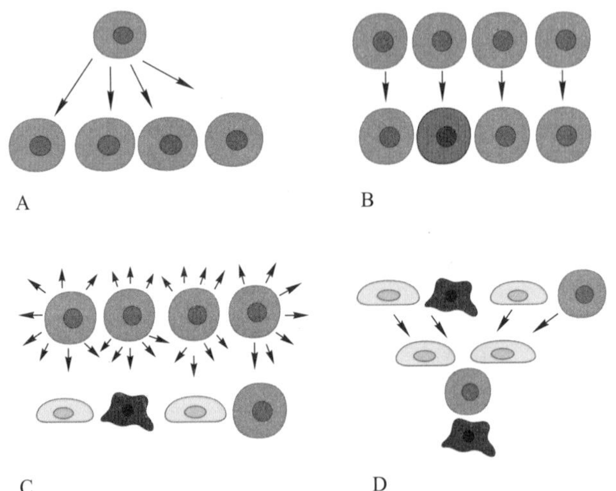


图14-1 多细胞生物个体发育的4个基本过程
A. 细胞增殖；B. 细胞特化；C. 细胞间的相互作用；D. 细胞运动

这种选择性的基因表达模式控制着胚胎发育的4个基本过程。① 细胞增殖：从一个细胞产生出许多细胞；② 细胞特化：创造出不同组织器官中具有不同功能和特点的细胞，使个体能针对某种功能具有最大的效益；③ 细胞间的相互作用：协调相邻细胞的生物学行为；④ 细胞运动：细胞经过运动重新排列形成具有一定结构的组织和器官（图14-1）。

胚胎发育过程中，上述4个基本过程能在短时间内以千变万化的方式完成。为了弄清楚胚胎发育过程中细胞分化的分子机制，我们必须从单个细胞的角度及基因组在其中所起的作用去阐明事件发展的经过。并没有一位统一的指挥官为成群结队的细胞下达统一命令，胚胎中数以百万计细胞中的每个细胞都必须根据自己的遗传指令和其所处的特定环境做出自己的决定。

动物和植物的复杂性依赖于其非凡的遗传控制系统。细胞也有记忆，一个细胞选择性表达的基因及其生物学行为依靠这个细胞的过去及其目前所处的环境。人身体中的细胞——肌细胞、神经细胞、皮肤细胞、内脏细胞等能保持它们各自的结构和功能特点，并不是因为它们在不断地接受来自周围环境中信号的反复刺激，而是因为它们保留了其祖细胞在早期胚胎发育过程中所接收的信号。阐明细胞分化的机制，对于认识多细胞生物个体发育的原理及寻找新的疾病防治措施具有重要的意义。

## 第一节 细胞分化概述

多细胞生物体内存在许多种不同类型的细胞，这些细胞在形态结构及功能特点上存在明显的差异。然而，这些细胞都含有相同的基因组，它们都起源于同一个细胞——受精卵。受精卵通过细胞分裂增加细胞的数目，通过细胞分化增加细胞的类型，进而构成生物体的组织与器官，执行不同的生物学功能，为生命向更高层次的发展与进化奠定基础。发生分化的细胞类型千差万别，但究其本质是基因差异性表达的结果，从而造成形态结构、生理功能及生物学行为方面的不同。

在成体和胚胎干细胞及细胞生物学研究方面，细胞分化已经成为生物学家共同关注的研究焦点之一。

## 一、细胞分化的概念

细胞分化（cell differentiation）指的是在多细胞生物的个体发育中，来自同一受精卵的同源细胞，在不同的时间和空间条件下产生稳定性差异的过程。细胞分化是多细胞生物胚胎发育过程中的核心事件，它可使细胞由非特化性或特化性程度较低（less specialized）的状态向特化性程度较高（specialized）的状态转变，成为具有不同表型和功能的细胞，进而组成结构和功能不同的组织、器官及系统，使机体能执行各种各样的生物学功能。细胞分化包括时间和空间两个方面的变化过程，时间上的分化指不同发育时间内细胞之间的差别，空间上的分化指处于不同空间位置的同一种细胞的子细胞之间出现的差异。细胞分化是一种持久性的变化，存在于机体的整个生命过程中，它不仅发生在胚胎发育的过程中，而且在机体的组织修复及正常细胞的更新换代中也在不断进行，如多能造血干细胞分化为不同血细胞的细胞分化过程。但胚胎期是细胞分化最典型和最重要的时期。细胞分化改变着细胞的大小、形态、膜电位、代谢活性及对内外环境刺激的反应，而细胞发生这些变化的本质很大程度上是基因高度选择性表达的结果。一般情况下，细胞分化过程中几乎不会发生 DNA 序列的改变，因此，不同种类的细胞虽然含有相同的基因组，却具有不同的形态结构和生物学功能。

从分子水平看，细胞分化意味着不同类型的细胞内开始合成不同的特异性蛋白质，如晶体细胞合成晶体蛋白，红细胞合成血红蛋白，肌细胞合成肌动蛋白和肌球蛋白等。应该强调的是，分化细胞中出现的各种特异性蛋白质及其所组成的细胞结构是与该细胞将要执行的生物学功能相一致的。而特异性蛋白质的合成是通过细胞内一定基因在一定时期的选择性表达实现的。每一种细胞仅使用基因组中的一小部分遗传信息。基因选择性激活、转录和翻译过程中的任何微小错误都有可能导致细胞分化的异常甚至癌变。

## 二、细胞决定与细胞分化

细胞的命运是指在未来机体的正常发育过程中，细胞最终将会变成什么类型的细胞。细胞的发育潜能描述了细胞可发育为不同种类细胞的能力。受精卵及其卵裂早期的细胞或胚胎干细胞都表现出全能性，即可以发育为一个完整的个体。随着发育过程的进行，细胞的发育潜能逐渐降低直至细胞的命运被决定。

个体发育过程中，细胞在发生可识别的分化特征之前就已经确定了未来发育方向，并向既定的方向分化，细胞这种预先做出的发育选择称为细胞决定（cell determination）。通过仔细地观察或借助示踪染料及其他的细胞标记技术，胚胎中的既定细胞在未来发育过程中的命运可以被预先确定。例如，细胞的命运可以是死亡，也可以发育为神经元，或形成机体器官（如足）的一部分，或产生子代细胞分布于全身各处。从这个意义上来讲，细胞决定就是在对细胞的内在特征一无所知的情况下，预先知道细胞的未来发育方向。一方面，例如，决定变成神经元的细胞在某种程度上已经发生了特化，这种特化可以保证该细胞在未来能发展为神经元而不受周围环境的干扰，像这样的细胞被称为命运被决定的细胞。另一方面，有的细胞在生物化学方面与有不同命运的细胞相同，而这些细胞之间唯一的差别在于位置（空间）的不同，这种位置上的差异可以使这

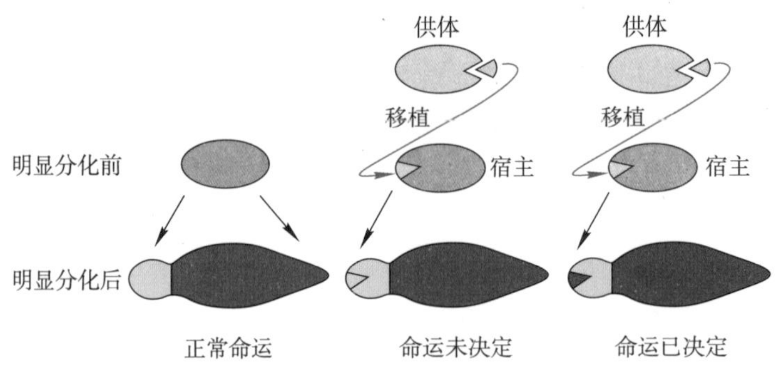


图14-2 细胞决定实验模式图

些细胞在未来受到的影响不同，从而向不同的方向发展。

细胞决定现象的存在可以通过胚胎移植实验来进行验证（图14-2）。例如，在两栖类动物胚胎发育过程中，如果在原肠胚早期将预定发育为表皮的细胞（供体）移植到另一个胚胎（受体或宿主）中预定发育为脑的区域，那么预定发育为表皮的细胞（供体）将发育为脑组织；而如果将原肠胚晚期预定发育为表皮的细胞移植至一个胚胎（受体或宿主）中预定发育为脑的区域，则此供体细胞仍将遵循原来特定的发育方向分化为表皮细胞。此实验的主要结论之一为，细胞在表现出明显的分化特征之前的很长一段时间，其未来的发育命运已经被决定。

处于完全发生细胞决定和未发生细胞决定之间的细胞存在向多种细胞发育的可能性，例如，存在这样一类细胞，其自身正常的发育方向已经发生了某种程度的特化，这种特化能使这类细胞更易于向既定的方向分化，但是如果将其置于足够强烈的环境中，其原有的分化方向仍然能够发生改变，开始新的发育方向。一些发育生物学家将此类细胞称为定型细胞（committed cell），但未发生细胞决定。或者还有另一类细胞，例如，某个细胞已经决定其将来要发育为脑细胞，但并未决定其是分化为神经细胞还是胶质细胞。通常情况下，相同类型细胞相邻可以互相作用、互相支持来保持其已特化的细胞特征，以便能够向既定的发育方向分化，但是如果这样的细胞与它们同类型的细胞分开，则会改变其原来的分化方向。

细胞决定先于细胞分化，并使细胞的分化潜能逐渐受到限制，细胞决定之后，细胞分化的方向一般情况下不会发生改变，而细胞分化是细胞决定稳定发展的结果。细胞决定是细胞对未来的发育方向预先做出的选择，具有高度的稳定性和可遗传性；而细胞分化是细胞在形态结构及生物学功能方面发生稳定性差异的过程，是细胞决定的结果。细胞决定和细胞分化两者均贯穿于多细胞生物个体的整个生命过程当中。

目前关于细胞决定的确切分子机制尚不清楚。有研究资料显示，个体发育过程中，某些情况下，细胞决定源于细胞质内决定物（决定子）的不对称分裂（asymmetric segregation of cellular determinant）；然而，大多数情况下，细胞决定是细胞之间诱导信号（inductive signal between cells）相互作用的结果。

1. 细胞质内决定物（决定子）的不对称分裂　是以细胞在分裂前细胞质内分子（通常指蛋白质分子或mRNAs）呈不对称分布为基础的。在细胞分裂过程中，一个子细胞会获得大部分或所有的细胞质内物质，而另一个子细胞则会获得较少或不能获得这些分子。这将会导致产生两个不同的子细胞，这两个子细胞会因为基因表达的差异呈现不同的发育方向（图14-3）。此现象常见于秀丽隐杆线虫（*Caenorhabditis elegans*）和果蝇（*Drosophila*）的胚胎发育中。

2. 细胞之间诱导信号的相互作用　尽管细胞内决定物（决定子）的不对称分裂导致产生不同子细胞的情况很多，但是我们发现细胞彼此之间产生差异常常是受到来自其他群体的细胞或

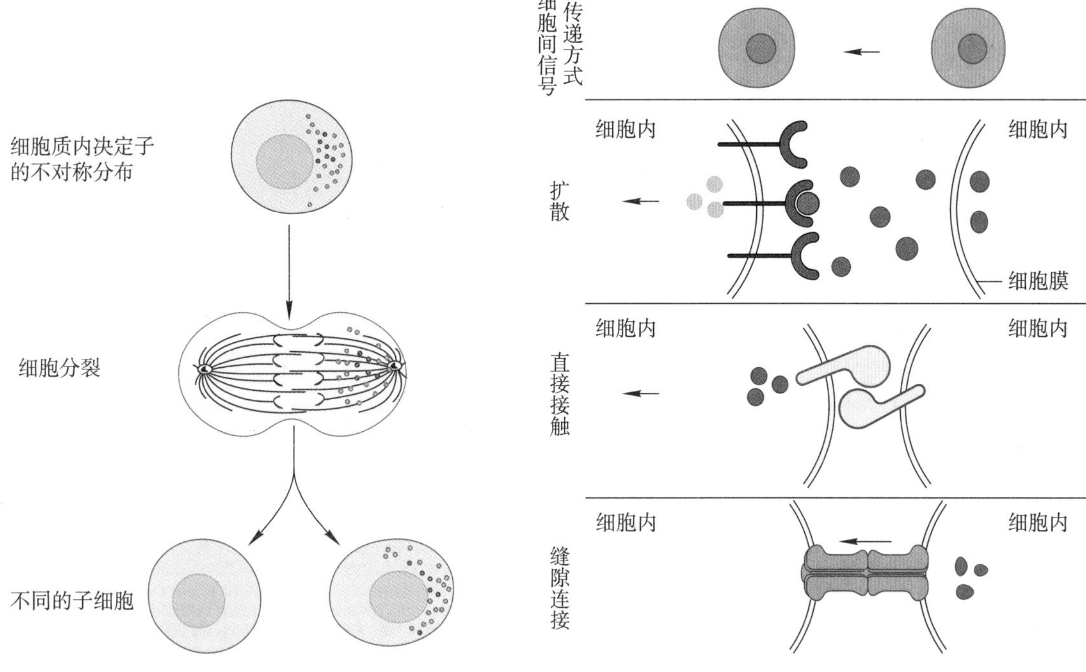


图 14-3　细胞质内决定子的不对称分裂

图 14-4　细胞之间传递信号的方式

外部环境的信号刺激所致。个体发育过程中有许多例子为一个细胞群发出的诱导性信号可影响另一群细胞的发育方向。这些细胞之间传递信号的方式通常有 3 种（图 14-4）。① 信号的扩散（diffusion）：可扩散的信号分子到达细胞外间隙，作用于目标细胞表面的受体，通过第二信使分子将信号传递至目标细胞内，这种方式可以远距离传递信号分子。目前有证据表明，这种信号分子事实上也可通过主动运输的方式在细胞内或细胞间传递，细胞突起可能参与细胞间远距离的信号传导。② 直接接触（direct contact）：细胞之间通过彼此跨膜蛋白的直接接触，产生诱导性信号。③ 缝隙连接（gap junction）：诱导性的信号分子可通过细胞间的缝隙连接在细胞间传递信号。

但目前尚不清楚细胞决定的分子本质及细胞决定与细胞分化之间的确切关系，例如，细胞决定是如何来进行选择性基因表达的，全能细胞什么时候获得决定的命令，其分子本质是什么。在进行细胞分化机制研究时，细胞决定是一个重要的环节。

## 三、细胞分裂与细胞分化

细胞分裂与细胞分化皆是多细胞生物个体发育过程中的重要生物学事件，两者关系密切，在机体的整个生命过程中常常伴随但不完全平行。有的细胞在分化之前需经过多次分裂，而来自同一个细胞群的细胞在分裂之前可以处于不同的分化阶段。细胞分裂是细胞分化的基础，但细胞分化并不是必须与细胞分裂相伴的，细胞分化可以独立于细胞分裂。例如，用秋水仙碱或细胞松弛素 B 作用于非洲爪蟾（*Xenopus*）的囊胚细胞（blastula cell），阻断其有丝分裂，非洲爪蟾囊胚细胞仍可分化为肌细胞。一般来说，细胞分裂旺盛时细胞分化变缓，分化程度较高时分裂速度减慢。终末分化的细胞，如哺乳动物的表皮角化层细胞，分裂速度明显减慢；高度分化的细胞，如神经细胞和心肌细胞，则很少分裂或完全丧失分裂能力。

## 四、细胞分化潜能

受精卵能够分化出各种细胞、组织，形成一个完整的个体，所以受精卵的分化潜能称为全能性。随着分化发育进程的推进，细胞逐渐丧失其分化潜能。从全能性到多能性，再到单能性，最后失去分化潜能成为成熟定型的细胞。

### （一）细胞的全能性

细胞的全能性（cell totipotency）是指单个细胞在一定条件下所表现出的分化为各种类型细胞或发育成为完整个体的能力，具有这种能力的细胞称为全能细胞（totipotent cell）。在哺乳动物中，受精卵和卵裂早期的细胞属于全能细胞，任何一个有性繁殖的生物体都可以追溯到一个受精卵。在不同的生物中，细胞的全能性表现不同。细胞的全能性在植物和低等动物中较常见，如某些植物的单个体细胞，经体外培养后，可分裂成许多细胞，生长成一个完整的植株，从而可利用细胞的全能性进行无性繁殖。

一个全能细胞，应该具有表达其基因组中任何一种基因的能力，即能分化为该种生物体内任何一种类型的细胞。理论上，每个配备了完整基因组的细胞，包括体细胞和生殖细胞，都应该是全能性的。但实际不然，其原因并不在细胞核而在细胞质。大量的细胞核移植实验证实，分化细胞的细胞核仍保留完整的基因组。我国发育生物学家童第周 1978 年成功地将黑斑蛙成熟的细胞核移入去核的受精卵细胞内，培育出了蝌蚪；1996 年，世界上第一只克隆羊多莉（Dolly）的诞生，都证明了分化细胞具有完整的基因组。

人文视角 14-1
童第周——中国克隆之父

### （二）胚胎细胞的分化潜能

哺乳动物的早期胚胎发育过程主要包括卵裂（cleavage）、胚泡（blastocyst）形成和宫内植入（implantation）三个阶段。随着胚胎发育过程的不断进行，卵裂球细胞数目越来越多，细胞之间的差异也越来越大。从原肠胚细胞排列形成外胚层（ectoderm）、中胚层（mesoderm）和内胚层（endoderm）后，各胚层的细胞在分化潜能上逐渐受到一定的限制。例如，外胚层发育为神经、表皮等，中胚层发育为肌、骨等，内胚层发育成消化道及肺的上皮等。内、中、外三个胚层的分化潜能虽然在一定程度上被局限，但仍具有发育成多种类型细胞的能力，这时的细胞称为多能细胞（pluripotent cell）。经过器官发生，各种组织、细胞的发育命运最终被决定，出现形态上特化、功能上专一的单能细胞（unipotent cell）。胚胎发育过程中细胞逐渐从全能局限为多能，最后成为稳定型单能（unipotency）细胞的趋向，是细胞分化的普遍规律。因此，在胚胎发育过程中，细胞分化可以被视为分化潜能不断受到限制的过程。

### （三）体细胞的分化潜能

体细胞是相对于生殖细胞而言的，它含有全部的遗传信息，其遗传信息不会像生殖细胞一样遗传给下一代。人类体细胞是二倍体，含有全套的遗传信息（成熟的红细胞除外），从理论上讲，都应该是全能性的，但是终末分化的体细胞在一定条件下仅表现出细胞核的全能性。1962 年，英国的 J. B. Gurdon 成功地将非洲爪蟾的肠上皮细胞核移入去核的爪蟾卵细胞中，发育得到了蝌蚪。他首次证实了已分化细胞的基因组可通过核移植技术将其重新转化为具有多能性的细胞，同时也表明分化成熟的体细胞核完整地保存着全部的遗传信息，而卵细胞质则可能对细胞的决定和分化起着关键性的作用。1996 年，英国爱丁堡大学罗斯林（Roslin）研究所的科学家 S. I. Wilmut 等利用体细胞克隆技术将取自羊乳腺细胞的细胞核植入另一羊去核的卵细胞中，培育出了世界上第一只克隆动物——多莉羊，这是世界上第一只用已经分化的成熟的体细胞（乳腺细胞）克隆出的羊。上述实验均表明，体细胞的细胞核仍保留正常个体的全部遗传信息，一定条件下具有发育为正常个体的潜能。

## 五、细胞分化特点

### （一）细胞分化的普遍性

细胞分化是普遍存在于自然界的生物现象，无论在植物、动物还是微生物体内都是存在的；而且细胞分化是多细胞生物个体发育的核心事件和基础。如果在多细胞生物体个体发育过程中，仅有细胞增殖而没有细胞分化，那就不可能形成具有特定形态、结构和功能的组织和器官，生物体也就不可能正常发育，也不会有形态各异、五彩缤纷的生物界。

### （二）细胞分化的持久性

细胞分化是一种渐进性的、长期变化的过程（持久性），此种生物学行为贯穿于多细胞生物个体的整个生命进程中，其中胚胎期是细胞分化最典型和最重要的时期。如果没有细胞分化，胚胎将不能发育。个体出生以后，伴随着个体的成长，机体内的各种组织细胞也必然发生细胞分化，例如，儿童个子长高必须伴随长骨骨骺端细胞的增殖和分化，第二性征的出现必须伴随乳腺上皮细胞的增殖和分化等。另外，发育成熟的成年人机体内的一些组织器官（如血液、皮肤等）在不断地进行着组织的更新，也需要细胞分化；机体在受到创伤或发生疾病（如炎症等）情况下的组织修复，同样离不开细胞分化。

### （三）细胞分化的稳定性和相对不可逆性

细胞分化的稳定性是指正常情况下，经过细胞分化形成的某种特化的、稳定类型的细胞（形态结构和功能上保持稳定的细胞），一般情况下不可能逆转至未分化状态或者变成其他类型的分化细胞（不可逆性），而且细胞的这种分化状态会在许多代子细胞中延续。例如，神经细胞会在机体的整个生命过程中都保持其特定的分化状态；离体培养的上皮细胞尽管可以分裂增殖，但其子代细胞会持续保持上皮细胞的特点，不会转变成其他类型的细胞，如成纤维细胞或肌细胞。细胞分化的稳定性使构成生物体的已分化细胞在形态结构和生物学功能上保持稳定，是生物体进行各种生命活动的基础。细胞分化的稳定性不是绝对的，而是相对的（相对不可逆性）。某些特殊情况下，已经分化的细胞仍有可能重新获得分化潜能，分化为其他类型的细胞。例如，植物组织培养技术中可利用高度分化的植物细胞形成一个完整的植物个体，表明高度分化的细胞在某些特殊的情况下，可以发生逆转，重新获得分化潜能。另外，正常情况下，胚胎期的细胞会在个体出生前按时间顺序关闭某些基因的表达，但在特殊情况下某些成体细胞可恢复这些基因的表达，如肝细胞和胰腺细胞有时可表达甲胎蛋白，这与肿瘤的发生有关。

### （四）细胞分化的时空性

在多细胞生物个体发育的过程中，同源细胞一旦进入分化，因其所有细胞所处的空间位置不同，周围环境也不尽相同，因此会发生形态结构和生物学功能方面的差异，逐渐形成不同类型的细胞，这种现象称为细胞分化的时空性。多细胞生物既有时间上的分化，又有空间上的分化。一个细胞因处于不同的发育阶段可以有不同的形态结构和生物学功能，这称为细胞分化的时间性。多细胞生物个体的细胞因其所处的空间位置不同，为了更好地适应所处的环境，会出现形态结构和生物学功能的不同，这称为细胞分化的空间性。

多细胞生物的个体发育中，随着细胞数目的不断增加，细胞间的差异越来越大，同一个体的细胞因其所处的空间位置不同表现出不同的形态结构和生物学功能，如位于头与尾、背与腹、内与外等不同空间的细胞会分化为不同类型的细胞。细胞分化的时空差异造就了高等生物细胞的多样化，同时为机体形成功能各异的多种组织、器官及系统奠定了基础，使机体能更好地适应不断变化的外界环境。

### （五）细胞分化的可塑性

正常情况下，细胞分化是稳定的、不可逆的。但是在特定的条件下，已经发生分化的细胞可以重新获得分化潜能进入未分化或低分化状态，或转分化为另一种类型的细胞，这种生物学现象称为细胞分化的可塑性（plasticity）。

1. 去分化　在高等生物中，细胞的分化一旦确立，其分化状态将非常稳定，一般不会再逆转至未分化或低分化状态。但是在某些特殊条件下，已分化的细胞可失去已获得的特有的形态结构和功能，重新获得未分化细胞的特征，或者从一种分化程度较高的状态转变为一种分化程度较低的状态，这一过程称为去分化（dedifferentiation）。如特殊条件下皮肤创面修复过程中表皮细胞可以发生去分化，以促进创面的修复。细胞发生去分化可能是在某些特殊因素的作用下，处于休眠状态的遗传程序被重新激活的结果，其确切的发生机制有待进一步深入探讨。有研究认为，转录因子 MSX1（muscle segment homeobox）的异位表达可以诱导哺乳动物骨骼肌肌管的去分化，形成可分裂的单核肌前体细胞，重要的是这些细胞可产生脂肪细胞、软骨细胞和成骨细胞。对细胞分化机制的深入研究将有助于寻找细胞去分化的方法，从而获得能分化为多种细胞的未分化细胞。

2. 转分化　某些条件下，一种类型的分化细胞可以转变为另一种类型的分化细胞，此过程称为转分化（trans-differentiation）。例如，人皮肤基底细胞在缺乏维生素 A 的环境下，可转化为角化细胞；切除蝾螈的肢体，已分化的软骨细胞会溶去基质，分化为间质细胞和神经鞘细胞，最后形成完整的新肢。自然界转分化的发生通常需要两个过程：已分化的细胞首先发生去分化；然后，细胞内控制发育分化的程序被启动，允许细胞重新分化为另一种类型的细胞。

3. 细胞重编程　分化的细胞在特定的条件下被逆转后恢复到全能性状态，或者形成胚胎干细胞系，或者进一步发育成一个新个体的过程，称为细胞重编程（cellular reprogramming）。2012 年诺贝尔生理学或医学奖，颁给了细胞重编程领域的两位科学家：英国剑桥大学格登研究所的 J. B. Gurdon 和日本京都大学再生医学研究所的 S. Yamanaka。Gurdon 通过核移植实验最先证明了已分化的体细胞仍然具有重编程为多能干细胞并且进一步发育为完整个体的潜力，同时卵母细胞中存在重编程因子；Yamanaka 则创立了诱导多能干细胞系统，他借助反转录病毒将 4 种与维持胚胎干细胞全能性相关的基因（*Oct3/4*、*Sox2*、*c-Myc*、*Klf4*）导入小鼠的皮肤成纤维细胞中，使成纤维细胞获得类似胚胎干细胞的多能性，建立了更加简单、有效的将体细胞诱导为多能干细胞的方法。一般通过这种方法获得的多能细胞称为诱导性多能干细胞（induced pluripotent stem cell，iPSC）。细胞重编程所获得的多能干细胞具有巨大的分化潜力，因此细胞重编程领域的研究将为人类健康及再生医学领域带来巨大的革命。

## 第二节　细胞分化调控

### 一、细胞分化的内在分子机制

人们曾经猜测，细胞分化或细胞之间的不同是由细胞在发育过程中遗传物质的选择性丢失、DNA 分子中的碱基序列重排导致的。但是后来“分化细胞的细胞核移植至去核后的卵细胞中仍能发育成一个完整的个体的事实”表明，个体发育过程中绝大多数细胞均保留了全套的遗传信息，即具有细胞核的全能性。现代分子生物学的证据表明，细胞分化的实质是基因差异表达的结果。

#### （一）细胞分化与基因的差异表达

细胞分化的主要标志是细胞内开始合成新的特异性的蛋白质分子，如胰岛细胞合成的胰岛素，角质形成细胞中的角蛋白，肌细胞中的肌球蛋白和肌动蛋白，成红细胞分化过程中的血红蛋白和碳酸酐酶等。而特异性蛋白质合成的实质则在于基因的选择性表达。分化细胞中出现的各种新的蛋白质和细胞结构均是细胞中原有基因正常的、严格有序的选择性表达的结果。在个体发育中，基因按照一定程序，有选择地相继活化表达，这一现象称为基因的差异表达（gene differential expression）。细胞内存在一整套严格而精密的调控机制，可以确保差异表达准确无误。尽管机体的绝大多数细胞都含有整套遗传信息，但在个体发育过程中，每一种类型的细胞只使用其中一小部分基因的遗传信息。分化细胞所表达的基因大致可以分为两类：管家基因（house keeping gene）和奢侈基因（luxury gene）。

管家基因是维护细胞基本生命活动不可缺少的基因，在所有细胞中均有表达，仅指导维持细胞生存所必需的最基本的蛋白质的生成，如染色质的组蛋白、膜蛋白、核糖体蛋白、细胞周期蛋白和多种酶蛋白等。它们并不参与细胞分化方向的确定，对细胞分化只起协助作用。另一类基因为奢侈基因，它们指导生成分化细胞中各种特异性的蛋白质，这些蛋白质通常与分化细胞的特殊性状密切相关，但并不是细胞基本生命活动所必需的。研究证明，细胞分化主要是奢侈基因中某种或某些特定基因选择性表达的结果，正是编码这些特异性蛋白质的基因的表达，才导致机体内的每一个细胞虽然拥有相同的遗传信息，却可以分化为不同的组织。

可见，不同类型细胞对各自基因的选择性表达，是形成其特有的形态结构及执行特定生物学功能的基础。细胞分化由基因选择性、严格有序、精确地表达所导致，是组织特异性基因在时间与空间上差异表达的必然结果。基因之所以能够进行高度精确的差异表达，与染色体和 DNA、转录和转录后、翻译和翻译后等多个水平的复杂而严格的调控过程密切相关，尤其是基因转录水平的精确调控。

#### （二）细胞质对细胞分化的影响

高等动物大多数体细胞的细胞核含有全套的遗传信息，却无法发育成一个完整的个体，只有将其细胞核移植入去核后的卵细胞中，才可以重建胚胎发育的过程，进而发育为一个完整的个体。例如，世界上第一只克隆羊多莉就是通过这种方式（将乳腺上皮细胞的细胞核移植至去核的卵细胞中）"生产"出来的。克隆羊多莉的成功不仅显示了动物细胞分化的复杂性，也说明了卵细胞的细胞质对细胞分化的重要性。供体的细胞核可以在这样的细胞质中被重新编程，使之重新获得分化的潜能。目前已经建立了动物的体细胞核移植技术，即将体细胞的细胞核通过显微注射的方法植入去核的卵细胞中，此时体细胞核会与卵细胞的细胞质发生作用，重新编程而进入全能状态。待胚胎发育至囊胚期即可从中分离出与供体细胞核基因型完全相同的胚胎干细胞。

细胞质内决定子（cytoplasmic determinant）的不对称分裂也会对细胞分化产生重要的影响。在早期胚胎中，由于细胞质中某些物质成分（细胞质内决定子）的分布具有区域性，细胞质成分呈不均质状，因此细胞分裂时会导致细胞质成分的不等分配，即子细胞获得的细胞质成分可能是不相同的（见图 14–3）。这些细胞质内决定子的不对称分裂可以调控核基因的选择性表达，使子细胞向不同的方向分化。例如，将海胆卵沿纵轴平分为两部分，受精后这两部分均可发育为两个完整的个体；但是若把海胆卵沿横轴平分为两部分，受精后这两部分都不能发育为完整的胚胎。可见，受精卵细胞质内决定子的不均一分布及卵裂时其在子细胞中的不均等分配，对胚胎的早期发育及细胞的早期分化都有决定性的作用。有实验将体外培养的爪蟾肾细胞的细胞核注入蝾螈的卵母细胞内，结果发现，某些原来在肾细胞中表达的基因关闭，而另一些基因被激活，开始表达正常肾细胞不表达的蛋白质。这种现象充分说明，蝾螈卵细胞质中的某些成分可以激活或抑制肾细胞核中基因的选择性表达。

## 二、细胞分化的外在影响因素

除了细胞核、细胞质等内在因素对细胞分化的影响外，来自细胞外的因素也可调节细胞核中特定基因的表达，从而使细胞合成特定的蛋白质，引发细胞分化状态的改变。

### （一）相邻细胞间的相互作用对细胞分化的影响

实验胚胎学中，为了研究细胞之间的相互影响，将发育中动物的细胞、组织切除、重排、移植或分离培养，获得的实验结果是出人意料的。例如，一个早期的胚胎被切成两半，仍可以产生出两个完整的个体；一小块组织被移植至一个新的位点仍可重新生成发育个体的完整结构。可见多细胞生物的分化是在细胞间的彼此影响下进行的，通常包括诱导和抑制两个方面。

1. 胚胎诱导　相邻细胞间的诱导作用在胚胎发育过程中表现得尤为突出和普遍。在胚胎发育过程中，一部分细胞对邻近的另一部分细胞的形态结构和分化方向起正向的促进作用，这种现象称为胚胎诱导（embryonic induction）。产生诱导作用的细胞或组织称为诱导者，接受诱导而分化的组织或细胞称为受体组织或细胞。

在三个胚层中，中胚层首先开始独立分化，对相邻内外胚层细胞的分化诱导作用出现得较早且较强。例如胚胎早期，外胚层的未分化细胞在中胚层脊索的诱导下经过神经板、神经管、神经褶等阶段，逐渐形成脑泡的原基，随后向羊膜腔内形成头褶，以后进一步发育为前脑、中脑和菱脑，最后整个神经系统分化发育完成。如果去除中胚层脊索的作用，神经板的发育分化会受阻。如图 14–5 所示，从一种灰色蝾螈胚体（供体）取下一块尚未迁移到内部的背唇细胞（来源于脊索，中胚层），将其移植至另一种正处于原肠胚时期的黑色蝾螈胚胎腹部（受体），后来这块移植物发育成了受体的第二条脊索，而且位于移植物腹部脊索上方的外胚层（受体）也发育成了受体的第二条神经管，受体胚胎最终发育成具有两个神经系统的个体。通过背唇移植实验直接证明了中胚层的脊索可诱导其上方的外胚层分化为神经组织。

另外，外胚层在中胚层的诱导下还可分化形成皮肤的表皮、鳞、指（趾）甲和皮肤的附属结构，如毛发、毛囊、皮脂腺及羽毛等。如果将鸡胚中部决定羽或者鳞的中胚层移植至头部眼睛的位置，则移植物可在新的位置诱导其上方的外胚层在预定的角膜区发生鳞皮。胚胎发生中，肢体由肢芽发育而成，肢芽的内部为肢芽中胚层，表面覆盖外胚层。两栖类或鸡胚的移植实验表明，如果将前肢的肢芽中胚层去除，用后肢的肢芽中胚层代替，结果在本应生长前肢的部位长出了后肢，相反的移植会在后肢的位置长出前肢。如果把正常动物的肢芽中胚层换成遗传性多指畸形的肢芽中胚层，则发生多指的肢体；反之，若把多指畸形动物的肢芽中胚层换成正常的肢芽中胚层，则会长出正常的肢体（图 14–6）。

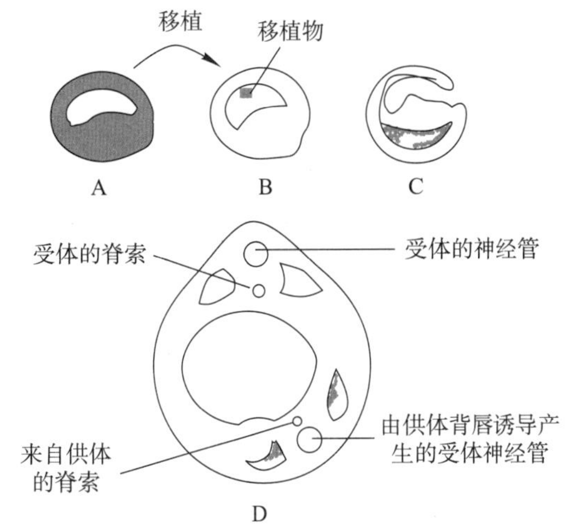


图 14–5 移植背唇到另一个原肠胚（蝾螈）示意图
A、B和C为移植背唇细胞到另一个原肠胚；D为移植背唇后受体蝾螈胚胎的自体分化与诱导

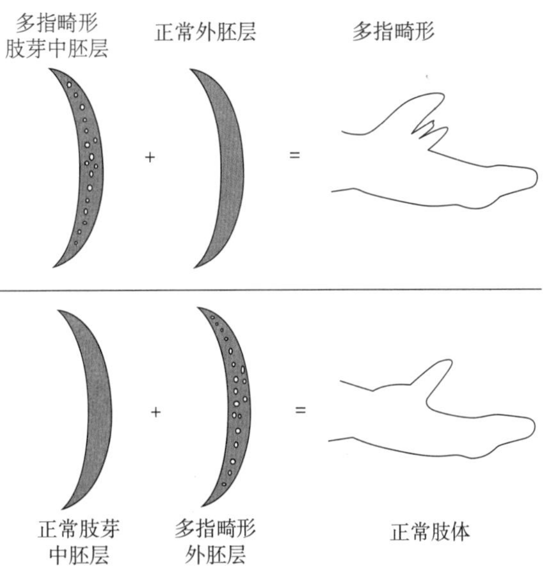


图 14–6 肢芽中胚层决定肢体形态的鸡胚实验

内胚层细胞是分化为特定器官的原基，也需要中胚层的诱导作用。例如，中胚层可诱导内胚层细胞生成胰腺腺泡细胞的前体，最后在胚胎间充质细胞的作用下分化为具有分泌消化酶功能的胰腺。

胚胎诱导作用是有层次的。在诱导作用下，首先形成的结构可以作为诱导物去诱导下一个结构的产生，这种现象称为胚胎的多级诱导。例如，中胚层脊索首先诱导外胚层细胞向神经系统方向分化，导致神经板的产生，这为初级诱导；神经板形成神经管，神经管的前端发育成前脑，前脑两侧形成视杯，视杯可诱导其表面的外胚层分化形成眼的晶状体，这为次级诱导；晶状体又可进一步诱导其表面的外胚层形成角膜，这是三级诱导（图 14–7）。

目前的研究表明，胚胎诱导现象发生的分子基础是组织释放的各种旁分泌因子（表 14–1）：成纤维细胞生长因子（fibroblast growth factor，FGF），Hedgehog 家族蛋白，Wnt 家族蛋白，TGF–β 超家族。这些旁分泌因子可以在诱导组织（受体组织）周围形成浓度梯度，通过与受体组织细胞表面的受体相结合，将信号传递至细胞内，调控受体细胞内的基因表达，从而对其实行诱导作用，使其向特定的方向发育分化。

2. 细胞间的抑制作用　细胞之间除了存在诱导作用之外，还有抑制作用（inhibition）。已分化的细胞可以产生抑制邻近细胞朝相同方向分化的物质，以避免器官的重复发生或过度发育，这种现象称为细胞间的侧向抑制（lateral inhibition）。例如，若将发育中的蛙胚置于含有成体蛙心碎片的培养液中，蛙胚不能发育出正常的心脏；同样，发育中的蛙胚如果在含有成体蛙脑碎片的培养液中培养，也不能发育出正常的脑。侧向抑制的发生基础为细胞间的直接接触，Notch

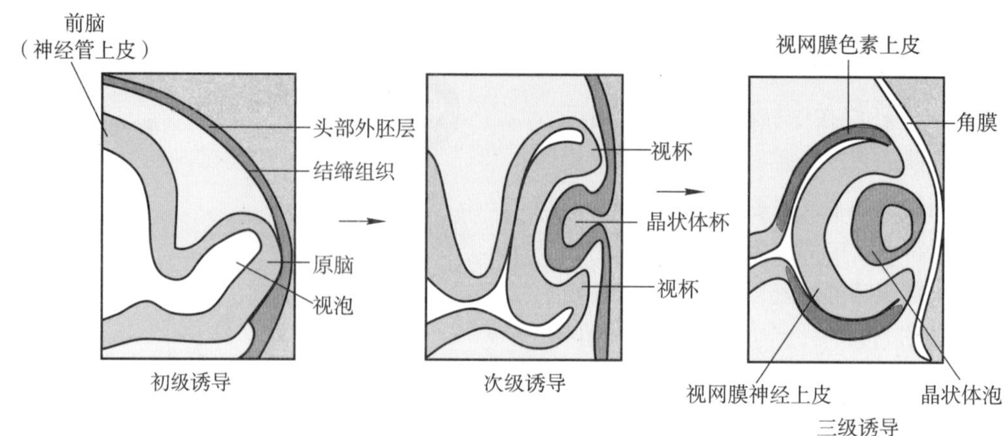


图 14-7 眼球发育过程中胚胎的多级诱导

**表 14-1 动物发育过程中胚胎诱导常用的蛋白质信号分子**

| 信号转导通路 | 配体家族 | 受体家族 | 细胞外抑制因子或调节因子 |
|---|---|---|---|
| 受体酪氨酸激酶（RTK） | EGF | EGF 受体 | Argos |
| | FGF（Branchless） | FGF 受体（Branchless） | |
| | Ephrin | Eph 受体 | |
| TGF-β 超家族 | TGF-β | TGF-β 受体 | Chordin（Sog），noggin |
| | BMP（Dpp） | BMP 受体 | |
| | Nodal | | |
| Wnt 家族蛋白 | Wnt（Wingless） | Frizzled | Dickkopf，Cerberus |
| Hedgehog 家族蛋白 | Hedgehog | Patched，Smoothened | |
| Notch | Delta | Notch | Fringe |

信号通路可介导细胞间的侧向抑制。如图 14-8 所示，A 图中通过两个细胞间的相互作用阐明 Notch 介导的竞争性侧向抑制的基本机制；B 图表示在一群细胞中侧向抑制作用的结果，最初细胞群中的所有细胞都是一样的，都表达跨膜的受体 Notch 和配体 Delta，每个细胞都具有特化的倾向性，而且发出抑制性的信号试图抑制邻近细胞向同样的方向分化，这就造成了细胞之间的竞争性抑制作用。在此过程中，某个细胞一旦在竞争中获得优势，就会把这种优势放大，使其具有更强的特化倾向性，与此同时，它对周围细胞的抑制作用也变得更加强烈；反之，位于优势细胞周围的细胞则失去了向同样方向分化的能力，同时也丧失了对其周围细胞的抑制作用。

### （二）位置信息对细胞分化的影响

在多细胞生物的个体发育过程中，某些细胞在向特定的方向分化以前，它们在机体中的空间分布就已经被决定。换言之，这些细胞开启并保留了特定基因的表达，这些基因的表达被认为是其在机体内空间位置的标志。细胞具有的这种位置特异性称为细胞的位置信息（position value），在胚胎发育过程中会对细胞的生物学行为产生重要的影响。

鸡的下肢和翅膀的发育为我们提供了一个典型的例子。发育完成的鸡的下肢和翅膀均由肌肉、骨及皮肤等组织构成，而且它们所含的组织的分化程度几乎相同。下肢和翅膀之间的差别不在于其所含的组织类型不一样，而是组织所在空间位置的排布方式不同。

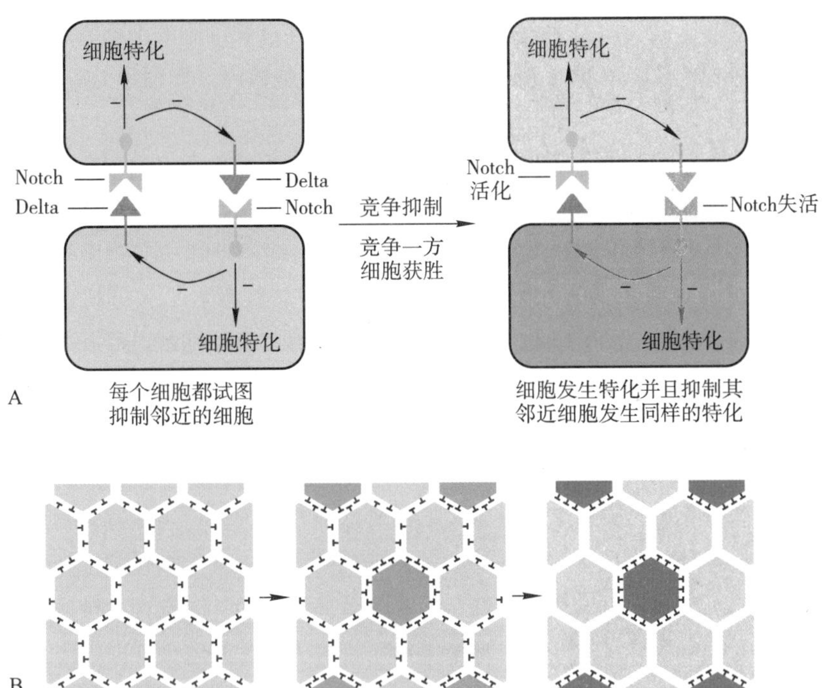


图 14-8 细胞间的侧向抑制
A. 通过两个细胞间相互作用阐明Notch介导的竞争性侧向抑制的基本机制，符号"–"表示抑制作用；B. 在一群细胞中侧向抑制作用的结果

在鸡胚中，鸡的下肢和翅膀几乎是同时以胚芽的形式从机体两侧生发，最初这两对肢芽外形相似，且均处于未分化状态。但是一个简单的实验显示，这种外形上的相似极具欺骗性，在下肢胚芽的原基处取一小块未发生分化的组织（正常情况下会发育为大腿的部分），将其移植至翅芽的顶端。令人惊讶的是，移植物最终并没有形成翅尖，也没有形成大腿的错位组织，而是形成了一个趾。这个实验表明，早期的肢芽细胞已经决定了以后会发育为下肢，但还没有决定形成下肢的哪一部分。它们如果被移植入翅芽的部位，仍能对翅芽发出的信号做出反应，以致最后形成与下肢肢端相对应的结构——趾，而不是下肢的根部。对于鸡的下肢和翅膀发育来说，控制肢体（下肢和翅）组成部分发育的信号系统显然是相同的，而下肢和翅膀发育方向的不同主要在于处于这两种肢体发育初始阶段细胞的内部状态是不相同的。

在胚胎发育过程中，发育为脊椎动物前肢和后肢的细胞所携带的位置信息不同，导致这种位置信息不同的主要原因在于这两种细胞内存在差异性的基因表达，而这些基因可以编码特定的基因调控蛋白，这些调控蛋白可以使发育为前肢和后肢的肢芽细胞生物学行为不同。

### （三）激素对细胞分化的影响

胚胎发育早期，相邻细胞间的相互作用对细胞分化的调节是一种短距离的作用方式。随着机体的发育，细胞数目增加，机体体积增大，结构也变得越来越复杂，出现了远距离的调节方式——激素。激素是某些细胞分泌的多种信息分子的总称，通过血液或淋巴液的运输，到达远距离的靶细胞，再经过一系列的信号转导作用，对靶细胞的分化状态和功能进行调节。

根据化学性质，激素可分为两类：多肽类激素和类固醇激素。这两类激素分别以不同的方式作用于不同的靶细胞。多肽类激素包括促甲状腺素、肾上腺素、生长激素和胰岛素等。此类激素可溶于水，分子较大，不能直接穿过细胞膜，一般作为第一信使与靶细胞膜上的特异性受体结合，形成复合物激活细胞膜上的腺苷酸环化酶，使 ATP 变为 cAMP。cAMP 作为第二信使激活细胞内的蛋白质磷酸化激酶系统，调节细胞核内基因的转录，产生生物效应。类固醇激素包括肾上腺皮质激素和性激素等，此类激素为脂溶性，分子小，可穿过靶细胞的细胞膜进入细胞内，与细胞质内的特异性受体结合形成激素－受体复合物，进入细胞核内，作用于 DNA 的调控位点，调节特异性基因的转录。

激素影响细胞分化与发育的例子很多，例如，未成熟小鸡的输卵管内覆盖着未分化的单层上皮，如果给小鸡注射雌激素，未分化的单层上皮会迅速分化，第 4 天即可分化出可以分泌卵清蛋白的腺体细胞，第 10 天即可分化出杯状细胞和纤毛细胞。两栖动物的变态反应的发生就是激素影响细胞分化的结果。如果在蝌蚪的体内加入外源性的甲状腺激素 $T_3$，可观察到蝌蚪迅速出现早熟及变态，发育成小青蛙。哺乳动物和人类的乳腺的发育自胚胎期就已经开始，但是直到青春期才在雌激素的作用下迅速发育。

#### （四）环境因素对细胞分化的影响

环境因素对细胞分化的影响越来越受到人们的关注。目前人们已经知道，物理、化学及生物因素都可对胚胎的发育和分化产生重要影响。例如，爬行动物中某种蜥蜴的性别受环境温度的影响，温度较低（24℃）的条件下发育为雌性，而温度较高（32℃）时发育为雄性；对于人类，高温可引起胎儿神经系统发育异常，妊娠时感染风疹病毒可引起胎儿先天性白内障及心脏畸形。

关于环境因素对生物发育和分化的影响及作用机制的研究颇多，希冀该领域的研究能为人类的出生缺陷和发育畸形提供有效的预防手段。

## 第三节　细胞分化与疾病

细胞分化是多细胞生物个体发育的基础和核心。如果细胞分化过程的某个环节出现障碍或异常，将会给机体造成严重的后果，如肿瘤的发生、胎儿发育畸形等。但细胞分化过程的可塑性，即细胞分化状态的转变，也为这些疾病的治疗带来希望。这里以肿瘤和再生为例，简述细胞分化与疾病的关系。

### 一、细胞分化与肿瘤

从发育生物学的角度看，多细胞生物实质上是胚胎细胞通过严格有序的细胞分化过程发育成具有特定形态结构和生物学功能的细胞，进而组成生物体的各种组织和器官而形成的。多数情况下，终末分化的细胞不再具有增殖能力，而肿瘤细胞在不同程度上缺乏成熟的形态和完整的功能，丧失了终末分化细胞的特征，且往往对正常的分化调控机制缺乏反应。因此有观点认为，肿瘤是细胞分化和胚胎发育过程中的一种异常表现，这一观点对于理解肿瘤细胞的本质特征有重要的意义。

#### （一）异常分化与肿瘤细胞

分化异常是肿瘤细胞的一个重要生物学特征。与正常体细胞相比，肿瘤细胞除了具有其来源细胞的部分特征外，主要表现出低分化和高增殖的特征。恶性程度高的肿瘤细胞呈现增殖迅速的特征，肿瘤细胞核大，核形态不规则，核仁数目多，核膜和核仁轮廓清楚。电镜下，肿瘤细胞超微结构可见细胞质呈低分化状态，含有大量的游离核糖体和部分多聚核糖体，内膜系统尤其是高尔基复合体不发达，微丝排列不规律，细胞表面的微绒毛增多、变细，细胞间连接减少。肿瘤细胞还具有另外一个重要的生物学特征，即丧失接触抑制或密度依赖性抑制（density-dependent inhibition）。一般情况下，大部分正常细胞在体外培养条件下生长时，需要黏附于固定的表面，当细胞增殖达到一定密度，汇合成单层后即停止分裂增殖，这种现象被称为接触抑制或密度依赖性抑制。而肿瘤细胞缺乏这种接触抑制或密度依赖性抑制的能力，其生长不需要依附于固定表面，不受密度限制，可持续分裂增殖，形成多层堆积甚至出现细胞灶。在体内，肿瘤细胞除了增殖失控外，还可浸润其他正常组织，进入血管和淋巴管，转移到身体的其他部位形成肿瘤转移灶，再继续侵袭和破坏周围的组织，最终导致患者死亡。肿瘤细胞的这些特征与胚胎细胞极其相似。正常情况下，人类正常细胞在体外培养传代不能超过 50 代，而恶性程度高的肿瘤细胞却可以无限传代，成为"永生性"（immortality）的细胞系，即可以在体外培养条件下无限传代而不死亡。

分化程度低的肿瘤细胞缺乏正常分化细胞的功能，例如，胰岛细胞瘤不能合成胰岛素，结肠肿瘤不能合成黏蛋白，肝癌细胞不能合成血浆蛋白等。肿瘤细胞分化特征的消失和功能缺陷并不表示其分化能力的永久丧失，更不是去分化现象，而是分化异常（disdifferentiation）。临床上，通常使用肿瘤的分化程度来衡量肿瘤恶性程度的高低。肿瘤的分化程度是指肿瘤细胞接近于正常细胞的程度。一般认为，肿瘤细胞的分化程度越低，肿瘤的恶性程度越高；反之，肿瘤细胞的分化程度越高，肿瘤的恶性程度就越低。分化程度高的肿瘤一般生长较慢，而且在治疗后不易复发。但是，对于不同的肿瘤，肿瘤细胞的分化程度和肿瘤的治疗并不一定都有直接的关系。从治疗的角度来看，某些分化程度低的肿瘤细胞对于化学治疗（化疗）和放射治疗（放疗）更敏感，换言之，这些分化程度越低的肿瘤越容易通过化疗、放疗来治疗。因此，并非高分化肿瘤的预后都好于低分化肿瘤。对于不同的肿瘤，细胞分化程度的意义不同。肿瘤细胞的分化程度是肿瘤诊断和治疗中一项重要的参考指标，但治疗的效果则需要结合肿瘤的种类、分期及治疗方法进行综合判断。

#### （二）诱导分化与肿瘤治疗

肿瘤细胞最显著的生物学特性为无限制增殖和不良分化。通常认为肿瘤的发生与细胞的异常分化相关，因此，肿瘤细胞有可能被诱导分化，使之向正常方向转变。近年来，诱导分化治疗肿瘤的研究非常活跃，有的已经应用于临床并取得了一定效果，可以说肿瘤诱导分化治疗为肿瘤的治疗开辟了新的途径。

肿瘤细胞的诱导分化（inductive differentiation of tumor cells）是指在诱导分化剂的作用下，去分化或低分化的肿瘤细胞可被诱导而重新向正常细胞的方向分化，表现为细胞的形态、生长方式、生长速度、基因表达等生物学行为向正常细胞靠近，甚至完全转变为正常细胞。采用诱导分化的方法对肿瘤的治疗称为诱导分化治疗，其基本特点是不直接杀伤肿瘤细胞而是诱导肿瘤细胞向高分化方向转变。20 世纪 70 年代，B. Pierce 首先发现了肿瘤细胞的诱导分化现象，即恶性肿瘤细胞在某些物质的作用下可以改变其生物学特性，使恶性增殖得到控制。他发现小鼠睾丸畸胎瘤细胞可自发地分化成良性或正常细胞。基于这一发现，有人用微量注射法将小鼠睾丸畸胎瘤细胞注入小鼠的囊胚，经培养后移植入假孕的雌性小鼠子宫内，结果生出了正常的小鼠，可见畸胎瘤细胞移植至适宜环境下可被诱导正常分化。20 世纪 80 年代，研究发现维生素 A 衍生物具有诱导分化作用，并证明维 A 酸能使人急性早幼粒细胞白血病（acute promyelocytic leukemia，APL）细胞成熟分化，之后利用原代细胞培养再次证明维 A 酸对人 APL 具有诱导分化作用，并在两例

临床聚焦 14-1
急性早幼粒细胞白血病与肿瘤的诱导分化

患者中观察到疗效。Flynn 首先使用 13- 顺维 A 酸治疗 APL 取得成功，随后中国学者应用全反式维 A 酸治疗 APL，取得了大样本病例的成功，证明全反式维 A 酸可诱导 APL 细胞向着粒细胞系进行终末分化。目前，维 A 酸治疗 APL 已成为诱导分化疗法的典范。与放疗和化疗相比，诱导分化治疗有明显的优势：① 治疗效果优于化疗、放疗。② 避免了放疗、化疗杀伤正常分裂细胞的副作用。

通过诱导肿瘤细胞向正常细胞方向分化来改变肿瘤细胞的恶性生物学行为，达到治疗肿瘤的目的，是肿瘤临床治疗的新途径。目前，肿瘤的诱导分化疗法已经在若干肿瘤（如结肠癌、胃癌、膀胱癌及肝癌等）的治疗中取得了显著的疗效，并在诱导分化的机制研究中获得了一定的进展。随着肿瘤诱导分化研究的深入，将会有更多的肿瘤可通过诱导分化得到治疗。

## 二、细胞分化与再生

生物体的整体或器官因创伤而发生部分丢失，在剩余部分的基础上又生长出与丢失部分在形态和功能上相同的结构，这一修复过程称为再生（regeneration）。人类具有的再生能力十分有限，仅能对血液和肝进行再生。对血液的更新可能是通过激活细胞巢中的成体干细胞——造血干细胞来完成的，而对肝进行再生则是通过诱导已经分化的肝细胞分裂增殖完成的。一些其他的脊椎动物有很强的再生能力，例如两栖动物蝾螈，当一只成体蝾螈的肢体被切除后，剩余的细胞可以重建一只完整的肢体。通过对这些再生现象的研究，科学家们试图发现再生的细胞和分子机制，以便可以用于人类疾病的治疗。

### （一）再生的机制

再生医学的终极目标是代替失去或损伤的细胞或器官。细胞或器官再生的进行可能离不开细胞的去分化、转分化或细胞重编程等生物学过程。目前的研究已经表明，某组基因的植入不仅能使终末分化的细胞重获多能分化的潜能（重编程），而且可诱导其重新获得增殖的能力（去分化），或促使它向其他类型细胞的方向进行分化（转分化）。

1. 自然再生现象发生的机制之一为细胞的去分化　一些脊椎动物（非哺乳动物）具有极其强大的再生能力，而且其中的许多再生过程都与成熟细胞的去分化相关。例如，斑马鱼在被切去 20% 的心室后可以通过再生过程使心脏变得完整，在此过程中，切除后剩余心脏组织中的心肌细胞首先发生去分化，进行分裂增殖，然后再进行分化，弥补切除的心肌组织，形成完整的心脏。当心肌细胞发生去分化时，细胞中的肌节收缩装置（sarcomeric contractile apparatus，成熟心肌细胞的特征，在心肌细胞内占据很大的空间）被解聚，解聚过程伴随肌节相关基因，如心室肌球蛋白重链基因（*vmhc*）的表达下调，同时心肌细胞开始表达细胞周期正性调控因子，如 plk1（polo-like kinase 1）和 mps1（monopolar spindle 1）等，细胞开始增殖，补充失去的组织，最后细胞再次分化成为成熟的心肌细胞（图 14-9）。有尾两栖动物在肢体被切除后不久，伤口邻近的细胞发生去分化，形成肢芽，此肢芽由未分化细胞构成，这些细胞分裂增殖，最后重新分化发育成四肢被切除的部分。在这个再生过程中，肿瘤抑制蛋白视网膜母细胞瘤蛋白（retinoblastoma protein，Rb）在允许已分化的细胞重新进入细胞周期过程中发挥了重要的作用。Rb 可以抑制 E2F 转录因子的作用，且可稳定细胞周期抑制因子 p27，因此在细胞周期阻滞过程中发挥关键性的作用。在上述两栖动物四肢再生的过程中，Rb 处于高磷酸化状态而被灭活，解除了它对细胞周期的阻滞，允许分化成熟的细胞发生去分化，重新进入细胞周期进行分裂增殖。然而，并不是

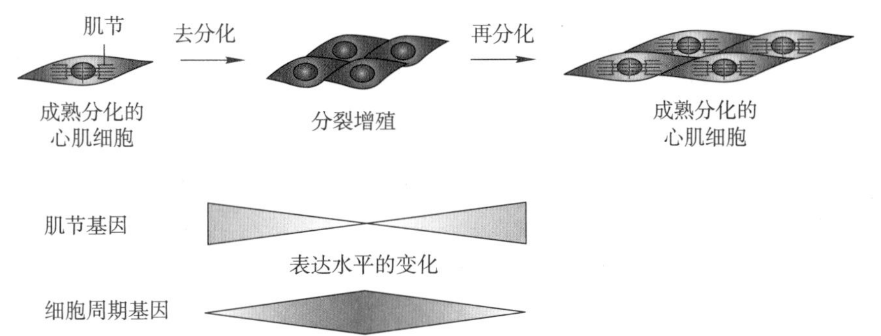


图 14-9　斑马鱼心脏再生过程中心肌细胞的自然去分化现象

所有的分化细胞在发生去分化后都进入细胞周期进行分裂增殖。例如，环磷酸腺苷（cAMP）可促进施万细胞形成髓鞘，在体外去除 cAMP 可以引起施万细胞发生去分化，但并不会进行分裂增殖。

2. 细胞的转分化是自然再生现象发生的另一种机制　100 多年前，在蝾螈晶状体的再生过程中首先发现细胞转分化的存在。晶状体被切除后，来自背侧虹膜的色素上皮细胞发生转分化，再生出失去的晶状体组织。在此过程中，色素上皮细胞首先发生去分化，分裂增殖形成一个新的晶状体囊，然后再分化形成晶状体的成熟分化细胞。晶状体切除术后不久，色素上皮细胞失去色素，并且形状也发生了改变；与此同时，细胞内的 Rb 发生高磷酸化而被灭活，允许细胞发生去分化进入细胞周期。微阵列分析的数据表明，在晶状体的再生过程中，色素上皮细胞上调了细胞内肿瘤和凋亡相关基因（如 *ras* 和 *tp53*）的表达，且伴随表观遗传调控因子（如组蛋白去乙酰化酶和组蛋白去甲基化酶 Jumonji 家族的成员）的上调（图 14-10）。色素上皮细胞在上述的晶状体再生过程中必须首先进入细胞周期分裂增殖，再分化生出失去的组织，然而这并不是细胞转分化发生的必需环节。实际上，阻断细胞进入细胞周期并不能阻止色素上皮细胞转分化形成新的晶状体囊。因此，细胞的去分化才是转分化发生的必需环节。新的晶状体囊一旦形成，去分化细胞可通过表达成纤维细胞生长因子（FGF）、发育晶状体基因 *pax6* 和 *prox1*，形成表达晶状体蛋白的

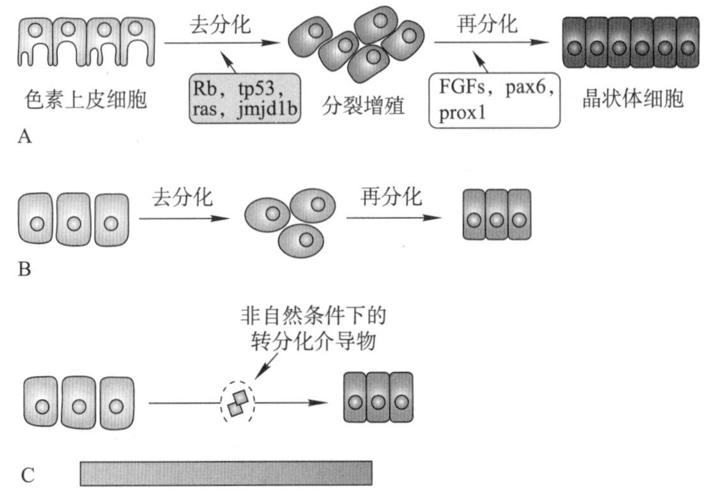


图 14-10　自然和人为条件下的转分化

A. 蝾螈的晶状体再生；B、C. 转分化模式示意图，B 为第一种模式，细胞必须首先发生去分化，然后再分化成为另一种类型的细胞；C 为第二种模式，在人为条件（下调细胞内一种遗传程序的水平，同时上调另一种遗传程序的水平）下，一种类型的细胞可以直接转分化为另一种类型的细胞，C 图下面的条形框表示两种遗传程序表达水平的梯度变化，一种遗传程序表达水平上调时，另一种遗传程序表达水平下调

成熟分化的晶状体细胞。

尽管自然发生的转分化必须首先经过细胞的去分化过程，然后再分化形成其他类型的细胞，但是通过人为下调细胞内的一种遗传程序的表达水平同时上调另一种新的遗传程序的表达水平，可以使细胞从一种类型的细胞直接转分化为另一种类型的细胞（图 14-10C）。当然，这种情况在自然界还未发现，但是在转分化的实验研究过程中，这种情况已经被观察到。例如，使用转录因子 CEBP-α（CCAAT enhancer binding protein α）和 CEBP-β 可以使 B 细胞直接转分化为巨噬细胞；仅使用 3 个转录因子 ASCL1（achaete-scute homologue 1）、BRN2（brain-specific homeobox and POU domain 2）和 MYT1L（myelin transcription factor 1-like）就可以使小鼠的成纤维细胞直接转分化为功能性的神经元细胞。

研究进展 14-1
细胞重编程技术

3. 细胞重编程的目的是诱导已分化细胞重新获得分化多能性实现再生　正常情况下，细胞重编程存在于受精的过程中，受精过程产生全能细胞，全能细胞可以分化为任何种类的细胞，最后发育成一个完整的个体。虽然在自然存在的再生现象中仍未发现细胞重编程的存在，但是目前已经建立了借助细胞重编程的手段从体细胞中获得诱导性多能性干细胞的方法。细胞重编程的最大优势在于可以直接使用患者体内的已分化细胞，避开再生医学中使用胚胎组织的许多麻烦。同时，还可规避移植过程中的免疫学问题，如免疫排斥反应或移植物抗宿主病等。细胞重编程所获得的多能干细胞具有巨大的分化潜力，除了用于再生的目的之外，还开辟了从遗传水平对细胞进行修饰的新途径，可以广泛用于许多疾病的治疗，如可以纠正诱发疾病的突变等。

虽然上述三种机制（去分化、转分化及重编程）均可诱导已分化细胞发生重大变化，但是在再生医学方面，每一种机制都具有一定的优势。如果目标是补充损伤或疾病引起的细胞丢失，那么可以取患者体内的细胞，在体外通过细胞重编程技术使细胞分化为正确的细胞类型，然后再植入患者体内。更为简便的方法是，在体内诱导细胞先发生去分化，然后增殖继而分化为目标细胞，或者直接诱导细胞数目多而特化程度低的细胞直接转分化为目标细胞。如果目标是修复诱发疾病的遗传突变，使用去分化或转分化的方法很难解决问题，因为产生出的新细胞仍然携带原有的突变，这种情况下，细胞重编程技术就变成解决难题的唯一选择。取患者体内的细胞，在体外对其重新编程以修复突变的基因，然后诱导这些细胞分化为正确的细胞类型，最后植入患者体内。目前，细胞重编程的一个主要问题是它的安全性。例如，在细胞重编程过程中，目标细胞接受的刺激可以引起 iPSC 中的应激调控基因发生突变，增加肿瘤形成的可能性。

### （二）再生的意义

再生是生物界普遍存在的现象，一般可把再生分为生理性再生和病理性再生。生理性再生即细胞更新，如人体内每秒钟约有 600 万个新生的红细胞替代相同数量死亡的红细胞。病理性再生是因损伤而引起的再生，如伤口的愈合或骨折后的重新接合等。因此，再生对于机体的生存具有重要的意义。

一般来说，高等动物的再生能力低于低等动物（如目前理论上可以永生的涡虫和灯塔水母），脊椎动物低于无脊椎动物，而哺乳动物的再生能力很低，仅限于肝等少数器官。由于人类再生能力的有限性，再生受损伤的组织器官对于人类疾病治疗显得格外重要，许多科学工作者根据低等生物的再生现象研究再生的机制，力图找出可以激活人体器官原有发育程序的方法。

再生医学是近年来方兴未艾的生物医学新领域，具有重大的临床应用价值，其旨在通过干细胞移植、分化与组织再生，来促进机体创伤的修复，达到治疗疾病的目的。它将改变传统对于坏死性和损伤性等疾病的治疗手段，为疾病的机制研究和临床运用带来革命性的变化。近年来，干细胞与再生医学领域的国际竞争日趋激烈，已成为衡量一个国家生命科学与医学发展水平的重要指标。我国是世界人口大国，由创伤、疾病、遗传和衰老造成的组织、器官缺损、衰竭或功能障碍也位居世界各国之首，以药物和手术治疗为基本支柱的经典医学治疗手段已不能满足临床医学的巨大需求。基于干细胞的修复与再生能力的再生医学，有望解决人类面临的重大医学难题，引发继药物和手术之后的新一轮医学革命。

（吴茉莉）

复习思考题

1. 什么是细胞分化？细胞分化有哪些特点？
2. 如何理解细胞分化的本质是基因的差异表达？
3. 试述细胞分化的外在影响因素。
4. 试述细胞的可塑性及其与再生现象的关系。

网上更多……

本章小结　重点名词　自测题　思考题解答　教学 PPT

# 第十五章
# 细胞衰老与死亡

关键词

细胞衰老　细胞凋亡　自噬性细胞死亡　程序性细胞坏死
细胞焦亡　铁死亡　意外性细胞死亡

在高等动物中，大多数机体细胞都经历了由未分化到分化、分化到衰老、衰老到死亡的过程。生物体内每时每刻都有细胞在衰老、死亡，同时又有增殖和新生的细胞进行补偿。细胞衰老与死亡是生物界的普遍规律，是一种不可抗拒的生理现象。人体内有200多种细胞，它们的寿命各不相同，例如，红细胞的寿命仅有120天，肝细胞的寿命约18个月，神经元的寿命与机体寿命大致相同。细胞衰老及死亡异常往往与疾病密切相关，阐明细胞衰老及死亡的机制，对于揭示生命的奥秘、延缓个体的衰老及控制疾病发展具有重要的意义。

思维导图

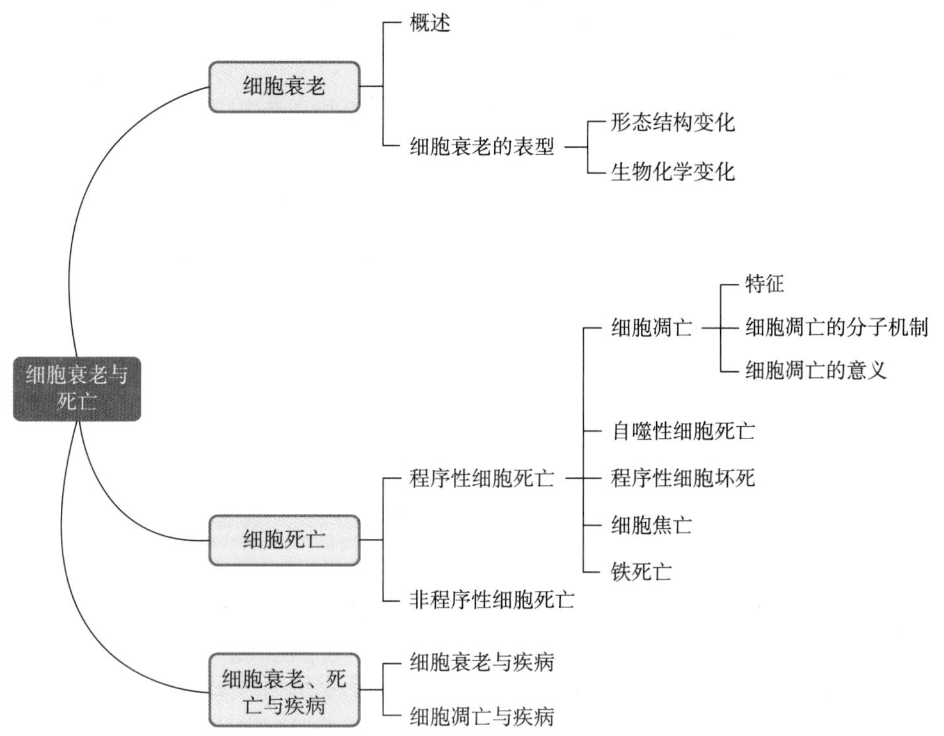
细胞衰老与死亡
细胞衰老
概述
细胞衰老的表型
形态结构变化
生物化学变化
细胞死亡
程序性细胞死亡
细胞凋亡
特征
细胞凋亡的分子机制
细胞凋亡的意义
自噬性细胞死亡
程序性细胞坏死
细胞焦亡
铁死亡
非程序性细胞死亡
细胞衰老、死亡与疾病
细胞衰老与疾病
细胞凋亡与疾病

细胞衰老及细胞死亡是生物界的普遍现象，生物体内每时每刻都有细胞在不断地衰老、死亡，同时又有新的细胞来替代它们。在生命活动过程中，细胞的新老交替是生命的基本规律。对于多细胞生物，细胞死亡是维持整个生物体的正常生长发育及生命活动的必要条件，其重要性不亚于细胞的增殖。

细胞衰老将导致细胞结构、功能、生化反应和衰老生物学标志等特征性变化。近年来随着对程序性细胞死亡研究的不断深入，对程序性细胞死亡形式的分类已不局限于细胞坏死和细胞凋亡两种，自噬性细胞死亡、细胞焦亡、铁死亡等新的程序性细胞死亡方式被陆续发现，且各种死亡类型的形态、分子机制及生物学意义各不相同。

## 第一节　细胞衰老

### 一、细胞衰老概述

衰老具有多层含义，可以具体表现为机体衰老、细胞衰老、细胞器衰老、生物大分子衰老等不同层次。细胞衰老（cell aging 或 cell senescence）是指随着时间的推移，细胞增殖能力和生理功能逐渐下降的变化过程。衰老细胞在形态上发生明显变化，细胞体皱缩，质膜透性和脆性增加，线粒体数量减少，染色质固缩、断裂等。随着对衰老研究的深入，更多的衰老生物标志物被定义，如表观遗传改变、基因组不稳定性、端粒损耗、核内小体紊乱、细胞周期阻滞、线粒体功能障碍、蛋白质应激、代谢改变、信号通路失调和衰老相关分泌表型升高等。

机体衰老是指随着年龄的增加，机体功能呈现退行性变化，并伴随生殖能力下降和死亡率上升的过程，是一个受发育程序、环境因子等多种因素控制的、不可逆的生物学现象。机体衰老是一个长时间的过程，追踪和研究难度较大，因此人们对于衰老，特别是人体衰老的机制知之甚少。细胞是生命活动的基本单位，机体衰老在某种程度上与细胞衰老有关，因此有相当多的研究者用体外培养的细胞作为模型来研究衰老现象。细胞衰老是机体衰老的基础和直接原因，机体衰老建立在总体细胞衰老的基础上，各种衰老都有其细胞学基础。当然，机体衰老并不等于体内所有细胞都衰老；同样，个别细胞，甚至个体局部许多细胞的衰老、死亡并不影响个体的寿命。例如，衰老机体的骨髓仍具有造血功能，新生成的血细胞并未衰老。

研究进展 15-1
细胞的寿命

### 二、细胞衰老的表型

研究进展 15-2
细胞衰老的学说与机制

衰老细胞脱离细胞周期并不可逆地丧失增殖能力，细胞生理、生化也发生了复杂变化。细胞衰老的主要表现是细胞对环境变化的适应能力和细胞维持内环境稳定的能力降低，最终反映在细胞形态结构和生物化学的变化上（图 15-1）。

#### （一）细胞衰老的形态结构变化

1. 细胞体积缩小　细胞内生活物质伴随细胞衰老而逐渐减少，细胞内水分减少导致细胞萎缩，体积变小，原生质浓缩，黏稠度增加，失去正常的形态。

2. 细胞膜的变化　细胞衰老过程中，细胞膜体系及细胞表面发生一系列变化。细胞膜磷脂

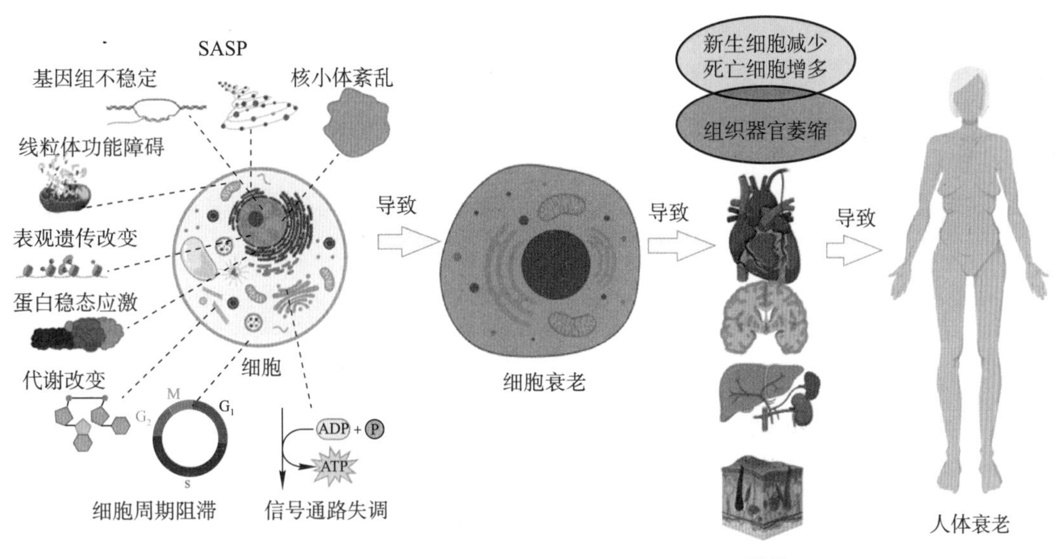


图 15-1　细胞衰老示意图

的脂肪酸链饱和度增加，胆固醇与磷脂的比值增高，使得细胞膜的黏性增加，细胞膜的流动性降低。细胞膜受体–配体复合物结合效率降低，从而大大影响了细胞的信号转导、细胞识别等基本细胞反应。细胞膜的渗透增强引起细胞外 $Ca^{2+}$ 大量进入细胞质基质中，并与钙调蛋白结合产生一系列生物化学反应，引起磷脂降解、细胞膜崩解。细胞膜易于发生脂质的过氧化反应，使细胞的兴奋性降低，膜物质转运的效率降低，细胞对内源性和外源性刺激的反应也随之下降。

3. 细胞核的变化　核膜内陷是衰老过程中细胞核最明显的特征性改变，神经元尤为明显，且内陷程度随衰老程度而增加，最终可能导致核膜崩解。另一重要的变化是染色质的固缩，染色质固缩作用与染色质蛋白的二硫键有关，直接影响到 DNA 的转录活性。

4. 线粒体的老化　这是细胞衰老的重要原因之一。细胞中线粒体数量随细胞年龄的增大而减少，体积随年龄增大而增大。线粒体平均体积的增大是对线粒体数量减少的一种代偿性改变，同时线粒体的结构也会发生如嵴排列紊乱等改变，线粒体数量和结构的改变导致细胞产能能力下降。由于线粒体对细胞的应激反应比较敏感，因而线粒体的变化能够客观反映细胞的衰老状况，线粒体被认为是细胞衰老的指示细胞器。

5. 内质网和高尔基复合体的变化　衰老细胞的糙面内质网数量减少，排列无序，膜膨胀扩大甚至崩解，糙面内质网膜表面核糖体减少；光面内质网呈空泡状。高尔基复合体数量增加，囊泡出现肿胀，并伴有扁平囊的断裂崩解，导致高尔基复合体分泌功能降低，细胞内囊泡转运功能衰退。

6. 致密体的生成　致密体（dense body）是衰老细胞中常见的色素颗粒状沉积，绝大多数动物细胞在衰老时都会有致密体的积累。随着个体年龄的增长，机体细胞的老化，细胞代谢、清除功能降低，致密体在各组织细胞内含量逐渐增加，因此致密体可以作为判断细胞衰老程度的一种形态学标记。致密体在动物体内分布甚广，尤其是在神经、心肌、骨骼等长寿细胞中更易于沉积。致密体的主要化学成分是含脂质和蛋白质的色素。除了致密体之外，这种细胞成分还有许多不同的名称，如脂褐质（lipofuscin）、老年色素（age pigment）、血褐素（hemofuscin）和残余体（residual body）等。致密体主要由溶酶体或线粒体转化而来。多数致密体为单层膜且有阳性的磷酸酶反应，这与溶酶体是一致的。少数致密体是由线粒体转化而来的。

7. 细胞骨架体系的变化　细胞骨架是细胞代谢功能的重要调节者，尤其是微丝与细胞增殖、分化的调节直接相关。在细胞衰老过程中，微丝的结构和成分发生变化，G 肌动蛋白含量下降，微丝数量减少，从而引起微丝与膜蛋白分布位置密切的对应关系减弱，引发微丝对膜蛋白的运动作用失调。细胞衰老时，细胞骨架结构排列紊乱，与微管、微丝相关的信号转导系统在细胞衰老时会发生相应变化。

8. 细胞外基质的变化　细胞外基质大分子交联增加，如结缔组织含丰富的胶原和弹性蛋白，胶原分子间产生的交联链随年龄而增加，使胶原纤维吸水性下降；上皮下的基膜交联增加，引起基膜增厚；随着年龄的增加，晶状体纤维可溶性蛋白减少，不溶性蛋白的种类及其分子量增加。

### （二）细胞衰老的生物化学变化

1. 表观遗传改变　表观遗传是指在 DNA 序列不改变的情况下发生的可逆遗传机制。表观遗传改变对于衰老和与年龄相关疾病至关重要。与衰老相关的表观遗传生物标志物包括基因组 DNA 甲基化改变、组蛋白修饰异常、异染色质丢失、基因组结构重组和 RNA 修饰失调等。它们导致遗传物质局部可及性改变，逆转录转座子元件等异常转录和基因组不稳定，从而导致衰老和与年龄相关疾病。

2. 基因组不稳定性　是衰老的标志之一。DNA 作为遗传信息的载体，随着年龄增长发生各种改变，对正常细胞活动和组织稳态产生负面影响。这些改变包括但不限于 DNA 损伤、DNA 损伤反应和修复、突变、复制应激、转座、染色体畸变、端粒缩短、微核和 DNA 片段化。

3. 端粒损耗　在真核生物中，端粒是位于线性染色体末端的核蛋白复合物，在保护基因组完整性免受核降解、DNA 损伤反应和不必要的 DNA 重组损害方面起着至关重要的作用。在衰老过程中，细胞端粒常被损耗而缩短。

4. 核内小体紊乱　核内小体（核体）是真核细胞核内的大分子凝聚物。迄今为止，至少有 18 种核体被发现，包括核仁、Cajal 核体、早幼粒细胞白血病（PML）核体等。核体在一系列生物过程中发挥协同作用，如基因表达调控、RNA 加工和成熟。在衰老过程中，一些核体（如核仁）会发生变化，并成为细胞衰老的潜在生物标志物。

5. 细胞周期阻滞　细胞周期是指驱动具有增殖能力的细胞分裂成两个子细胞的一系列事件，典型的细胞周期由 $G_1$、S、$G_2$ 和 M 期组成。细胞周期进程受细胞周期蛋白（cyclin）和 CDK、CDKI 和 Rb 的调节。研究发现衰老细胞的 Rb 蛋白可表现为低磷酸化状态，导致细胞停滞在 $G_1$ 期，抑制细胞进入 S 期，细胞增殖活性削弱。此外，p16INK4a 和 p21CIP1 蛋白表达常增加，并通过抑制 E2F 诱导细胞周期阻滞。

6. 线粒体功能障碍　线粒体是重要的细胞内细胞器，在多种细胞活动中发挥重要作用，包括能量供应、钙稳态、细胞信号转导、细胞凋亡调节和许多生物合成途径。一般来说，与衰老相关的线粒体异常包括活性氧（ROS）生成增加、线粒体 DNA（mtDNA）突变和含量累积、线粒体动力学改变、线粒体未折叠蛋白反应降低，以及呼吸链活性降低等。

7. 蛋白质稳态丧失　蛋白质稳态的维持对于细胞和生物体的正常功能至关重要。随着年龄增长，蛋白质稳态逐渐下降，会增加异常蛋白质聚集体积累的风险，故蛋白质稳态丧失被认为是衰老和各种年龄相关疾病的标志之一。

8. 其他改变　细胞代谢是维持生命的一项基本活动，与大多数生物过程密切相关。细胞衰老有相当一部分源于异常的代谢活动，相关分子也成为衰老生物标志物，如 SA-β-gal。同时，细胞衰老常伴随异常的分泌表型（SASP），表现为促炎因子等分泌增加，如 IL-6、IL-1b 等。此外，细胞衰老也涉及多个信号通路，如 p53/pRb、mTOR 和 AMPK 等，这些通路常在衰老过程中发生失调改变。

## 第二节　细胞死亡

细胞死亡（cell death）是指细胞生命现象的终结，是多细胞生物生命过程中重要的生理或病理现象。在胚胎发育、内稳态的维系、免疫耐受性的建立及激素和生长因子对细胞活性的调控等方面，细胞死亡都发挥着极其重要的作用；而细胞死亡机制的异常则与肿瘤、神经退行性疾病及艾滋病等重要疾病关系密切。细胞的死亡形式多种多样，根据细胞死亡命名委员会（Nomenclature Committee on Cell Death，NCCD）的最新分类方式，细胞死亡可分为两大类：由外在伤害刺激，超出细胞调节能力而触发的意外性细胞死亡（accidental cell death，ACD），以及有典型的生化和形态特征，由一系列级联信号和分子调节的调节性细胞死亡（regulated cell death，RCD），又称程序性细胞死亡（programmed cell death，PCD）。PCD 是一种受基因调控，并通过多种细胞信号通路共同作用的程序化死亡，包括细胞凋亡、自噬性细胞死亡、程序性细胞坏死、细胞焦亡、铁死亡等。

### 一、细胞凋亡

#### （一）细胞凋亡的概念

细胞凋亡（apoptosis）是多细胞生物调控机体发育，维护内环境稳定，由基因控制的主动的生理性细胞自杀行为，是细胞生理性死亡的普遍形式。细胞凋亡是细胞的基本生命现象之一，是机体清除不需要的或异常的细胞的过程，它在个体发育、细胞分化、组织器官形成、维持内环境稳态等方面均有重要作用。细胞凋亡受到严格的遗传机制决定的程序的调控，是研究最为广泛的程序性细胞死亡途径。

#### （二）细胞凋亡的特征

1. 形态特征　当细胞发生凋亡时，细胞伴有特征性的形态改变。典型动物细胞凋亡的过程，在形态学上可分为三个阶段（图 15-2）。① 凋亡的起始：形态学变化表现为细胞皱缩（shrinkage），体积变小，胞质浓缩；细胞表面微绒毛消失，细胞间接触消失，但细胞膜依然完整，未失去选择通透性；细胞质中，线粒体基本完整，核糖体逐渐从内质网上脱离，内质网囊腔膨胀，并逐渐与质膜融合；细胞核内染色质凝聚（chromatin condensation），形成新月形帽状结构，沿着核膜内缘分布，即出现染色质边聚（chromatin margination）现象，随后，细胞核进行性浓缩和碎裂（karyorrhexis）。② 凋亡小体（apoptosis body）的形成：首先，核染色质断裂为大小不等的片段，与某些细胞器（如线粒体）一起聚集，被反折的细胞膜所包围，形成凋亡小体。从外观上看，细胞表面产生了许多泡状或芽状突起，逐渐分割形成单个的凋亡小体。③ 凋亡细胞的清除：脱落的凋亡小体逐渐被邻近的细胞或体内吞噬细胞所吞噬，凋亡细胞的残余物被消化后重新利用。细胞凋亡最重要的特征是整个过程细胞膜保持完整，细胞内含物不发生外泄，不会引起炎症反应。

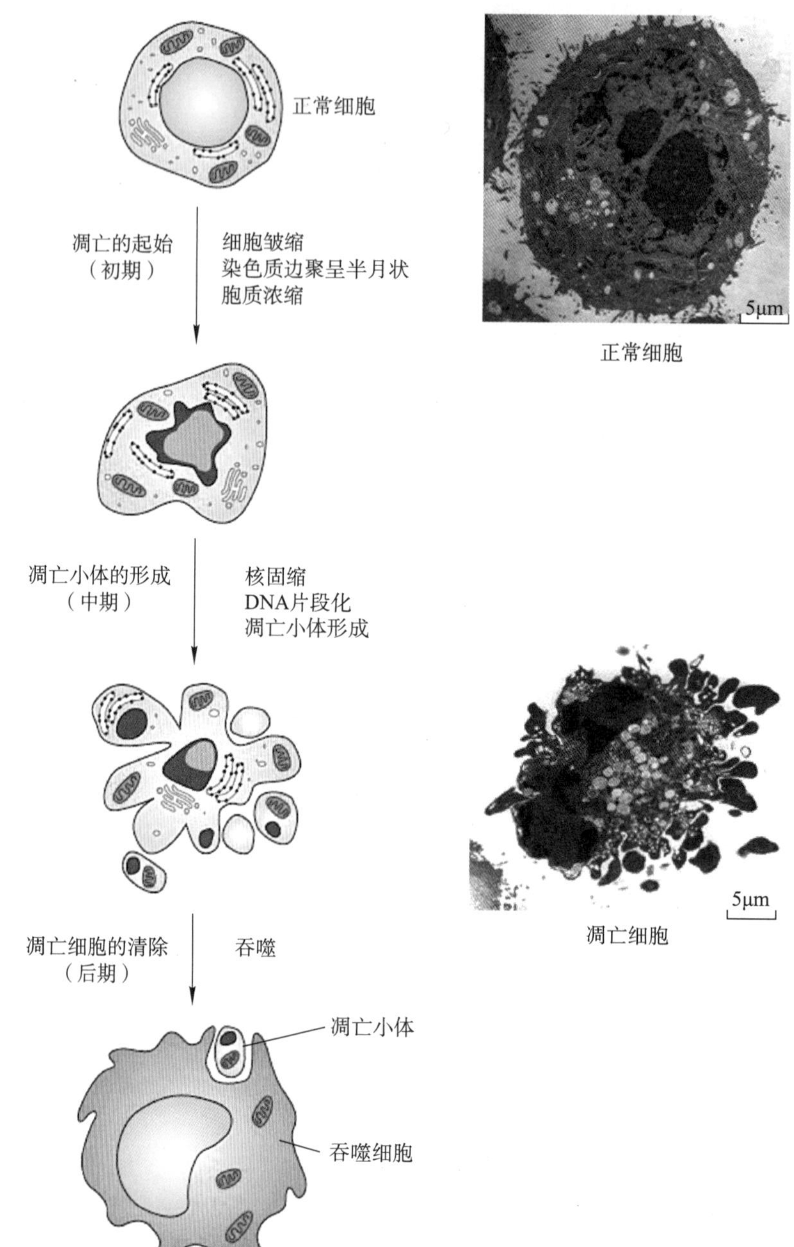


图 15-2 细胞凋亡过程模式图及亚微结构图［电镜图引自 Piva T. J. et al. Increased activity of cell surface peptidases in HeLa cells undergoing UV-induced apoptosis is not mediated by Caspase 3，Int. J. Mol. Sci.，2012，13（3）：2650—2675］

2. 生化特征 细胞凋亡的生化特征主要表现为以下几个方面。① 染色质降解为特定大小的 DNA 片段：这种降解是由于内源性核糖核酸酶激活，在核小体与核小体连接部位将染色质 DNA 裂解为 180～200 bp 或其多聚体组成的寡核苷酸片段，在琼脂糖凝胶电泳上呈“阶梯状”（ladder pattern）图谱（图 15-3），而坏死细胞的 DNA 断裂为无特征的弥漫性随机片段，利用这一特征使用琼脂糖凝胶电泳可以鉴别细胞凋亡与坏死。但近年来的研究发现，并非所有的凋亡细胞染色质 DNA 都会发生降解，说明 DNA 降解并不是细胞凋亡的必需特征。② 膜脂不对称性的改变：在凋亡发生早期，细胞膜上的磷脂酰丝氨酸（PS）由细胞膜内侧外翻到细胞膜外侧，这一改变有利于邻近细胞或巨噬细胞的识别和吞噬，可作为早期凋亡细胞的特殊标志。暴露于细胞膜外的磷脂酰丝氨酸可通过荧光素标记的 Annexin- Ⅴ来检测。③ 胱天蛋白酶（caspase）的级联反应：胱天蛋白酶是一组存在于胞质溶胶中的结构上相关的半胱氨酸蛋白酶，能特异地断开天冬氨酸残基

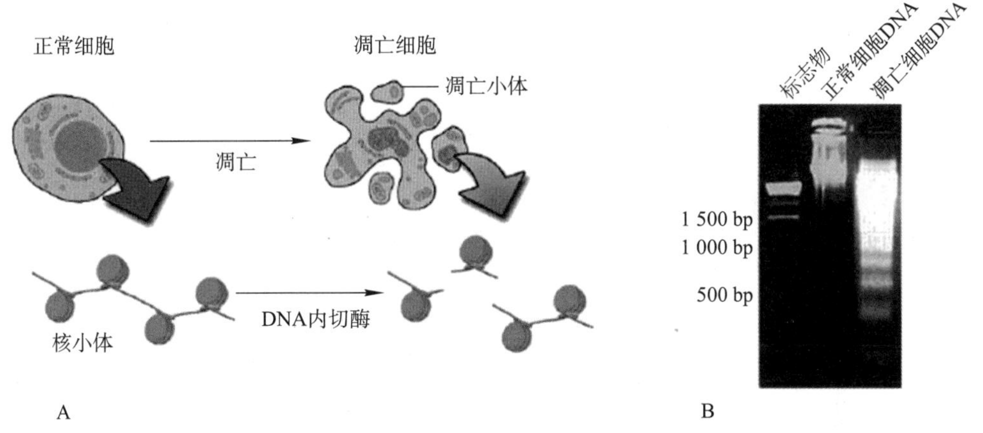


图 15-3　凋亡细胞 DNA 凝胶电泳时呈现阶梯状电泳条带

后的肽键。凋亡过程中由这些蛋白酶构成一系列级联反应，使靶蛋白活化或失活而介导各种凋亡事件。

（三）细胞凋亡的分子机制

细胞凋亡是级联式基因表达的结果，现已发现多种基因编码的产物参与凋亡的发生与调控。

1. 凋亡相关分子　对于细胞凋亡分子基础的研究最早是在秀丽隐杆线虫（*Caenorhabditis elegans*）中进行的。线虫在其发育过程中细胞受到精确的遗传控制，从胚胎发育到成体的过程中共产生 1 090 个体细胞，正常情况下其中的 131 个体细胞会发生凋亡。研究人员利用一系列突变体发现了线虫发育过程中调控细胞凋亡的关键因子。1986 年，美国麻省理工学院的 Robert Horvitz 等发现线虫 *ced-3* 或 *ced-4* 突变后，原先应该凋亡的 131 个细胞依然存活；与之相反，*ced-9* 突变后导致所有细胞在胚胎期死亡，无法得到成虫。这一结果证明，*ced-3* 和 *ced-4* 的功能是促进细胞凋亡，被称为细胞死亡基因（cell death gene）；而 *ced-9* 的功能是抑制细胞凋亡，被称为细胞死亡抑制基因（cell death suppresser gene）。鉴于这一重要发现，Robert Horvitz 与另外两位线虫研究模型的建立者——英国的 Sydney Brenner 和 John E. Sulston 共同获得了 2002 年诺贝尔生理学或医学奖。随后在哺乳动物中也发现了与线虫主要细胞死亡基因产物相对应的同源物。

ⓔ 图 15-1
*ced-3* 基因与细胞凋亡

（1）caspase 家族：ced-3 的同源物是一类天冬氨酸特异性的半胱氨酸蛋白水解酶（cysteine aspartic acid specific protease，caspase）家族。caspase 家族的共同特点是在其催化位点具有半胱氨酸残基，被激活后能特异地切割靶蛋白的天冬氨酸残基后的肽键。目前在哺乳动物中已经发现 15 种 caspase 家族成员，可分为两类：一类是凋亡的起始者，包括 caspase-2、caspase-8、caspase-9、caspase-10、caspase-11；另一类是凋亡的执行者，包括 caspase-3、caspase-6、caspase-7。起始者负责对执行者前体进行切割并使其活化，执行者负责切割细胞核内和细胞质中的结构蛋白和调节蛋白。

深入学习 15-1
哺乳动物细胞 caspase 家族成员及其在细胞凋亡过程中的功能

在正常细胞中，caspase 是以无活性的酶原形式存在的，细胞接受凋亡信号刺激后，酶原分子在特异的天冬氨酸残基位点被切割，形成由 2 个小亚基和 2 个大亚基组成的有活性的 caspase 四聚体，少量活化的起始 caspase 切割其下游 caspase 酶原，使得凋亡信号在短时间内迅速扩大并传递到整个细胞，产生凋亡效应。

目前已知的执行 caspase 作用的底物已达到 1 000 余种，有的底物属于结构蛋白，有的则与细胞的信号转导有关，caspase 对于这些底物的切割使得细胞出现凋亡的一系列形态和分子生物学特征。caspase-3 是最为重要的凋亡执行者，能够被凋亡起始者（caspase-8、caspase-9 和 caspase-10）激活。在凋亡细胞中，活化的 caspase-3 能够裂解 ICAD（inhibitor of CAD），释放出 CAD（caspase activated DNase）。CAD 随后从线粒体中释放并转移至核内，在核小体间切割 DNA，形成 200 bp 的 DNA 片段，同时 caspase-3 还可以切割核纤层蛋白使核纤层解聚，并对核孔蛋白和支架蛋白进行切割，使细胞核内外信号传递中断，导致染色质凝聚，产生凋亡小体等。

（2）Bcl-2 蛋白家族：*bcl-2* 基因是线虫死亡抑制基因 *ced-9* 的同源物，人类的 *bcl-2* 基因可以替代线虫体内的 *ced-9* 基因并发挥同样的保护线虫的功能，可见细胞凋亡的基本机制具有进化上的保守性。Bcl-2 蛋白家族因在线粒体凋亡通路中居核心地位而备受关注。当线粒体凋亡通路被激活时，线粒体外膜被破坏，线粒体膜间隙的细胞色素 c 释放到细胞质中触发 caspase 级联反应，诱发细胞凋亡。而 Bcl-2 可以诱导、直接诱发或抑制线粒体外膜的通透性改变，调控细胞凋亡。

Bcl-2 蛋白家族在结构上非常相似，都含有 1 ~ 4 个 BH（Bcl-2 homology）结构域，大多定位于线粒体外膜，或受信号刺激后转移到线粒体外膜。Bcl-2 蛋白家族成员可以分为三大类：一类是促凋亡 Bcl-2（Bax 和 Bak），这类蛋白含有 3 个 BH 结构域，能够促进细胞凋亡；一类是抗凋亡 Bcl-2（如 Bcl-$x_L$、Bcl-w 及 Bcl-2），这类蛋白含有 4 个 BH 结构域，能阻止线粒体外膜的通透化，保护细胞免于凋亡；还有一类是 Bcl-2 调控蛋白（如 Bid、Bad、Puma 和 Bim），又称为仅含 BH3 结构域蛋白，这类蛋白仅含有一个 BH3 结构域，该结构域可与促凋亡 Bcl-2 或抗凋亡 Bcl-2 结合形成复合体来调控它们的活性，从而通过抑制抗凋亡因子或激活促凋亡因子来促进细胞凋亡（图 15-4）。实验证明，如果细胞中 *Bax* 和 *Bak* 基因发生突变，则细胞能够抵抗大多数凋亡诱导因素的刺激，是凋亡信号途径中关键的正调控因子。而抗凋亡因子 Bcl-2 和 Bcl-$x_L$ 能够与 Bax、Bak 形成异二聚体，通过抑制 Bax 和 Bak 的寡聚化来抑制线粒体膜通道的开启。

（3）Fas 死亡受体：Fas 蛋白属于肿瘤坏死因子受体（tumor necrotic factor receptor，TNFR）及神经生长因子受体（nerve growth factor receptor，NGFR）家族。*Fas* 基因编码产物为相对分子质量 $4.5 \times 10^4$ 的跨膜蛋白，分布于胸腺细胞，激活 T 细胞、B 细胞、巨噬细胞及肝、脾、肺、心、脑、肠、睾丸和卵巢细胞等。Fas 蛋白与 Fas 配体（Fas ligand，FasL）结合后，引起 caspase-8、caspase-10 的自身被激活，它们启动 caspase 的级联反应，最终导致携带 Fas 的细胞凋亡。

（4）*p53* 基因：p53 转录因子是 DNA 损伤反应下游效应分子之一。当细胞由于电离辐射等导致 DNA 损伤时，p53 蛋白水平会显著提高并被磷酸激活，从而上调一系列基因的表达，包括能阻止细胞进入 S 和 M 期的 Cdk 抑制因子 p21。如果 DNA 损伤严重无法修复，p53 将启动细胞凋亡。*p53* 作为肿瘤抑制基因在机体防御肿瘤方面发挥着关键的作用，50% 以上的人类肿

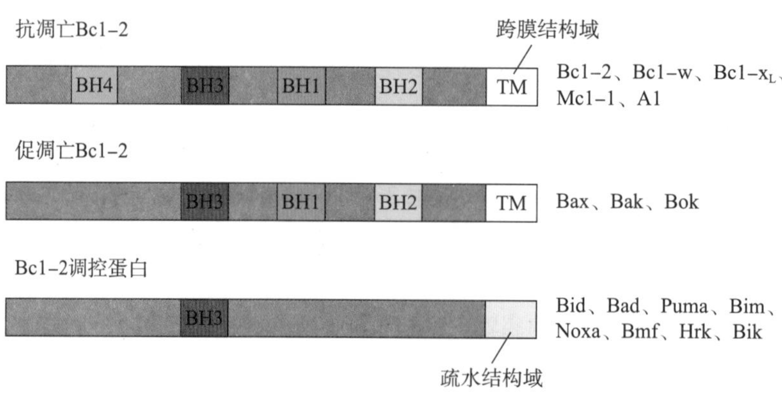

图 15-4 Bcl-2 蛋白家族成员

瘤均发现 *p53* 基因的突变，突变导致 p53 功能丧失，抑制凋亡并导致细胞转化和过度增殖而产生肿瘤。在大多数细胞中，过表达 *p53* 会使细胞周期阻滞于 $G_1$/S 期，而在肿瘤来源的细胞系中异位表达 *p53* 基因则可以诱导肿瘤细胞发生凋亡。现已明确，化疗药物、放射线及多种细胞因子等诱导的肿瘤凋亡过程中需要 *p53* 基因的参与，而糖皮质激素、$Ca^{2+}$ 载体和衰老等引起的凋亡却无需 p53 蛋白的存在，其中的确切机制尚不清楚。

ⓔ图 15-2
p53 与细胞凋亡

细胞凋亡相关蛋白的功能见表 15-1。

表 15-1 细胞凋亡相关蛋白的功能

| 细胞凋亡相关蛋白 | 功能 |
|---|---|
| caspase 蛋白家族 | 凋亡起始者：caspase-2、caspase-8、caspase-9、caspase-10、caspase-11 |
| | 凋亡执行者：caspase-3、caspase-6、caspase-7 |
| Bcl-2 蛋白家族 | 促凋亡蛋白：Bax、Bak |
| | 抗凋亡蛋白：Bcl-2、Bcl-w |
| | 调控蛋白：Bid、Bad、Puma、Bim |
| Fas 死亡受体 | 与 Fas 配体结合，启动 caspase 级联反应 |
| p53 | 调节细胞凋亡 |

2. 凋亡相关通路　细胞外的凋亡诱导因子作用于靶细胞，通过细胞内不同的信号转导通路，最终激活细胞死亡程序，导致细胞凋亡。细胞凋亡可以由内源性刺激（如 DNA 异常）和外源性刺激（如某种细胞因子）诱导发生，目前在哺乳动物中研究比较清楚的 caspase 依赖的细胞凋亡信号转导通路主要有两条：一条是由细胞表面死亡受体介导的细胞凋亡信号通路，另一条是以线粒体为核心的细胞凋亡信号通路。近年来发现内质网也能导致细胞凋亡。每一条信号通路不是孤立存在的，它们相互联系，形成网络。

（1）死亡受体介导的信号通路：死亡受体（death receptor，DR）是近年发现的一组细胞表面分子，细胞外的许多信号分子可以与细胞表面相应的死亡受体结合，激活凋亡信号通路，导致细胞凋亡。由于该通路的凋亡信号来自细胞外，又称为细胞凋亡的外源途径。哺乳动物的死亡受体属于肿瘤坏死因子受体（tumor necrosis factor receptor，TNFR）和神经生长因子（NGF）受体超家族，目前已知的死亡受体主要有 Fas、TRAIL（TNF related apoptosis inducing ligand）及 TNFR-1。它们都具有一个富含半胱氨酸的胞外结构域和一个同源的细胞质序列，也称为死亡结构域（death domain，DD）。DD 在死亡受体传导凋亡信号中起到至关重要的作用，它们与相应的配体结合后，可以通过一系列的信号转导过程，将外源性凋亡信号传递到细胞内，引发细胞凋亡。

Fas 和凋亡蛋白 -1（Apo1）分别是从人的 T 淋巴细胞瘤 KT3 细胞株及人的 B 淋巴细胞瘤 SKW6.4 株分离出的 2 个 cDNA 克隆。序列分析证明，Fas 和 Apo1 是同一种蛋白。Fas/Apo1 是一种跨膜糖蛋白，其基因定位于人染色体 10q23，在大多数细胞类型中都有基础表达。当死亡受体 Fas 或 TNFR 与其配体结合后，诱导其胞内 DD 与 Fas 结合蛋白 FADD（Fas-associated with death domain protein）C 端的 DD 交联，从而募集细胞质中的 FADD。FADD 的 N 端具有死亡效应域（death effector domain，DED），能介导与 procaspase-8 N 端相互作用，使 procaspase-8 募集到 Fas 受体，形成 Fas-FADD-procaspase-8 组成的死亡诱导信号复合物（death-inducing signaling complex，DISC），引起 procaspase-8 蛋白自身水解激活。caspase-8 的激活将会引发 caspase 激活的级联效应，最终激活凋亡的执行者 caspase-3、caspase-6、caspase-7，引起细胞凋亡。同时，

动画 15-1
Fas 与其配体 FasL 结合后诱导细胞凋亡

caspase-8 的激活能使细胞质中的 Bid 断裂成为截短的 Bid（truncated Bid，tBid），tBid 转移到线粒体上，诱导细胞色素 c 从线粒体上释放进入细胞质，从而激活线粒体信号通路，有效地扩大了凋亡信号（图 15-5）。

动画 15-2
线粒体信号通路引起细胞凋亡

（2）线粒体细胞凋亡信号通路：线粒体是细胞的能量转换中心，也是内源性细胞凋亡的调控中心，可启动细胞凋亡的内源途径。当细胞受到内源性刺激（如 DNA 损伤、$Ca^{2+}$ 浓度过高、内质网应激、病毒感染、氧化应激等）时，可引起线粒体的损伤和膜通透性的改变，进而促进线粒体释放凋亡启动因子，如细胞色素 c（Cyt c）、凋亡诱导因子（apoptosis-inducing factor，AIF）、凋亡蛋白酶激活因子 1（apoptosis protease-activating factor-1，Apaf-1）等。Cyt c 能与 Apaf-1/caspase-9 前体、ATP/dATP 形成凋亡复合体，然后募集并激活 caspase-3，进而引发 caspase 级联反应，对凋亡信号进行放大，导致细胞凋亡（图 15-5）。

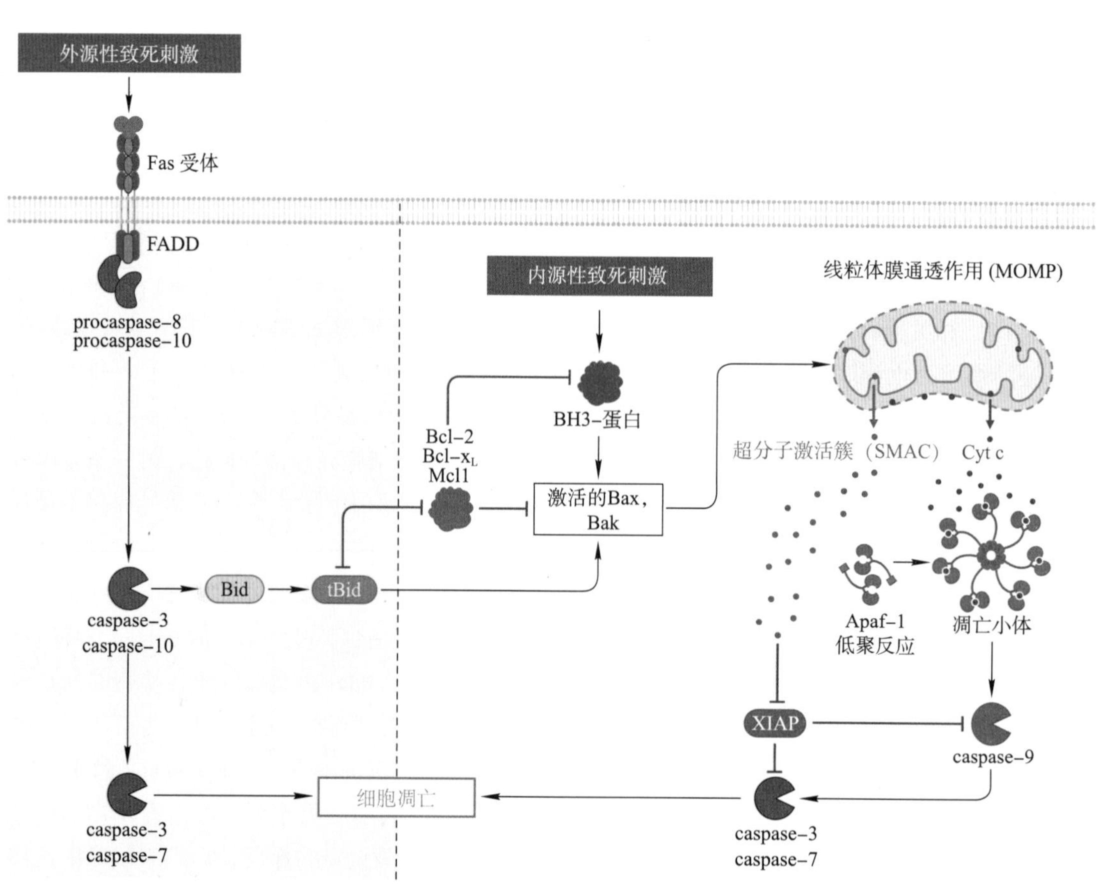


图 15-5 哺乳动物细胞凋亡的主要信号通路

很多 Bcl-2 蛋白家族的蛋白如 Bcl-2、Bax、Bcl-$x_L$ 都定位于线粒体膜上，Bcl-2 通过阻止 Cyt c 从线粒体释放来抑制细胞凋亡，Bax 通过与线粒体上的膜通道结合促使 Cyt c 的释放而促进细胞凋亡。

此外，活化的 caspase-8 一方面作用于 procaspase-3，另一方面催化 Bid 裂解成 2 个片段，其中 BH3 结构域的 C 端片段被运送到线粒体，引起线粒体内 Cyt c 高效释放。Bid 诱导 Cyt c 释放的效率远高于 Bax。

研究进展 15-3
细胞“死亡之波”

线粒体释放的凋亡诱导因子 AIF 除了可以诱导 Cyt c 和 caspase-9 释放之外，还会被转运到细胞核中诱导核内的染色质凝集和 DNA 降解。

3. 其他凋亡信号通路　内质网和溶酶体在细胞凋亡中也发挥着重要作用。内质网与细胞凋亡的联系表现在两个方面：一是内质网对 $Ca^{2+}$ 的调控，二是 caspase 在内质网上的激活。研究表明，很多细胞在凋亡早期会出现细胞质中 $Ca^{2+}$ 浓度迅速持续升高，这种浓度的升高由细胞外 $Ca^{2+}$ 的内流及胞内钙库（内质网）中 $Ca^{2+}$ 的释放所致。胞质内高浓度的 $Ca^{2+}$ 一方面可以激活胞质中的钙依赖性蛋白酶（如 calpain），另一方面可以影响线粒体外膜的通透性促进细胞的凋亡。位于内质网膜上的抗凋亡蛋白 Bcl-2 具有维持胞质内 $Ca^{2+}$ 浓度稳定、抑制凋亡的作用。胞质内 $Ca^{2+}$ 浓度的升高等因素可以激活位于内质网膜上的 caspase-12，活化的 caspase-12 被转运到胞质中参与 caspase-9 介导的凋亡过程。

#### （四）凋亡的生物学意义

细胞凋亡与细胞增殖相辅相成，共同调节细胞群体的自我更新与平衡；细胞凋亡和细胞分裂同为控制细胞数量的两大原动力，为了维持机体组织中适宜的细胞数量，在细胞分裂和细胞凋亡之间需要一种精确的动态平衡。细胞凋亡贯穿于生物的全部生命活动，无论是低级还是高级动物都是如此。细胞凋亡不仅与发育有关，而且在细胞数量的精细调控及潜在危险性细胞的清除方面发挥着重要作用。

在动物个体发育的组织形成时期，一开始往往形成数量过多的细胞，然后再根据需求来选择最后留存的功能细胞。如脊椎动物神经系统的发育过程中，约有 50% 的原始神经元存活并且与靶细胞建立连接，没有建立连接的神经元则发生凋亡。这与靶细胞分泌的一种存活因子——神经生长因子（NGF）有关，只有接受了足够存活因子的神经元才能生存，其他的则发生凋亡。动物机体通过这种方式来调节神经细胞的数量，使神经细胞与需要神经支配的靶细胞的数量相适应，以建立正确的神经网络联系（图 15-6）。

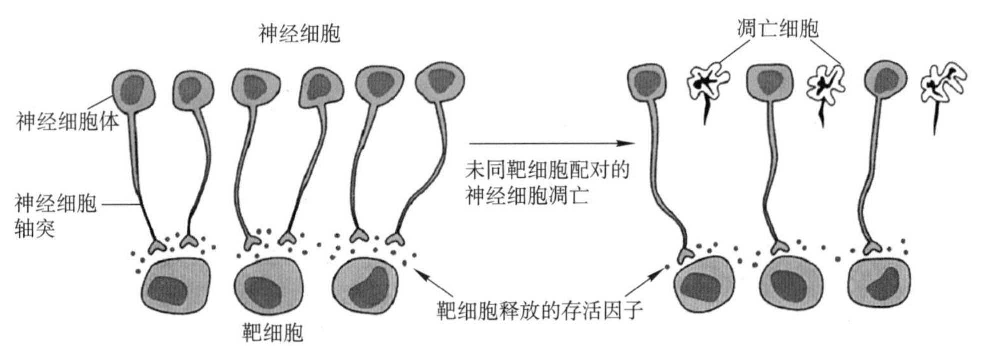


图 15-6 细胞凋亡对发育中神经细胞数量的调节

细胞凋亡有助于动物发育过程中器官的形成。人的胚胎发育过程中，指（趾）间部位以细胞凋亡的形式逐渐消退，从而形成指（趾）间隙（图 15-7）。细胞凋亡几乎参与和影响胚胎发育的所有方面，一旦细胞凋亡失控，个体即不能正常发育，或发生畸形，或不能存活。

细胞凋亡还是一种生理性保护机制，机体可以通过凋亡的形式清除衰老、损伤和功能丧失的细胞，以维持组织内环境的稳定。

## 二、自噬性细胞死亡

细胞自噬（autophagy）是细胞通过溶酶体与双层膜包裹的细胞自身物质融合，从而降解细胞自身物质的过程。在正常细胞中，细胞自噬持续地以较低速率进行，当细胞遭遇特殊情况，如动

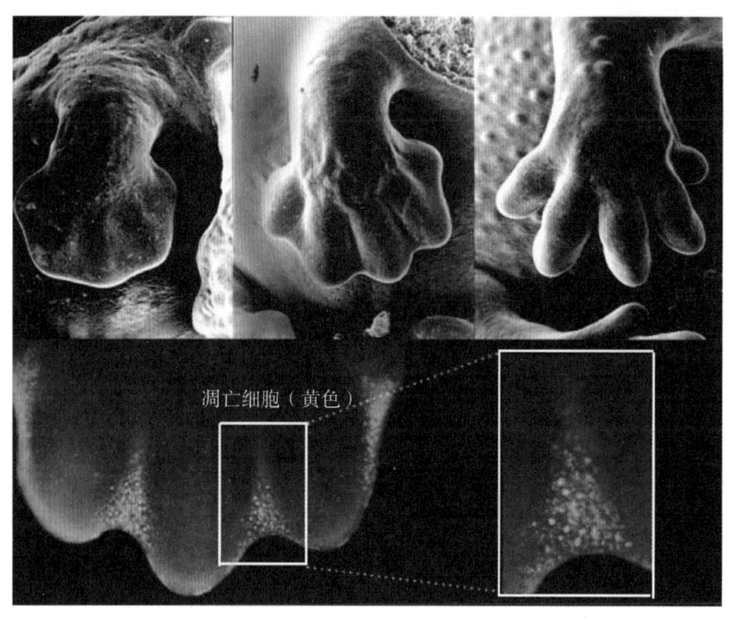


图 15-7 胎鼠脚趾发育过程中的细胞凋亡（引自Pollard，2017）

物发育的特殊阶段或细胞面临代谢压力时则会大量发生。

自噬和细胞死亡之间的关系是较为复杂且存在争议的。通常情况下，细胞自噬的增强是一种促使细胞存活的自我保护机制。一方面，面临代谢压力（如营养或生长因子匮乏），或处于低氧环境中，细胞通过降解自身蛋白质大分子或细胞器，为细胞生存提供原材料或 ATP；另一方面，细胞自噬具有自我“清理”功能，与泛素介导的蛋白质降解途径不同，细胞自噬不仅能够降解错误折叠的蛋白质多聚物，还能够降解功能失常的整个线粒体、过氧化物酶体、高尔基复合体等细胞器，甚至可以清除细胞内的病原体。因此，细胞自噬很可能是进化过程中形成的一种重要的细胞保护机制。

自噬虽然可以帮助细胞抵抗衰老、饥饿等外界压力，但过度的自噬又将导致细胞发生程序性死亡。由于在大量涉及细胞死亡的病理切片中观察到特征性自噬泡的存在，因此认为细胞自噬导致的细胞死亡是与细胞凋亡不同的另一种细胞死亡方式。这种自噬性细胞死亡（autophagic cell death）在两栖类和昆虫的变态过程中普遍存在，典型代表是果蝇幼虫变态过程中唾液腺细胞的死亡。在变态过程中，幼虫的许多细胞通过细胞自噬和凋亡的共同作用被清除，新的成体结构同时建成。推测产生这一现象的原因是细胞凋亡后需要邻近的吞噬细胞将残余物清除，而吞噬细胞数量有限，并且可能受到如基底膜等生理结构的限制，无法接触凋亡细胞；而细胞自噬不需要吞噬细胞的协助就能进行自我消减，从而大大减少死亡细胞的体积，因此能够在需要大量细胞死亡的变态过程中发挥作用。关于自噬性细胞死亡的分子机制，以及其在不同物种发育过程中的保守性现在还不清楚，有待进一步研究。

深入学习 15-2
细胞自噬与肿瘤

## 三、程序性细胞坏死

长期以来，学术界一直认为细胞坏死是非程序性被动的过程。1988 年，有学者发现由肿瘤坏死因子（tumor necrosis factor，TNF）引起的细胞死亡中，细胞形态学并非全部表现为典型的凋亡特征，而表现为细胞肿胀坏死特征。此后越来越多的研究证实，某些类型的坏死也可以受到信号调控，表现为程序性。2005 年，Degterev 等提出了“程序性细胞坏死（necroptosis）”的概念。

当肿瘤坏死因子或其他的细胞表面受体被激活时，通常情况下这些激活的受体会启动外源性的细胞凋亡途径，但如果凋亡途径中某些成分缺失，细胞就会启动后备途径，从而发生程序性细胞坏死。在程序性细胞坏死途径中，caspase-8 不会被激活，而是引起受体作用蛋白激酶 -3（receptor-interacting protein kinase-3，RIPK3）和 RIPK1 聚集到一种被称为 necrosome 的结构中，并激活 RIPK3 激酶。最近的研究表明，RIPK3 的底物 MLKL 磷酸化后靶向细胞膜，而 MLKL 寡聚体化后会在细胞膜上形成穿膜的小孔，从而导致细胞膜完整性受到破坏而使细胞死亡。

## 四、细胞焦亡

细胞焦亡（pyroptosis）又称促炎性程序性细胞死亡（proinflammatory programmed cell death），是近年来发现并证实的一种新的程序性细胞死亡方式，表现为细胞不断胀大直至细胞膜破裂，导致细胞内容物的释放，进而激活强烈的炎症反应。细胞焦亡通常是细胞对细胞内病原体所做出的反应，是机体一种重要的天然免疫反应。当细胞受到病原体感染时，可通过各种胞质受体介导的信号通路形成一种含有多个 caspase-1 激活位点的胞质复合体——炎症小体（inflammasome）。炎症小体介导包含 caspase-1 在内的多种 caspase 激活，继而受感染的细胞分泌白介素 -1β（IL-1β）和白介素 -18（IL-18），从而引发炎症反应，出现类似细胞坏死的细胞死亡。相比于细胞凋亡，细胞焦亡发生得更快，并伴随着大量促炎症因子的释放。研究表明，细胞焦亡广泛参与感染性疾病、神经系统相关疾病和动脉粥样硬化性疾病等的发生发展，并发挥重要作用。对细胞焦亡的深入研究有助于认识其在相关疾病发生发展和转归中的作用，为临床防治疾病提供新思路。

## 五、铁死亡

铁死亡（ferroptosis）是一种新的程序性死亡形式，为铁依赖性脂质过氧化物的积累所致。细胞发生铁死亡时往往表现为谷胱甘肽耗竭，谷胱甘肽过氧化酶 4（GPX4）灭活或耗竭，铁和活性氧（ROS）累积，脂质过氧化。形态学上呈现典型的坏死性形态，伴随同质异形的小线粒体（嵴减少或消失、外膜破裂），电镜下表现为细胞内线粒体变小及双层膜密度增高等。铁死亡是由于多不饱和脂肪酸掺入细胞膜而引起的，因此铁死亡亦称为代谢性细胞死亡。目前发现铁死亡可能与神经退行性疾病、肿瘤、中风、脑出血等有关。

## 六、非程序性细胞死亡——意外性细胞死亡

意外性细胞死亡（accidental cell death，ACD）是由于一些不可逆的损伤（如极端的物理、化学因素或其他严重的病理性因素）所诱发的细胞被动死亡。ACD 时膜的通透性增高，致使细胞肿胀，细胞器变形、肿大、破裂，而早期核无明显形态学变化，继而出现细胞自溶，并最终导致细胞膜破裂，内容物释放，引起局部的炎症反应。ACD 往往累及邻近的大群细胞，炎症活化吞噬细胞向病灶部位聚集，在愈合过程中常伴随组织器官的纤维化，形成瘢痕。ACD 是机体对外界病理性刺激做出的重要反应，细胞通过自身的死亡及炎症反应来消除这些刺激对机体的影响，但也可能因此诱发相关疾病的发生。

深入学习 15-3
细胞凋亡与意外性细胞死亡的比较

动画 15-3
细胞凋亡与意外性细胞死亡的比较

意外性细胞死亡与细胞凋亡的区别见表 15-2。

表 15-2 意外性细胞死亡与细胞凋亡的区别

| 区别点 | 细胞凋亡 | 意外性细胞死亡 |
| --- | --- | --- |
| 原因 | 生理或病理性 | 病理性变化或剧烈损伤 |
| 范围 | 单个散在细胞 | 大片组织或成群细胞 |
| 细胞膜 | 保持完整，一直到形成凋亡小体 | 破损 |
| 染色质 | 凝聚在核膜下呈半月状 | 呈絮状 |
| 细胞器 | 无明显变化 | 肿胀、内质网崩解 |
| 细胞体积 | 固缩变小 | 肿胀变大 |
| 凋亡小体 | 有，被邻近细胞或巨噬细胞吞噬 | 无，细胞自溶，残余碎片被巨噬细胞吞噬 |
| 基因组 DNA | 有控降解，电泳图谱呈阶梯状 | 随机降解，电泳图谱呈涂抹状 |
| 蛋白质合成 | 有 | 无 |
| 调节过程 | 受基因调控 | 被动进行 |
| 炎症反应 | 无，不释放细胞内容物 | 有，释放内容物 |

## 第三节 细胞衰老、死亡与疾病

### 一、细胞衰老与疾病

人和动物体内细胞的衰老，会引起器官老化及各种老年性疾病。随着年龄的增加，成体组织中的干细胞逐渐衰老，干细胞的衰老将导致其自我更新和多向分化能力的衰退，甚至增殖分化失控，导致损伤组织难以修复，组织器官结构与功能衰退，相关疾病相伴而生。如造血干细胞的衰老将导致机体免疫系统的衰退，使老年机体对病原体的防御能力下降，出现反复感染；对损伤和突变细胞的识别能力下降，使老年个体易发生恶性肿瘤。造血系统的衰退和异常将导致老年性再生障碍性贫血、白血病等。干细胞衰老与疾病的发生是当前生物医学研究中的新兴领域，深入研究干细胞衰老与疾病发生的关系，对推动人体衰老与抗衰老的研究有重要的科学意义和社会价值。

一些人类疾病在生命的早期阶段就表现出衰老表型快速进展的相关特征，这些疾病特征与正常衰老过程有着惊人的相似之处，称为早老性疾病。早老性疾病的共同特点是它们均存在 DNA 损伤修复缺陷。如 Werner 综合征是最典型的早老性疾病，是由于体内编码 DNA 解旋酶的 *WRN* 基因突变，导致 WRN 蛋白异常。患者幼年时期就表现出衰老的多种特征，身材矮小、典型的鸟样面容、头发变白、白内障、骨质疏松、动脉硬化等。大部分患者在 50 岁前死于动脉粥样硬化等血管疾病并发症或恶性肿瘤。

### 二、细胞凋亡与疾病

人体细胞凋亡的异常，包括异常的凋亡激活或抑制，会引发多种疾病。细胞凋亡不足会导致肿瘤、自身免疫病。如正常的 T 细胞在受到入侵的抗原刺激后被激活，产生一系列的免疫应答反应。机体为了防止过高的免疫应答，或防止这种免疫应答无限制地发展下去，会通过诱导 T 细胞凋亡来控制 T 细胞的寿命。又如临床上很多恶性肿瘤的凋亡机制受到抑制，使机体不能正常清除恶变细胞。对凋亡诱导因子敏感性的降低是多种肿瘤细胞的基本特征。肿瘤细胞中有一系列的癌基因过量表达，其产物不仅可以直接刺激肿瘤细胞的生长，也能够阻断肿瘤细胞的凋亡，使肿瘤细胞数目增加。

细胞的过度凋亡可能是艾滋病、神经退行性疾病、脑卒中和骨组织病等的发病机制。如人类免疫缺陷病毒（HIV）感染引起艾滋病，其主要的发病机制是感染后 HIV 特异性地破坏 $CD4^{+}T$ 细胞，使 $CD4^{+}T$ 细胞及与其相关的免疫细胞功能缺陷，极大地增加了机会性感染及肿瘤的发生概率。近年研究认为，HIV 基因的产物能够直接诱发 T 细胞凋亡或使其对凋亡信号的敏感性大大增强。此外，多种畸形或慢性疾病都与细胞的过度凋亡相关。如阿尔茨海默病的发生主要是由于海马及基底核的神经元大量丧失，其原因可能是 β- 淀粉样蛋白过量表达，沉积于神经元内，激活周围的吞噬细胞释放细胞因子和炎性介质，促进神经细胞凋亡的发生，从而导致神经元的大量丧失。

临床聚焦 15-1
细胞凋亡与阿尔茨海默病

（何志旭）

复习思考题

1. 举例说明三类不同寿命的细胞各有什么特点。
2. 什么是衰老的自由基学说，机体是如何防止自由基伤害的？
3. 什么是细胞凋亡，与意外性细胞死亡相比有什么不同？
4. 动物细胞凋亡的主要信号通路有哪些？
5. 对于多细胞生物，细胞凋亡的生理意义何在？
6. 探讨细胞凋亡在疾病防治中应用的可能性。

网上更多……

本章小结　重点名词　自测题　思考题解答　教学 PPT

第十六章

# 干细胞

关键词

干细胞　自我更新　多向分化　无限增殖　再生医学
细胞治疗

干细胞研究及其临床应用正成为当代医学的一个热点，干细胞是未来三大新兴医学（转化医学、再生医学、精准医学）研究的重要基石与主要方向，干细胞科学是目前生命科学中最前沿、最尖端的科学之一。干细胞不仅存在于胚胎中，也存在于许多成年组织和器官中。在特定条件下，成体干细胞形成新的功能细胞，从而使组织和器官保持生长和衰退的动态平衡。此外，成熟细胞也可以重新编程，逆向发展成为未成熟的多能干细胞，进而发育成人体的所有组织。未来，人类将可以通过干细胞培养出移植所需的器官、生物假肢等治疗患者，利用干细胞来替代、修复机体，从而恢复细胞和组织器官的功能。

思维导图

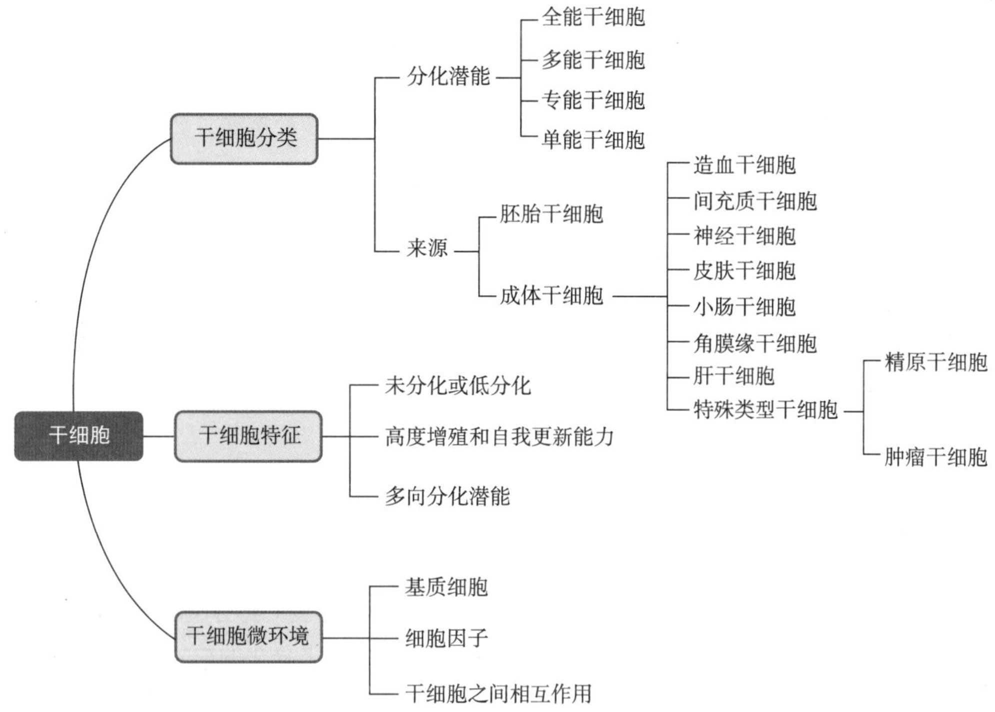

干细胞
干细胞分类
分化潜能
全能干细胞
多能干细胞
专能干细胞
单能干细胞
来源
胚胎干细胞
成体干细胞
造血干细胞
间充质干细胞
神经干细胞
皮肤干细胞
小肠干细胞
角膜缘干细胞
肝干细胞
特殊类型干细胞
精原干细胞
肿瘤干细胞
干细胞特征
未分化或低分化
高度增殖和自我更新能力
多向分化潜能
干细胞微环境
基质细胞
细胞因子
干细胞之间相互作用

干细胞（stem cell，SC）是一类具有自我更新和多向分化潜能的细胞，它们无限增殖，长期生存，在一定条件下，它们可以分化成多种功能细胞。在医疗领域，依靠其“干性”可以实现细胞替代和组织再生。研究显示，人类胚胎干细胞可以分化形成人体200多种细胞类型中的任何一种细胞。因此，利用干细胞构建各种细胞、组织、器官作为移植器官的来源，成为干细胞应用的主要方向。近年来，干细胞研究进展及临床试验取得了丰硕的成果，它几乎成为治疗各种疾病的理想工具。目前，干细胞在临床上已用于或试用于治疗多种疾病，如脑部疾病（帕金森病、阿尔茨海默病、脑瘫、脑外伤）、内分泌代谢性疾病（糖尿病）、血液疾病（白血病、再生障碍性贫血）、自身免疫病（系统性红斑狼疮、多发性硬化症）、眼部疾病（眼底病变、眼化学灼伤）、骨科疾病（骨关节炎、股骨头坏死、椎间盘退化）、慢性肾病、慢性肺或肝损伤、脊髓损伤、难愈性创面、早衰、不孕不育等。几乎每天，世界各地不断有新的干细胞研究进展及临床试验成果出现。

## 第一节　干细胞概述

在细胞的分化过程中，细胞往往由于高度分化而完全丧失再分裂的能力，最终衰老死亡。机体在发展适应过程中为了弥补这一不足，保留了一部分未分化的原始细胞，称为干细胞。干细胞是一类具有自我复制能力和可以分化形成多种类型细胞的多潜能细胞，一旦生理需要，这些干细胞就可以按照发育途径通过分裂而产生分化细胞。干细胞可以无限扩增，易于遗传操作和冻存，还不会丢失其全能性或多能性，并在适当条件下可以被诱导分化成为各种组织细胞，因此干细胞的研究在基础研究领域和临床应用中具有重要的理论和实践意义。1896年，Wilson提出干细胞一词。1961年，Till和McCulloch引出多能造血干细胞的概念。从20世纪80年代开始，造血干细胞移植已经成为治疗许多疾病的重要手段。1981年，Evans等首次成功地建立了小鼠胚胎干细胞系，此后科学家陆续建立了兔、绵羊、山羊等动物和人类胚胎干细胞系。1989年，首例脐血造血干细胞移植治疗范科尼贫血（Fanconi anemia）获得成功后，即引起全球的关注。1991年，Caplan提出了间充质干细胞。2006年，日本山中伸弥（Shinya Yamanaka）率先报道通过引入Oct3/4、Sox2、c-Myc、Klf4转录因子可以诱导成纤维细胞转变成多能干细胞，其特性与胚胎干细胞十分相似。成熟的细胞可以重新编程，逆向发展成为未成熟的细胞，进而发育成人体的所有组织。2012年，山中伸弥和英国John B. Gurdon两位科学家由于在干细胞研究方面做出的杰出贡献而被授予诺贝尔生理学或医学奖。近些年，随着人类胚胎干细胞和一些成体干细胞陆续被成功地分离、培养，干细胞的研究进入新的高潮，成为生命科学和医学研究的又一热点。

### 一、干细胞分类

根据分化潜能，干细胞可分为全能干细胞（totipotent stem cell）、多能干细胞（pluripotent stem cell）、专能干细胞（unipotent stem cell）、单能干细胞（monopotent stem cell）。根据来源，干细胞可分为胚胎干细胞（embryonic stem cell）和成体干细胞（somatic/adult/tissue stem cell）。

像其他动物一样，人体是从一个受精卵发育而来的。受精后的最初几小时，受精卵就能分裂成一些完全相同的全能细胞，将全能细胞中的任何一个植入子宫内，均有可能发育成为一个完整的生物个体。这种具有发育全能性的早期胚胎细胞，称为全能干细胞。随着发育的进行，这些全能干细胞开始特异化，形成一个中空的球形结构，称为囊胚（图 16-1）。囊胚内侧的细胞形成一个内细胞团。内细胞团的细胞是多能性的，能被诱导分化为成熟个体中所有的细胞类型，这种细胞称为多能干细胞（如胚胎干细胞）。尽管这些胚胎干细胞具有分化为成熟个体中所有细胞类型的能力，但没有形成一个完整生物个体的能力，因为它们不能形成胚盘及子宫内发育所需的支持组织。如果内细胞团被植入子宫，它不会发育成胎儿。

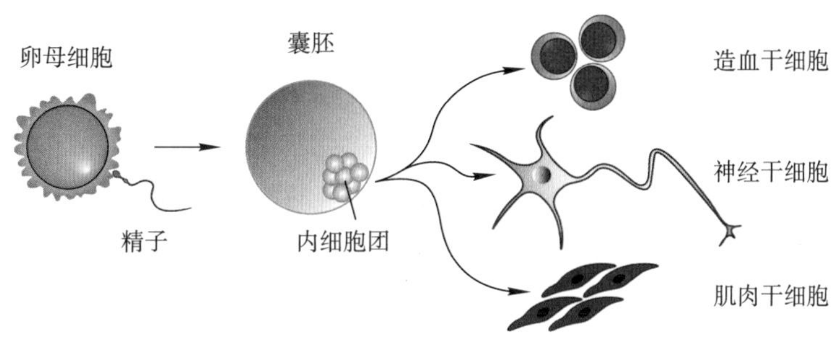


图 16-1　干细胞的起源

多能干细胞经过进一步分化，特化成为参与生成特殊功能细胞的干细胞。例如神经干细胞，能分化为神经元、神经胶质细胞；造血干细胞，能产生红细胞、白细胞和血小板。这类在组织器官发育过程中起着重要作用的干细胞被称为专能干细胞。专能干细胞较多能干细胞分化潜能低，但也具有多项分化功能。仅能产生一种类型细胞的干细胞称为单能干细胞，其分化潜能最差，如表皮干细胞和睾丸中的精原干细胞。

## 二、干细胞特征

干细胞体积较小，多为圆形或椭圆形，核质比相对较大，具有较高的端粒酶（telomerase）活性。不同的干细胞具有不同的生化标志，这对于确定干细胞的位置，寻找、分离和鉴定干细胞具有重要意义。然而，干细胞的形态和生化特征受生存环境的影响较大，因此不能仅根据干细胞的形态和生化特征来寻找干细胞。具有无限增殖和自我更新能力及在适当条件下表现出一定的分化潜能才是干细胞的本质特征。

### （一）干细胞的未分化或低分化

在一般情况下，干细胞处于休眠或缓慢增殖状态，通常不具备特殊的形态特征，也不能执行分化细胞的特定功能，例如造血干细胞无法携带氧分子。但是在某些特定条件下，干细胞可被诱导进一步分化为成熟细胞或终末分化细胞，执行特定组织细胞的功能。因此，干细胞的重要作用是作为成体组织细胞的储备库。

### （二）干细胞的高度增殖和自我更新能力

干细胞具有无限增殖分裂的能力。但是干细胞有分裂较慢的特性，有利于其对特定的外界信号做出反应，以决定是进入增殖还是进入分化程序，同时也有利于减少干细胞内基因突变的危险。在人体发育漫长的一生中，干细胞不断自我更新并可维持自身数目恒定，这就是干细胞的自稳定性（self-maintenance）。干细胞的分裂增殖能力非常旺盛，胚胎干细胞的分裂尤其活跃，其可以在体外环境连续增殖一年而仍然保持良好的未分化状态。绝大多数组织干细胞在体外的增殖

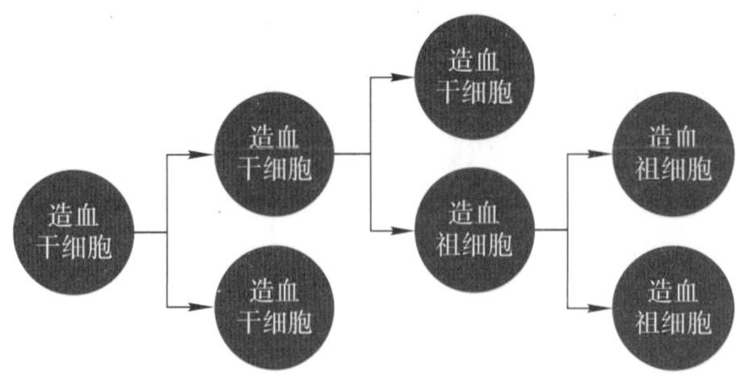


图 16-2 造血干细胞的不对称分裂模式

能力有限，它们在快速增殖后常进入静息状态，如肝干细胞、神经干细胞等。这种独特的增殖方式对于维持整个生命周期组织的稳态平衡与再生起到关键的作用。

干细胞通过两种方式生长，一种是对称分裂（symmetry division），即 2 个子代细胞都是干细胞或都是分化细胞；另一种是不对称分裂（asymmetry division），即产生一个与母代相同的子代干细胞和一个分化的子代细胞（图 16-2）。哺乳动物的干细胞通常以不对称方式进行分裂，每次分裂产生一个分化的细胞和一个与母细胞相同的干细胞，以补充组织自我更新过程中衰老、死亡的细胞，同时保持细胞数目的相对稳定。但是在组织损伤和坏死等应激状态下，干细胞可选择对称分裂方式迅速提供充足的细胞来修复坏死组织，以适应环境变化的需要。

### （三）干细胞的多向分化潜能

干细胞具有分化为多种功能细胞的潜能，但是不同干细胞的分化潜能有所不同。胚胎干细胞具有全能性，可以分化发育为机体任何一种组织类型的细胞。在体外，胚胎干细胞可被诱导分化出包括 3 个不同胚层的所有分化细胞；在动物体内，胚胎干细胞可分化产生出由 3 个胚层细胞构成的畸胎瘤。成体干细胞只能分化成其相应或相近的组织细胞。胚胎干细胞分化为成体干细胞是一个连续的过程，在此过程中，干细胞的分化逐渐“变窄”，只能分化成种类越来越少的功能细胞。目前已经证实，此过程是一些调控因子通过关闭或者开启干细胞某些重要基因的表达，最终调控干细胞的分化。

ⓔ图 16-1 干细胞的多向分化潜能

## 三、干细胞生存微环境

干细胞需要在特殊的环境下才能执行正常生理功能，这种环境也称微环境，它能让组织中的干细胞保持长久的自我更新，并对其执行正常功能起到关键的作用。干细胞能与其周围组织中的细胞及细胞外基质等相互作用、相互影响，其中细胞外基质由基质细胞产生、分泌的细胞因子及其他生物大分子等成分组成，形成具有支持和调节干细胞定居、增殖、分化、发育和成熟功能的微环境，这种微环境也称为干细胞巢（stem cell niche），其具有动态平衡特性。不同组织类型的干细胞巢，其组成与定位存在很大的差别。如神经干细胞，它具有多能性，即一个干细胞能产生几种不同类型的细胞。若将从成年动物海马获得的神经干细胞扩增后移植回海马，则能产生新的神经元和神经胶质细胞；若将同样的干细胞移植到嘴侧的迁移流，则能产生嗅球神经元；若将同样的干细胞移植到成年动物通常不产生神经元的区域（如完整的大脑），则不能产生神经元，但是在受损时能产生神经胶质细胞；若将来自胚胎或成年鼠脑的遗传标记的干细胞在体外扩增成球团后，再移植到被照射过的宿主鼠，则能产生髓系和淋巴系甚至更原始的造血干细胞。可见，神经干细胞的研究不但说明了成体干细胞具有多能性，而且说明其多向分化的潜能与其所处的微环境绝对相关。

微环境不仅对干细胞的分化方向起着决定性作用，还决定了干细胞的迁移过程。干细胞有向损伤部位迁移的特性，这种现象称为“归巢”。迁移的细胞数量与相关细胞因子的浓度有关。

由于在不同的时间段，这些因子的表达水平不同，迁移到局部组织的细胞数量也不同。另外，细胞外基质是干细胞赖以传递和接受信息的物质基础，与多种疾病的发生机制密切关联。

（一）基质为干细胞生存提供不可缺少的物质支柱

基质可通过黏附结构局部固定干细胞，如造血干、祖细胞表达的有关细胞黏附分子与细胞外基质和基质细胞上相应的配体形成“配体－整合蛋白－细胞骨架跨膜系统”，从而影响造血细胞的形态，调控基因表达，控制细胞的分化，决定细胞的运动。

（二）基质细胞对造血干、祖细胞的增殖、分化和发育起重要的调控作用

基质细胞可分泌多种细胞因子，如干细胞因子、粒细胞和巨噬细胞集落刺激因子、粒细胞集落刺激因子、巨噬细胞集落刺激因子、酸性和碱性成纤维细胞生长因子、胰岛素样生长因子、β型转化生长因子和其他活性物质，这些细胞因子不但直接作用于造血细胞，而且作用于基质细胞，能改变基质细胞的增殖和分泌状态，诱导其他细胞因子的生成。同时，基质细胞表面有许多细胞因子受体，能结合和聚集游离的细胞因子于局部。当基质细胞表面的各种黏附结构通过特异和非特异性结合把造血干细胞固定于局部时，干细胞就受局部高浓度因子的作用而增殖与分化。细胞外基质中研究最多的一个受体就是 $\beta_1$ 整合素，上皮细胞 $\beta_1$ 整合素表达水平较高，它的高度表达可能是维持表皮干细胞所必需的。整合素能把细胞固定在干细胞巢中，诱导干细胞分化或凋亡。

（三）基质细胞直接与干细胞相互接触调控干细胞增殖、分化

以造血细胞为例，基质细胞除通过分泌造血生长因子及细胞外基质调节造血之外，还通过与造血细胞的相互接触调节造血细胞的增殖、分化及淋巴细胞的发育成熟。从建立基质细胞与造血细胞长期共培养体系的研究中发现，基质细胞对造血细胞生长的调控受多方面因素影响。基质细胞一方面通过与造血细胞密切接触发挥近距离调节，另一方面通过分泌刺激因子和抑制因子，从正、负两方面调节造血以维持机体造血系统的动态平衡。

（四）干细胞之间的相互影响

干细胞的增殖、分化还涉及干细胞之间的相互影响，如造血细胞间的相互影响，其中特别是淋巴细胞对造血的调节乃至于干细胞间的转化。

（五）干细胞表面有许多特异的标志物

以造血系统为例，干细胞的表面标志物有 Sca-1、c-kit 和 CD34 等，最近发现 CD34（－）细胞同样具有造血干细胞的特性。因此，CD34 可能并非造血干细胞的标志物，它可能与造血干细胞的功能状态有关。其他各种成体干细胞也具有各自独特的标志物，这些特异的标志物可能与其分化调控有关。

可见，为实现对干细胞的调控，除了细胞外基质、基质细胞及其产生分泌的因子、干细胞调控基因及其反式作用因子、干细胞之间的交互作用外，各种因子的产生、生物学作用、受体表达、相互调节等均具有网络样特性。

研究进展 16-1
干细胞微环境的最新研究进展

## 第二节 胚胎干细胞

胚胎干细胞研究的科学价值在于其广泛的应用前景，其对细胞组织移植治疗、体外研究动物和人胚胎发生和发展、新的人类基因发现、药物筛选、致畸实验、克隆动物和转基因动物等领域都将产生重要的影响。

### 一、胚胎干细胞的生物学特性

胚胎干细胞是胚胎发育早期（囊胚期）胚胎中的内细胞团细胞，具有多向分化潜能、体外培养无限增殖、自我更新和多向分化的特性。无论在体外还是体内环境，胚胎干细胞都能被诱导分化为机体几乎所有的细胞类型。早在1970年，Martin Evans就已从小鼠中分离出胚胎干细胞并在体外进行培养。近年来，人的胚胎干细胞体外培养也已获得成功。

#### （一）胚胎干细胞的形态学特征

哺乳动物的胚胎干细胞在体外培养条件下都具有相似的形态结构，即细胞核大，有一个或多个核仁，核中多为常染色质，细胞质少，结构简单。体外培养时，细胞排列紧密，呈集落状生长，形似鸟巢。

#### （二）胚胎干细胞的分化

胚胎干细胞具有多能性，即可以定向分化为各种高度分化的功能性组织，但无法独自发育成一个完整的生物个体。它可以发育成为外胚层、中胚层和内胚层三种胚层的细胞组织。将胚胎干细胞放在特定的培养基中培养，其可定向分化成特定组织，如胚胎干细胞在含有白血病抑制因子和维A酸的培养基中，可以分化形成全壁内胚层。将胚胎干细胞与胚胎细胞共培养或将胚胎干细胞注入囊胚腔中，胚胎干细胞就会参与多种组织的发育。

目前促进胚胎干细胞定向分化的常用方法有：① 改变细胞的培养条件，包括与辅助细胞共培养，在半固体培养基中原位生长、分化，添加生长因子、化学诱导剂等。② 导入外源性基因，使其分化为某一特定类型的细胞。③ 体内定向分化，使胚胎干细胞分化为该组织特异性的细胞。以神经细胞为例，将小鼠胚胎干细胞置于仅含碱性成纤维细胞生长因子（bFGF）的培养基中增殖，然后加入血小板生长因子（PDGF），就能得到表达神经胶质前体标志分子的多能祖细胞。除去bFGF和PDGF后，这些细胞最终向少突胶质细胞或星形胶质细胞分化。

### 二、胚胎干细胞的应用

自1981年Evans和Kaufman首次成功分离小鼠胚胎干细胞后，国内外研究人员已在仓鼠、大鼠、兔、猪、牛、绵羊、山羊、水貂、恒河猴、美洲长尾猴及人类中分离获得了胚胎干细胞。目前许多研究工作都是以小鼠胚胎干细胞为对象展开的。随着胚胎干细胞的研究日益深入，生命科学家对人类胚胎干细胞的了解迈入了一个新的阶段。在1998年末，两个研究小组成功地培养出人类胚胎干细胞，保持了胚胎干细胞分化为各种体细胞的全能性。这样就使科学家利用人类胚胎干细胞治疗各种疾病成为可能。

由于胚胎干细胞具有独特的自我更新能力及分化潜能，在临床上可以用于细胞替代治疗、基因治疗及组织修复等。

（一）胚胎干细胞在细胞替代治疗方面的应用

胚胎干细胞具有发育成所有类型细胞的能力，其最深远的潜在用途是将产生的细胞或组织用于替代治疗。许多疾病是由于细胞功能障碍或细胞遭受破坏引起的，诱导胚胎干细胞定向分化产生的特定类型细胞或组织可替代功能障碍或遭受破坏的细胞或组织，治疗多种疾病，如用胚胎干细胞治疗神经退行性疾病（帕金森病、亨廷顿舞蹈症、阿尔茨海默病等）。日本京都大学研究帕金森病的医学专家们将早期猴胚胎干细胞诱导分化成神经元细胞，然后植入有帕金森病症状的猴子大脑内相关区域，试验已经获得初步成功。另外，用造血干细胞重建造血功能，用胰岛细胞治疗糖尿病等都已成为可能。但是要将胚胎干细胞用于细胞或组织替代治疗，目前尚需解决以下问题：① 研究各种生长因子、转录因子、饲养层及物理干预与胚胎干细胞定向分化的关系，提高某一类型细胞的比例。② 在临床上进行“细胞选择”，以避免其他分化类型细胞和多能干细胞的存在。③ 移植排斥反应。目前解决移植排斥反应的策略有：将具有不同组织相容性的胚胎干细胞系冷冻建库；通过转基因、同源重组技术和基因打靶，建立患者特异性的胚胎干细胞系；破坏或修饰胚胎干细胞中表达特异性组织相容性复合物的基因，从而建立可供所有人使用的“万能供者细胞”。④ 细胞或组织移植到体内后的存活、畸胎瘤等问题。

动画 16-1
体外培养的胚胎干细胞用于细胞替代治疗

（二）胚胎干细胞在基因治疗方面的应用

对于原发性免疫缺陷性疾病，基因治疗有着广阔的应用前景。目前鼠类逆转录病毒是已被批准用于人类基因治疗的一种逆转录病毒载体，它可通过移植转染的人胚胎干细胞对动脉粥样硬化疾病进行基因治疗。此外，慢病毒载体是另一种有效的感染人胚胎干细胞和进行基因治疗的工具。现有的基因治疗有两类：①转基因细胞治疗。②核酸治疗。

（三）克隆动物的生产及转基因动物的生产

胚胎干细胞从理论上讲可以无限传代和增殖而不失去其正常的二倍体基因型和表型。因此，以其作为核供体进行核移植后，在短期内可获得大量基因型和表型完全相同的个体。胚胎干细胞与胚胎进行嵌合克隆动物，可解决哺乳动物远缘杂交的困难问题，而使用该项技术进行异种动物克隆，对于保护珍稀野生动物有着重要意义。自绵羊多莉问世至今，体细胞克隆动物多有成功的报道。但是体细胞克隆动物有着无法克服的弊端，即成功率低和容易早衰。然而，Wakayama 等用长期传代（30 代以上）的小鼠胚胎干细胞克隆出 31 只小鼠，其中 14 只存活，存活率的提高提示，胚胎干细胞克隆动物具有光明的前景。

转基因动物是利用受精卵或胚胎干细胞作为载体，通过注射目的基因，从而生产带有目的基因的动物。用胚胎干细胞生产转基因动物，可以打破物种界限，突破亲缘关系的限制，加快动物群体遗传变异程度及进行定向变异和育种。此外，利用同源重组技术对胚胎干细胞进行遗传操作，通过细胞核移植生产遗传修饰性动物，有可能创造新的物种；利用胚胎干细胞技术，可在细胞水平上对胚胎进行早期选择，提高选样的准确性，缩短育种时间。因此，利用转基因胚胎干细胞系将为大量同系转基因动物的生产奠定基础，动物克隆可以有效地提高稀有动物的繁殖效率和高效畜产品的生产水平，以及高效生物活性物质的生产水平。

（四）胚胎干细胞成为发育生物学研究的理想模型

胚胎干细胞具有在体胚胎所不具有的优势，即全能性和无限增殖能力，并能在体外培养扩增，因此，可以作为微环境改变对细胞分化影响的理想研究材料。随着现代生物技术的发展，研究不同生长调节因子在胚胎干细胞分化中的作用已成为可能。尤其是基因芯片技术的完善，通过 mRNA 差异显示，可以为胚胎干细胞分化及不同分化阶段细胞的基因转录和表达的研究奠定基础，成为揭示发育和分化的分子机制的重要手段。

研究和利用胚胎干细胞已成为当前生物工程领域的核心问题之一，然而人类胚胎干细胞的研究工作也引起了全世界范围内的很大争议。支持者认为这项研究有助于根治很多疑难杂症，是一种挽救生命的慈善行为，在临床医学应用方面有巨大潜力，是科学进步的表现；而反对者则认为，进行胚胎干细胞研究就必须破坏胚胎，而胚胎是人尚未成形时在子宫内的生命形式。因此，围绕该研究的伦理道德问题也随之出现，有些国家甚至明令禁止进行人类胚胎干细胞的研究。2007 年，美国和日本的两个研究小组成功地把普通的人体皮肤细胞转化为具备胚胎干细胞功能的诱导多能干细胞，它具有类似胚胎干细胞的功能，能够最终培育成人体组织或器官。这种将人体皮肤细胞“直接改造”的技术跨越了伦理障碍。

研究进展 16-2
诱导多能干细胞

## 第三节　成体干细胞

成体干细胞是指存在于一种已经分化组织中的未分化细胞。研究发现，干细胞不仅存在于胚胎中，也存在于成年动物的许多组织和器官，如骨髓、外周血液、脑、血管、骨骼肌、皮肤、脂肪和肝等，这些仍具有自我更新及分化成不同组织类型细胞能力的细胞称为成体干细胞。

成体干细胞的研究始于 20 世纪 60 年代人们对造血干细胞的研究。在特定条件下，成体干细胞可以产生新的干细胞或者按一定的程序分化形成新的功能细胞，从而使组织和器官保持生长和衰退的动态平衡。成体干细胞存在于组织的特定区域内，在数年内都维持静止休眠状态，即保持不分裂的状态，直到组织受到损伤或发生疾病时被激活，才开始分裂。当成体干细胞被移植入受体中，它们表现出很强的可塑性，可以突破其“发育限制性”，跨系甚至跨胚层分化为其他类型的组织细胞。例如，骨髓来源的干细胞在特定环境中可向肝、胰腺、肌肉及神经细胞分化，肌肉、神经干细胞也可向造血细胞分化，这种现象称为“干细胞的可塑性”。

e 图 16-2
成体干细胞的可塑性

通常情况下，供体的干细胞在受体中分化为与其组织来源一致的细胞，而在某些情况下干细胞的分化并不遵循这种规律。1999 年，Goodell 等人分离出小鼠的肌肉干细胞，体外培养 5 天后，与少量的骨髓间质细胞一起移植到接受过致死量辐射的小鼠中，结果发现肌肉干细胞会分化为各种血细胞系，这种现象被称为干细胞的横向分化（trans-differentiation）。成体干细胞大部分都可以横向分化为 2 种以上其他的组织细胞。例如，从骨髓间质中分离出的一种名为多样成熟原始细胞（multipotent adult progenitor cell，MAPC）的干细胞及从脐血中分离出的一种干细胞，其分化潜能几乎可以与人胚胎干细胞媲美，它们可以在体内外分化出机体的任何一种组织；皮肤干细胞及从脂肪组织中分离出的一种干细胞在体内能分化出 5 种以上的组织。这些结果表明，成体干细胞横向分化不仅具有相当的普遍性，而且具有多能性。

这种横向分化的分子机制一旦被研究清楚，就有望利用患者自身健康组织的干细胞，诱导分化成可替代病变组织的功能细胞来治疗各种疾病。这样既克服了异体细胞移植引起的免疫排斥，又避免了胚胎细胞来源不足及其他社会伦理问题。人们有望从自体中分离出成体干细胞，在体外定向诱导分化为靶组织细胞并保持增殖能力，然后再将这些细胞回输入体内，从而达到长期治疗的目的。因此，横向分化的发现在干细胞研究中具有革命性意义，它为干细胞生物工程在临床治疗中的广泛应用奠定了基础。关于横向分化的调控机制目前还不清楚，大多数观点认为干细胞的分化与微环境密切相关。可能的机制是，干细胞进入新的微环境后，对分化信号的反应受到周围正在进行分化的细胞的影响，从而对新的微环境中的调节信号做出反应。

相对于胚胎干细胞来说，成体干细胞克服了胚胎干细胞所受的伦理学争议，具有许多优势（表 16–1）。

**表 16–1　胚胎干细胞与成体干细胞的比较**

| 比较点 | 胚胎干细胞 | 成体干细胞 |
|---|---|---|
| 来源 | 困难 | 容易 |
| 分离纯化 | 容易 | 困难 |
| 体外增殖 | 容易 | 困难 |
| 致瘤性 | 畸胎瘤 | 无 |
| 遗传损伤 | 概率小 | 概率大 |
| 增殖能力 | 强 | 弱 |
| 伦理问题 | 有 | 无 |

1. 胚胎干细胞具有全能性和可以建系传代等优点，从理论上来说应用前景广阔。但是实际上由于每个个体的主要组织相容性复合体不同，同种异体胚胎干细胞及其分化组织细胞在临床上会引起免疫排斥。因此，基于胚胎干细胞的治疗方案，要求对患者进行长期免疫抑制剂治疗或将患者的造血系统和外来细胞形成嵌合体。尽管最近有研究证实，人胚胎干细胞能诱导分化成为造血细胞，但小鼠胚胎干细胞的实验表明，来源于胚胎干细胞的造血细胞在体内无法重建造血机制，因而限制了临床应用。由于胚胎干细胞发育分化过程中有极高的非整倍体发生率，克隆动物的基因即便在没有缺陷的情况下，也不能像正常动物基因一样准确表达出来。也就是说，克隆动物存在无法正确生长发育的危险。研究还发现，利用目前的克隆技术取患者体细胞核的细胞克隆培育出来的新组织一样会存在缺陷，所以这项技术还有待完善、成熟。此外，体细胞克隆所需的卵细胞一般难以获得，而成体干细胞可从患者自身获得，且不存在组织相容性的问题，治疗时可避免长期应用免疫抑制剂对患者造成的伤害。

2. 虽然胚胎干细胞能分化成各种类型细胞，但这种分化是“非定位性”的。目前尚不能控制胚胎干细胞在特定的部位分化成相应的细胞，容易导致畸胎瘤。在应用胚胎干细胞治疗前，必须先进行初步的细胞诱导分化，以防止畸胎瘤的发生。相对而言，成体干细胞不存在上述问题，如骨髓移植实验并不引发畸胎瘤。

3. 成体干细胞也具有类似胚胎干细胞的高度分化能力和多向分化潜能，且相对容易获取。应该看到，尽管成体干细胞具有一定的优越性，但仍有一些因素限制了它的应用，主要包括：① 人们尚未从人体的全部组织中分离出成体干细胞，如尚未发现人类的成体心脏干细胞；② 成体干细胞含量极微，很难分离和纯化，且数量随年龄增长而降低；③ 在一些遗传缺陷疾病中，遗传错误很可能也会出现在患者的干细胞中，这样的干细胞不适于移植；④ 老年人身上获得的干细胞可能没有年轻人的干细胞那样的增殖能力；⑤ 由于在日常生活中，人常常暴露在各种环境之下，日光和毒素等都有可能导致基因突变，因此，成体干细胞有可能包含更多的DNA异常等。这些潜在的弱点必将在某种程度上限制成体干细胞的使用，所以成体干细胞不可能完全代替胚胎干细胞。成体干细胞的应用研究是再生医学的一个重要组成部分，是很多疾病可供选择的治疗手段，同时又是一个多学科交叉的领域，需要分子和细胞生物学家、胚胎学家、病理学家、临床医生、生物工程师和伦理学家等共同参与。随着对成体干细胞可塑性研究的不断深入和临床应用研究的不断扩展，成体干细胞在临床上的应用前景越来越广。

临床聚焦 16-1
干细胞移植治疗心脏病

## 一、造血干细胞

造血干细胞（hemopoietic stem cell，HSC）是第一种被认识的组织特异性干细胞，是体内各种血细胞的唯一来源，主要存在于骨髓、外周血、脐带血中。人类造血干细胞首先出现于胚龄第2～3周的卵黄囊，在胚胎早期（第2～3个月）迁至肝、脾，第5个月再从肝、脾迁至骨髓。在胚胎末期一直到出生后，骨髓成为造血干细胞的主要来源。造血干细胞具有自我更新能力并能分化为各种血细胞的前体细胞，最终生成各种血细胞成分，包括红细胞、白细胞和血小板，也可以分化成各种其他细胞。

造血干细胞有两个重要特征：① 高度的自我更新或自我复制能力。② 可分化成所有类型的血细胞。造血干细胞采用不对称分裂方式，由一个细胞分裂为两个细胞。其中一个细胞仍然保持干细胞的一切生物特性，从而保持身体内干细胞数量相对稳定；而另一个则进一步增殖分化为各类血细胞、前体细胞和成熟血细胞，释放到外周血中，执行各自任务，直至衰老死亡。由造血干细胞到前体细胞再到外周血细胞的分化调节过程相当复杂，而且持续进行，它依赖于各种造血生长因子、造血基质细胞、细胞外基质等多种因素的相互作用与平衡，并涉及细胞的增殖分化、发育成熟、迁移定居、衰老凋亡和癌变等生命科学中的许多基本问题。正因为造血干细胞具有良好的分化增殖能力，临床上已经广泛应用干细胞移植治疗血液系统疾病，最常见的就是白血病。造血干细胞移植（HSCT）是通过大剂量放、化疗预处理，清除受者体内的肿瘤或异常细胞，再将自体或异体造血干细胞移植给受者，使受者重建正常造血及免疫系统。HSCT目前广泛应用于恶性血液病、非恶性难治性血液病、遗传性疾病和某些实体瘤的治疗，并获得了较好的疗效。造血干细胞移植是现代生命科学的重大突破，美国华盛顿大学Edward Donnall Thomas教授因为发展此项技术并做出了重要贡献而于1990年荣获诺贝尔生理学或医学奖。

ⓔ 图 16-3
造血干细胞的应用

研究进展 16-3
造血干细胞移植研究进展

## 二、间充质干细胞

间充质干细胞（mesenchymal stem cell，MSC）是来源于中胚层的一类多能干细胞，来源广泛，可从骨髓、脂肪、肌肉、脐带、胎盘、羊膜和牙髓等组织分离获得。间充质干细胞具有移动到身体远端的能力，而且能与免疫系统相互作用，并能产生具有生物活性的分子，创造一个适合组织修复的微环境。在体内或体外特定的诱导条件下，间充质干细胞可分化为脂肪、骨、软骨、肌肉、肌腱、韧带、神经、肝、肾、心肌、血管等多种组织细胞，连续传代培养和冷冻保存后仍具有多向分化潜能。

近年来，脐带来源的间充质干细胞越来越受到重视。脐带间充质干细胞是指存在于新生儿脐带组织中的一种多功能干细胞，其特点是组织来源丰富，细胞较原始，易获取，比从骨髓等组织获取的间充质干细胞具有更高的活性，而且原则上脐带属于医疗废弃物，对捐赠者（供体）没有额外的创伤，也没有医学伦理的困扰。因此，用脐带分离培养脐带间充质干细胞具有一定产业化方面的优势。脐带间充质干细胞可分化成许多种细胞，具有增殖能力强、安全、无病毒感染风险等优点，可以广泛应用于干细胞抗衰老及多种慢性病的预防和治疗，在临床上有广泛的应用前景。此外，间充质干细胞表面低表达 MHC Ⅰ类分子，不表达共刺激分子，具有免疫原性低的特点，异体移植排斥反应较轻，可以使异体来源的间充质干细胞安全使用而无须配型，容易达到质量标准化，实现大量生产，减少个体差异，更适用于临床治疗。间充质干细胞还具有免疫调节功能，通过细胞间的相互作用及产生细胞因子抑制 T 细胞的增殖及其免疫反应，从而发挥免疫重建功能。

脂肪组织来源的间充质干细胞也能在体内或体外环境下进行分化，产生多种细胞类型。通过自体移植可以重建组织器官的结构和功能，可作为理想的种子细胞用于抗衰老和病变引起的组织器官损伤的修复，并且可避免免疫排斥反应。

## 三、神经干细胞

长期以来，人们一直认为中枢神经系统的神经元在出生后不久就失去再生能力，成年人脑细胞一经损伤就不能再生。但近年的一些研究表明，在成年哺乳动物的中枢神经系统中，部分细胞仍具有分裂潜能和自我更新能力，可以通过不对称分裂方式产生神经组织的各类细胞，这些细胞被称为神经干细胞（neural stem cell，NSC）。

ⓔ 图 16-4
神经干细胞的分化

不同类型的神经干细胞产生的子代细胞种类不同，分布也不同。根据分化潜能及产生子代细胞种类的不同，神经干细胞可分为：① 神经管上皮细胞，此类细胞分裂能力最强，只存在于胚胎时期，可以产生放射状胶质神经元和神经母细胞；② 放射状胶质神经元，可以分裂产生本身并同时产生神经元前体细胞或胶质细胞，主要作用是在幼年时期神经发育过程中产生投射神经元，形成大脑中皮质及神经核等的基本神经组织细胞；③ 神经母细胞，主要存在于成年人体中，可以产生神经前体细胞、神经元和各类神经胶质细胞；④ 神经前体细胞，是各类神经细胞的前体细胞，如小胶质细胞由神经胶质细胞前体产生。中枢神经系统的神经干细胞主要分布于侧脑下层（SVZ）和海马齿状回（SGZ）两处。

研究进展 16-4
神经干细胞

神经干细胞在神经发育和修复受损神经组织中发挥重要作用。神经干细胞移植是修复和代替受损脑组织的有效方法，能重建部分环路和功能。此外，神经干细胞还可作为基因载体，用于颅内肿瘤和其他神经系统疾病的基因治疗，从而弥补病毒载体的一些不足。Wagner 等将神经干细胞移植到帕金森病模型的鼠脑，发现神经干细胞能在其脑组织中迁移并修复损毁的脑组织，使得震颤症状明显减轻。因此，将中枢神经干细胞移植入受损脑组织，不仅可以补充、替代受损的神经元，还可以将外源性基因导入神经组织，使其在体内有效表达。因而神经干细胞对于颅脑损伤的修复及其他脑部疾病的治疗有着广泛的应用前景。

## 四、皮肤干细胞

皮肤是人体最大的器官，在整个生命过程中，表皮细胞和毛囊在不断进行着再生，这与皮肤干细胞的存在具有直接的关系。目前研究较多的主要有表皮干细胞（epidermal stem cell）和毛囊干细胞（hair follicle stem cell）。

表皮干细胞是各种表皮细胞的祖细胞，来源于胚胎的外胚层，具有双向分化的能力。一方面可向下迁移分化为表皮基底层，进而生成毛囊；另一方面则可向上迁移，并最终分化为各种表皮细胞。在胎儿时期，表皮干细胞主要集中于初级表皮嵴，至成年时期呈片状分布在表皮基底层。表皮干细胞在组织结构中位置相对稳定，一般位于毛囊隆突部皮脂腺开口处与竖毛肌毛囊附着处之间的毛囊外根鞘。表皮干细胞与定向祖细胞在表皮基底层呈片状分布，在没有毛发的部位如手掌、脚掌，表皮干细胞位于与真皮乳头顶部相连的基底层；在有毛发的皮肤，表皮干细胞则位于表皮基部的基底层。在基底层，有1%～10%的基底细胞为干细胞。不同发育阶段的人皮肤，表皮干细胞的含量不同。胎儿期表皮基底层增殖细胞均为表皮干细胞和短暂扩增细胞，少儿表皮基底层部分细胞为表皮干细胞和短暂扩增细胞，而成年人表皮干细胞和短暂扩增细胞所占比例则进一步降低。

毛囊是皮肤附属物之一，多位于真皮。由于最初在毛球部发现有显著的细胞分裂，早期人们认为，毛球是细胞分裂及毛囊生长期起始的重要部位。1990年，Cotsarelis等对小鼠皮肤进行H-TdR掺入实验，4周后发现毛母质细胞没有标记，而95%以上的毛囊隆突部细胞仍保持标记。同时从形态学上看，隆突细胞体积小，有卷曲核，透射电镜检查发现其胞质充满核糖体，而且缺乏聚集的角蛋白丝，细胞表面有大量微绒毛，是典型的未分化或“原始状”细胞，因而提出毛囊干细胞定位于隆突部。随后的多个实验进一步支持了毛囊干细胞定位于隆突部的理论。

皮肤干细胞的临床应用主要表现在以下几个方面。① 在细胞替代治疗中的应用：当皮肤受到外伤、疾病等损伤时，位于皮肤表皮基底层和毛囊隆突的皮肤干细胞就会在内外源因素的调控下，及时增殖分化生成相关细胞，以修复机体受损表皮、毛囊等结构。特别是当大面积Ⅲ度烧伤、广泛瘢痕切除、外伤性皮肤缺损及皮肤溃疡等导致严重皮肤缺损时，仅靠创面自身难以实现皮肤的再生，需要足够的皮肤替代物进行修复，这时可以进行自体皮肤细胞的培养并应用于创面覆盖。② 在组织工程中的应用：人工真皮是利用组织工程技术形成商品化用于临床的真皮替代物，它可诱发正常的皮肤愈合过程，已用于治疗大面积烧伤患者的暂时性皮肤覆盖及慢性皮肤溃疡的治疗。③ 在基因治疗中的应用：干细胞因具有高度自我更新和多向分化潜能，而一直作为基因治疗首选的靶细胞。已有报道，将外源基因通过逆转录病毒载体导入表皮干细胞并植入体内后，机体可长期维持转导基因的表达，这一成果为表皮干细胞应用于基因治疗提供了可靠的依据。

### 五、小肠干细胞

小肠黏膜表面有许多细小的肠绒毛，绒毛根部的上皮下陷至固有层形成隐窝。小肠干细胞（intestinal stem cell）就位于肠黏膜隐窝基底部。正常情况下，位于隐窝基底部的小肠干细胞不断向隐窝顶部（肠腔方向）迁移，整个迁移过程需3～5天，在迁移过程中小肠干细胞分化形成不同的肠黏膜细胞。小肠干细胞可分化为吸收细胞、杯细胞、嗜酸细胞和肠内分泌细胞。

### 六、角膜缘干细胞

角膜上皮功能和结构的完整对保持角膜透明性起着重要作用。角膜上皮具有自我更新的能力，由位于角膜缘的干细胞增殖分化而来。当角膜缘干细胞（corneal stem cell）部分或全部损伤时，其对角膜上皮的更新及修复功能受到影响，此时受损伤的角膜表面往往由结膜上皮移行覆盖进行修复，严重时形成角膜上皮结膜化，新生血管生成，最终导致角膜透明性丧失，造成失明。各种理化损伤、炎症、药物、肿瘤及先天异常等均可引起角膜缘干细胞的损伤或功能缺陷，导致角膜上皮屏障功能破坏，引起角膜混浊、视力下降甚至失明。这种疾病极难治愈，即使进行中央角膜移植也常常失败。近年来人们发现，进行角膜缘干细胞移植能治疗眼部的酸碱化学烧伤及热烫伤。另外，常见的例子就是伴有角膜缘破坏的复发性翼状胬肉、假性胬肉及睑球粘连等，有的病例即使多次手术甚至采用新的术式（如羊膜移植术）也常常复发。因此，角膜缘干细胞移植的临床应用，为最终有效地治疗眼部疾病，恢复患者视功能，提供了一个新的治疗途径。

### 七、肝干细胞

肝的再生能力很强。早在 1958 年，Wilson 等已证实肝干细胞（liver stem cell）的存在。在肝受损的情况下，肝干细胞被激活，维持肝的正常功能。但是在肝持续受损时，肝干细胞的再生能力会被抑制和耗竭。

根据肝干细胞起源的不同，可将其分为肝源性肝干细胞和非肝源性肝干细胞。肝源性肝干细胞主要有两种类型，即胆管源性卵圆细胞和分化的肝细胞。肝的再生通常由处于增殖静止期的分化肝细胞进入细胞增殖周期完成。然而，在肝细胞再生能力不足等特定病理生理条件下，胆小管细胞可移行出门脉汇管区并分化成肝细胞，这些过渡型的胆管细胞称为卵圆细胞（oval cell）。因为它们在门静脉周围的肝实质呈分支管状排列，故又称管状卵圆细胞（ductular oval cell）。目前，卵圆细胞被认为是原始的兼性多能干细胞，位于终末胆管，亦可见于黑林管（Hering canal）。在肝再生时，较大的胆管细胞多处于静止状态。肝源性肝干细胞来源于前肠内胚层，在胚胎发育过程中以成肝细胞（hepatoblast）的形式存在，在成年哺乳动物的肝内主要以卵圆细胞的形式存在。

随着研究的深入，近年发现胰腺上皮祖细胞及造血干细胞等非肝源性干细胞，在一定条件下也能分化演变为肝细胞，故将此类细胞称为非肝源性肝干细胞。肝组织中存在血源性干细胞，这已不是新观点，但是血源性干细胞能转化成肝实质细胞的事实则引起人们广泛的关注。非肝源性肝干细胞的发现，同肝源性肝干细胞一样，为理解肝细胞的胚胎发育、肝细胞的再生及肝细胞功能重建等提供了重要思路和依据。

## 第四节　特殊类型干细胞

机体中存在着一些功能和特性不同于一般干细胞的成体干细胞，如精原干细胞和肿瘤干细胞。精原干细胞是体内唯一的能在细胞水平进行识别并增殖、分化及调控的成体干细胞。肿瘤内有许多细胞，只有一群细胞具有持续分裂、分化的能力，这些细胞称为肿瘤干细胞。目前所知道的特殊类型的干细胞类型非常有限，下面主要介绍精原干细胞和肿瘤干细胞。

### 一、精原干细胞

精原干细胞（spermatogonial stem cell）是生长于睾丸生精小管基膜区域的雄性生殖干细胞，

它既能通过自我更新维持生殖干细胞库的稳定，又能通过严格而有序的调控，定向分化产生精母细胞的一类原始精原细胞。精原细胞经过数次有丝分裂后，一部分成长为初级精母细胞，另一部分仍作为干细胞。初级精母细胞第一次成熟分裂，形成两个次级精母细胞，然后再进行第二次成熟分裂，形成两个精子细胞。理论上，一个精原干细胞最终能产生 4096 个精子。尽管实际上有 75% ~ 90% 的细胞在分化过程中死于凋亡，但一个精原干细胞仍然能够产生 400 ~ 1000 个精子，可见精原干细胞分化产生精子的效率很高。因此，精原干细胞在整个生命过程中维持雄性动物正常生殖能力。

精原干细胞起源于早期胚胎的原始生殖细胞，这些细胞从卵黄囊基部被整合到正在形成的后肠中，然后沿后肠主动迁移，并在迁移的途中分裂增殖，于孕 10.5 天最终到达将形成性腺的生殖嵴，加入来自胚胎中胚层的体细胞之间，根据性腺的分化而成为雌性或雄性生殖细胞的前体细胞，称为性原细胞。小鼠性原细胞转变成精原干细胞的过程发生在出生后 6 天间，最早一批具有生物活性的精原干细胞大概是在出生后 3 ~ 4 天出现。其他物种性原细胞转变为精原干细胞的具体时间还不清楚，家畜可能要几个月，人和灵长类大概需要几年。

小鼠 A 型精原细胞划分为 3 种类型，即由单细胞组成的单个 A 型精原细胞（A single spermatogonium，As），2 个细胞组成的成对 A 型精原细胞（A paired spermatogonium，Apr），以及由 4、8、16 或 32 个细胞组成的链状 A 型精原细胞（A aligned spermatogonium，Aal）。As、Apr、Aal 统称为未分化的精原细胞，而 As 具有干细胞活性。随着 As 的分裂，子细胞相互分开成为 2 个新的 As 干细胞，或由于胞质分裂未完成，2 个细胞通过胞质间桥相连形成 Apr。在正常情况下，大约一半的 As 细胞分裂形成 Apr 细胞，而另一半则以自我增殖的方式来保持干细胞数量。Apr 细胞进一步分裂形成由 4 个、8 个、16 个或 32 个细胞链组成的 Aal，Aal 型精原细胞再分裂形成 A1 型精原细胞，A1 型精原细胞经过连续 6 次分裂分化形成 A2 型精原细胞，后者依次逐级分化从 A2 → A3 → A4 → In → B，最终分化为 B 型精原细胞。精原干细胞的数量很少，在成年小鼠睾丸中约有 $10^8$ 个细胞，其中约有 $2 \times 10^4$ 个是精原干细胞，仅占睾丸所有生精上皮细胞总数的 0.02% ~ 0.03%，此后始终维持在这个数量不变。在小鼠整个性成熟过程中，精原干细胞的数量呈渐进性增长，从出生到成年，精原干细胞的数量增加约 39 倍。

长期以来，人们一直认为精原干细胞是一种单能干细胞，即一个干细胞经过特定的分化途径后仅产生一种类型的终末产物。但是，越来越多的研究发现，精原干细胞在体外能够被诱导成多能干细胞，而这些多能干细胞可在体外分化为多种不同的细胞系，形成畸胎瘤，发育为三个胚层。因此，精原干细胞是干细胞临床应用的理想材料。通过研究发现，精原干细胞在体外培养过程中会有一部分细胞自主变成类似胚胎干细胞的一种细胞，但是其自主转化的时间周期较长，通常需要几个月时间，而且转化率非常低。虽然通过病毒载体转染可以增加转化效率，但是在临床应用中引入外源基因会造成潜在的危险。近来美国伊利诺伊大学的研究人员发现，精原干细胞可以通过诱导直接转化成各种终端细胞，转化过程中不需要添加外源基因。研究人员将精原干细胞与前列腺上皮组织细胞混合移植到小鼠体内时，精原干细胞转化为前列腺细胞；将精原干细胞与皮肤上皮组织细胞混合移植到小鼠体内时，精原干细胞转化为皮肤细胞；将精原干细胞与子宫上皮细胞混合移植到小鼠体内时，精原干细胞也可转化成子宫细胞。通过用荧光蛋白标记证实，精原干细胞的确能转化为各种终端细胞。这项技术有望代替胚胎干细胞广泛应用于临床及再生医学领域，避免了胚胎干细胞来源和伦理问题及 iPSC 的安全性问题。

随着对精原干细胞研究的不断深入及精原干细胞移植等技术的不断发展，其在转基因动物制备、肿瘤患者生育力保存、男性不育的治疗及干细胞和再生医学领域显现出广阔的应用前景。

## 二、肿瘤干细胞

传统观念认为，肿瘤由体细胞突变而成，每个癌细胞都可以无限制地生长，但是这无法解释癌细胞似乎具有无限生命力及并非所有癌细胞都能无限制生长的现象。癌细胞生长、转移和复发的特点与干细胞的基本特性十分相似。因此，有学者提出癌干细胞（cancer stem cell，CSC）或肿瘤干细胞（tumor stem cell，TSC）的理论。肿瘤干细胞假说认为，只有很小一部分细胞具有引起肿瘤发生、维持肿瘤生长、保持肿瘤异质性的能力。如果传统治疗忽略了这部分细胞，即使其他大部分癌细胞都被消灭，肿瘤也仍然会有复发的可能。这一理论为我们重新认识肿瘤的起源和本质，以及临床肿瘤治疗提供了新的方向。

### （一）肿瘤干细胞的起源

肿瘤干细胞可能有两种起源：①由正常的成体干细胞转化。②由定向祖细胞和分化细胞转化。密歇根大学的研究人员发现，癌细胞中只有一小部分细胞可以分裂成为肿瘤组织中的各种细胞。在老鼠的乳腺癌研究中，利用细胞表面的标记蛋白可以将癌细胞分成两类，第一类癌细胞（有标记蛋白）虽然只占整个细胞数量的极小部分，却能引起肿瘤发生；第二类癌细胞虽然占整个细胞数量的绝大多数，却不能引起肿瘤发生。在上述老鼠的肿瘤中，继续重复相似实验可以发现，有蛋白标记的第一类肿瘤细胞在每一代都可以引起新的肿瘤发生。这些细胞类似于成体干细胞，有着分裂增殖、自我更新及分化成其他细胞的能力，因此被命名为肿瘤干细胞。到目前为止，肿瘤干细胞已经在白血病、脑癌、肺癌等肿瘤组织中得到了验证。那么肿瘤干细胞自何而来？因为肿瘤干细胞和成体干细胞在分子标志物和行为形态上的相似性，所以人们很容易将它的起源与成体干细胞联系起来。

肿瘤干细胞同正常成体干细胞一样，可以自我更新并且不断分化，两者含有很多相似的细胞表面抗原标志物，暗示肿瘤干细胞可能由正常的干细胞转化而来。正常细胞成为癌细胞需要经历多次突变，而分化后的细胞生命周期有限，发生多次突变最终形成癌细胞的概率很小。但是成体干细胞具有不断自我更新的能力，拥有更长的生命周期，积累更多突变的概率增大，更可能成为癌变发生的对象。例如，乳腺癌小鼠模型内发现干细胞在癌症进一步发展前有扩增现象产生，而在肺癌及急性髓性白血病中也存在这种现象，这些都暗示肿瘤干细胞和正常干细胞之间可能存在某种联系（图 16–3）。

一些研究者认为，肿瘤干细胞可能是定向祖细胞突变获得自我更新能力后形成的。例如，在髓性祖细胞中共表达 Bcl–2 和 BCR/ABL 蛋白质可以使小鼠获得髓性白血病，粒细胞 – 巨噬细胞祖细胞突变激活 Wnt/β–catenin 信号途径后可以获得自我更新的能力，MLL–AF9 融合蛋白可以将粒细胞 – 巨噬细胞祖细胞转化为白血病干细胞。此外，在脑肿瘤中也发现定向神经元祖细胞很可能是致癌突变的靶点。以上实验结果均表明肿瘤干细胞可能起源于定向祖细胞。

### （二）肿瘤干细胞的鉴定和筛选

肿瘤干细胞拥有很多与干细胞几乎相同的调控因子调控它们的自我更新、分化及增殖。此外，两者还具有很多共同的细胞表面标志物，如肿瘤干细胞同造血干细胞、神经干细胞、放射状胶质细胞、粒细胞 – 巨噬细胞祖细胞、皮肤上皮干细胞、早期骨髓间充质祖细胞、前列腺上皮干细胞等都有一些相同的细胞表面抗原标志物。但是肿瘤干细胞还具有一些特异的细胞表面抗原

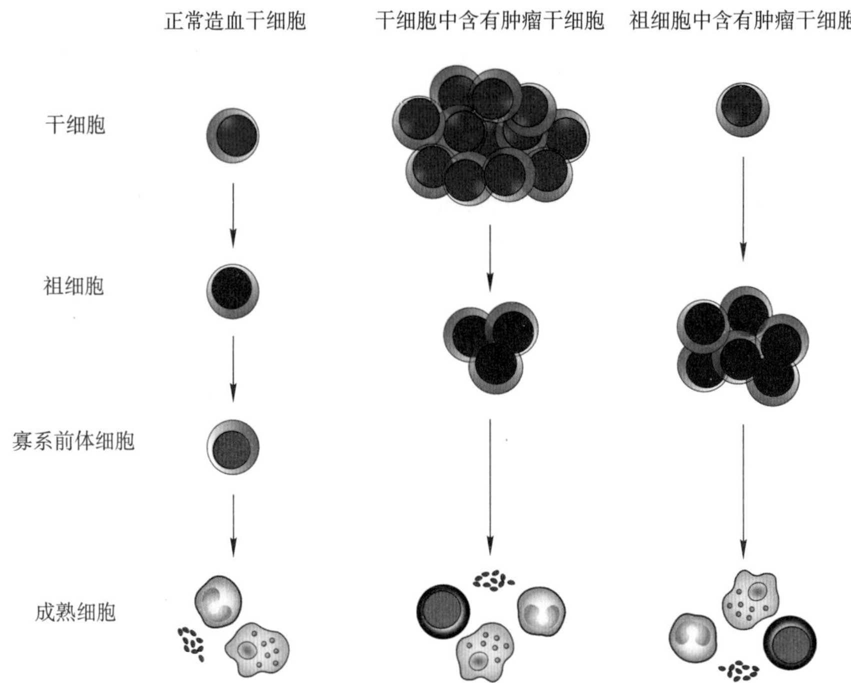


图 16-3 正常造血干细胞与肿瘤干细胞的比较

标志物，这些标志物大多和恶性肿瘤中与致癌、转移、复发相关的标志物相似，这也表明肿瘤干细胞与恶性肿瘤的发生、发展、转移及复发具有相关性。

由于肿瘤干细胞特异的细胞表面标志物很少，在不同的肿瘤组织中肿瘤干细胞表面抗原标志物又各不相同，对肿瘤干细胞的分离和鉴定还很困难。目前在急性髓性白血病、B 细胞急性淋巴细胞白血病、原始细胞危相慢性粒细胞白血病、胶质母细胞瘤、髓母细胞瘤、毛细胞型星形细胞瘤、间变型室管膜瘤、乳腺癌、黑色素瘤、胰腺癌、肝癌、前列腺癌、卵巢癌、骨瘤、大肠癌等肿瘤中已经成功鉴定分离到肿瘤干细胞的存在。研究人员还发现了一些特定的标志物与肿瘤干细胞相关，如醛脱氢酶（aldehyde dehydrogenase，ALDH）的表达与乳腺癌肿瘤干细胞关系密切，用 ALDEFLUOR 试剂检测乳腺癌细胞系的醛脱氢酶活性后发现，大多数阳性细胞具有肿瘤干细胞活性。而在胶质瘤及乳腺癌癌细胞中则发现了肿瘤干细胞具有 26S 蛋白酶体活性下降的特性。

### （三）肿瘤干细胞与肿瘤转移

肿瘤干细胞不仅与肿瘤的生成密切相关，而且在肿瘤的整个发展进程，特别是在肿瘤转移中可能发挥着重要作用。肿瘤干细胞假说提出后，研究人员又提出了转移肿瘤干细胞假说，即在肿瘤干细胞中存在着一部分具有转移能力的转移肿瘤干细胞，具有从肿瘤的原发灶迁移到其他器官和组织的能力，其转移能力的大小与转移肿瘤干细胞同周围微环境之间的关系有关。这是一个涉及多步骤的复杂过程，也是临床上 90% 以上癌症患者死亡的原因。肿瘤转移的分子机制研究还不清楚，克隆选择学说认为，肿瘤转移是肿瘤在发展的后期，一部分癌细胞发生了突变，获得了转移的能力，进而迁移到身体的其他位置。目前有研究人员认为，细胞的转移能力在肿瘤发生的起始阶段就已存在，这些具有转移能力的细胞会在某些信号因子的引导下迁移至新的环境，在外界条件适合的时候分裂、分化形成新的肿瘤。虽然这种假说目前还缺乏直接的证据，但是由于只有肿瘤干细胞具有形成并维持肿瘤的能力，而多年前就已经证明了只要一个细胞就可以形成新的转移灶。如果其他癌细胞迁移至新环境，缺乏自我更新及无限分化的能力，就无法形成并维持肿瘤的生长及异质性。除此之外，肿瘤干细胞具有更多的遗传不稳定性，也更容易适应新环境存活下来。

（四）肿瘤干细胞是癌症治疗的新靶标

对于多数恶性肿瘤患者而言，可采用化学治疗、放射治疗及生物免疫治疗等方法来杀死大部分癌细胞，但是如果占总细胞数很小比例的肿瘤干细胞依然存在，即使其他大部分癌细胞已经被消灭，癌症的复发依然会发生，无法从根本上治愈肿瘤。因此，彻底地根除癌症需要首先消灭肿瘤干细胞。肿瘤干细胞具有三个重要特征。①自我更新能力：肿瘤干细胞具有保持分化为前体细胞的能力。②多分化潜能：肿瘤干细胞能够产生不同分化程度的子代癌细胞，在体内形成新的肿瘤。同一肿瘤组织中，分化成熟的癌细胞恶性程度较低，而分化差的癌细胞则恶性程度高。③高增殖能力：肿瘤干细胞比普通癌细胞具有更高的增殖能力。

（五）肿瘤干细胞与耐药

多药耐药（multidrug resistance，MDR）是导致肿瘤治疗失败的主要原因之一。肿瘤干细胞的细胞膜上多数表达 ABC 转运体家族膜蛋白，它能够运输并排出代谢产物、药物等物质，使得许多对肿瘤非干细胞具有抑制或杀伤作用的化疗药物在肿瘤干细胞上发挥不了杀伤作用，或作用明显减弱。因此，发展只针对肿瘤干细胞的药物及治疗方法对癌症的临床治疗具有重要意义。

现在尚没有很好的方法从癌细胞中分离出肿瘤干细胞，这意味着在治疗中不可能准确而彻底地清除肿瘤干细胞。因此，肿瘤干细胞研究的前沿应该在于如何分离出肿瘤干细胞，然后对分离出的肿瘤干细胞做基因表达谱之类的研究，确定该种细胞的特定标志物，这样才能用特异性的药物杀灭肿瘤干细胞。此外，我们也可以从该种细胞的干细胞特性入手，即诱导其分化，使其丧失自我更新的能力。目前急性髓性白血病已经被证实可以通过维 A 酸诱导分化来治疗，但对于其他癌症，这种药物的分化效果并不理想，还可能出现维 A 酸综合征。如果想更有效地诱导其他肿瘤干细胞的分化，需要进一步了解调控干细胞由全能性转向分化的分子机制和信号途径，目前 Oct4、FoxD3 和 Nanog 等控制干细胞多能性的关键性蛋白的发现为这方面的研究带来了曙光。近年来对干细胞与肿瘤的深入研究，已经把这两个看似处于生命两极的主题紧紧地联系在一起，从而为肿瘤的治疗带来了新的思路与期望。

## 第五节 干细胞与疾病

当前，干细胞和三大新兴医学（转化医学、再生医学、精准医学）的研究已成为自然科学中最为引人注目的领域，其理论的日臻完善和技术的迅猛发展必将在疾病治疗和生物医药等领域产生划时代的影响。采用干细胞治疗有着多种优势，其最显著的特点就是，利用干细胞技术可以再造多种正常的甚至更年轻的组织器官。这种再造组织器官的新医疗技术，将使任何人都能用上自己（或他人）的干细胞和干细胞衍生产品，即用新的组织器官来替代病变或衰老的组织器官，可以广泛用于治疗传统医学方法难以医治的多种顽症，如癌症、心血管疾病、自身免疫病、肝病、肾病、帕金森病、阿尔茨海默病、脊髓损伤、皮肤烧伤、难愈性创面等的修复或治疗等（图 16–4）。

研究进展 16–5
干细胞应用研究

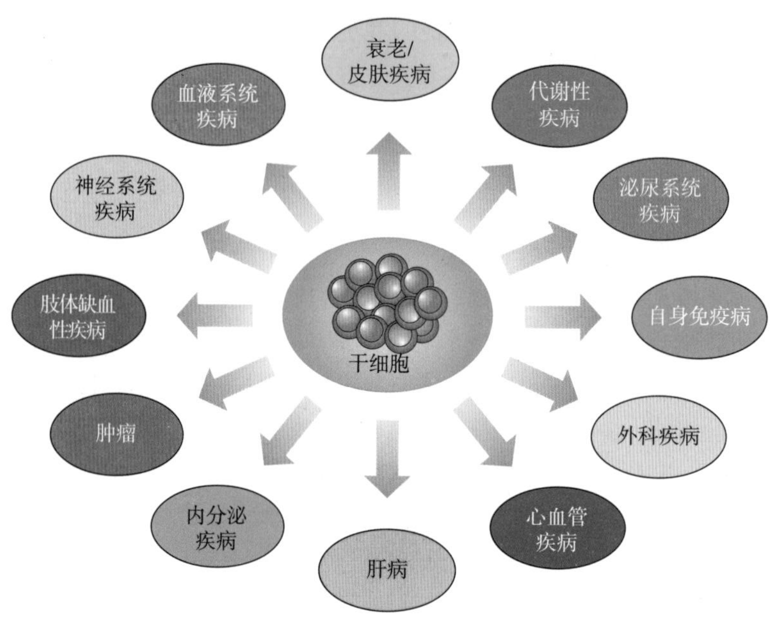


图 16-4 干细胞临床应用

如果和基因治疗相结合，还可以治疗众多遗传性疾病。应用干细胞治疗疾病与传统方法相比具有很多优点，如比较低的毒性（或无毒性），比较高的安全性等，即使不完全了解疾病发病的确切机制也可达到较好的治疗效果。此外，自身干细胞移植不仅可以避免产生免疫排斥反应，还能为传统治疗方法疗效较差的疾病提供有效的治疗手段。

e 图 16-5
干细胞的应用前景

在临床上用干细胞治疗疾病已不再只是设想。成体干细胞的研究时间虽然不长，但已开始进入临床试验。科学家和临床医生合作已经开始应用间充质干细胞治疗造血功能低下和帕金森病，这些临床应用效果良好，前景广泛。干细胞及其衍生物的临床应用，是 21 世纪的主要科技成果之一，是对传统医疗手段和医疗观念的突破和创新。

（许国雄）

复习思考题

1. 干细胞有哪些特征？
2. 如何利用干细胞治疗人类顽疾？
3. 为什么说肿瘤干细胞是癌症治疗的新靶标？

网上更多……

本章小结 重点名词 自测题 思考题解答 教学 PPT

# 主要参考文献


[ 1 ] 丁明孝，王喜忠，张传茂，等 . 细胞生物学 [M]. 5 版 . 北京：高等教育出版社，2020.

[ 2 ] 胡以平 . 医学细胞生物学 [M]. 4 版 . 北京：高等教育出版社，2019.

[ 3 ] 胡火珍，税青林 . 医学细胞生物学 [M]. 8 版 . 北京：科学出版社，2019.

[ 4 ] LANCASTER M A，KNOBLICH J A. Organogenesis in a dish：modeling development and disease using organoid technologies [J]. Science，2014，345（6194）：1247125.

[ 5 ] QUINN J，CHANG H. Unique features of long non-coding RNA biogenesis and function [J]. Nat Rev Genet，2016，17（1）：47–62.

[ 6 ] LEVENTAL I，LYMAN E. Regulation of membrane protein structure and function by their lipid nano-environment [J]. Nat Rev Mol Cell Biol，2023，24（2）：107–122.

[ 7 ] RIZO J. Molecular Mechanisms Underlying Neurotransmitter Release [J]. Annu Rev Biophys，2022（51）：377–408.

[ 8 ] HORIE K，BARTHÉLEMY N R，SPINA S，et al. CSF tau microtubule-binding region identifies pathological changes in primary tauopathies [J]. Nat Med，2022，28（12）：2547–2554.

[ 9 ] ANA P，MARTIN W H，TOM M. The Nucleus. Second Edition. Cold Spring Harbor Perspectives in Biology [J]. Q. Rev Biol，2022，97（3）：231–232.

[ 10 ] BONNANS C，CHOU J，WERB Z. Remodelling the extracellular matrix in development and disease [J]. Nat Rev Mol Cell Biol，2014，15（12）：786–801.

[ 11 ] WU Y，SUN S. Mechanics of cell-cell junctions [J]. Biophys J，2023，122（16）：3354–3368.

[ 12 ] DIXON S J，LEMBERG K M，LAMPRECHT M R，et al. Ferroptosis：an iron-dependent form of nonapoptotic cell death [J]，Cell，2012，149（5）：1060–1072.

[ 13 ] JOPLING C，BOUE S，IZPISUA BELMONTE J C. Dedifferentiation，transdifferentiation and reprogramming：three routes to regeneration [J]. Nat Rev Mol Cell Biol，2011，12（2）：79–89.

# 中英文名词对照索引